全国高等医学院校规划教材
配套学习辅导系列

病理生理学随堂练

刘同美　刘　凤　主编

科学出版社
北　京

内 容 简 介

本书是全国高等医学院校规划教材《病理生理学》的配套参考书。内容包括：与教材相对应的随堂练，共18章；病理生理学模拟试题，共5套；研究生入学考试模拟试题，共5套。每章包括：大纲要点、教材精要、考点测试、参考答案及注释四部分。

本书可供医学专业本科生学习病理生理学和自测之用，也可作为研究生入学考试、同等学力人员申请硕士学位考试、临床医学学科综合水平全国统一考试，以及其他病理生理学考试的复习用书。

图书在版编目(CIP)数据

病理生理学随堂练/刘同美，刘凤主编. —北京：科学出版社，2007
(全国高等医学院校规划教材配套学习辅导系列)
ISBN 978-7-03-018801-4

Ⅰ. 病… Ⅱ. ①刘… ②刘… Ⅲ. 病理生理学-医学院校-习题
Ⅳ. R363-44

中国版本图书馆CIP数据核字(2007)第042931号

责任编辑：沈红芬 陈 欣 康 蕾 / 责任校对：钟 洋
责任印制：刘士平 / 封面设计：黄 超

科学出版社 出版
北京东黄城根北街16号
邮政编码：100717
http://www.sciencep.com
双青印刷厂 印刷

科学出版社发行 各地新华书店经销
*
2007年4月第 一 版 开本：787×1092 1/16
2008年4月第二次印刷 印张：17 1/4
印数：5 001—8 000 字数：403 000

定价：24.80元

(如有印装质量问题，我社负责调换〈环伟〉)

《病理生理学随堂练》编写人员

主　编　刘同美　刘　凤

副主编　陈金荣　田　华　张代娟　王一鹏

主　审　石增立

编　委　（以姓氏笔画为序）

王一鹏　石　磊　田　华　刘　凤　刘　丽

刘江月　刘同美　张代娟　陈金荣　段文卓

袁文丹　郭军堂　崔晓栋

前　言

病理生理学是一门研究疾病发生、发展和转归规律及机制的基础医学科学，也是一门沟通基础医学和临床医学的桥梁学科。在学习这门课程的过程中，同学们会遇到各种各样的问题。为了帮助同学们解答在学习病理生理学过程中的各种疑问，加深理解和记忆有关的理论知识，了解考试的常见题型和学习解题的技巧以适应考试，我们组织多年工作在教学第一线的教师编写了这本《病理生理学随堂练》，作为全国高等医学院校规划教材的配套参考书。

《病理生理学随堂练》除可供医学专业本科生学习病理生理学和自测之用外，也可作为研究生入学考试、同等学力人员申请硕士学位考试、临床医学学科综合水平全国统一考试及其他病理生理学考试的复习用书，对教师进行教学辅导也有一定的参考价值。

本书的编写是按照卫生部颁布的教学大纲的要求，以全国高等医学院校规划教材《病理生理学》作为主要依据和范围，并参考部分病理生理学教材适当增补了内容。但限于作者的水平，书中难免存在缺点和疏漏之处，敬请各位同道和读者提出宝贵意见。

刘同美　刘　凤

2006年12月

编写说明

本书各章包括大纲要点、教材精要、考点测试、参考答案及注释四部分，书末附病理生理学模拟试题和研究生入学考试模拟试题各5套。

一、大纲要点

按照掌握、熟悉和了解三个层次对本章应达到的学习目标提出具体要求。

二、教材精要

按照卫生部规划教材《病理生理学》第六版章节顺序编写，主要为纲领性内容，便于学生在学习时对教材中的重点内容加深记忆。

三、考点测试

包括名词解释、选择题、填空题、问答题和分析题五种常见题型。

（一）选择题

包括A型题、B型题和X型题三种题型。

A型题　又称最佳选择题。在每道题干下有A、B、C、D、E五个备选答案，其中只有一个是最佳答案，其余四个为干扰答案，干扰答案可以是不正确的，也可以是部分正确的。应根据所提出的问题从备选答案中选择一个最佳答案。

B型题　又称配伍题，现列出A、B、C、D、E五个备选答案，随后列出若干道试题。每道试题需从备选答案中选出最合适的答案；每项备选答案可被选用一次、多次或不被选用。

X型题　又称多选题，是复合型是非题，有一个题干和A、B、C、D、E五个备选答案，答案可以是一个或多个，应根据题意选出全部正确答案，如少选或多选均不得分。

（二）名词解释

为了便于学生掌握专业英语词汇和满足学生参加研究生考试的需要，本书名词解释给出了英文专业词汇，请先译成中文再解释。

（三）填空题

请根据上下文的含义将答案填入试题的空缺处。

（四）问答题

以文字叙述的方式对问题进行解答。回答问题时应注意针对性、全面性和逻辑性。

（五）分析题

根据所提供的一些临床病例综合分析，回答问题时应重点突出、依据充分。

四、参考答案及注释

本书对名词解释、选择题、填空题、问答题和分析题均给出了参考答案，但对选择题的答案未作解释，对问答题，有的答案只给出了要点，可据此适当发挥，有的答案较为详细。

较难的试题于试题序号左侧标注了星号(★)。

田　华

2006 年 12 月

目　录

第一章　绪　论

【大纲要点】

1. 掌握基本病理过程的概念。
2. 熟悉病理生理学的概念、任务、地位、内容及研究方法。
3. 了解病理生理学的发展简史。

【教材精要】

一、病理生理学的概念

病理生理学(pathophysiology)是一门研究疾病发生、发展规律与机制的科学，是一门医学基础理论学科。

二、病理生理学的任务

主要是:①研究疾病发生的原因和条件;②研究疾病发生发展和转归的一般规律和机制；③研究患病机体的功能、代谢的变化及原理，从而阐明疾病的本质，为疾病的防治提供理论基础。

三、病理生理学的研究对象

以患病的机体为研究对象，着重从功能和代谢的角度，探讨疾病的规律与本质。

四、病理生理学的地位

病理生理学是一门与多学科密切交叉相关的综合性边缘学科，它需要用正常人体中形态、功能、代谢方面的各种有关知识去分析认识疾病。它同临床医学关系密切，因此又是-门沟通基础医学和临床医学的桥梁学科。

五、病理生理学的内容

病理生理学的教学内容分为以下三个部分:

1. 疾病概论。又称病理生理学总论，主要论述的是疾病中具有普遍规律性的问题。
2. 基本病理过程。简称病理过程，是指在多种疾病过程中可能出现的共同的、成套的功能、代谢和形态结构的病理变化，例如发热、水肿、缺氧、酸碱平衡紊乱等。
3. 各系统病理生理学。主要讲述体内重要系统的不同疾病在发展过程中可能出现的一些常见的共同的病理生理变化及机制，例如心功能衰竭、呼吸衰竭、肝功能衰竭和肾功能衰竭等。

六、病理生理学的主要研究方法

病理生理学既是一门基础理论学科，又是一门实验学科，其主要的研究方法是:

1. 动物实验。这是病理生理学研究疾病的主要手段，需要在动物身上复制人类疾病的模型，以便对患病机体的功能、代谢变化规律进行观察。
2. 临床观察。在不损害病人健康的前提下，对病人进行周密细致的临床观察及必要的试验研究，有助于深入探讨疾病的规律及本质。

3. 流行病学调查。为探讨疾病发生的原因和条件、疾病发展和转归的规律，有时需要进行一定的流行病学调查，为疾病的防治提供依据。

近年来病理生理学研究的实验手段有：体外细胞培养、放射免疫、核酸探针、聚合酶链反应（PCR）、Southern blot、Northern blot 等。

七、病理生理学的发展简史（略）

【考点测试】

（一）名词解释

1. 病理生理学（pathophysiology）
2. 基本病理过程（basic pathological process）

（二）填空题

1. 病理生理学总论，又称疾病①____。
2. 病理生理学是着重从①____和②____角度研究患病机体生命活动的规律和机制的科学。
3. 疾病概论主要包括①____和②____两部分。
4. 基本病理过程是指多种疾病中可能出现的共同的、成套的①____、②____和③____的变化。
5. 病理生理学的主要研究方法是①____、②____和③____。
6. 病理生理学研究的对象是①____。
7. 病理生理学的教学内容包括①____、②____、③____三部分。
8. 病理生理学动物实验的基本手段是在动物身上①____的模型，对患病机体的功能、代谢变化及规律的研究。

（三）选择题

［A 型题］（1～10）

★1. 病理生理学研究的是
A. 人类疾病发生原因的学科
B. 人类疾病发生条件的学科
C. 患病机体形态结构变化的学科
D. 疾病发生、发展规律与机制的学科
E. 疾病的表现及治疗的学科

2. 病理生理学的主要任务是讲授
A. 对疾病进行分类
B. 疾病过程中的病理变化
C. 临床诊断治疗的理论基础
D. 描述疾病时体内变化
E. 疾病发生、发展的一般规律与机制

3. 病理生理学总论内容是
A. 讨论病因学和发病学的一般规律
B. 讨论典型病理过程
C. 研究疾病中可能出现的共同的功能、代谢和结构的变化
D. 单纯讨论疾病的概念
E. 讨论系统器官的总体改变

4. 病理过程是指
A. 病因学和发病学的一般规律
B. 疾病发生、发展的概念
C. 疾病中出现的共同的、成套的功能、代谢和结构的变化
D. 疾病发生、发展的临床表现
E. 疾病时功能代谢和形态结构的变化

★5. 病理生理学各论是指
A. 讨论病因学和发病学的一般规律
B. 讨论典型病理过程
C. 研究疾病中可能出现的共同的功能和代谢的变化
D. 单纯讨论疾病的概念
E. 讨论系统器官的病理生理学

6. 下列哪项不属于基本病理过程
A. 发热　　B. 水肿
C. 缺氧　　D. 心力衰竭
E. 代谢性酸中毒

7. 病因学的研究属于
A. 病理生理学总论内容
B. 基本病理生理过程内容
C. 病理生理学各论的内容
D. 疾病的特殊规律
E. 研究生物因素如何致病

★8. 病理生理学的主要研究成果来自
A. 动物实验
B. 流行病学调查
C. 临床观察病人

D. 临床判断
E. 临床试验研究
9. 病理生理学研究疾病的最主要方法是
A. 动物实验
B. 临床观察
C. 流行病学调查
D. 免疫组化方法
E. 形态学观察
10. 病理生理学的主要任务是研究
A. 致病因素的种类及作用方式
B. 疾病时的代偿调节
C. 疾病时细胞的形态结构变化
D. 疾病发生发展和转归的规律及机制
E. 疾病的诊断与治疗

[B 型题]（1～6）

A. 各个疾病中出现的病理生理学问题
B. 多种疾病中出现的共同的、成套的病理变化
C. 疾病中具有普遍规律性的问题
D. 重要系统在不同疾病中出现的共同的病理生理变化
E. 患病机体功能、代谢的动态变化及机制
1. 各系统病理生理学主要研究的是
2. 基本病理过程主要研究的是
3. 疾病概论主要研究的是

A. 病理生理学总论
B. 基本病理过程
C. 病理生理学各论
D. 病理生理学研究的对象
E. 病理生理学的任务
4. 疾病概论属于
5. 酸碱平衡紊乱属于
6. 心力衰竭属于

[X 型题]（1～4）

1. 病理生理学主要从什么方面来揭示疾病的本质
A. 功能方面
B. 形态方面
C. 代谢方面
D. 细胞结构方面
E. 超微结构方面
2. 病理生理学常用的研究方法包括
A. 临床观察
B. 动物实验
C. 流行病学调查
D. 病变器官形态学变化的研究
E. 尸体解剖
3. 下列哪些项目不属于基本病理过程
A. 低钾血症
B. 肝性脑病
C. 代谢性酸中毒
D. 尿毒症
E. 发热
★4. 近年来病理生理研究的实验手段有
A. 细胞培养
B. 放射免疫
C. 聚合酶链反应(PCR)
D. Southern blot
E. Northern blot

（四）问答题（1～4）

1. 什么是基本病理过程？请举例说明。
2. 为什么动物实验的结果不能完全用于临床？
3. 病理生理学的主要内容是什么？
4. 病理生理学主要的研究方法有哪些？

【参考答案及注释】

（一）名词解释

1. 病理生理学是研究患病机体的生命活动规律，即研究疾病发生、发展的规律与机制的医学基础理论科学。

2. 指在多种疾病过程中可能出现的共同的、成套的功能、代谢和结构的异常变化。

（二）填空题

1. ①概论
2. ①功能 ②代谢
3. ①病因学 ②发病学
4. ①功能 ② 代谢 ③ 结构
5. ①动物实验 ② 临床观察 ③ 流行病学研究
6. ①患病的机体

7. ①疾病概论 ②基本病理过程 ③各系统病理生理学

8. ①复制人类疾病

（三）选择题

［A 型题］

1. D 2. E 3. A 4. C 5. E 6. D 7. A 8. A 9. A 10. D

［B 型题］

1. D 2. B 3. C 4. A 5. B 6. C

［X 型题］

1. AC 2. ABC 3. BD 4. ABCDE

（四）问答题

1. 基本病理过程是指在多种疾病过程中可能出现的共同的、成套的功能、代谢和形态结构的异常变化。例如，在许多感染性疾病和非感染性疾病过程中都可以出现发热这一共同的基本病理过程。虽然致热的原因不同，但体内都有内源性致热原生成、体温中枢调定点上移，以及因发热而引起循环、呼吸等系统成套的功能和代谢改变。

2. 动物实验是病理生理学研究疾病规律的主要手段。但是，人与动物不仅在形态上和新陈代谢上有所不同，而且由于人类神经系统高度发达并具有语言和思维能力，因此，人类的疾病不可能都在动物身上复制，而且动物实验的结果不能不经分析用于临床。只有把动物实验和临床资料相互比较、分析和综合后，才能被临床借鉴和参考，并为探讨临床疾病的病因、发病机制及防治提供依据。

3. 病理生理学的内容分为三个部分。①疾病概论：又称病理生理学总论，主要论述的是疾病中具有普遍规律性的问题。②基本病理过程：例如水肿、缺氧等。③各系统病理生理学：主要讲述体内重要系统的不同疾病在发展过程中可能出现的一些常见的共同的病理生理变化及机制，例如心衰、呼衰、肝衰和肾衰等。

4. ①动物实验：需要在动物身上复制人类疾病的模型，以便对患病机体的功能、代谢变化规律进行观察，是病理生理学研究疾病的主要手段。②临床观察：在不损害病人健康的前提下，对病人进行周密细致的临床观察及必要的实验研究，有助于深入探讨疾病的规律及本质。③流行病学调查：为探讨疾病发生的原因和条件、疾病发展和转归的规律，有时需要进行一定的流行病学调查，为疾病的防治提供依据。

（刘同美）

第二章 疾病概论

【大纲要点】

1. 掌握疾病、病因、死亡、脑死亡的概念，病因在疾病发生中的作用，疾病发生发展的一般规律和机制。

2. 熟悉健康、完全康复和不完全康复的概念，以及致病因素的分类、条件及诱因。

3. 了解人类疾病模式的转变，疾病发生的过程、转归，判断脑死亡的标准及意义。

【教材精要】

一、健康的概念

世界卫生组织把健康定义为：健康(health)不仅仅是没有疾病或病痛，而是一种躯体上、精神上和社会适应上的完好状态，即包含强壮的体魄和健全的精神状态。

二、疾病的概念

疾病(disease)是在一定病因损害作用下，因机体自稳调节紊乱而发生的异常生命活动过程。一旦病因破坏了机体的稳态，就会引起一系列功能、代谢与形态结构的病理变化，表现出相应的症状和体征。机体对外环境适应能力和劳动能力减弱甚至丧失。①症状(symptom)：指疾病过程中机体内的一系列功能、代谢和形态结构异常变化所引起的病人主观上的异常感觉，如疼痛、不适、畏寒、头晕、恶心、无力等。②体征(sign)：指异常变化引起的现象，如能用体格检查的方法检出，就称为体征，例如心脏杂音、肺部啰音、血压升高等。

三、病因学

病因学(etiology)是研究疾病发生的原因与条件及其作用规律的科学。

(一) 疾病发生的原因

称为致病因素，简称病因，是指能够引起某一疾病并决定疾病特异性的因素，是疾病发生必不可少的因素。当致病因素过强和机体抵抗能力减弱时，才易发生疾病。病因可分为八种。

1. 生物性因素。这是很常见的病因。主包括各种致病微生物(如细菌、病毒、真菌、立克次体等)和寄生虫(如疟原虫等)。这些因素致病力量的强弱，除了与其入侵机体的数量有关外，还取决于它们的侵袭力(invasiveness)和毒力。所谓侵袭力，是指这些因素穿过机体的屏障以及在体内散布、蔓延的能力。所谓毒力主要是指致病微生物产生外毒素或内毒素的能力。

2. 物理性因素。主要有机械力(引起创伤、骨折等)、高温(引起烧伤或中暑)、低温(引起冻伤)、大气压的改变(引起减压病等)、电离辐射(引起放射病)等。物理因素是否引起疾病以及引起疾病的严重程度，主要取决于这些因素的强度、作用部位和范围、作用的持续时间等。例如，温度愈高，作用面积愈大，则引起的烧伤愈严重。

3. 化学性因素。许多无机和有机化学物质具有毒性，称为毒物(poison)。一定剂量的毒物被摄入机体后即可引起中毒或死亡。毒性(toxicity)极强的毒物如氰化物、有机磷农药等，即使剂量很小，也可导致严重的损害或死亡。不少毒物对机体的某些器官系统有选择性的损害作用。例如，升汞主要引起肾脏损害；四氯化碳主要损害肝脏；巴比妥类药物主要作用于中枢神经系统等。

4. 机体必需物质的缺乏或过多。机体必需物质缺乏或过多都可引起疾病。例如长期摄入热量过多可引起肥胖病。营养物质摄入不足可引起营养不足。此外，其他如水、氧、钠、钾、钙、镁等和微量元素如铁、氟、锌、硒等的缺乏或过多，也都可以成为疾病的原因。

5. 遗传性因素。遗传物质基因化学结构的改变可以直接引起遗传性疾病。染色体畸变（染色体数量与结构的改变）可以引起染色体病，如唐氏综合征（mongolism）。基因突变可以引起分子病，如血友病（hemophilia）等。具有易患某种疾病的素质或特性称为遗传易感性（genetic predisposition），但必须加上一定的环境因素的作用才能使机体发生相应的疾病，如精神分裂症、糖尿病等。

6. 先天性因素。与遗传因素不同，是指那些能够损害正在发育的胎儿的有害因素。例如，孕妇如患风疹，则风疹病毒可能损害胎儿而引起先天性心脏病。

7. 免疫性因素。在某些个体，主要可能是由于遗传因素的影响。①免疫系统对一些抗原的刺激常发生异常强烈的反应并从而导致组织、细胞的损害和生理功能的障碍。这种异常的免疫反应称为变态反应（allergy）或超敏反应（hypersensitivity）。异种血清蛋白（破伤风抗毒素等），甚至某些食物（如虾、牛乳等），某些花粉、药物（如青霉素等）在某些个体也可引起诸如荨麻疹、支气管哮喘甚至过敏性休克等变态反应性疾病。②有些个体能对自身抗原发生免疫反应并引起自身组织损害，称为自身免疫性疾病（autoimmune disease），如系统性红斑狼疮（systemiclupus erythematosis，SLE）等。③免疫缺陷病（immunodeficiency disease）的共同特点是容易发生致病微生物的感染，细胞免疫缺陷的另一后果是容易发生恶性肿瘤。

8. 精神性因素。长期的忧虑、悲伤、恐惧等不良情绪和强烈的精神创伤在某些疾病的发生中可能起重要作用。如某些人之所以发生高血压病或消化性溃疡，可能与长期的精神过度紧张有关；长期的精神负担可使某些人发生神经衰弱等。

（二）疾病的发生条件

疾病的发生条件指在疾病原因的作用下，对疾病发生和发展有影响的因素。条件不能直接引起疾病，而是通过影响疾病发生的各种体内、外因素促进或延缓疾病的发生，其中，那些能够促进疾病发生发展的因素又称为疾病的诱因。条件不是疾病发生的必不可少的因素。病因不可互换，而条件可以互换，对某一疾病是条件的因素，但可能是另一疾病的原因，如寒冷。此外，年龄和性别也可作为某些疾病的发生条件。

四、发病学

发病学（pathogenesis）主研究疾病发生发展过程中的一般规律与基本机制。疾病发生发展的一般规律如下：

（1）损伤与抗损伤反应。两者既相互对立斗争，又相互依存联系，贯穿疾病的全过程。

分析许多疾病可以看出其中两类变化：其一是原始病因引起的以及在以后连锁反应中继发出现的损害性变化，其二则是对抗这些损害的各种反应，包括各种生理性防御适应性反应和代偿作用。损害和抗损害反应之间既相互依存又相互斗争的复杂关系是推动很多疾病不断发展演变的基本动力。损害和抗损害反应之间的力量对比往往影响着疾病的发展方向和转归。

（2）因果交替规律。因果交替规律是疾病发生发展的基本规律之一。在原始病因作用下，机体发生某些变化，前者为因，后者为果，而这些变化又作为新的发病学原因，引起新的变化，如此因果间可以不断交替，相互转化，推动疾病的发展。在因果交替规律推动下，疾病可有两个发展趋向：①恶性循环（vicious cycle）：每一次因果循环都能使病情更加恶化，故这种循环称为恶性循环。②良性循环（beneficial circle）：每一次因果循环都能使病情向康复的方向发展，故这种循环称为良性循环；及时正确地治疗疾病可向康复的方向发展。

（3）局部与整体。相互影响、互相制约。

五、疾病发生的基本机制

1. 神经机制。主要有以下环节：①直接损害神经系统，如流行性乙型脑炎；②通过神经反射引起疾病，如失血性休克；③通过阻断或干扰正常神经递质的作用，如重症肌无力、肝性脑病等。

2. 体液机制。指病因引起的体液质和量的变化所致调节紊乱造成的内环境紊乱，以致疾病的发生。如水、电解质代谢紊乱等。体液调节紊乱常由全身性和局部体液性因子以及细胞因子的数量和活性的变化所致。

作用于靶细胞的方式是：①内分泌，如激素；②旁分泌，如神经递质和生长因子；③自分泌。

3. 细胞机制。主要有以下环节：①直接作用，如外力、高温、肝炎病毒、疟原虫等；②间接作用：表现为细胞膜功能障碍（主要是各种离子泵如钠泵、钙泵功能障碍）和细胞器功能障碍（线粒体功能障碍尤为重要）。

4. 分子机制。

（1）分子病（molecular disease）：指由于DNA遗传性变异引起的一类以蛋白质异常为特征的疾病。

（2）类型：①酶缺陷所致的疾病，指由于DNA遗传变异所致的疾病引起的酶蛋白异常，如Ⅰ型糖原沉积；②血浆蛋白和细胞蛋白缺陷所致的疾病，如镰刀细胞性贫血；③受体病，分为遗传性受体病（如家族性高胆固醇血症等）和自身免疫性受体病（如重症肌无力）；④ 膜转运障碍所致的疾病，指基因突变引起的特异性载体蛋白缺陷，如胱氨酸尿症。

六、疾病的经过与转归

1. 完全康复：是指：①致病因素已经消除或不起作用；②疾病时所发生的损伤性变化完全消失；③机体的自稳调节恢复正常。

2. 不完全康复：不完全康复是指：①疾病的损伤性变化得到控制，主要症状、体征和行为异常消失；②基本病理变化并未完全消失，需通过机体的代偿来维持内环境的相对稳定。

3. 死亡：按照传统的概念，死亡是一个渐进的过程，可以分为濒死期、临床死亡期及生物学死亡期三个阶段。其中临床死亡期的标志是心跳停止、呼吸停止、各种反射消失。此期也是进行复苏的关键时刻。

近年来，随着医学科学的发展与进步，对死亡有了新的认识。目前认为，死亡是机体作为一个整体功能的永久性停止。判定整体死亡的标志是脑死亡，指全脑功能的永久性消失，目前一般均以枕骨大孔以上全脑死亡作为脑死亡的标准。脑死亡可发生在临床死亡期。

4. 脑死亡新概念提出的意义：①为器官移植创造条件；②确定终止复苏抢救的界线；③有利于精确地判定死亡时间，对于解决可能牵涉到的一些法律问题，也是有利的。

5. 判断脑死亡的主要依据是：①不可逆性昏迷；②自主呼吸停止，进行15分钟人工呼吸后仍无自主呼吸；③瞳孔散大或固定；④脑干神经反射消失；⑤脑电波消失；⑥脑血液循环完全停止（脑血管造影）。

【考点测试】

（一）名词解释

1. 健康（health）
★2. 疾病（disease）
3. 病因
4. 致病条件
5. 诱因
6. 基因病（gene disease）
★7. 分子病（molecular disease）
8. 受体病（receptor disease）
9. 稳态（homeostasis）
10. 完全康复（complete recovery）
11. 不完全康复（ incomplete recovery）
★12. 脑死亡（brain death）

（二）填空题

1. 人类疾病的模式已从①____模式转变为②____模式。

2. 健康至少包含①___和②___。

★3. 机体在一定的条件下受病因损害作用后,因机体①___调节紊乱而发生的②___过程称为疾病。

★4. 病因在疾病发生中的作用是①___和决定②___。

5. 生物性致病因素主要包括①___和②___。

6. 生物性因素的致病作用主要与病原体①___和侵入机体的②___、③___、④___以及它抵抗宿主攻击的能力有关。

7. 先天性致病因素是指能够①___的有害因素,由先天性因素引起的疾病称为②___。

8. 遗传性因素致病主要是通过遗传物质①___或②___发生的。

★9. 具有易患某种疾病的素质或特性称为①___。

10. 同一个因素可以是某一个疾病发生的①___,也可以是另一个疾病发生的②___。

★11. 疾病发生发展的规律包括①___、②___和③___。

★12. 疾病发生的基本机制包括①___、②___、③___和④___机制。

★13. 体液机制主要是指致病因素引起体液的①___和②___的变化,最后造成内环境紊乱。

★14. 分子病是指由于①___引起的以②___为特征的疾病。

15. 由于受体①___使受体缺失、②___或③___而致的疾病称为④___。

16. 发病学是研究疾病①___的规律的科学。

★17. 酶缺陷所致的疾病是指由于①___遗传变异所致②___而引起的疾病。

★18. 膜转运障碍所致的疾病是指由于基因突变引起特异性①___缺陷而造成的疾病。

19. 基因病主要是指基因本身①___、②___或其③___障碍引起的疾病。

20. 广义的分子病理学研究所有疾病的①___机制,狭义的分子病理学主要研究②___在疾病机制中的作用。

21. 疾病的转归有①___或②___两种结局。

22. 康复可分为①___和②___。

23. 疾病的过程可分为①___期;即②___期、③___期和④___期。

24. 死亡的过程可以分为①___期、②___期和③___期三个阶段。

25. 临床死亡期的主要标志是①___、②___和③___。

26. 机体作为一个整体功能的永久性停止的标志是①___,它是指②___的永久性丧失。

27. 目前一般均以①___以上全脑死亡作为脑死亡的标准。

(三)选择题

[A型题](1~25)

1. 有关健康的正确提法是
A. 健康是指体格健全没有疾病
B. 不生病就是健康
C. 健康是指社会适应能力的完全良好状态
D. 健康是指精神上的完全良好状态
E. 健康不仅是指没有疾病或病痛,而且是躯体上、精神上和社会上的完全良好状态

2. 疾病的概念下列哪项提法较正确
A. 是机体在一定病因损害下,因自稳调节紊乱而发生的异常生命活动
B. 疾病即指机体不舒服
C. 疾病是机体对内环境的协调障碍
D. 机体与外界环境间的协调发生障碍的异常生命活动
E. 生命活动中的表现形式,体内各种功能活动进行性下降的过程

★3. 关于疾病原因的概念下列哪项是正确的
A. 引起疾病发生的致病因素
B. 引起疾病发生的体内因素
C. 引起疾病发生的体外因素
D. 引起疾病发生的体内、外因素
E. 引起疾病并决定疾病特异性的特定因素

4. 下列哪项是错误的叙述
A. 条件是指在疾病原因的作用下,对疾病发生和发展有影响的因素
B. 条件是影响疾病发生的各种体内、外因素
C. 对某一疾病是条件的因素,可能是另一疾病的原因
D. 条件对于疾病是必不可少的
E. 条件可促进或延缓疾病的发生

5. 病因学研究的是
A. 与疾病发生密切相关的危险因素
B. 疾病发生的原因与条件
C. 疾病时自稳调节紊乱的机制
D. 疾病转归的机制

E. 因果转化规律

6. 下列说法不正确的是

A. 每种疾病一般来说都有病因

B. 病因是引起疾病的必不可少的、决定疾病特异性的因素

C. 没有病因，不可能发生相关的疾病

D. 没有病因也可发生某些遗传性疾病

E. 疾病发生发展中，原因与条件是相对的，有时是可转化的

7. 疾病发生的条件不正确的说法是

A. 主要是指那些能够影响疾病发生的各种机体内外因素

B. 它们本身可促进疾病发生

C. 可以左右病因对机体的影响促进疾病的发生

D. 年龄和性别也可作为某些疾病的发生条件

E. 条件在疾病发生中的作用是固定不变的

8. 下列正确的陈述是

A. 只要有病因存在，疾病肯定会发生

B. 有条件存在，疾病肯定会发生

C. 没有病因存在，疾病肯定不会发生

D. 有诱因存在，疾病肯定会发生

E. 同时具备条件和诱因才能引起疾病发生

9. 发病学是指

A. 研究疾病发生、发展规律和机制的科学

B. 主要研究疾病发生、发展过程中的一般规律和共同机制

C. 研究损伤与抗损伤、因果交替、局部与整体关系的科学

D. 研究疾病发生、发展过程中的一般规律

E. 研究疾病发生、发展过程中的基本规律

10. 下列说法中哪项是正确的

A. 任何疾病发展到一定阶段后终将结束，这就是疾病的转归

B. 任何疾病都存在转归问题

C. 死亡不是疾病的转归形式

D. 转归取决于机体损伤与抗损伤反应的力量对比

E. 通常所说的转归就是转归期

11. 临床脑死亡的首要指标是

A. 自主心跳停止

B. 自主呼吸停止

C. 自主心跳、呼吸停止

D. 瞳孔对光反射消失

E. 不可逆昏迷

12. 死亡的概念是指

A. 心跳停止

B. 呼吸停止

C. 机体作为一个整体的功能永久性停止

D. 各种反射消失

E. 各器官、组织和细胞代谢全部停止

13. 死亡的标志是

A. 脑死亡　　B. 心跳停止

C. 呼吸停止　　D. 瞳孔散大

E. 脑电波处于零电位

14. 不属于生物性致病因素的是

A. 病毒　　B. 细菌

C. 四氯化碳　　D. 立克次体

E. 疟原虫

15. 导致青霉素过敏的致病因素属于

A. 生物性因素　　B. 免疫性因素

C. 先天性因素　　D. 药物性因素

E. 理化性因素

16. 血友病的致病因素是

A. 生物性因素　　B. 免疫性因素

C. 先天性因素　　D. 营养性因素

E. 遗传性因素

17. 对胎儿生长发育有损伤的因素是

A. 生物性因素　　B. 先天性因素

C. 遗传性因素　　D. 营养性因素

E. 免疫性因素

18. 基因突变是指

A. 染色体数量与结构的改变

B. 易患某种疾病的素质

C. 基因的化学结构改变

D. 损伤胎儿生长发育的改变

E. 免疫功能的改变

19. 染色体畸变是指

A. 基因的化学结构改变

B. 染色体数量与结构的改变

C. 易患某种疾病的素质

D. 损伤胎儿生长发育的改变

E. 免疫功能的改变

20. 发病学研究的内容是

A. 疾病发生的原因

B. 疾病发生的条件

C. 疾病发生的诱因

D. 疾病发生发展和转归的规律

E. 自稳调节紊乱的变化

21. 疾病的发展方向取决于

A. 病因的数量与强度

B. 存在的诱因

C. 机体自稳调节的能力

D. 损伤与抗损伤力量的对比

E. 机体的抵抗力

22. 下列哪项不宜作为脑死亡的标准

A. 自主呼吸停止

B. 心跳停止

C. 不可逆昏迷和大脑无反应性

D. 脑干神经反射消失

E. 瞳孔散大或固定

★23. 脑死亡可发生在

A. 临终期

B. 濒死期

C. 临床死亡前期

D. 临床死亡期

E. 生物学死亡期

★24. 疾病中应用何种手段获得研究结果

A. 群体和整体水平

B. 器官系统水平

C. 细胞水平

D. 分子水平

E. 以上都是

★25. 疾病发生中体液机制主要指

A. 病因引起的体液性因子活化造成的内环境紊乱，以致疾病的发生

B. 病因引起的体液质和量的变化所致调节紊乱造成的内环境紊乱，以致疾病的发生

C. 病因引起细胞因子活化造成内环境紊乱，以致疾病的发生

D. 肿瘤坏死因子（TNFα）数量变化造成内环境紊乱，以致疾病的发生

E. 白介素（IL）质量变化造成内环境紊乱，以致疾病的发生

[B 型题]（1～25）

A. 疾病的原因

B. 疾病的诱因

C. 疾病的条件

D. 疾病的外因

E. 疾病的危险因素

1. 能够引起疾病并决定该疾病特异性的因素称为

2. 能够促进疾病发生的因素称为

3. 能够促进或阻碍疾病发生的因素称为

4. 与疾病的发生密切相关的因素称为

A. 生物性致病因素

B. 先天性致病因素

C. 理化性致病因素

D. 免疫性致病因素

E. 遗传性致病因素

5. 病原微生物属于

6. 过敏反应属于

7. 损害胎儿生长发育的因素属于

8. 染色体畸变属于

9. 基因突变属于

A. 酶缺陷所致疾病

B. 血浆蛋白和细胞蛋白缺陷所致疾病

C. 受体缺陷所致疾病

D. 膜转运障碍所致疾病

E. 基因突变所致疾病

10. 胱氨酸尿症属于

11. Ⅰ型糖原沉积症属于

12. 镰刀细胞性贫血属于

13. 血友病属于

14. 重症肌无力属于

A. 遗传性因素

B. 结核杆菌

C. 营养缺乏

D. 代谢因素

E. 食管静脉曲张破裂出血

15. 干酪性肺炎的原因

16. 干酪性肺炎的条件

17. 肝性脑病的诱因

A. 遗传性疾病

B. 遗传易感性疾病

C. 社会性疾病

D. 心理性疾病

E. 免疫性疾病

18. 精神分裂症

19. 唐氏综合征

20. 荨麻疹

A. 病理过程
B. 疾病
C. 病理状态
D. 病理反射
E. 衰老
21. 弥散性血管内凝血(DIC)是一种
22. 肺炎是一种

A. 先天性因素
B. 遗传性因素
C. 免疫因素
D. 生物性因素
E. 必需物质缺乏或过多
★23. 缺氧发生的原因属于
★24. 荨麻疹发生的原因属于
25. 先天性心脏病发生的原因属于

[X 型题](1～7)

1. 生物性因素的致病作用与下列哪些项目有关
A. 毒力
B. 侵袭力
C. 侵入机体的部位
D. 侵入机体的数量
E. 与组织的亲和力
2. 生物性致病因素作用于机体有以下特点
A. 必须与机体相互作用后才能引起疾病
B. 有一定的侵入门户和定位
C. 没有潜伏期
D. 病原体作用于机体后,既改变了机体,也改变了病原体
E. 必须在体内繁殖
3. 下列哪几项是疾病发病学的重要规律
A. 疾病中损伤与抗损伤作用
B. 疾病的因果交替
C. 疾病过程中原因和条件的关系
D. 疾病过程中的局部与整体
E. 疾病过程中的程序
4. 损伤与抗损伤反应可以表现为
A. 两者相互对立
B. 贯穿于整个疾病过程中
C. 影响疾病的转归
D. 两者可以相互转化
E. 两者互为因果
5. 脑死亡的判断标准包括
A. 心跳停止
B. 自主呼吸停止
C. 瞳孔散大或固定
D. 脑电波消失
E. 不可逆性深昏迷
★ 6. 体液性因子作用于靶细胞的方式可通过
A. 内分泌
B. 外分泌
C. 旁分泌
D. 自分泌
E. 与神经机制共同作用
7. 下面哪些不是化学性因素的致病特点
A. 对机体组织器官有一定选择性损伤
B. 在整个中毒过程中都起一定作用
C. 致病作用与毒物本身的性质、剂量有关
D. 潜伏期较短
E. 与机体相互作用才能引起疾病

(四) 问答题

1. 简述健康和疾病的定义。
2. 举例说明因果交替规律在发病学中的作用。
3. 举例说明损伤与抗损伤规律在发病学中的作用。
4. 什么是脑死亡? 试述脑死亡的诊断标准。
5. 为什么心跳停止不作为脑死亡的诊断标准,而把自主呼吸停止作为临床脑死亡的首要指标?

【参考答案及注释】

(一) 名词解释

1. 健康不仅是没有疾病或病痛,而且是一种躯体上、精神上和社会上的完全良好状态。

2. 疾病是在一定条件下受病因的损害作用,因机体自稳调节紊乱发生的异常生命活动过程。

3. 能够引起疾病并赋予该疾病特征性的因素称为病因。

4. 能够促进或阻碍疾病发生发展的因素称为致病条件。

5. 能够促进疾病发生发展的因素称为诱因。

6. 基因病(gene disease)是指基因本身突变、缺失或其表达调控障碍引起的疾病。

7. 分子病(molecular disease)是指由于DNA遗传性变异引起的一类以蛋白质异常为特征的疾病。

8. 受体病(receptor disease):由于受体基因突变使受体缺失、减少或结构异常而致的疾病称受体病。

9. 稳态(homeostasis)是指在多种调节机制的作用下,机体内环境的理化性质、各组织细胞及整体的功能与代谢保持相对稳定的状态。

10. 完全康复(complete recovery)是指致病因素已消除或不起作用,机体在功能、代谢和结构上的障碍完全消失,机体内环境平衡和机体与外环境平衡已恢复正常,劳动力完全恢复。

11. 不完全康复(incomplete recovery)指疾病时的损伤性变化得到控制,主要症状消失,但基本病理变化尚未完全消失,经机体代偿来维持内环境的相对稳定。

12. 脑死亡(brain death)指机体作为一个整体功能永久性停止的标志是全脑功能的永久性消失。目前一般均以枕骨大孔以上全脑死亡作为脑死亡的标准。

（二）填空题

1. ①生物医学 ②生物-心理-社会医学
2. ①强壮的体魄 ②健全的精神状态
3. ①自稳 ②异常生命活动
4. ①引起疾病 ②疾病特异性
5. ①病原微生物 ②寄生虫
6. ①致病力强弱 ②数量 ③侵袭力 ④毒力
7. ①损害胎儿生长发育 ②先天性疾病
8. ①基因突变 ②染色体畸变
9. ①遗传易感性
10. ①原因 ②条件
11. ①损伤与抗损伤 ②因果交替 ③局部与整体
12. ①神经 ②体液 ③组织细胞 ④分子
13. ①质 ②量
14. ①DNA 遗传性变异 ②蛋白质异常
15. ①基因突变 ②减少 ③结构异常 ④受体病
16. ①发生发展与转归
17. ①DNA ②酶蛋白异常
18. ①载体蛋白
19. ①突变 ②缺失 ③表达调控
20. ①分子 ②生物大分子(核酸与蛋白质)
21. ①康复 ②死亡
22. ①完全康复 ②不完全康复
23. ①潜伏 ②前驱 ③临床症状明显 ④转归
24. ①濒死 ②临床死亡 ③生物学死亡
25. ①心跳停止 ②呼吸停止 ③各种反射消失
26. ①脑死亡 ②全脑功能
27. ①枕骨大孔

（三）选择题

[A 型题]

1. E 2. A 3. E 4. D 5. B 6. D 7. E 8. C 9. B 10. D 11. B 12. C 13. A 14. C 15. B 16. E 17. B 18. C 19. B 20. D 21. D 22. B 23. D 24. E 25. B

[B 型题]

1. A 2. B 3. C 4. E 5. A 6. D 7. B 8. E 9. E 10. D 11. A 12. B 13. E 14. C 15. B 16. C 17. E 18. B 19. A 20. E 21. A 22. B 23. E 24. C 25. A

[X 型题]

1. ABD 2. ABD 3. ABD 4. ABCD 5. BCDE 6. ACD 7. ABCD

（四）问答题

1. 健康和疾病是一组对应的概念,两者之间缺乏明确的判断界限。一般认为,一个人的健康不仅是指没有疾病,而且是身体上、精神上、社会环境的适应上均良好的状态。健康的相反面即是疾病,一般认为在致病因素的作用下,机体发生损伤与抗损伤反应,而且表现出自稳调节紊乱的异常生命活动过程。

2. 原始病因作用于机体,引起机体的变化,前者为因,后者为果;而这些变化又作为发病学原因,引起新的变化,如此因果不断交替转化,推动疾病的发展。例如,暴力作为原始病因引起机体创伤,机械力是因,创伤是果,创伤又引起失血等变化,进而造成有效循环血量减少,动脉血压下降等一系列后果。如此因果不断交替,成为疾病发展的重要形式。

3. 疾病发展过程中,机体发生的变化基本上可分为损伤和抗损伤过程,两者相互对立,它是疾病发展的基本动力,它们间的力量对比影响疾病的发展方向和转归。损伤强于抗损伤时,疾病循着恶性循环向恶化方面发展；反之，则向恢复健康方面发展。损伤和抗损伤虽然是对立的，但在一定条件下，它们又可相互转化。例如，失血性休克早期，血管收缩有助于动脉血压的维持，保证重要器官的血供，但收缩时间过久，就会加剧组织器官的缺血缺氧，使休克恶化造成组织细胞的坏死和器官功能障碍。

4. 机体作为一个整体功能的永久性停止的标志是全脑功能的永久性消失，即整体死亡的标志是脑死亡。目前一般以枕骨大孔以上全脑死亡作为脑死亡的标准。判定脑死亡的根据是：①不可逆性深昏迷；②自主呼吸停止，进行15分钟人工呼吸仍无自主呼吸；③脑干神经反射消失；④瞳孔散大或固定；⑤脑电波消失；⑥脑血液循环完全停止（脑血管造影）。

5. 虽然脑干是循环呼吸的基本中枢，脑干死亡以心跳呼吸停止为标准。近年来，呼吸心跳都可以用人工维持。但心肌因有自发的收缩能力，所以在脑干死亡后的一段时间里还可能有微弱的心跳，而呼吸心须用人工维持。因此，世界各国都把自主呼吸停止作为临床脑死亡的首要指标，不把心跳停止作为临床脑死亡的诊断标准。

（刘同美　刘　凤）

第三章 水、电解质代谢紊乱

【大纲要点】

1. 掌握机体对水和电解质平衡的调节机制；三型脱水的概念、发生原因和机制及对机体的影响（重点为三型脱水）。

2. 掌握水肿的概念和发生机制及水肿的皮肤特点（重点为水肿的发生机制）。

3. 熟悉体液的容量、分布、电解质的成分、渗透压、体内水的交换；脱水、脱水热的概念及其发生机制。

4. 熟悉水中毒的概念及对机体的主要危害；ADH 分泌异常综合征的原因和机制；水肿的特点及对机体的影响。

5. 了解水的生理功能及各类水钠代谢紊乱的防治原则。

6. 掌握高钾血症和低钾血症的概念、发生原因和对机体的影响（重点为心脏、骨骼肌和酸碱平衡）。

7. 熟悉正常钾代谢，钾代谢紊乱和酸碱平衡失调之间的关系，反常性酸性尿和反常性碱性尿的概念及其发生机制，镁和钙、磷代谢紊乱的原因、机制及对机体的影响。

8. 了解钾、镁、钙和磷代谢紊乱的防治原则。

【教材精要】

第一节 水、钠代谢障碍

一、正常水、钠代谢

1. 体液及电解质的概念。水是机体内含量最多而又重要的构成物质，体内并无纯水，体内的水与溶解在其中的物质，称为体液。体液中的各种无机盐、一些低分子有机物质以离子状态溶于体液中，称为电解质。

2. 体液的容量及分布。正常成年人体液总量约占体重的 60%，细胞膜将体液分隔成细胞内液（约占 40%）和细胞外液（约占 20%）。细胞外液又可分为血浆（约占 5%）、组织间液（约占 15%）和少量分布于一些密闭腔隙的液体称第三间隙液，或称跨细胞液或透细胞液（透细胞液包括消化液、脑脊液、关节囊液、腹腔渗出液、腹腔漏出液等）。体液的容量和分布因年龄、性别、胖瘦程度而不同，差异很大，如新生儿的体液可占其体重的 80%；瘦人由于肌肉含水量多于脂肪，对缺水有更大的耐受性。

3. 体液的电解质成分。细胞内、外液中电解质成分有很大差异，细胞外液的组织间液和血浆的电解质在构成与数量上大致相等。主要阳离子是 Na^+，主要阴离子是 Cl^- 和 HCO_3^-，二者的主要区别在于血浆含有较高的蛋白质（7%）。细胞内液的主要阳离子是 K^+，主要阴离子是 HPO_4^{2-} 和 Pr^-。各部分体液中所含阴、阳离子的总数相等，并保持电中性。

4. 体液的渗透压。溶液渗透压取决于溶质的分子或离子数目，体液内起渗透作用的溶质主要是电解质，血浆和组织间液的渗透压主要由 Na^+、Cl^- 和 HCO_3^- 产生，正常血浆渗透压范围约在 280～310 mmol/L 之间。虽然细胞内、外液的电解质含量差异很大，但正常时细胞内、外液渗透压相等，当一侧渗透压改变时，主要靠水的转移来维持细胞内、外液渗透压的相对平衡。水由渗透压低处向高处转移来维持细胞内外渗透压的相对平衡。

5. 水的生理功能和水平衡。

(1) 水的生理功能:①为生化反应所必需，良好的溶剂,促进物质代谢;②调节体温;③润滑作用;④结合水形式存在。

(2) 水的交换:①细胞内、外水的交换。水自由通过，蛋白质、Na^+、K^+、Ca^{2+}、Mg^{2+}等不易透过。②血管内、外水的运动。蛋白质等大分子物质受限，水和电解质自由交换。③体内、外的水平衡。正常人每天的摄入水与排出水量保持动态平衡,约为2500ml。

水的来源有:①饮水。每日饮水量约在1000～1300ml之间。②食物水。食物中含水量约700～900ml。③代谢水。糖、脂肪、蛋白质代谢过程中生成代谢水约300ml。总计摄入水量约2000～2500ml。

水的排出途径有:①消化道排水。粪便约排水150ml。②皮肤蒸发。每日不显性蒸发水约500ml。③肺蒸发。从呼吸道黏膜不显性蒸发水约350ml。以上三个途径排水在正常情况下变化不大。④肾排水。每日尿量约1000～1500ml,这取决于摄入量的多少(但正常成人每天的尿量不少于500ml,因肾每天排出35g固体溶质的最低尿量为500ml)。总计排水量约2000～2500ml。

6. 电解质的生理功能和钠平衡。

(1) 电解质的生理功能:①维持体液的渗透平衡和酸碱平衡;②维持神经、肌肉、心肌细胞的静息电位,并参与动作电位的形成;③参与新陈代谢和生理功能活动。

(2) 钠平衡:正常成人每天需钠4～6g,正常情况下,钠离子的摄入与排出的量几乎相等。摄入的钠主要来自食盐,由小肠吸收,主要经肾脏排出(多吃多排,少吃少排,不吃不排)。

7. 体液容量及渗透压的调节:水和电解质代谢平衡主要是通过神经-内分泌系统的调节实现的。

(1) 口渴中枢:感受渗透压升高的刺激,引起渴感,使机体主动饮水。

(2) ADH:当细胞外液渗透压升高(渗透压有1%～2%变动时)、血容量减少、血压降低等刺激ADH分泌增多时,就导致肾脏对水的重吸收增加。

(3) 醛固酮:肾素-血管紧张素系统激活、血[Na^+]↓和[K^+]↑促进醛固酮的分泌,增加肾脏对Na^+和水的重吸收。

(4) 心房钠尿肽(ANP):当血容量增加、心房扩展、血[Na^+]↑或血管紧张素增多时心房肌分泌ANP增加。ANP影响水钠代谢的作用有:①减少肾素分泌;②抑制醛固酮分泌;③对抗血管紧张素的缩血管作用;④拮抗醛固酮的保钠作用,使肾脏利钠利尿。

(5) 水通道蛋白(AQP):水通道蛋白是一组构成水通道与水通透有关的细胞膜转运蛋白,广泛存在于动物、植物、微生物界的蛋白，有10种。其中,AQP1位于肾近曲小管髓襻降支管腔膜、基膜、降支直小血管腔膜和基膜,对水的运输和通透性发挥调节作用;而AQP2拮抗AQP3可产生利尿反应。

二、水钠代谢障碍的分类

1. 根据体液容量分为:脱水和水过多。

2. 各种原因引起的体液容量明显减少称为脱水。根据细胞外液渗透压的变化可将脱水分为:高渗性、低渗性和等渗性三种。

3. 根据血钠浓度分为:①低钠血症;②高钠血症;③正常血钠性水紊乱。

三、低钠血症

低钠血症(hyponatremia)是指血清钠浓度<130mmol/L。根据细胞外液容量又可分为:①低容量性低钠血症;②高容量性低钠血症;③等容量性低钠血症。

(一) 低容量性低钠血症

低容量性低钠血症(hypovolemic hyponatremia)特点是:失钠多于失水,血清Na^+浓度<130 mmol/ L,血浆渗透压<280 mmol/L的脱水,又称为低渗性脱水(hypotonic dehydration)。

1. 原因和机制:常见于经肾或肾外丢失大量等渗液体后只补充水分而未补充足够的电解质。液体大量丢失常见于：

(1) 经肾失液。①长期连续使用高效利尿药，如呋塞米、噻嗪类等；②肾上腺皮质功能不全，见于醛固酮分泌不足；③肾实质性疾病；④肾小管酸中毒。

(2) 肾外失液。①经消化道失液，如呕吐、腹泻；②液体在第三间隙积聚，如大量胸腔积液、腹水等；③经皮肤失液，如大量出汗等。

2. 对机体的影响：低渗性脱水的主要发病环节是失钠＞水失，细胞外液低渗；主要脱水部位是细胞外液(细胞内液量不减少，甚至增加)，对病人的主要威胁是休克。

(1) 细胞外液容量明显减少引起如下变化：①早期易发生循环衰竭(休克)，如动脉血压降低、脉搏细速、静脉塌陷等。②脱水征，组织间液量减少，患者出现皮肤弹性减退、眼窝及婴幼儿囟门凹陷等脱水征。

(2) 细胞外液渗透压降低引起如下变化：①早期渴感不明显，口渴中枢抑制。②尿量的变化。早期尿量可无明显减少，尿比重降低。在低渗性脱水早期，细胞外液渗透压降低抑制 ADH 释放，当细胞外液容量严重减少时，血容量不足可刺激 ADH 释放，尿量减少，尿比重升高。③细胞内液变化。细胞外液水分向细胞内转移，引起细胞肿胀，特别是脑水肿致中枢神经系统功能障碍。

(3) 尿钠变化：细胞外液容量明显减少，因血容量减少、醛固酮分泌增加而使肾小管上皮细胞重吸收钠增加，尿钠减少。

3. 防治原则：防治原发病，抢救休克，首先补充等渗 NaCl 溶液以恢复细胞外液渗透压和容量。

(二) 高容量性低钠血症

高容量性低钠血症(hypervolemic hyponatremia)的特点是：血清 Na^+ 浓度＜130 mmol/ L，血浆渗透压＜280 mmol/L，但体钠总量正常或增多，有水潴留，使细胞内、外液量均增加，故又称为水中毒(water intoxication)。

1. 原因和机制：①水摄入过多；②肾排水减少：见于急慢性肾功能衰竭、ADH 分泌过多；③低渗性脱水的晚期。

2. 对机体影响。

(1) 细胞外液量增多、呈低渗状态。

(2) 细胞内液增多，细胞水肿。

(3) 中枢神经系统功能障碍：①轻症或慢性水中毒。轻度脑细胞水肿和低渗状态所致的低钠血症，患者表现厌食、恶心、呕吐；少数表现头痛等。②重症或急性水中毒。由于引起急性脑水肿(脑水肿症状严重但体重改变不大)和颅内高压，易出现神经精神症状，如嗜睡、精神错乱、抽搐、昏迷及视神经乳头水肿。若发生脑疝，可发生呼吸、心跳骤停。

3. 防治原则：治疗原发病，轻症患者限制水分摄入，重症或急症患者除严格控制水分摄入外，适当给予高渗盐水或甘露醇、呋塞米等。

(三) 等容量性低钠血症

等容量性低钠血症(isovolemic hyponatremia)的特点是血清 Na^+ 浓度＜130 mmol/ L，血浆渗透压＜280 mmol/L，血容量无明显改变或轻度升高，细胞外液量轻度增加，细胞内液量明显增加。

1. 原因和发病机制：主要见于 ADH 分泌异常综合征(SIADH)。①恶性肿瘤；②中枢神经系统疾病；③肺部疾病。

2. 对机体影响：轻度对机体无明显影响，重度引起脑水肿，导致中枢神经系统功能障碍。

四、高钠血症

高钠血症(hypernatremia)是指血清钠浓度＞150mmol/L。根据细胞外液容量又可分为：①低容量性高钠血症；②高容量性高钠血症；③等容量性高钠血症。

(一) 低容量性高钠血症

低容量性高钠血症(hypovolemic hypernatremia)的特点是:失水>失钠,血清 Na^+ 浓度>150mmol/L,血浆渗透压>310mmol/L 的脱水,又称为高渗性脱水(hypertonic dehydration)。

1. 原因和机制。

(1) 摄水减少:①水源断绝;②进食困难;③丧失口渴感。

(2) 失水过多:①经皮肤、肺丢失,见于发热、大量出汗等;②经胃肠道丢失,见于呕吐和腹泻等;③经肾丢失,见于尿崩症。

2. 对机体影响。高渗性脱水的主要发病环节:失水>失钠,细胞外液高渗;主要脱水部位是细胞内液(细胞外液量减少,但不明显)。

(1) 细胞外液渗透压升高引起如下变化:①口渴。口渴中枢兴奋,引起渴感。②尿量减少。刺激渗透压感受器,ADH 分泌增加,尿量减少而尿比重增高。③细胞内液向细胞外转移。引起细胞脱水,脑细胞严重脱水时,体积变小,颅骨和脑皮质之间空隙增大使血管张力增大,引起静脉破裂,出现脑内出血和蛛网膜下腔出血,从而出现烦躁、抽搐、昏迷等中枢神经系统功能障碍的症状。

(2) 细胞外液容量减少不明显:通过排尿减少、口渴饮水以及细胞内液向细胞外转移,可部分代偿细胞外液的减少,早期不易出现循环衰竭,故轻度和中度高渗性脱水患者不易出现休克 。

(3) 脱水热:因脱水使皮肤蒸发水分减少,机体散热障碍导致的体温升高称为脱水热。

(4) 尿钠变化:①早期和轻症患者,由于血容量减少不明显,醛固酮分泌不增加,尿中仍有钠排出,其浓度可因 ADH 作用使水重吸收而增高。②晚期或重症患者,因血容量减少、醛固酮分泌增加而使尿钠减少。

3. 防治原则:防治原发病,应以补水为主(5%葡萄糖或淡水),补钠为辅(适当补钠) 。

(二) 高容量性高钠血症

高容量性高钠血症(hypervolemic hypernatremia)的特点是:血容量和血钠均增高。

1. 原因和机制:①医源性盐摄入过多或盐中毒;②原发性钠潴留。

2. 对机体影响:细胞外液高渗导致细胞脱水引起中枢神经系统功能障碍。

(三) 等容量性高钠血症

等容量性高钠血症(isovolemic hypernatremia)的特点是:血钠升高,血容量无明显变化。

1. 原因和机制:为原发性高钠血症,病变部位位于下丘脑。

2. 对机体的影响:脑细胞脱水、蛛网膜下腔出血而引起中枢神经系统障碍。

五、等渗性脱水

等渗性脱水(isotonic dehydration)指水钠成比例丢失,血清 Na^+ 浓度在 130~150 mmol/L,血浆渗透压在 280~310 mmol/L 的脱水。

1. 原因:等渗性体液大量丢失。任何等渗液(如小肠液、胰液、胆汁钠浓度均在 120~140mmol/L 左右)大量丢失所致的脱水在短期内均属等渗性脱水。例如严重腹泻、呕吐、麻痹性肠梗阻(体液积于肠腔),以及大面积烧伤、创伤等使血浆丢失。

2. 对机体的影响。

(1) 细胞外液减少,细胞内液容量变化不大,易出现脱水征及循环衰竭。

(2) 尿的变化:有效循环血量减少使醛固酮和 ADH 分泌增加,肾对钠和水重吸收增加,尿量减少和尿钠含量降低,尿比重增高。

等渗性脱水未及时处理,可因皮肤和呼吸不显性蒸发而不断丢失水分,转变为高渗性脱水;或因仅仅补充水而未补充电解质转变为低渗性脱水。

3. 防治原则：防治原发病，及时补充葡萄糖盐水。

六、水肿

（一）水肿的概念

过多的液体在组织间隙或体腔中积聚称为水肿（edema）。体腔内过多液体的积聚又称为积水（hydrops）。细胞内液体过多称为细胞水肿，也称细胞水化。水肿是许多疾病时的一种常见的病理过程或体征。

（二）水肿的分类

1. 按分布范围可分为全身性水肿和局部性水肿。①全身性水肿按其原因可分为肾性水肿、肝性水肿、心性水肿、营养不良性水肿等；②局部性水肿也可分为炎性水肿、静脉阻塞性水肿、淋巴性水肿等。

2. 按水肿发生的部位，可分为皮下水肿、肺水肿、脑水肿等。

（三）水肿的发病机制

1. 血管内外液体交换平衡失调——组织液生成大于回流。生理情况下，血管内外液体不断进行交换，组织液生成和回流保持动态平衡，主要受下列因素调节：①毛细血管平均血压；②组织间液静水压；③血浆胶体渗透压；④组织间液胶体渗透压；⑤淋巴回流。

影响组织液生成与回流的主要因素是：①有效流体静压。毛细血管血压与组织间液静水压之差称为有效流体静压，正常值约3.14kPa，是促使血管内液体向组织间隙滤出的力量。正常时，在毛细血管动脉端滤出的力量大于回吸收的力量，因此，液体自动脉端滤出。②有效胶体渗透压。血浆胶体渗透压与组织间胶体渗透压之差称为有效胶体渗透压，正常值约3.06kPa，是促使组织间液回吸至毛细血管内的力量，在毛细血管静脉端回吸收的力量大于滤出的力量，因此，大部分液体在静脉端回吸收。③淋巴回流。淋巴回流还可把经毛细血管漏出的蛋白质吸入静脉，在组织液生成增多时，具有代偿功能。

引起血管内外液体交换失平衡的主要原因有：

（1）毛细血管流体静压增高。毛细血管血压增高可导致有效流体静压增高，组织液的生成增多。常见的原因是静脉压增高，如充血性心力衰竭、肿瘤压迫静脉、妊娠后期下肢水肿等。

（2）血浆胶体渗透压下降。血浆胶体渗透压下降可使液体自毛细血管内滤出增多，而回吸收减少。常见的原因是血浆白蛋白含量减少，如肝硬化、肾病综合征等。

（3）微血管壁通透性增加。微血管壁通透性增加可使血浆蛋白经血管壁进入组织间隙增多，组织间胶体渗透压升高，组织液的生成增多。常见的原因是各种炎症和过敏性疾病或昆虫叮咬等对血管壁的直接或间接的损伤。水肿液的特点是蛋白质含量高。

（4）淋巴回流受阻。淋巴回流受阻时，过多的组织液在组织间隙积聚，其特点是水肿液蛋白质含量高。常见的原因是淋巴管阻塞或恶性肿瘤根治术摘除主要淋巴结。

2. 体内外液体交换失平衡——钠、水潴留。

钠、水潴留是指血浆及组织液中钠与水成比例地积聚过多。正常人摄入过多的钠、水并不引起钠水潴留，这是因为肾在调节钠、水平衡中起重要作用。经肾小球滤出的钠、水总量的99%～99.5%被肾小管重吸收，其中约60%～70%由近曲小管主动重吸收，在激素的调节下余者由远曲小管和集合管重吸收，这一现象称为球-管平衡。病理因素使球-管平衡失调，可导致钠、水潴留，成为水肿发生的重要因素。

（1）肾小球滤过率下降。肾小球滤过率是单位时间内两肾生成的超滤液量。引起肾小球滤过率下降的常见原因有：①滤过膜面积的减少和通透性降低，如急、慢性肾小球肾炎；②肾血流量减少及肾小球滤过压下降，如充血性心力衰竭引起的有效循环血量减少。

（2）近曲小管重吸收钠、水增多。①心房钠尿肽分泌减少，见于有效循环血量明显减少；②肾小球滤过分数（FF）增加，见于充血性心力衰竭或肾病综合征等。

FF＝肾小球滤过率/肾血浆流量的比值，正常值约为20%。

(3) 远曲小管和集合管对钠水重吸收增加。循环血量减少时，醛固酮和抗利尿激素分泌增加，致远曲小管和集合管对钠水重吸收增加。

(四) 水肿特点及对机体影响

1. 水肿的特点。

(1) 水肿液的性状。水肿液根据蛋白质含量的不同分为漏出液和渗出液。①漏出液的特点是：蛋白质含量低于 25g/L；比重低于 1.015；细胞数少于 500/100ml。②渗出液的特点是：蛋白质含量可达 30g/L～50g/L；比重高于 1.018；可见多数白细胞。

(2) 水肿的皮肤特点。皮下水肿可分为隐性水肿和显性水肿。当皮下组织有过多的液体积聚时，水肿液首先与胶体网状物呈凝胶态结合，不能自由移动，无肉眼可见的凹陷性水肿，此为隐性水肿。当水肿液继续增多，超过了胶体网状物的吸附能力时，才出现游离液体。在水肿部位用手指按压使游离液体向按压点周围散开，形成凹陷且不能立即平复，此为显性水肿，又称凹陷性水肿。皮下水肿时，皮肤肿胀皱纹变浅，色苍白，湿冷(皮肤炎性水肿除外)。

(3) 全身水肿的分布特点。主要取决于：①组织结构特点。从组织疏松处开始，然后扩展到低垂部，如肾性水肿一般面部和眼睑出现早。②重力和体位。水肿首先出现在低垂部位，如心性水肿一般在身体低垂部位下肢先出现。③局部血液动力因素。肝性水肿常有腹水。

2. 水肿对机体的影响的大小主要取决于下列因素：水肿的发生的部位、程度、速度和持续的时间。

(1) 有利效应：可调节血容量的迅速增长，炎性水肿有利于毒素稀释、运送抗体作用。

(2) 有害作用：引起细胞营养障碍和器官功能障碍。

第二节　正常钾代谢及钾代谢障碍

一、正常钾代谢

(一) 钾的正常代谢

1. 钾的主要来源是食物，人体内钾 90%存在于细胞内，血清钾浓度仅为 3.5～5.5 mmol/L。

2. 钾的主要排出途径：①主要经肾脏排出。从肾小球滤出的钾，几乎全部在近曲小管重吸收，从尿液排出的钾(90%)主要是由远曲小管主细胞排泌的。集合管闰细胞的主要功能是保 K^+ 排 H^+。肾排钾因摄入量不同有很大差异：多进多排，少进少排，不进也排。②少量钾从粪和汗液排出。

(二) 钾的平衡调节

1. 钾的跨细胞转移。钾在细胞内、外之间移动，其基本机制为泵漏机制，即 K^+ 跨膜交换机制。泵指钠-钾泵，即 Na^+-K^+-ATP 酶，将钾逆浓度差摄入细胞内；漏指钾离子顺浓度差通过各种离子通道进入细胞外液。影响钾的跨细胞转移的主要因素有：①血钾浓度。细胞外高钾可激活 Na^+-K^+-ATP 酶活性，促进细胞摄钾。②酸碱平衡状态。酸中毒促进钾移出，血钾增高，碱中毒则作用相反。③胰岛素。胰岛素可激活 Na^+-K^+-ATP 酶活性，促进细胞摄钾。④儿茶酚胺。兴奋 α 受体，能降低细胞对钾离子的摄取；刺激 β 受体，激活 Na^+-K^+-ATP 酶活性，促进细胞摄钾。⑤渗透压。细胞外液渗透压升高促进钾移出。⑥物质代谢状况。合成代谢时 K^+ 进入细胞内，分解代谢时 K^+ 释出。

2. 肾对钾排泄的调节。促进远曲小管、集合管排钾的因素有：①细胞外液钾浓度。激活远曲小管主细胞 Na^+-K^+ 泵，促进 K^+ 排泌。②醛固酮。激活远曲小管主细胞 Na^+-K^+ 泵，促进 K^+ 排泌。③远曲小管的原尿流速和流量↑。降低小管腔 K^+ 浓度，K^+ 重吸收减少。④酸碱平衡状态。a. 急性酸中毒时，抑制主细胞 Na^+-K^+ 泵，排 K^+ 减少；b. 碱中毒时，肾排钾↑使血 K^+↓；c. 慢性酸中毒，病人常显示尿 K^+↑，其原因是远曲小管的原尿流速↑，该作用超过 H^+ 对远曲小管、集合管主细胞 Na^+-K^+ 泵的抑制作用，从而肾排钾增多。

3. 结肠的排钾功能。在肾衰时排钾增多，可达摄入钾量的34%。

（三）钾的生理功能

①维持细胞新陈代谢；②维持细胞膜静息电位；③维持细胞内液的渗透压及调节机体酸碱平衡。

二、钾代谢障碍

（一）低钾血症

1. 概念：血清钾低于3.5mmol/L称为低钾血症。

2. 原因和机制：①摄入不足；②丢失过多，见于a. 经消化液失钾，如呕吐、腹泻等；b. 经肾失钾，可见于长期使用髓襻利尿剂（如呋塞米等利尿剂）、肾小管酸中毒、醛固酮增加、镁缺失等；③钾跨细胞分布异常（细胞外钾内移），可见于碱中毒、使用肾上腺素和胰岛素、钡中毒等。

3. 对机体的影响。

低钾血症对机体的影响取决于：$[K^+]_e/[K^+]_i$ 降低程度，低钾血症可引起多种功能代谢变化。主要有：

(1) 膜电位异常引发的障碍。

1) 影响膜电位：按照Nernst方程，细胞膜静息电位约等于钾平衡电位，即 $E_m \approx E_{K^+} = 59.5\ lg[K^+]_e/[K^+]_i$，因此，$[K^+]_e$ 变动时，将会使 E_m 变动。

2) 改变心肌细胞膜对钾离子的通透性：通常的表现是 $[K^+]_e$↑通透性↑，$[K^+]_e$↓通透性↓。

3) 影响钙离子内流：$[K^+]_e$ 与 Ca^{2+} 在通过心肌细胞膜时有竞争作用，$[K^+]_e$ 的变动将影响 Ca^{2+} 的内流，从而影响与 Ca^{2+} 电流相关的动作电位时相和兴奋-收缩偶联。

(2) 急性低钾对心肌的影响。

1) 对心肌电生理特性的影响。

A. 兴奋性↑：心肌细胞的兴奋性与膜电位和阈电位之间的距离密切相关。两者距离加大时则兴奋性降低。反之，兴奋性升高。但当两者过于接近，使膜电位与阈电位的差值接近于零时，快钠通道会失活，兴奋性丧失几近于零。

机制：$[K^+]_e$↓→膜对 K^+ 的通透性↓→$[E_m]$↓→$[E_m - E_t]$↓→兴奋性↑

B. 传导性↓：传导性与0相去极化的速度和峰值密切相关，是一个电压依从性的过程。0期去极化的速度和峰值降低，传导性亦降低。

机制：$[E_m]$↓→0相去极化↓→传导性↓

C. 自律性↑：自律性的产生依赖于自律细胞在舒张期的自动除极化，即在动作电位第4期，必有一净内向电流使细胞逐步去极化直到阈电位。对慢反应自律细胞（如窦房结），主要是 Na^+ 内向电流＞K^+ 外向电流。对快反应细胞（如Purkinje纤维），主要是 Ca^{2+} 内流＞K^+ 外流。

机制：$[K^+]_e$↓→膜对 K^+ 的通透性↓→4相 K^+ 外流↓→相对性的 Na^+ 或 Ca^{2+} 的内向电流↑→自动除极速度↑

D. 收缩性先增高后降低：对心肌的电生理来说，与收缩性密切相关的是动作电位期 Ca^{2+} 的内流。它直接影响兴奋-收缩偶联。

机制：$[K^+]_e$↓→K^+、Ca^{2+} 竞争↓→Ca^{2+} 的内向电流↑→兴奋-收缩偶联↑

2) 对心电图的影响。①T波低平：因膜对 K^+ 的通透性↓，3相 K^+ 的外向电流↓；②T波后出现U波：因Purkinje纤维的复极过程延长；③S—T段压低：因2相 Ca^{2+} 内流电流↑，平台期的 Ca^{2+} 内向和 K^+ 外向电流不平衡，未能很好形成平台相；④早搏：因为自律性↑；⑤QRS复合波增宽，P—R间期延长：因为传导性↓。

3) 心肌功能损害的具体表现：心律失常、对洋地黄类强心药物毒性的敏感性升高。

(3) 对神经肌肉的影响：急性低钾血症时，细胞内、外钾浓度差增大，导致静息电位负值增大，使静息电位和阈电位之间距离增大，兴奋性降低，严重时甚至不能兴奋。通常把这种因静息电位和阈电位距离增大而导致肌细胞兴奋性降低的情况称为超极化阻滞状态(hyperpolarized blocking)。

1) 骨骼肌：低血钾使骨骼肌兴奋性↓，轻者(<3mmol/L)可表现为肌无力、腱反射减弱；重者(<2.65mmol/L)肌麻痹，病人出现肢体软瘫或呼吸停止。

2) 胃肠道平滑肌：活动减弱或麻痹，引起食欲不振、恶心、呕吐、肠鸣音减弱、腹胀，严重者(<2.5mmol/L)发生麻痹性肠梗阻。

(4) 肾损害：慢性低血钾时，肾远曲小管和集合管上皮细胞受损，对 ADH 反应性降低，肾浓缩功能不足，病人出现多尿、低比重尿。

(5) 对酸碱平衡的影响：血钾降低，细胞内 K^+ 移到细胞外，而细胞外 H^+ 移向细胞内，造成细胞外 H^+ 浓度降低，发生碱中毒；低钾血症使肾小管上皮细胞内 K^+ 浓度降低，导致肾小管 K^+-Na^+ 交换减弱、H^+-Na^+ 交换增强，随尿排出的 H^+ 增多。此时血液 pH 呈碱性，而尿液却呈酸性，称为反常性酸性尿。

(二) 高钾血症

1. 概念：血清钾浓度高于 5.5mmol/L 称为高钾血症。

2. 原因和机制：①肾排钾减少(最常见原因)，见于肾衰少尿期、肾上腺皮质功能低下等；②钾跨细胞分布异常(细胞内钾外移)，可见于酸中毒、糖尿病、使用β-受体阻滞剂、洋地黄中毒、严重挤压伤等；③钾入量过多。

3. 对机体的影响。

(1) 对心肌的影响。

1) 对心肌电生理特性的影响。①兴奋性轻症↑、重症↓。机制：$[K^+]_e$↑→据 Nernst 方程$[E_m]$↓→$[E_m-E_t]$↓→兴奋性↑，但当 $E_m \approx E_t$ 时，快 Na^+ 通道失活，兴奋性↓。②传导性↓。机制：$[E_m]$↓→0 相去极化↓→传导性↓；③自律性↓。机制：$[K^+]_e$↑→膜对 K^+ 的通透性↑→4 相 K^+ 外流↑→相对性的 Na^+ 或 Ca^{2+} 的内向电流↓→4 相自动除极速度↓→自律性↓；④收缩性↓。机制：$[K^+]_e$↑→K^+、Ca^{2+} 竞争↑→Ca^{2+} 的内流↓→兴奋-收缩偶联↓。

2) 对心电图的影响。①T 波高尖：因膜对 K^+ 的通透性↑，3 相 K^+ 的外向电流↑；②P 波和 QRS 波变低、增宽、Q—T 间期延长：因为传导性↓。

3) 心肌功能损害的具体表现为心律失常、心室颤动或心脏停搏。

(2) 对神经肌肉的影响。

1) 急性轻度高钾血症：血清钾浓度介于 5.5～7.0mmol/L 时，细胞内、外 K^+ 浓度差减小，静息状态下细胞内 K^+ 外流减少，静息电位负值变小，与阈电位距离接近，神经肌肉兴奋性增高。主要表现为感觉异常、肌肉疼痛、肌束震颤症状。

2) 急性重度高钾血症：血清钾浓度达 7mmol/L 以上时，细胞内外 K^+ 浓度差更小，静息电位负值达到 −55～−60mV 水平，快钠通道失活，兴奋性降低。因静息电位和阈电位之间距离过小而导致肌细胞兴奋性降低的情况称为去极化阻滞(depolarized blocking)。表现为肌肉软弱无力、弛缓性麻痹，甚至呼吸肌麻痹。

(3) 酸碱平衡的影响：血钾升高，细胞外 K^+ 移到细胞内，细胞内 H^+ 移向细胞外，造成细胞外 H^+ 浓度升高，发生酸中毒；高钾血症使肾小管上皮细胞内 K^+ 浓度增高，H^+ 浓度降低，造成肾小管 K^+-Na^+ 交换增强，而 H^+-Na^+ 交换减弱，随尿排出的 H^+ 减少，此时血液呈酸性，尿液却呈碱性，称为反常性碱性尿。

(三) 钾代谢紊乱防治的病理生理学基础

1. 积极防治原发病，去除引起低钾、高钾血症的原因。

2. 低钾血症和缺钾时的补钾原则。

(1) 先口服后静脉，见尿补钾，严禁静脉推注钾。

(2) 静脉补钾的四不宜原则：不宜过浓、过快、过多、过早。

3. 高钾血症时对抗高 K^+ 的心肌毒性和清除 K^+ 的原则:①降低体内总钾量。减少钾的摄人,用透析疗法和其他方法(口服阳离子交换树脂),使钾通过其他途径排出。②使细胞外钾进入细胞内。应用葡萄糖和胰岛素静脉输入促进糖原合成,或输入碳酸氢钠提高血液 pH,促使钾向细胞内转移。③应用钙盐和钠盐,拮抗高血钾对心脏的毒性作用。a. 钙可使阈电位上移,使静息电位和阈电位之间距离增加甚至恢复正常,心肌兴奋性恢复,细胞外液钙增加,使复极 2 期钙竞争性内流增加,提高心肌收缩性;b. 给钠盐后,细胞外钠增多,促进 0 期钠内流增加,增加 0 期去极速度和幅度,心肌传导性得到改善。

第三节 镁代谢紊乱

一、镁正常的代谢和功能

(一) 镁的正常代谢

吸收与排泄:来源于食物,经小肠吸收。摄入肠道中的镁 60%~70%随粪便排出,吸收到体内的镁主要经肾脏排出,肾是调节体内镁平衡的重要器官。

(二) 镁的生理功能

1. 维持酶活性:镁是酶的激动剂,可启动 300 多种酶,参与体内重要的代谢过程。
2. 维持可兴奋细胞的兴奋性:镁对心脏、血管、神经肌肉活动起抑制作用。
3. 维持细胞的遗传稳定性。

二、低镁血症

低镁血症(hypomagnesemia)指血清镁浓度低于 0.75mmol/L。

(一) 原因和机制

1. 摄入不足:长期禁食、厌食等。
2. 吸收障碍:小肠切除、急性胰腺炎等。
3. 排出过多:①经胃肠道排出过多,如呕吐、腹泻等;②经肾排镁过多,如使用利尿剂等。
4. 细胞外镁转入细胞内:糖尿病应用胰岛素时。

(二) 对机体的影响

1. 对神经、肌肉和中枢神经系统的影响。

1) 神经肌肉应激性增强:①表现为四肢肌肉震颤、强直、手足搐搦等;②机制是镁能抑制终板膜上乙酰胆碱受体对乙酰胆碱的敏感性和抑制神经纤维与骨骼肌的应激性,低镁时这种抑制减弱。

2) 中枢神经系统:①表现为神经精神症状;②机制是低镁对中枢系统有抑制作用减弱。

2. 对心血管的影响。

1) 对心脏的影响:①易发生心律失常。低镁时,心肌静息电位负值变小,心肌兴奋性增高,同时对快反应自律细胞钠内流的阻断作用减弱,钠离子内流相对加速,自动去极化加速,自律性增高,易发生心律失常。②严重缺镁引起心肌细胞代谢障碍,导致心肌坏死。

2) 对心血管的影响:易发生高血压和动脉粥样硬化。

3. 低钙血症:低镁血症时腺苷酸环化酶激活障碍,导致甲状旁腺素分泌减少,甲状旁腺素也不能使靶器官发生作用,血钙得不到补充。

4. 低钾血症:低镁时,肾小管上皮细胞中 Na^+-K^+-ATP 酶失活,保钾功能受损害,低镁尚可引起醛固酮增多,排钾增多。

(三) 防治原则

防治原发疾病,补镁,纠正水、电解质紊乱。

三、高镁血症

高镁血症(hypermagnesemia)指血清镁浓度高于1.25mmol/L

(一) 原因和机制

1. 摄入过多:静脉补太多、太快。
2. 肾排镁过少:肾功能衰竭、甲状腺功能减退、醛固酮减少。

(二) 对机体的影响

血清镁浓度升至3mmol/L时才出现临床症状。

1. 对神经、肌肉和中枢神经系统的影响。

神经肌肉兴奋性降低:①机制是高血镁能抑制神经-肌肉接头处的兴奋传递和中枢神经系统的轴突传递;②患者表现肌肉无力,甚至迟缓性麻痹,腱反射减弱或消失,有嗜睡或昏迷。

2. 对心血管的影响:①机制是高血镁抑制房室和心室内传导,降低心肌兴奋性;②患者表现房室传导阻滞和心动过缓。

3. 对平滑肌的影响:高血镁对平滑肌有抑制作用,出现血压下降、呕吐、便秘、尿潴留。

(三) 防治原则

防治原发疾病,改善肾功能,注射钙剂拮抗镁促使镁排出,呼吸肌麻痹行人工呼吸,纠正其他电解质紊乱。

第四节 钙、磷代谢障碍

一、正常钙和磷的代谢、调节和功能

(一) 钙、磷的需求量、吸收与排泄

1. 钙的需求量、吸收与排泄。

(1) 钙的每日需求量。成人约0.5~1.0g/d,儿童、妊娠、哺乳期需钙量增加,约为1.0~1.5g/d,绝经期妇女由于女性激素缺乏,尿钙排出增加,钙需求量增加。

(2) 钙的吸收和排泄。①吸收:主要在酸度较强的十二指肠和空肠上段,分主动转运和被动弥散两种方式。生理情况下决定钙吸收的主要因素是维生素D和机体对钙的需要量。②排泄:主要通过粪和尿两种方式。

2. 磷的每日需求量、吸收与排泄。

(1) 磷的每日需求量。成人需求量约1.0~1.5g/d,磷在膳食中含量丰富,因此磷缺乏症少见。

(2) 磷的吸收和排泄。①吸收:主要在小肠吸收。②排泄:主要通过粪和尿两种方式。

正常成人每日磷排泄量约等于吸收量,其中20%~40%由粪便排泄,60%~80%由尿排泄。

(二) 钙、磷的含量和分布

1. 钙含量和分布:成人体内总钙量约700~1400g,99%构成骨盐,其余存在于各种软组织和血液中,细胞外液钙仅占总钙量的0.1%,约1g。

(1) 骨的钙、磷:骨盐占骨总量的60%~65%,主要以非晶体的磷酸钙和晶体的羟磷灰石两种形式存

在。骨钙和血循环中的钙不断进行着缓慢的交换，每天可达 250～1000mg，它是维持血钙恒定的重要机制之一，同时也是骨的不断更新过程。

(2) 细胞内、外钙的分布。

1) 细胞内钙以三种形式存在：①贮存钙，大部存在于细胞器即肌浆网、内质网等；②结合钙，与可溶性的胞质蛋白及膜表面结合；③游离钙，只有游离钙才起直接的生理作用 。

2) 血钙：血钙浓度 2.25～2.75mmol/L，血浆和细胞外液钙有三种形式：①蛋白结合钙，约占血钙总量的 40%，主要与白蛋白结合；②不解离钙，占血钙总量的 15%，主要与有机酸结合；③血清游离钙浓度为 1.0～1.25mmol/L，其含量与血液 pH 有关，pH 升高，游离钙降低，只有游离钙才起直接的生理作用，它受激素的严格调节。

2. 磷的含量和分布：成人体内总磷约 750g±50g，85%以上存在于骨盐中，其余主要以有机磷酸脂存在于软组织和血液中，细胞外液中仅约 2g，并以磷脂和无机磷酸盐形式存在。临床上所测的血磷通常指血清中以无机磷酸盐形式存在的磷，红细胞和血清磷脂中所含的磷远大于此数。正常成人血磷浓度 1.1～1.3mmol/L，血中的磷以 HPO_4^- 存在，根据浓度积原理，Ca^{2+} 和 HPO_4^- 的浓度积等于一常数，以 mg/L 表示，该常数约为 3500～4000。

(三) 钙、磷平衡的调节

钙磷代谢的调节：机体对钙磷代谢有相当完善的调节机制，主要有甲状旁腺激素(PTH)、维生素 D 和降钙素(CT)。三种激素通过三种靶器官(肾、骨和肠)来调节。①PTH：PTH 的基本生理功能为动员骨钙，排出尿磷，维持血钙水平，同时促进肾转化 25(OH)·D_3 为 1,25(OH)$_2$·D_3，后者进一步调节钙磷代谢。PTH 的分泌主要受血清游离 Ca^{2+} 反馈调节，游离钙降低使 PTH 增高，反之亦然。②维生素 D：维生素 D 经体内肝、肾羟化为 1,25(OH)$_2$·D_3 后发挥作用，其基本作用为促进肠及肾小管钙、磷的吸收。③降钙素(CT)：CT 的基本作用为降低血钙，其分泌受血 Ca^{2+} 的反馈调节。

(四) 钙、磷的生理功能

1. 钙：①成骨；②调节细胞功能的信使；③凝血；④调节酶的活性；⑤维持神经-肌肉的正常兴奋性；⑥降低毛细血管的通透性，防止渗出，控制炎症和水肿。

2. 磷：①生命重要物质(核酸、磷脂、磷蛋白)的组分；②参与机体能量代谢的核心反应；③参与生物大分子活性的调控；④成骨；⑤凝血；⑥磷酸盐参与酸碱平衡的调节。

二、低钙血症

低钙血症(hypocallcemia)是指血清离子钙低于 1mmol/L 或血清钙低于 2.2mmol/L 。

1. 病因和发病机制。

(1) 维生素 D 代谢障碍：致使肠道钙吸收减少。①维生素 D 缺乏，儿童发病典型，形成营养性佝偻病；②肠吸收障碍，见于慢性腹泻，阻塞性黄疸等；③维生素 D 的羟化障碍，见于肝硬化、肾衰竭。

(2) 甲状旁腺功能减退：见于①PTH 缺乏；②靶组织对 PTH 抵抗；③PTH 无活性。

(3) 慢性肾功能衰竭：①高血磷；②维生素 D 羟化障碍，使钙吸收减少；③骨抗 PTH，使骨钙动员受阻；④肠钙吸收减少。

(4) 低镁血症：可引起 PTH 分泌不足。

(5) 急性胰腺炎：释放的脂肪酸与钙结合形成钙皂，引起血钙降低。

2. 对机体的影响。①对神经肌肉的影响：低血钙时神经肌肉兴奋性增高，可出现手足抽搐、肌痉挛、喉鸣与惊厥，严重者可致癫痫发作及精神症状；②对骨代谢的影响：低钙血症伴钙缺乏时，可引起骨质钙化障碍，小儿多表现为佝偻病；成人则表现为骨质软化、纤维性骨炎、骨质疏松等；③对心肌的影响：心肌兴奋性、传导性升高等；④其他：易造成机体免疫功能低下，易感染。

3. 防治的病理生理基础：①病因治疗；②补充钙剂和维生素 D。

三、高钙血症

高钙血症(hypercallcemia)是指血清钙>2.75mmol/L 或血清离子钙>1.25mmol/L。

1. 病因和发病机制。

(1) 甲状旁腺功能亢进:为高血钙的主要原因。①原发性:常见于甲状旁腺腺瘤、增生或腺瘤。②继发性:见于长期低血钙的刺激可引起甲状旁腺的代偿性增生。PTH 增多可出现高血钙。

(2) 恶性肿瘤:转移至骨的肿瘤,可引起骨钙释放出现高血钙。

(3) 甲状腺功能亢进:甲状腺素和 T_3 可促进骨质溶骨,使血钙升高,尿钙增加。

(4) 其他:维生素 D 中毒,肾上腺皮质功能减退等。

2. 对机体的影响。①对神经肌肉的影响:高钙血症,神经肌肉的兴奋性下降;②对心肌的影响:心肌的兴奋性、传导性降低;③肾的损害:主要损害位于肾小管,包括肾小管的水肿、坏死、肾小管基底膜钙化等;④其他:血钙升高可形成多处的异位钙化。

3. 防治的病理生理基础。①支持治疗:大量输液;②病因治疗;③降钙治疗:利尿剂,糖皮质激素,透析疗法等。

四、低磷血症

低磷血症(hypophosphatemia)是指血清磷浓度<0.8mmol/L。

1. 病因和发病机制。

(1) 摄入和吸收不足:见于重度营养不良,慢性酒精中毒等可造成长时间的磷摄入不足导致缺磷。

(2) 丢失过度:从胃肠道过度失磷主要见于长期腹泻、呕吐或经胃肠吸引术丧失大量消化液时;从肾过度失磷,见于甲状旁腺功能亢进症。

(3) 磷酸盐转入细胞:常见原因为呼吸性碱中毒。

2. 对机体的影响:急性低磷血症引起的主要异常为 ATP 生成不足和红细胞 2,3-DPG 减少。

3. 防治的病理生理基础:①病因治疗;②适当补磷。

五、高磷血症

高磷血症(hyperphosphatemia)是指成人血清磷大于 1.61mmol/L,儿童大于 1.90mmol/L。

1. 病因和发病机制。①肾功能衰竭:急性肾功衰时,当肾小球滤过率小于 20～30ml/min 可出现高磷血症;②甲状旁腺功能低下:由于 PTH 分泌不足致尿磷排泄减少;③维生素 D 中毒:过量维生素 D 可使血磷升高;④磷从细胞内释出。

2. 对机体的影响。高磷血症的主要影响在于它与钙的结合,导致低钙血症和异位钙化。

3. 防治的病理生理基础。①防治原发病,治疗低血钙;②降低肠吸收磷;③肾功能衰竭所致高血磷可用透析疗法。

【考点测试】

(一) 名词解释

1. 脱水征
2. 低渗性脱水
3. 脱水(dehydration)
4. 高渗性脱水(hypertonic dehydration)
5. 等渗性脱水(isotonic dehydration)
6. 水中毒(water intoxication)
7. 脱水热(dehydration fever)

★8. 透细胞液(transcellular fluid)

9. 假性高钾血症
10. 高钾性周期性麻痹
11. 可扩散结合钙
12. PTH 相关肽

★13. 反常性碱性尿

14. 高镁血症

15. 高钙血症

★16. 超极化阻滞(hyperpolarized blocking)

★17. 去极化阻滞(depolarized blocking)

18. 高钾血症(hyperkalemia)

19. 低钾血症(hypokalemia)

★20. 反常性酸性尿(Paradoxical acidic urine)

21. 低钙血症(hypocalcemia)

22. 低镁血症(hypomagnesemia)

(二) 填空题

1. 细胞外液含量最多的阳性电解质是①___，其血清正常浓度是②___。

2. 正常成人体液量约占体重的①___，血浆约占体重的②___。

3. 血浆渗透压可分为①___和②___，正常血浆渗透压的范围是①___。

4. 高渗性脱水以①___减少为主，低渗性脱水以②___减少为主，③___更容易发生循环障碍。

5. 尿崩症易出现①___脱水，盛暑大量饮水易发生②___，体液大量丢失只补葡萄糖液会导致③___，代谢性酸中毒通气过度会产生④___。

6. 等渗性脱水不予处理可转变为①___，若只补水会转变为②___，低渗性脱水患者补大量水会引起③___。

7. 过多液体在①___或②___中积聚称为水肿，积水是指③___中液体过多积聚。

8. 与平均有效流体静压关系密切的四个因素是①___，②___，③___，④___。

9. 毛细血管流体静压增高的常见原因是①___，血浆胶体渗透压降低的主要原因是②___。

10. 引起肾小球滤过率下降的常见原因有①___和②___。

11. 发生肾血流重分布的机制是①___，②___。

12. 利钠激素又称之为①___，②___或③___，它是一种存在于④___中的⑤___，其主要释放因素是⑥___，具有⑦___和⑧___作用。

13. 全身性水肿的分布特点是①___，②___，③___。

14. 左心衰竭主要引起①___，右心衰竭引起②___。

15. 肾病性水肿的主要发病机制是①___，肾炎性水肿的主要发病机制是②___。

16. 肝性水肿的最常见原因是①___，最突出表现是②___。

17. 给心功能不全或肾功能不全者大量输液可因①___和②___而导致肺水肿。

18. 脑水肿是指①___而引起的②___和③___，脑水肿可分为④___，⑤___，⑥___。

19. 正常成人血清 K^+ 浓度为①___，Mg^{2+} 浓度为②___，Ca^{2+} 浓度为③___，P^{2+} 浓度为④___。

20. 钾丢失的两个重要途径是①___和②___，低钾血症时神经肌肉兴奋性③___，心电图表现为④___。

21. 急性轻度高钾血症时，心肌兴奋性①___，重度高钾血症时，心肌兴奋性②___，神经肌肉兴奋性的变化与心肌③___，机制④___。

22. 高钾血症对机体的主要危险是引起①___和②___。高钾血症时心电图主要表现为③___。

23. 可应用①___和②___治疗高钾血症，使细胞外钾进入细胞内。

24. 补钾最好①___；必需静脉内补钾时，每日尿量应在②___以上。

25. ①___和②___可促进肠对镁的吸收，而③___和④___可减少肠对镁的吸收。

26. 低镁血症神经肌肉应激性①___，心血管系统常表现②___和③___，并可引起④___血症和⑤___血症。

★27. 高镁血症最常见的原因是①___，血清镁一般升高到②___时才会出现镁中毒症状。

28. 体液中钙存在的三种方式分别是①___，②___和③___，只有④___才起直接的生理作用。

29. 维生素 D 具有促进①___对②___、③___的吸收和促进对④___、⑤___的重吸收，并可激活⑥___。

30. 低钙血症伴钙缺乏时，在骨代谢方面小儿多表现①___，成人则表现为②___。

31. ①___对高钙血症相当敏感，其损害以②___受害为主。

32. 低磷血症常见生化异常为①___和②___。

(三) 选择题

[A 型题](1～97)

1. 正常成人细胞外液约占体重的

A. 5%　　B. 20%

C. 30%　　D. 40%

E. 60%

2. 机体内环境是指

A. 体液　　B. 血浆

C. 细胞外液　　D. 细胞内液

E. 透细胞液

3. 血浆中含量最多的阳离子是

A. Na^+　B. K^+

C. Ca^{2+}　D. Mg^{2+}

E. Fe^{2+}

4. 血浆中含量最多的阴离子是

A. HCO_3^-　B. HSO_4^{2-}

C. HPO_4^{2-}　D. Cl^-

E. Pr^-

5. 细胞内、外液渗透压的平衡主要依靠哪一种物质的移动来维持

A. Na^+　B. K^+

C. Cl^-　D. 蛋白质

E. 水

6. 细胞外液渗透压的主要决定因素是

A. HCO_3^-　B. K^+

C. Na^+　D. 白蛋白

E. 球蛋白

7. 关于渗透压关系下列哪一项是正确的

A. 细胞内高于细胞外

B. 细胞内低于细胞外

C. 血浆低于组织间液

D. 组织间液低于细胞内液

E. 细胞内外液基本相等

8. 正常成人每天通常出入水量约为

A. 1000ml　B. 1500ml

C. 2000～2500ml　D. 3000ml

E. 3500ml

9. 体内水、电解质动态平衡的调节主要依靠

A. 肾　B. 胃肠道

C. 神经系统　D. 内分泌系统

E. 神经内分泌系统

10. 正常人血清钠浓度平均约为

A. 100mmol/L　B. 120mmol/L

C. 140mmol/L　D. 150mmol/L

E. 160mmol/L

11. 细胞外液减少且血钠降低称为

A. SIADH　B. 低渗性脱水

C. 等渗性脱水　D. 高渗性脱水

E. 慢性水中毒

12. 体液大量丢失后只补葡萄糖液使机体易发生

A. 水肿　B. 低渗性脱水

C. 等渗性脱水　D. 高渗性脱水

E. 慢性水中毒

★13. 最易出现休克倾向水、钠代谢紊乱的是

A. 高渗性脱水　B. 等渗性脱水

C. 低渗性脱水　D. 水中毒

E. 水肿

14. 高渗性脱水时

A. 细胞外液明显增加

B. 细胞内液明显减少

C. 细胞外液明显减少

D. 细胞内液明显增加

E. 细胞内液量正常

15. 病人过度通气易发生

A. 高渗性脱水　B. 等渗性脱水

C. 低渗性脱水　D. 水肿

E. 急性水中毒

16. 脱水热易出现于

A. 低渗性脱水　B. 等渗性脱水

C. 高渗性脱水　D. 低钠血症

E. 高钾血症

17. 下列哪一项易出现神经精神症状

A. 高渗性脱水　B. 等渗性脱水

C. 低渗性脱水　D. 慢性水中毒

E. 急性水中毒

18. 某患者昏迷三天，其静脉输入大量5%葡萄糖液，最易发生

A. 低钠血症　B. 低钾血症

C. 低镁血症　D. 低钙血症

E. 低磷血症

19. 某患者严重腹泻，只补充葡萄糖溶液，最易引起何种水与电解质平衡紊乱

A. 高渗性脱水　B. 水肿

C. 低渗性脱水　D. 等渗性脱水

E. 水中毒

20. 高热患者不作任何处理，易发生

A. 高渗性脱水　B. 等渗性脱水

C. 低渗性既水　D. 水中毒

E. 水肿

21. 低渗性脱水时的主要脱水部位是

A. 血浆　B. 细胞外液

C. 细胞内液　D. 淋巴液

E. 细胞内外液

22. 严重呕吐、腹泻患儿有皮肤弹性降低、眼窝凹陷、前囟门下陷，这主要是

A. 低钾血症　B. 细胞内液减少

C. 血容量减少　　D. 低钠血症
E. 细胞外液减少
23. 高渗性脱水患者最早出现的表现是
A. 休克
B. 尿钠减少
C. 血清钾浓度降低
D. 口渴
E. 细胞内液量增多
24. 哪种类型的水、电解质平衡紊乱可导致颅内出血
A. 高渗性脱水　　B. 低渗性脱水
C. 等渗性脱水　　D. 高钾血症
E. 低钾血症
25. 急性重症水中毒对机体的主要危害是
A. 脑水肿、颅内高压
B. 急性血容量增多，血管破裂
C. 肾脏负担过重
D. 急性肺水肿
E. 低钾血症
26. 麻痹性肠梗阻病人首先常发生
A. 高渗性脱水　　B. 低渗性锐水
C. 等渗性脱水　　D. 水肿
E. 水中毒
27. 下述何种因素不参与水与电解质平衡的调节
A. 抗利尿激素　　D. 甲状旁腺素
C. 心房钠尿肽　　D. 甲状腺素
E. 维生素 D
28. 下列哪项在高渗性脱水时不容易发生
A. 口渴　　B. 少尿
C. 脱水热　　D. 休克
E. 尿比重高
29. 某病人反复呕吐、腹泻伴高热 2 天，易发生何种水与电解质代谢紊乱
A. 高渗性脱水　　B. 等渗性脱水
C. 低渗性脱水　　D. 水肿
E. 水中毒
30. 下述哪项不是水中毒时的基本特征
A. 细胞外液低渗，细胞外液量增多
B. 细胞内液低渗，细胞内液量增多
C. 肾排水功能降低
D. 抗利尿激素分泌减少
E. 脑细胞水肿
31. 新生儿的体液占其体重的
A. 50%　　B. 60%
C. 70%　　D. 80%
E. 90%
★32. 体内的第三间隙液是指
A. 胃液　　B. 汗液
C. 尿液　　D. 肠液
E. 密闭的腔隙液
33. 水的生理功能为
A. 调节体温
B. 为生化反应所必需
C. 润滑作用
D. 良好的溶剂
E. 以上都是
34. 关于电解质的平衡下列哪一项是错误的
A. 细胞内液中最多的阳离子是 K^+，阴离子是 HPO_4^{2-}
B. 细跑内液中最多的阳离子是 Na^+，阴离子是 Cl^-
C. 细胞内液渗透压等于细胞外液
D. 保持细胞内外 K^+、Na^+ 浓度差主要靠钠-钾泵
E. 组织间液和血浆溶质的主要差别是蛋白质含量
★35. 为什么正常成人每天的尿量不少于 500ml
A. 因每天需水量最少为 500ml
B. 因肾每天排出 35g 固体溶质的最低尿量为 500ml
C. 因每天的代谢生水也有 500ml
D. 因每天从粪便中也要排出水 500ml
E. 以上都是
★36. 有关小儿体液代谢特点，下列哪项是错的
A. 婴幼儿体表面积相对较大，不显性失水损失较多
B. 小儿体液总量较多，主要是组织间液比重较大
C. 按单位体重计算，小儿体液总量较成人多，因此对脱水耐受力强
D. 婴幼儿肾浓缩功能较差且排出代谢废物多，因此尿量较多
E. 按热量消耗或体表面积计算，小儿水的需要与成人相似
37. 低渗性脱水是

A. 血钠浓度正常的细胞外液减少

B. 血钠浓度升高的细胞外液减少

C. 血钠浓度降低的细胞外液减少

D. 血钠浓度升高的细胞内液减少

E. 血钠浓度降低的细胞内液减少

38. 水通道蛋白是一组质

A. 广泛存在于动物界的蛋白质

B. 广泛存在于植物界的蛋白质

C. 广泛存在于微生物界的蛋白质

D. 构成水通道与水通透有关的细胞膜转运蛋白

E. 构成水通道与细胞膜透有关的细胞膜转运蛋白

39. 位于近曲小管襻降支管腔膜、基膜、降支直小血管腔膜和基膜，对水的运输和通透性发挥调节作用的水通道蛋白(AQP)是

A. AQP0　　B. AQP1

C. AQP2　　D. AQP3

E. AQP4

★40. 肾小管酸中毒可引起

A. 低血容量性低钠血症

B. 高血容量性低钠血症

C. 等血容量性低钠血症

D. 高血容量性高钠血症

E. 低血容量性高钠血症

41. 高血容量性低钠血症常见于

A. 呕吐　　B. 腹泻

C. 肾功能衰竭　　D. 大量出汗

E. 醛固酮分泌不足

42. 大量出汗可引起

A. 低血容量性高钠血症

B. 低血容量性低钠血症

C. 高血容量性低钠血症

D. 等血容量性低钠血症

E. 高血容量性高钠血症

43. 引起血钠浓度正常而细胞外液减少的常见原因有

A. 大量抽放胸腔积液和腹水

B. 大量出汗

C. 肾功能衰竭

D. 抗利尿激素(ADH)分泌增加

E. 休克

44. 低血容量性低钠血症时体内可出现

	细胞内液	细胞外液
A.	↓	↓↓
B.	↓↓	↓
C.	↓↓	↓↓
D.	↑	↓↓
E.	↓↓	变化不大

45. 体液包括

A. 细胞外液、细胞内液、跨细胞液

B. 血浆、组织间液和细胞内液

C. 除胃肠液外体内所有的水

D. 结合水和游离水

E. 细胞内液和细胞外液

46. 对低血容量性低钠血症病人一般首先补充

A. 高渗 NaCl 溶液

B. 低渗 NaCl 溶液

C. 等渗 NaCl 溶液

D. 5%葡萄糖溶液

E. 10%葡萄糖溶液

47. 水肿是指

A. 体内液体过多

B. 细胞内液过多

C. 血管内液过多

D. 过多液体在组织间隙或体腔中积聚

E. 血管外液过多

48. 血浆胶体渗透压主要取决于血浆中哪种蛋白质的含量

A. 白蛋白　　B. 球蛋白

C. 纤维蛋白　　D. 脂蛋白

E. 糖蛋白

49. 下列哪种因素不影响血管内、外液体交换失平衡

A. 毛细血管流体静压

B. 血浆晶体渗透压

C. 血浆胶体渗透压

D. 微血管壁通透性

E. 淋巴回流

50. 有效流体静压取决于

A. 毛细血管胶体渗透压和组织间隙的流体静压之差

B. 血浆胶体渗透压与组织间隙的流体静压之差

C. 毛细血管血压和组织间隙流体静压之差

D. 毛细血管血压和血浆胶体渗透压之差

E. 血浆胶体渗透压和组织液胶体渗透压之差

51. 昆虫叮咬引发水肿的主要发病机制是
A. 毛细血管流体静压升高
B. 血浆胶渗压降低
C. 微血管壁通透性升高
D. 淋巴回流受阻
E. 以上都是
52. 肿瘤压迫静脉可使
A. 毛细血管流体静压升高
B. 血浆胶渗压降低
C. 微血管壁通透性升高
D. 淋巴回流受阻
E. 水钠潴留
53. 肾小球滤过分数是指
A. 肾小球滤过率和肾小管重吸收的比值
B. 肾小球滤过率和肾血浆流量的比值
C. 肾小球滤过率和肾血流量的比值
D. 肾小球滤过率和肾小管滤过率的比值
E. 肾小球滤过率和肾小管重吸收钠、水的比值
54. 漏出液的蛋白质含量在
A. ＜15g/L B. ＜25g/L
C. ＜35g/L D. ＜45g/L
E. ＜55g/L
55. 渗出液的特点是水肿液的相对密度
A. ＞1.008 B. ＞1.108
C. ＞1.018 D. ＞1.081
E. ＞1.180
56. 水肿对机体影响的大小主要取决于下列因素，除了
A. 水肿的部位
B. 水肿的程度
C. 水肿发生的速度
D. 水肿持续的时间
E. 水肿的性质
57. 某腹泻患者出现皮肤弹性差，眼窝凹陷，血钠＜130 mmol/L，脉搏快，血压11.7/9.3kPa，可能发生了
A. 休克 B. 水中毒
C. 高渗性脱水 D. 等渗性脱水
E. 低渗性脱水
58. 水通道蛋白2(AQP2)与下列哪些功能有关
A. 晶状体水肿和白内障
B. 提供泪感和颌下腺分泌通道
C. 与肺水肿有关
D. 水的运输和通透性的调节
E. 拮抗AQP3可产生利尿反应
59. 疾病时发生低容量性高钠血症是由于
A. 呕吐
B. 大量出汗
C. 抗利尿激素(ADH)作用减弱
D. 渗透性利尿
E. 失水多于失钠
60. 瘦人对缺水有更大的耐受性是由于
A. 脂肪少
B. 肌肉多
C. 肌肉含水量多于脂肪
D. 肌肉含水量小于脂肪
E. 脂肪不易丢失水
61. 细胞外液中含量最多的阴离子是
A. HCO_3^- B. HPO_4^{2-}
C. Cl^- D. SO_4^{2-}
E. 蛋白质
62. 不会导致血管内外液体交换失衡的因素是
A. 肾小球滤过率增加
B. 毛细血管血压升高
C. 血浆胶体渗透压下降
D. 毛细血管壁通透性增加
E. 淋巴回流受阻
63. 引起水钠潴留的基本机制是
A. 毛细血管血压升高
B. 血浆胶体渗透压下降
C. 肾小球-肾小管失平衡
D. 肾小球滤过增加
E. 静脉回流受阻
★64. 肾小球滤过分数增高常见于
A. PGA_2 增加
B. 激肽生成增加
C. 充血性心力衰竭
D. ADH分泌增加
E. 利钠激素生成增加
65. 决定脱水类型的因素为
A. 体液总量
B. 细胞内液渗透压
C. 细胞外液渗透压
D. 血浆胶体渗透压
E. 组织间液胶体渗透压

66. 正常人体每千克体重的钾含量(mmol/kg)是

A. 30～40 B. 40～45

C. 45～50 D. 50～55

E. 55～60

★67. 细胞内钾占体内总钾量的百分比

A. 40% B. 50%

C. 60% D. 80%

E. 90%

★68. 所谓"泵漏机制"是指

A. Na^+-K^+-ATP 酶机制

B. K^+通道排钾机制

C. H^+-K^+交换机制

D. K^+跨膜交换机制

E. 渗透压机制

★69. 集合管闰细胞的主要功能是

A. 保 Na^+ 排 K^+

B. 保 K^+ 排 Na^+

C. 保 K^+ 排 H^+

D. 保 H^+ 排 K^+

E. 重吸收 K^+

★70. 下列哪项不是促进远曲小管、集合管排钾的因素

A. 醛固酮

B. 细胞外钾浓度

C. 急性酸中毒

D. 慢性酸中毒

E. 远曲小管原尿流速

71. 血清钾的正常范围是

A. 2.0～3.5mmol/L

B. 3.5～5.5 mmol/L

C. 5.0～6.0 mmol/L

D. 6.0～7.0 mmol/L

E. 7.0～9.0 mmol/L

★72. 下列哪项不是通过钾分布异常引起低钾血症的原因

A. 醛固酮 B. 碱中毒

C. 肾上腺素 D. 胰岛素

E. 钡中毒

★73. 不属于经肾失钾的因素是

A. 呋塞米(速尿)等利尿剂

B. 酸中毒

C. 醛固酮

D. 低镁

E. 低钠

★74. 低钾血症时心肌细胞会出现

A. 静息电位负值减小

B. 静息电位负值增大

C. 阈电位负值减小

D. 阈电位负值增大

E. 静息电位和阈电位均降低

★75. 低钾血症对机体的影响取决于

A. $[K^+]_e$

B. $[K^+]_i$

C. $[K^+]_e$ 降低程度

D. $[K^+]_i$ 降低程度

E. $[K^+]_e/[K^+]_i$ 降低程度

76. 低钾血症时可发生

A. 阴离子间隙(AG) 增高性酸中毒

B. 正常 AG 性酸中毒

C. 肾小管性酸中毒

D. 代谢性碱中毒

E. 混合性酸碱紊乱

77. 高钾血症是指血清钾高于

A. 3.5mmol/L B. 4.5mmol/L

C. 5.5mmol/L D. 6.5mmol/L

E. 7.5mmol/L

★78. 减少细胞内钾外流的因素是

A. 酸中毒

B. 糖尿病

C. β-受体阻滞剂

D. 洋地黄中毒

E. 钡中毒

79. 大量输入库存血易发生

A. 高钠血症 B. 高钾血症

C. 高镁血症 D. 高钙血症

E. 高磷血症

80. 过量胰岛素致低钾血症的机制是

A. 醛固酮产生过多

B. 汗腺分泌增加

C. 肾小管重吸收障碍

D. 结肠分泌加强

E. 钾向细胞内转移增加

81. 低钾血症时心电图表现为

A. T 波低平,有 U 波,QRS 波增宽

B. T 波低平,无 U 波,QRS 波增宽

C. T 波低平,有 U 波,QRS 波变窄

D. T 波高尖,有 U 波,QRS 波增宽

E. T 波高尖，有 U 波，QRS 波变窄

82. 低钾血症时可有

A. 正常性酸性尿

B. 反常性酸性尿

C. 中性尿

D. 正常性碱性尿

E. 反常性碱性尿

83. 高钾血症的最常见原因是

A. 酸中毒时细胞内钾释放

B. 溶血时红细胞释放钾

C. 缺氧时组织细胞释放钾

D. 肾脏排钾减少

E. 保钾利尿药使用

84. 高钾血症时心电图表现为

A. T 波高尖，Q—T 间期缩短

B. T 波低平，出现 U 波

C. T 波高尖，Q—T 间期延长

D. T 波低平，Q—T 间期延长

E. T 波低平，Q—T 间期缩短

★85. 发生高镁血症最主要的原因是

A. 严重创伤

B. 代谢性酸中毒

C. 摄入镁过量

D. 肾脏排镁减少

E. 严重碱中毒

86. 高钙血症者易出现低镁血症是因为

A. 食欲减退

B. 肾肠吸收功能降低

C. 镁向细胞内转移

D. 腹泻丢失镁

E. 尿镁增多

87. 低钙血症的常见表现是

A. 乏力

B. 神经淡漠

C. 手足抽搐，肌痉挛

D. 异位钙化

E. 心肌兴奋性降低

★88. 高钙血症最常见的原因是

A. 肺癌

B. 甲亢

C. 急性胰腺炎

D. 甲状旁腺增生性疾病

E. 甲状旁腺功能减退

89. 低钾血症对酸碱平衡的影响是

A. 细胞内碱中毒，细胞外酸中毒

B. 细胞内碱中毒，细胞外正常

C. 细胞内外均碱中毒

D. 细胞内外均酸中毒

E. 细胞内酸中毒，细胞外碱中毒

90. 严重高钾血症对心肌的影响

A. 兴奋性增高，传导性增高，自律性增高

B. 兴奋性增高，传导性降低，自律性增高

C. 兴奋性降低，传导性降低，自律性降低

D. 兴奋性降低，传导性增高，自律性降低

E. 兴奋性增高，传导性降低，自律性降低

91. 下列哪项不是肾丢失钾过多的原因

A. 长期使用髓襻利尿剂

B. 醛固酮增加

C. 肾小管酸中毒

D. 低镁血症

E. 肾功能衰竭

92. 急性低钾血症引起神经肌肉兴奋性降低的主要机制是

A. 静息电位负值增大

B. 阈电位负值减小

C. 神经突触释放乙酰胆碱减少

D. 静息电位负值减小

E. 阈电位负值增大

93. 下列哪项不是高钾血症的原因

A. 代谢性酸中毒

B. 长期使用呋塞米

C. 肾衰少尿期

D. 肾上腺皮质功能低下

E. 严重挤压伤

94. 急性低钾血症对神经肌肉的影响是

A. 静息电位负值增大，兴奋性增高

B. 静息电位负值增大，兴奋性降低

C. 静息电位负值减小，兴奋性降低

D. 静息电位负值减小，兴奋性增高

E. 阈电位负值增大，兴奋性增高

95. 下列哪项不是高钾血症和低钾血症均可引起的改变

A. 心律失常

B. 肌麻痹

C. 酸碱平衡紊乱

D. 心肌传导性降低

E. 心肌自律性增高

96. 急性重度高钾血症对肌细胞的影响是

A. 超极化阻滞
B. 去极化阻滞
C. 横纹肌溶解
D. 神经肌肉兴奋性升高
E. 阈电位升高

97. 下列哪项与急性低钾血症的描述不相符
A. 血清钾浓度低于 3.5mmol/L
B. 可由胃肠消化液大量丢失引起
C. 神经肌肉兴奋性降低
D. 心肌兴奋性降低
E. 心肌传导性降低

[B 型题](1～45)

A. 水肿
B. 急性水中毒
C. 低渗性脱水
D. 等渗性脱水
E. 高渗性脱水

1. 血钠浓度降低而细胞内外液增多见于
2. 血钠浓度增高而细胞外液减少见于
3. 血钠浓度降低而细胞外液减少见于
4. 组织间隙有过量液体积聚

A. 慢性充血性心力衰竭
B. 中枢性尿崩症
C. 急性肾衰少尿并摄水过多
D. 大量腹水形成
E. 反常性碱性尿

5. 水中毒常见于
6. 高渗性脱水常见于
7. 等渗性脱水常见于
8. 水肿常见于

A. 从组织疏松处开始，一般面部和眼睑出现早
B. 一般身体低垂部位先出现
C. 常有腹水
D. 症状严重但体重改变不大
E. 多见于中年妇女

★9. 心性水肿
★10. 肾性水肿
★11. 肝性水肿
★12. 脑水肿

A. 可先补足等渗性氯化钠溶液
B. 一般补高渗性氯化钠溶液
C. 可选择低渗性氯化钠溶液
D. 用 5%葡萄糖溶液补足量
E. 可先输注 5%葡萄糖溶液并适当补钠

13. 低容量性低钠血症
14. 低容量性高钠血症

A. 水肿
B. 等容量性高钠血症
C. 低容量性高钠血症
D. 高容量性低钠血症
E. 低容量性低钠血症

15. 高热病人未经处理可发生
16. 长期连续使用噻嗪类利尿剂可发生
17. 急性肾小管坏死少尿期滴注大量葡萄糖溶液可引起

A. 低渗性脱水
B. 高渗性脱水
C. 水中毒
D. 水肿
E. 等容量性高钠血症

18. 上述各项中最易引起口渴、少尿的是
19. 上述各项中最易引起低血压休克的是
20. 丝虫病最易引起
21. 甲状腺功能亢进病人剧烈呕吐可发生

A. 毛细血管流体静压增高
B. 血浆胶体渗透压降低
C. 微血管壁通透性增加
D. 淋巴回流受阻
E. 肾小球滤过率(GFR)降低

22. 乳腺癌根治术后上肢水肿的发生是由于
23. 炎症性水肿的发生是由于
24. 肾炎性水肿的发生是由于
25. 妊娠后期下肢水肿的发生是由于
26. 昆虫叮咬引起水肿的发生是由于

A. 肺毛细血管内压升高
B. 肺毛细血管壁通透性增高
C. 血浆胶体渗透压下降
D. 肺淋巴回流障碍
E. 肺血容量急骤增加

★27. 氧中毒引起肺水肿的主要机制是

★28. 纵隔肿瘤压迫左心房引起肺水肿的主要机制是

★29. 严重心肌炎导致左心衰竭引起肺水肿的机制是

★30. 硅沉着病引起肺水肿的主要机制是

A. 激活远曲小管主细胞 Na^+-K^+ 泵,促进 K^+ 排泌

B. 抑制主细胞 Na^+-K^+ 泵,排 K^+ 减少

C. 降低小管腔 K^+ 浓度,K^+ 重吸收减少

D. 激活闰细胞质子泵,K^+ 重吸收增多

E. 引起肾小球滤过率增高

★31. 醛固酮

★32. 细胞外液钾浓度升高

★33. 远曲小管原尿流速增加

★34. 酸中毒

A. 醛固酮增多

B. 洋地黄中毒

C. 甲状腺功能减退

D. 甲状旁腺功能亢进

E. 糖皮质激素缺乏

主要可引起下列哪一项

★35. 高钾血症

★36. 低钾血症

★37. 高镁血症

★38. 低镁血症

A. 提高静息电位

B. 降低静息电位

C. 提高阈电位

D. 降低阈电位

E. 增加 0 期去极速度和幅度

下列制剂通过何种机制治疗高钾血症

★39. 钙制剂

40. 钠制剂

A. 低钠血症

B. 低钾血症

C. 低镁血症

D. 低钙血症

E. 高钙血症

引起下列病理过程的因素是

★41. 低镁血症

★42. 低钾血症

★43. 低钙血症

A. 乙酰胆碱释放增多

B. 乙酰胆碱分解增多

C. 乙酰胆碱释放减少

D. 乙酰胆碱分解减少

E. 乙酰胆碱无变化

下列病理过程中神经-肌肉接头处

★44. 低镁血症

★45. 高镁血症

［X 型题］(1～20)

1. 正常人每天水来源于

A. 饮水

B. 结合水

C. 食物水

D. 代谢水

E. 自由水

2. 正常人每天水排出途径有

A. 代谢水

B. 尿液

C. 皮肤蒸发

D. 呼吸蒸发

E. 粪便水

3. 心房利钠肽(ANP)从哪些方面影响水钠代谢

A. 减少肾素分泌

B. 抑制醛固酮分泌

C. 对抗血管紧张素的缩血管作用

D. 拮抗醛固酮的保钠作用

E. 抑制远曲小管对钠的重吸收

4. 大汗后可能发生的水、电解质紊乱有

A. 低渗性脱水

B. 高渗性脱水

C. 等渗性脱水

D. 低钠、

E. 低钾

5. 低容量性低钠血症早期临床表现有

A. 口渴

B. 皮肤弹性差

C. 血压降低

D. 脉细速

E. 少尿

6. 下列哪些情况可导致肾小球滤过率下降

A. 休克
B. 弥散性血管内凝血(DIC)
C. 心力衰竭
D. 急性肾功能衰竭
E. 肝硬化后腹水形成

7. 心性水肿的发生机制包括
A. 毛细血管流体静压升高
B. 肾小球滤过率降低
C. 醛固酮分泌升高
D. 抗利尿激素(ADH)分泌升高
E. 肾小球滤过分数升高

8. 肾病性水肿与下列哪些因素有关
A. 低蛋白血症
B. 肾小球滤过分数升高
C. 醛固酮分泌升高
D. 淋巴回流受阻
E. 毛细血管流体静压升高

9. 透细胞液包括
A. 消化液
B. 脑脊液
C. 关节囊液
D. 腹腔渗出液
E. 腹腔漏出液

★10. 参与钾平衡调节的主要机制有
A. 泵-漏机制
B. 肾小管排泄与重吸收
C. 骨骼调节
D. 肠道吸收与排泄
E. 穿细胞液的排泄与重吸收

11. 钙的生理功能有
A. 成骨作用
B. 兴奋-收缩偶联
C. 兴奋-分泌偶联
D. 凝血功能
E. 降低毛细血管通透性

★12. 钙、磷共同的生理功能有
A. 成骨作用
B. 信使作用
C. 凝血功能
D. 肌肉收缩
E. 酸碱平衡调节

★13. 急性胰腺炎可引起
A. 低钠血症
B. 低钾血症
C. 低镁血症
D. 低钙血症
E. 低磷血症

14. 腹泻引起低钾血症的机制
A. 醛固酮分泌增加
B. 代谢性酸中毒
C. 肠道吸收减少
D. 低镁血症
E. 高镁血症

15. 使细胞内钾移出的因素包括
A. 胰岛素增多
B. 酸中毒
C. 高血糖合并胰岛素不足
D. 钡中毒
E. 碱中毒

16. 低镁血症引起低钙血症的机制
A. 钙吸收障碍
B. PTH 分泌减少
C. 骨钙动员减少
D. 肾小管重吸收减少
E. 碱中毒

★17. 低镁血症时神经肌肉兴奋性增高的机制是
A. 阈电位降低
B. 膜电位上移
C. ATP 生成增加
D. ACh 释放增多
E. 导致能量代谢障碍

★18. 钙剂对严重高钾血症的影响是
A. 心肌兴奋性增高
B. 心肌收缩性增高
C. 阈电位下移
D. 静息电位下移
E. 静息电位上移

19. 急性低钾血症对心脏的影响
A. 兴奋性增高
B. 传导性降低
C. 自律性增高
D. 传导性升高
E. 收缩性升高

20. 重度高钾血症对心脏的作用有
A. 兴奋性减弱
B. 传导性降低
C. 自律性降低

D. 收缩性增强

E. 收缩性降低

（四）问答题

1. 低渗性脱水病人为什么容易出现循环衰竭？

2. 简述水中毒时体液变化的特点。

3. 简述血管内外液体交换失平衡的原因和机制。

4. 简述体内外液体交换失平衡的原因和机制。

5. 简述全身性水肿的分布特点。

6. 简述急性低钾血症对神经肌肉的影响。

7. 简述低钾血症的防治原则。

8. 简述血钾异常的心电图特征。

（五）分析题

王××，男，18个月，因腹泻、呕吐3天入院。起病以来，每天腹泻六七次，水样便，呕吐4次，不能进食，每日补5%葡萄糖溶液1000ml，尿量减少，腹胀。

体检：精神委靡，体温37.5℃（肛），脉搏速弱，150次/分，呼吸浅快，55次/分，血压86/50mmHg（11.5/6.67kPa），皮肤弹性减退，两眼凹陷，前囟门下陷，腹胀，肠鸣音减弱，腹壁反射消失，膝反射迟钝，四肢凉。检验：血清 Na^+ 128mmol/L，血清 K^+ 3.2mmol/L。问：该患儿发生了何种水、电解质代谢紊乱。

【参考答案及注释】

（一）名词解释

1. 脱水征是指由于细胞外液明显减少时病人表现出的皮肤弹性下降、眼窝凹陷、婴儿囟门凹陷等明显的脱水外貌。

2. 因失钠多于失水，血清钠浓度低于130mmol/L，血浆渗透压小于280mmol/L的脱水。

3. 脱水是指各种原因引起的体液容量明显减少的状态。

4. 高渗性脱水是指因失水多于失钠，血清钠浓度高于150mmol/L，血浆渗透压大于310mmol/L的脱水。

5. 等渗性脱水是指水钠成比例丧失，血清钠浓度在130～150mmol/L；血浆渗透压在280～310mmol/L的脱水。

6. 水中毒是指肾排水能力降低而摄入水过多，致使大量低渗液体堆积在细胞内外液的状态。

7. 脱水热是指由于脱水导致机体散热障碍而引起的体温升高，常见于小儿。

8. 透细胞液又称第三间隙液，指存在于体内，但不在细胞内及组织间隙和血浆中的液体，包括消化液、关节腔液、脑脊液、炎性渗出液等。

9. 指测得的血清钾浓度升高，而实际上血浆钾浓度并未升高的情况

10. 为一种遗传缺陷症，呈常染色体显性遗传，肌麻痹症呈周期性发作。发作期间细胞内钾移出细胞使血清钾浓度升高。

11. 可扩散结合钙指血浆中与有机酸结合的钙，但可扩散通过生物膜，如肾小球滤过膜。

12. 某些肿瘤细胞分泌的一种具PTH活性，但免疫原性与天然PTH不同的多肽，可引起高钙血症。

13. 反常性碱性尿（paradox alkaline urine）指高钾性代谢性酸中毒时，因细胞外 K^+ 内移，细胞内 H^+ 外移，使血中 H^+ 升高，肾小管上皮细胞排 K^+ 增多，排 H^+ 减少，使酸中毒病人的尿液呈碱性。

14. 高镁血症是指血清镁浓度高于1.25mmol/L的状态。

15. 高钙血症是指血清蛋白浓度正常时，血清钙浓度高于2.75mmol/L的状态。

16. 急性低钾血症时，由于细胞外钾急剧下降，细胞内外钾比值增大；静息电位负值增大，致使静息电位与阈电位之间距离增大而导致肌细胞兴奋性降低的情况。

17. 急性高钾血症时，细胞内钾与细胞外钾比值减小，静息电位负值减小，当静息电位接近或等于阈电位时，快钠通道失活，使细胞形成兴奋的能力明显下降的状态。

18. 高钾血症是指血清钾浓度高于5.5mmol/L的状态。

19. 低钾血症是指血清钾浓度低于3.5mmol/L的状态。

20. 反常性酸性尿是指低钾性碱中毒时，因肾

小管上皮细胞排K^+减少，排H^+增多，使碱中毒病人尿液呈酸性。

21. 低钙血症是指血清蛋白浓度正常时，血清钙浓度低于2.2mmol/L的状态。

22. 低镁血症是指血清镁含量低于0.75mmol/L的状态。

（二）填空题

1. ①Na^+ ②135～145mmol/L
2. ① 60% ②5%
3. ①晶体渗透压 ②胶体渗透压 ③280～310mmol/L
4. ①细胞内液 ②细胞外液，③低渗性脱水
5. ①高渗性 ②低渗性 ③低渗性 ④高渗性
6. ①高渗性脱水 ②低渗性脱水 ③水中毒
7. ①组织间隙 ②体腔 ③体腔
8. ①毛细血管平均血压 ②组织间流体静压 ③血浆胶体渗透压 ④组织间胶体渗透压
9. ①静脉压增高 ②血浆白蛋白含量降低
10. ①广泛的肾小球病变 ②有效循环血量明显减少
11. ①皮质交感神经丰富 ②肾皮质肾素含量较高
12. ①心房肽 ②心房利钠多肽 ③心钠素 ④心房组织 ⑤小分子多肽 ⑥血浆容量增加 ⑦利尿 ⑧扩血管
13. ①重力效应 ②组织结构特点 ③局部血液动力学因素
14. ①肺水肿 ②全身性水肿
15. ①大量蛋白尿致血浆胶体渗透压下降 ②肾小球损害致肾小球滤过率降低
16. ①肝硬化 ②肝腹水
17. ①肺毛细血管流体静压升高 ②血浆胶体渗透压降低
18. ①脑组织液体含量增多 ②脑容积增大 ③重量增加 ④血管源性脑水肿 ⑤细胞中毒性脑水肿 ⑥间质性脑水肿
19. ①3.5～5.5mmol/L ②0.75～1.25mmol/L ③2.25～2.75mmol/L ④1.1～1.3mmol/L
20. ①肾 ②胃肠道 ③降低 ④T波低平，ST段压低。QRS波增宽，出现U波
21. ①增高 ②降低 ③相似 ④相同
22. ①心律失常 ②心跳骤停 ③T波高耸
23. ①胰岛素 ②葡萄糖
24. ①口服 ②500ml
25. ①甲状旁腺素 ②维生素D ③降钙素 ④醛固酮
26. ①增高 ②心律不齐 ③高血压 ④低钙 ⑤低钾
27. ①肾功能衰竭 ②3mmol/L
28. ①蛋白质合钙 ②可扩散结合钙 ③游离钙 ④离子钙
29. ①肠 ②钙 ③磷 ④肾小管 ⑤钙、磷 ⑥破骨细胞
30. ①佝偻病 ②骨质软化等
31. ①肾 ②肾小管
32. ①ATP生成不足 ②红细胞中2,3-DPG减少

（三）选择题

[A型题]

1. B 2. C 3. A 4. D 5. E 6. C 7. E 8. C 9. E 10. C 11. B 12. B 13. C 14. B 15. A 16. C 17. E 18. B 19. C 20. A 21. B 22. E 23. D 24. A 25. A 26. C 27. D 28. D 29. A 30. D 31. D 32. E 33. E 34. B 35. B 36. C 37. C 38. D 39. B 40. A 41. C 42. A 43. A 44. D 45. E 46. C 47. D 48. A 49. B 50. C 51. C 52. A 53. B 54. B 55. C 56. E 57. E 58. E 59. E 60. C 61. C 62. A 63. C 64. C 65. C 66. D 67. E 68. D 69. C 70. C 71. B 72. A 73. B 74. A 75. E 76. D 77. C 78. E 79. B 80. E 81. A 82. B 83. D 84. C 85. D 86. E 87. C 88. D 89. E 90. C 91. E 92. A 93. B 94. B 95. E 96. B 97. D

[B型题]

1. B 2. E 3. C 4. A 5. C 6. B 7. D 8. A 9. B 10. A 11. C 12. D 13. A 14. E 15. C 16. E 17. D 18. B 19. A 20. D 21. B 22. D 23. C 24. E 25. A 26. C 27. B 28. A 29. A 30. D 31. A 32. A 33. C 34. B 35. B 36. A 37. C 38. A 39. C 40. E 41. E 42. C 43. C 44. A 45. C

[X型题]

1. ACD 2. BCDE 3. ABCD 4. BDE 5. BCD 6. ABCDE 7. ABCDE 8. ABC 9. ABCDE 10. ABDE 11. ABCDE 12. ABC 13. BCD 14. ACD 15. BC 16. BC 17. DE 18. AB 19. ABCE 20. ABCE

（四）问答题

1. 低渗性脱水时，一方面血浆渗透压降低，ADH分泌减少，患者尿量可不减少，甚至可增加；渗透压降低，口渴中枢兴奋也降低，患者不思饮水。

另一方面，血浆渗透压降低，促进部分水分向细胞内转移，使细胞外液进一步减少，故低渗性脱水患者容易发生循环衰竭。

2. 水中毒时，细胞外液水过多，渗透压降低，水分向渗透压相对较高的细胞内移动，因此，水中毒患者血浆、组织间隙和细胞内水分均增加，并表现出相应的临床症状。

3. 血管内外液体交换失平衡是指组织液的生成大于组织液的回流，使过多的液体在组织间隙或体腔中积聚，其基本发生因素有：①毛细血管流体静压增高致有效流体静压增高，平均实际滤过压增大；②血浆胶体渗透压下降，常见于血浆白蛋白的含量减少；③微血管壁通透性增加，见于各种炎症，包括感染、烧伤、冻伤、化学伤及昆虫咬伤等；④淋巴回流受阻，常见于淋巴管受压或阻塞，如肿瘤、丝虫病等。

4. 钠水潴留即体内外液体交换失平衡，过多的体液在体内滞留。主要与肾调节钠水平衡的功能紊乱有关，其基本机制是：①肾小球滤过率下降，常见于广泛的肾小球病变致肾小球滤过面积明显减少和有效循环血量明显减少致肾血流量明显减少。②肾血流重分布，常见于有效循环血量下降时，肾皮质血流量减少，肾近髓肾单位血流增加。③肾远曲小管和集合管对钠水的重吸收增加，常见于有效循环血量减少时，醛固酮、抗利尿激素分泌增加和灭活减少，利钠激素分泌减少。

5. 常见的全身性水肿是心性水肿、肾性水肿和肝性水肿。心性水肿首先出现在下垂部位；肾性水肿先表现在眼睑或面部；肝性水肿多表现为腹水。水肿出现部位的不同，主要与下列因素有关：①重力效应。毛细血管流体静压受重力影响，距心脏水平面向下垂直距离越远的部位，外周静脉压和毛细血管流体静压越高。②组织结构特点。组织结构疏松，皮肤伸展度大的部位易容纳水肿液。③局部血液动力学因素。

6. 肌细胞兴奋性大小是由静息电位与阈电位间的距离决定的。距离增大，需要增加刺激强度才能引起兴奋，肌细胞兴奋性降低；距离变小，较弱的刺激就能引起肌细胞兴奋，即细胞兴奋性增高。急性低钾血症时，细胞外液钾浓度降低，细胞内外钾浓度差增大，静息状态细胞内钾外流增多，静息电位负值增大，静息电位与阈电位间距离加大，神经肌肉兴奋性降低，肌肉松弛无力或弛缓性麻痹，以下肢肌肉最常见，严重时累及躯干、上肢肌肉，甚至发生呼吸肌麻痹。

7. 首先应积极治疗原发病，尽快恢复患者的饮食和肾功能。如患者出现心律失常和肌肉瘫痪等并发症应及时补钾。补钾最好口服，不能口服或病情严重者，可考虑静脉内滴注，静脉内补钾时，一要注意量，二要注意速度，三要注意尿量。细胞内缺钾的纠正需要较长时间(有时需 4～6 日)，切勿操之过急。

8. 血钾对心电活动有明显的影响，低钾血症和高钾血症对心脏电活动的影响各不相同。低钾血症时心电图的特征是 T 波低平，ST 段压低，Q—T间期延长，出现 U 波。严重低血钾时还可见 P 波增高、PQ 间期延长和 QRS 波群变宽。一般认为低钾血症时的心律失常与快反应自律细胞自律性的增强、心室复极速度延缓及心肌兴奋性增高等诸因素有关。高钾血症时心电图的特征是 T 波狭窄而高耸。这主要与高钾血症时心肌细胞膜钾电导增加、钾外流加速、3 期复极时间和有效不应期缩短有关。

（五）分析题

该男孩发生了低渗性脱水和低钾血症。

(1) 低渗性脱水原因：患儿呕吐、腹泻 3 天未予处理，丢失大量等渗性液体，饮水补充了水分而未补充电解质，血清 Na^+ 小于 130mmol/L，故发生了低渗性脱水。功能、代谢变化：患儿开始时口渴，后饮水逐渐减少，说明患儿从等渗性脱水状态逐渐发展到低渗性脱水状态，由于血浆渗透压降低，机体口渴感逐渐消失，饮水也减少，机体虽缺水，难以自觉从口服补充。患儿有明显的失水体征，如皮肤弹性减退，两眼凹陷，前囟门下陷。

(2) 低钾血症原因：患者连续数天呕吐、腹泻，导致 K^+ 从胃肠道丢失过多，加之仅补葡萄糖，未补电解质，促进了低钾血症的发生，实验室血清 K^+ 含量测定浓度为 3.2mmol/L，低于正常值。功能、代谢变化：患者有低钾血症的各种表现，如腹壁反射消失、膝反射迟钝，说明机体神经肌肉兴奋性降低；腹胀、肠鸣音减弱、食欲降低等，说明患者胃肠平滑肌兴奋性也降低，活动减弱。

（刘同美　刘　凤）

第四章　酸碱平衡紊乱

【大纲要点】

1. 掌握酸碱平衡及酸碱平衡紊乱的概念；机体维持酸碱平衡的调节机制（重点掌握其调节酸碱平衡的原理及特点）；反映酸碱平衡的常用指标。

2. 掌握代谢性酸中毒的概念、酸碱指标变化的特征、发生的原因、机制及对机体的影响（重点掌握对心血管系统及中枢神经系统的损伤作用及其机制）。

3. 掌握呼吸性酸中毒、代谢性碱中毒、呼吸性碱中毒的概念和酸碱指标变化的特征、发生的原因和机制、代偿调节方式及对机体的影响。

4. 熟悉 Henderson-Hasselbalch 方程的内涵、各类单纯性酸碱平衡紊乱的分类及代谢性酸中毒发生过程中机体的代偿性变化。

5. 熟悉单纯性酸碱平衡紊乱预计代偿公式的使用、二重性酸碱平衡紊乱的类型、主要原因及酸碱平衡指标的变化特征。

6. 了解机体酸、碱的概念及物质的来源和排泄途径，代谢性酸中毒治疗的一般原则。

7. 了解各类单纯性酸碱平衡紊乱的治疗的一般原则、三重性酸碱平衡紊乱的分类及其主要原因。

【教材精要】

一、基本概念

人体的体液环境必须具有适宜的酸碱度才能维持细胞组织进行正常的代谢及生理活动。正常人体内的 pH 总是相对稳定的（pH 为 7.35～7.45），为一变动范围狭窄的弱碱性环境。

1. 酸碱平衡（acid-base balance）：机体通过多方面的调节活动使血液 pH 保持在 7.35～7.45，这种在生理条件下维持体液酸碱度的相对稳定性称为酸碱平衡。

2. 酸碱平衡紊乱（acid-base disturbance）：因酸碱负荷过度或调节机制障碍而导致体液正常酸碱度稳定性破坏的基本病理过程，称为酸碱平衡紊乱。

3. 在一个化学反应中，凡是能释放出 H^+ 的化学物质称为酸，例如 HCl、H_2SO_4 和 H_2CO_3 等；反之，凡是能接受 H^+ 的化学物质称为碱，例如 OH^-、NH_3 和 HCO_3^- 等。

二、酸碱物质的来源

1. 体内酸性物质的来源：体内的酸性物质主要是细胞在代谢过程中产生的，少量来自食物。可分为：①挥发酸（碳酸）。指由糖、脂肪和蛋白质分解代谢形成的终产物 CO_2 和 H_2O 结合后生成的 H_2CO_3。碳酸可释出 H^+，也可变成气体 CO_2，从肺排出体外，被称之为挥发酸，是体内酸性物质的最主要来源（量最多）。②固定酸。指磷酸、硫酸、尿酸、盐酸和有机酸（乳酸、β-羟丁酸）等不能变成气体由肺呼出，而只能通过肾由尿排出，这类酸性物质被称之为固定酸。由蛋白质分解生成的是固定酸的主要来源。

2. 体内碱性物质的来源：体内碱性物质的主要来源是食物中所含的有机酸盐，特别是水果、蔬菜中含有的有机酸盐，如柠檬酸盐、苹果酸盐、草酸盐，其在体内代谢的过程中可以转变成碳酸氢钠。机体在代谢过程中亦可生成少量碱性物质，如氨基酸脱氨基产生的氨、肾小管细胞分泌的氨。

三、酸碱平衡的调节

在生命活动过程中，体内不断生成大量的酸性或碱性代谢产物，同时又经常从体外摄入酸性或碱性物质，但通过体内的各种调节，在生理条件下体液酸碱度总是相对稳定的。

体液酸碱平衡的维持主要是体液缓冲系统、肺组织细胞及肾的调节来完成的。

1. 体液缓冲系统对酸碱平衡的调节作用(反应最快，有限度)。体液缓冲系统是由一种弱酸和它的弱酸盐构成的缓冲对。其作用是当体液中酸或碱的含量变化时，缓冲对通过释放或吸收 H^+，减轻 pH 的变化程度。体液中主要缓冲系统有：

(1) 碳酸氢盐缓冲系统。碳酸氢盐缓冲系统在细胞外液由 $NaHCO_3/H_2CO_3$ 构成，在细胞内液由 $KHCO_3/H_2CO_3$ 构成。

碳酸氢盐缓冲系统是血浆缓冲固定酸的主要系统，但不能缓冲挥发酸，决定血液 pH 的高低。血浆 $NaHCO_3$ 的平均浓度为 24mmol/L，H_2CO_3 的平均浓度为 1.2mmol/L，两者的浓度比为 20/1，这是决定血浆 pH 高低的关键因素。即使血液中 $NaHCO_3$ 或 H_2CO_3 的浓度已经发生了变化，只要通过机体的各种调节，两者的浓度比仍能维持 20/1，血浆的 pH 就不会发生改变。

$pH = pK_a + \log[HCO_3^-]/[H_2CO_3]$

碳酸氢盐缓冲系统特点：①含量最高、缓冲能力最强。含量占血液缓冲总量的 1/2 以上。②缓冲物质的含量易于调节。在缓冲酸后所生成的碳酸可通过肺排出，所消耗的碳酸氢盐可通过肾来补充；故常用血浆碳酸氢盐的含量代表机体的缓冲能力，称之为机体的碱储备。

(2) 非碳酸氢盐缓冲系统。包括磷酸盐缓冲系统、蛋白质缓冲系统、血红蛋白缓冲系统。

细胞外液缓冲系统可直接与酸性或碱性物质发生作用，反应迅速，但由于缓冲物质自身被消耗，故作用不易持久；细胞内液缓冲系统通过细胞内、外的离子交换来调节酸碱平衡，如 H^+ 和 K^+ 交换、HCO_3^- 与 Cl^- 交换，故易引起血钾和血氯浓度的改变。由于细胞膜对离子转运的限制，细胞内液的缓冲作用迟于细胞外液，但其缓冲能力强于细胞外液。固定酸或碱能被所有的缓冲系统所缓冲，其中最主要的是 HCO_3^- 缓冲系统；而挥发酸则靠非 HCO_3^- 缓冲系统来缓冲，其中最主要的是血红蛋白缓冲系统。

2. 肺在酸碱平衡中的调节作用(迅速、作用最强大)。肺通过改变 CO_2 排出量，调节血浆碳酸浓度而维持血浆 pH 相对恒定。

(1) 呼吸运动的中枢调节：动脉血二氧化碳分压($PaCO_2$)浓度增加可导致脑脊液 H^+ 浓度增加刺激中枢化学感受器，从而兴奋呼吸中枢，增加肺泡通气量而促进 CO_2 排出。但 $PaCO_2$ 过高(＞80mmHg)反而抑制呼吸中枢，产生 CO_2 麻醉(carbon dioxide narcosis)，使血中 H_2CO_3 含量增加。

(2) 呼吸运动的外周调节：当动脉血氧分压(PaO_2)降低、pH 降低或 $PaCO_2$ 升高也可通过刺激外周化学感受器反射性兴奋呼吸中枢，增加 CO_2 排出。

在正常情况下，中枢化学感受器的调节作用比外周化学感受器强，通过神经反射，肺可以迅速灵敏地调节血中 H_2CO_3 的浓度，以维持$[NaHCO_3]/[H_2CO_3]$的比值在 20/1，保持血 pH 的相对恒定。

3. 组织细胞对酸碱平衡的调节作用。细胞的缓冲作用主要是通过离子交换进行的，例如 H^+-K^+、Cl^--HCO_3^- 等交换。红细胞、肌细胞、骨组织均能发挥这种作用。

特点：细胞内液的缓冲作用强于细胞外液，约在 3～4 小时开始发挥调节作用，通过细胞内外离子转移来维持酸碱平衡，但常可以引起血钾浓度改变，如酸中毒时导致血钾升高。

4. 肾在酸碱平衡中的调节作用(作用慢，但最持久)。肾在调节酸碱平衡中的作用是通过排泄固定酸和重吸收 $NaHCO_3$(排酸保碱)来调节血浆碳酸氢盐的浓度，以维持血液 pH 的相对恒定。肾对酸碱平衡调节的主要机制是：

(1) 近曲小管碳酸氢盐的重吸收。血浆的 $NaHCO_3$ 在流经肾小球时滤出，其中约 85%～90%由近曲小管被重吸收，少部分在远曲小管和集合管被重吸收，排出体外的 $NaHCO_3$ 量仅为滤出量的 0.1%。

pH↓时碳酸苷酶活性增加，致排酸(泌 H^+)及保碱作用↑。而重吸收的 Na^+ 与细胞内的 HCO_3^- 结合成新 $NaHCO_3$，回流入血。

(2) 磷酸盐的酸化——远曲小管的泌 H^+ 和 HCO_3^- 重吸收。当原尿流经远曲小管时，肾小管上皮细胞不断分泌 H^+，将碱性 Na_2HPO_4 转变成酸性 NaH_2PO_4。当尿液 pH↓为 4.8 左右时，Na_2HPO_4/NaH_2PO_4 的比值由原来的 4∶1 变为 1∶99。在此反应中，大量 H^+ 以酸性磷酸盐的形式随尿液排出体外。

(3) 氨的排泄。当血液 pH↓时，谷氨酰胺酶活性增加，致谷氨酰胺分解，释放出 NH_3，NH_3 与 H^+ 结合以 NH_4^+ 的形式弥散入肾小管腔，随尿排出体外；而重吸收的 Na^+ 与细胞内 HCO_3^- 生成新 $NaHCO_3$，回流入血。

综上所述，肾在不断分泌 H^+ 的同时，将肾小球滤过的 $NaHCO_3$ 重吸收入血，使 $NaHCO_3$ 不向体外流失；又通过磷酸盐酸化和泌氨不断生成新的 $NaHCO_3$，以补充体内 HCO_3^- 的消耗从而维持血液 HCO_3^- 浓度的相对恒定。如果体内 HCO_3^- 含量过高，肾可减少 $NaHCO_3$ 的生成和重吸收，在酸碱平衡的维持中发挥调节作用。

四、酸碱平衡紊乱的概念与类型

1. 概念。

(1) 单纯型酸碱平衡紊乱：指原发疾病代谢或呼吸因素改变引起单一的酸碱平衡紊乱类型。

(2) 虽然体内酸性或碱性物质的含量已经发生改变，但通过机体的调节，血液 pH 仍在正常范围之内，称为代偿性酸或碱中毒。如果血液 pH 低于或高于正常范围，则称之为失代偿性酸或碱中毒。

(3) 混合型酸碱平衡紊乱：原发疾病代谢或呼吸因素改变复杂，当同一病人体内有两种或两种以上的酸碱平衡紊乱同时存在时，称为混合型酸碱平衡紊乱。

2. 类型。

(1) 血液 pH：pH 降低称为酸中毒，pH 升高称为碱中毒。

(2) 血液 HCO_3^-：主要受体内代谢性因素的影响，原发于 HCO_3^- 浓度变化的为代谢性酸中毒或代谢性碱中毒。

(3) H_2CO_3 主要受体内呼吸性因素的影响，原发于 H_2CO_3 浓度变化的为呼吸性酸中毒或呼吸性碱中毒。

五、反映酸碱平衡状况的常用指标及其意义

1. 反应酸碱平衡性质的指标——pH 和 H^+ 浓度。

①概念：pH 是指溶液中氢离子浓度的负对数。②正常值：人动脉血 pH7.35～7.45，平均为 7.4。③意义：pH 的变化反映了酸碱平衡紊乱的性质，pH 降低为失代偿性酸中毒，pH 升高为失代偿性碱中毒，但不能表明引起酸碱平衡紊乱的原因是呼吸性还是代谢性。pH 在正常范围内，可表示酸碱平衡正常，亦可表示代偿性酸碱平衡紊乱或酸碱中毒相互抵消的混合型酸碱平衡紊乱。

2. 反应血浆[H_2CO_3]的指标——动脉血二氧化碳分压($PaCO_2$)。

①动脉血 $PaCO_2$ 概念：是指物理溶解于动脉血浆中的 CO_2 分子所产生的张力。②正常值：33～46mmHg(4.4～6.25kPa)，平均为 40mmHg(5.32kPa)。③意义：$PaCO_2$ 的高低受机体呼吸功能的影响，$PaCO_2$ 增加见于 CO_2 潴留，为呼吸性酸中毒或代偿性代谢性碱中毒；$PaCO_2$ 降低见于通气过度，为呼吸性碱中毒或代偿性代谢性酸中毒。

3. 反映血浆[HCO_3^-]的指标（血浆碳酸氢钠含量代表机体的碱储备能力）。

(1) 标准碳酸氢盐(standard bicarbonate，SB)。指在标准情况下[38℃，血红蛋白完全氧合；与 $PaCO_2$ 为 5.32kPa(40mmHg)的气体平衡后]测得的血浆 HCO_3^- 浓度；正常值为 22～27mmol/L，平均为 24mmol/L。

(2) 实际碳酸氢盐(actual bicarbonate，AB)。①概念：是指隔绝空气的血液标本，在实际血氧饱和度和 $PaCO_2$ 条件下测得的血浆 HCO_3^- 浓度。②正常值：正常人 SB 与 AB 相等，即 SB＝AB，为 22～27mmol/L，平均为 24mmol/L。③意义：当代谢性酸中毒时，二者都降低；当代谢性碱中毒时，二者都升高。SB 与

AB的差值可以反映机体的呼吸功能。在呼吸性酸中毒时，AB>SB；而呼吸性碱中毒时，AB<SB。

在测定SB时，血液要与PCO_2 40mmHg（5.32kPa）的气体进行平衡，如原有通气不足，血液中CO_2潴留，CO_2在气体平衡的过程中，血液中潴留的CO_2会排出，使测得的SB量小于隔绝空气条件下测得的AB量，即AB>SB；相反，在原有通气过度时，血液中减少的CO_2会在气体平衡的过程中得到补充，故测得的SB量会高于在隔绝空气条件下测得的AB量，即AB<SB。所以，SB与AB的差值可以反映机体的呼吸功能。在呼吸性酸中毒时，AB>SB；而呼吸性碱中毒时，AB<SB。

4. 反映血液中所有抗酸物质总量的指标——缓冲碱和碱剩余。

（1）缓冲碱（buffer base BB）。①概念：是指血液中一切具有缓冲作用的阴离子的总量。②正常值：为45～52mmol/L，平均为48mmol/L。③意义：代谢性酸中毒时，BB减少；代谢性碱中毒时，BB增加。

（2）碱剩余（base excess，BE）。①概念：是指在标准情况下，将1L全血或血浆滴定到pH7.4所需要的酸或碱的量。②正常值：正常人动脉血pH为7.4；不需要用酸或碱来滴定，故正常值为（0±3）mmol/L。③意义：当代谢性酸中毒时，体内缓冲碱总量减少，BE负值增加；当代谢性碱中毒时，体内缓冲碱总量增加，BE正值增加。

5. 阴离子间隙（anion gap，AG）：①概念：AG是指血浆中未测定的阴离子量（UA）与未测定的阳离子量（UC）的差值（AG = UA − UC），即AG等于血Na^+浓度减去血Cl^-和血HCO_3^-浓度。

$[Na^+]+UC=([HCO_3^-]+[Cl^-])+UA$

移项，即$AG=UA-UC=[Na^+]-([HCO_3^-]+[Cl^-])=140-(24+104)=12$ mmol/L，正常波动范围是（12±2）mmol/L。

当体内未测定阴离子含量增加时，如硫酸根、磷酸根及有机酸根蓄积，AG可增大。AG的临床意义在于区分不同类型的代谢性酸中毒以及判定某些混合型酸碱平衡紊乱。

六、单纯性酸碱平衡紊乱

（一）代谢性酸中毒（临床上最为常见的一个类型）

1. 概念：代谢性酸中毒（metabolic acidosis）是指细胞外液H^+增加，和（或）HCO_3^-丧失过多而引起的血浆HCO_3^-原发性减少为特征的酸碱平衡紊乱类型。

2. AG增大型代谢性酸中毒

（1）原因与机制

1）产酸过多，HCO_3^-缓冲消耗：①乳酸酸中毒：各种原因造成的缺氧会使体内乳酸堆积，引起乳酸中毒。常见于休克、严重贫血、心力衰竭等。②酮症酸中毒：饥饿或糖尿病可使体内生成大量酮体，引起酮症酸中毒。

2）入酸过多：过量服用含有机酸的药物如阿司匹林等。

3）排酸减少：严重肾功能衰竭时，肾小球滤过功能严重降低，使磷酸、硫酸及其他固定酸的排出减少，它们在体内蓄积，导致AG增大。

（2）特点：①血浆HCO_3^-减少；②固定酸增加；③血氯正常；④AG增大。

3. AG正常型代谢性酸中毒

（1）原因与机制：

1）HCO_3^-直接丢失过多：①消化道丢失：肠液、胰液等消化道液含有丰富的HCO_3^-，如腹泻、肠道引流等，都可造成HCO_3^-向体外丢失。②肾脏丢失：Ⅱ型肾小管酸中毒及大量应用碳酸酐酶抑制剂，肾小管上皮细胞泌H^+减少，重吸收HCO_3^-减少。

2）轻、中度肾功能障碍时：肾小管上皮细胞泌H^+减少，重吸收HCO_3^-减少，此时AG不变；

3）外源性含氯固定酸摄入过多，HCO_3^-缓冲消耗：过量服用含氯酸性药物，如氯化铵等引起血氯增高，AG不变。

（2）特点：①血浆HCO_3^-减少；②血氯增加；③AG正常。

4. 高血钾导致的代谢性酸中毒:细胞外钾升高,$[K^+]_e$↑与细胞内 H^+ 交换,致细胞外液 H^+↑,引起代谢性酸中毒;同时造成肾小管 H^+-Na^+ 交换减弱,而 K^+-Na^+ 交换增强,尿排 H^+ 减少。此时血液呈酸性,尿液却呈碱性,称反常性碱性尿。

5. 机体的代偿。

(1) 血浆缓冲系统:中和 H^+,当体内 H^+ 大量增加时,血浆缓冲系统最先发生反应,$H^+ + HCO_3^- \rightarrow H_2CO_3 \rightarrow H_2O + CO_2$,$HCO_3^-$ 自身不断被消耗,血浆$[HCO_3^-]$降低,$[HCO_3^-]/[H_2CO_3]$比值降低。

(2) 肺的代偿:呼吸增强,当 H^+ 增加或 pH 降低时,可刺激外周化学感受器反射性兴奋呼吸中枢,增加肺泡通气量,增加 CO_2 排出,$PaCO_2$ 代偿性降低。

(3) 细胞内外离子交换:在酸中毒发生后 2~4 小时,细胞外液过多的 H^+ 向细胞内转移,由细胞内缓冲系统来缓冲,而细胞内 K^+ 向细胞外转移以维持电中性,酸中毒常伴有高血钾。

(4) 肾的代偿:排 H^+ 保碱↑,除肾功能衰竭引起的代谢性酸中毒外,在其他原因引起的酸中毒,肾通过排酸保碱来发挥重要的代偿作用,使血液$[HCO_3^-]$增加。由于从尿中排出的 H^+ 增多,尿液呈酸性。

6. 指标变化。

(1) HCO_3^- 原发性变化减少:反映$[HCO_3^-]$的指标均降低,如 SB、AB、BB 均降低,BE 为负值增大。

(2) 继发性变化:由于肺的代偿,$PaCO_2$ 代偿性的降低,AB< SB,血$[K^+]$升高。

(3) pH 变化:①pH 正常。经过机体的代偿,$[HCO_3^-]/[H_2CO_3]$的比值如能维持 20/1,血 pH 可在正常范围内,称为代偿性代谢性酸中毒;②pH↓。如经机体的代偿调节,血浆$[HCO_3^-]/[H_2CO_3]$的比值仍然降低,血 pH 低于正常范围,称为失代偿性代谢性酸中毒。

7. 对机体的影响:代谢性酸中毒对机体的影响主要表现在对中枢神经系统和心血管系统的损伤作用。

(1) 心血管系统。

1) 室性心律失常:酸中毒时,一方面使细胞内 K^+ 外移,另一方面使肾排 K^+ 减少而排 H^+ 增加,故常可伴有高血钾,这是导致心律失常的重要原因。

2) 心肌收缩力降低:酸中毒除引起心肌代谢紊乱外,还可①减少 Ca^{2+} 内流;②减少心肌肌浆网 Ca^{2+} 释放;③与 Ca^{2+} 竞争和肌钙蛋白结合,抑制心肌收缩力。

3) 血管系统对儿茶酚胺的反应性降低:酸中毒可导致血管平滑肌对儿茶酚胺的反应性降低,以毛细血管前括约肌最明显,血管张力降低,微血管床扩张,回心血量减少,血压↓。

(2) 中枢神经系统:pH 降低可抑制中枢神经系统的功能,出现反应迟钝、嗜睡等。其作用机制是:① 生物氧化酶活性↓,ATP 生成↓;② 谷氨酸脱羧酶活性↑,γ-氨基丁酸↑。

(3) 骨骼系统改变:慢性肾功能衰竭伴酸中毒时,可引起肾性佝偻病等。

8. 代谢性酸中毒的治疗的一般原则:治疗原发病,应用碱性药物

(二) 呼吸性酸中毒

1. 概念:呼吸性酸中毒(respiratory acidosis)是指 CO_2 排出障碍或吸入过多 CO_2 引起的、以血浆$[H_2CO_3]$浓度原发性增高为特征的酸碱平衡紊乱类型。

2. 原因和机制。

(1) CO_2 排出减少:常见原因有呼吸中枢抑制、呼吸道阻塞、呼吸肌麻痹、胸廓病变、肺部疾患等。

(2) CO_2 吸入过多:通气不良、吸入 CO_2 过多、或呼吸机使用不当使 CO_2 排出减少等。

3. 分类:按病程可分为两类。

(1) 急性呼吸性酸中毒:常见于急性呼吸道阻塞、急性心源性肺水肿、呼吸中枢抑制或呼吸肌麻痹引起的呼吸暂停等。一般是指持续 24 小时以内的 CO_2 潴留,而导致 $PaCO_2$ 急剧升高使 pH 降低。

(2) 慢性呼吸性酸中毒:常见于慢性肺部疾患引起的 CO_2 排出减少。一般是指持续 24 小时以上的 CO_2 潴留,使 $PaCO_2$ 升高而导致 pH 降低。

4. 机体的代偿调节:由于血浆碳酸氢盐缓冲系统不能缓冲挥发酸,CO_2 含量增加,要靠非碳酸氢盐缓

冲系统来发挥缓冲作用，缓冲能力极为有限。而且由于呼吸性酸中毒的主要病因是各种原因造成的呼吸功能障碍，所以很难通过增加肺泡通气量来发挥代偿调节作用。

呼吸性酸中毒时，机体以细胞内缓冲和肾的代偿调节作用为主。

(1) 急性呼吸性酸中毒：主要是细胞内外离子交换和细胞内缓冲发挥代偿作用。

1) CO_2 弥散入红细胞，在红细胞内生成 H_2CO_3，解离出的 H^+ 为血红蛋白所缓冲，HCO_3^- 则进入血浆与 Cl^- 进行交换，使血浆 HCO_3^- 略有增加，血 Cl^- 降低。

2) CO_2 急剧潴留，在血浆中与 H_2O 生成 HCO_3^-，再解离成 H^+ 和 HCO_3^-，HCO_3^- 留在血浆起一定的缓冲作用；H^+ 与细胞内 K^+ 交换而进入细胞，为细胞内蛋白质所缓冲，血 K^+ 浓度升高。

(2) 慢性呼吸性酸中毒：主要是肾的代偿调节作用。$PaCO_2$ 升高和 H^+ 增加可刺激肾小管上皮细胞碳酸酐酶和谷氨酰胺酶活性，表现为泌 H^+、泌 NH_3 和重吸收 HCO_3^- 增加，H^+ 随尿排出，血浆[HCO_3^-]代偿性升高。

5. 指标变化：其血气变化的指标是 PaO_2、AB 增大，AB > SB。经代偿调节后，SB、BB 也增高，BE 正值增大，失代偿后 pH 下降。

6. 对机体的影响：呼吸性酸中毒对心血管系统的影响与代谢性酸中毒相似，也易引起心肌收缩力降低、心律失常及末梢血管扩张。呼吸性酸中毒，尤其是急性 CO_2 潴留引起的中枢神经系统功能紊乱往往比代谢性酸中毒更为明显。严重则可发生 CO_2 麻醉，病人可出现精神错乱、震颤、谵妄或嗜睡，甚至昏迷，临床称为肺性脑病(pulmonary encephalopathy)。其发生机制：

(1) 中枢酸中毒严重。CO_2 为脂溶性，可迅速弥散入脑；而 HCO_3^- 为水溶性，通过血脑屏障极慢，故中枢酸中毒较外周酸中毒更为明显；

(2) CO_2 潴留可使脑血管明显扩张。脑血流量增加，导致颅内压和脑脊液压升高，引起持续性头痛等。

(3) CO_2 潴留往往伴有明显的缺氧。缺氧更加重神经细胞损伤。

故呼吸性酸中毒病人中枢神经系统功能紊乱的表现更为突出，严重者发生 CO_2 麻醉(肺性脑病)。

7. 防治原则：① 改善肺泡通气功能；② 使用碱性药物。

(三) 代谢性碱中毒

1. 概念：代谢性碱中毒是指细胞外液碱增多或 H^+ 大量丢失等原因所造成的、以血浆 HCO_3^- 原发性增多为特征的酸碱平衡紊乱类型。

2. 原因和机制。

(1) 酸性物质丢失太多。

1) 经胃丢失：胃液中含有大量 H^+，剧烈呕吐或胃液引流时，大量酸性胃液的丢失使 HCO_3^- 得不到足够的 H^+ 来中和，血浆 HCO_3^- 升高。此外，呕吐引起的代谢性碱中毒的发生还与失 Cl^-、失 K^+、细胞外液容量丢失有关。

2) 经肾失 H^+：使用利尿剂和醛固酮分泌增加是造成肾丢失 H^+ 过多的常见原因。①应用利尿剂：应用某些利尿剂(如噻嗪类、呋塞米等)，抑制肾髓襻对 Cl^- 的主动重吸收，使 Na^+ 的被动重吸收减少，远曲小管内尿液中 Na^+ 和 Cl^- 含量升高，促进肾远曲小管细胞泌 H^+、泌 K^+ 增加，以加强对 Na^+ 重吸收，Cl^- 以氯化铵形式排出，HCO_3^- 重吸收增多，造成低氯性碱中毒。呕吐因胃液中 Cl^- 丢失过多引起的低氯血症也是造成碱中毒的原因之一。②醛固酮增多：细胞外液容量减少可引起继发性醛固酮分泌增多；肾上腺皮质增生或肿瘤可引起原发性醛固酮分泌增多，使血液中醛固酮含量升高。醛固酮促进肾远曲小管泌 H^+、泌 K^+ 增加，重吸收 HCO_3^- 增加，导致代谢性碱中毒发。

(2) HCO_3^- 摄入过多：口服或输入大量 HCO_3^- 可引起代谢性碱中毒。库存血中的抗凝物质柠檬酸盐在体内代谢后生成 $NaHCO_3$，大量输入库存血可引起碱中毒，尤其是在肾的排泄能力减退时。

(3) H^+ 向细胞内移动：低钾、缺钾时因为血 K^+ 减少，细胞内 K^+ 外移，而细胞外 H^+ 内移，造成细胞外液 H^+ 浓度降低，可引起代谢性碱中毒。同时，因为肾小管上皮细胞缺钾，使 K^+-Na^+ 交换减少，代之以

H^+-Na^+交换增强，H^+排出增多，出现反常性酸性尿。

3. 分类：根据给予盐水后代谢性碱中毒能否得到纠正而将其分为盐水反应性碱中毒和盐水抵抗性碱中毒。

4. 机体的代偿调节。

(1) 血浆缓冲及细胞内外离子交换的缓冲代偿调节作用：碱中毒时，血液缓冲系统对碱中毒的缓冲作用较小，调节能力有限。细胞内 H^+ 与细胞外 K^+ 交换，从而产生血 K^+ 浓度降低，故碱中毒可引起低血钾。

(2) 肺的代偿：血 pH 上升通过对中枢和外周化学感受器的抑制使呼吸运动变浅、变慢，肺泡通气量降低，血浆 H_2CO_3 浓度升高，导致 PaO_2 继发性升高，起到一定的代偿作用。

(3) 肾的代偿：血 H^+ 降低和血 pH 升高抑制肾小管上皮细胞内碳酸酐酶与谷氨酰胺酶活性，肾脏泌 H^+↓，泌 NH_4↓，重吸收 HCO_3^-↓，由于随尿排出的 H^+ 减少，故尿液呈碱性。

5. 指标变化：血气变化的特点为血浆 SB、AB、BB 均增高，同时 PaO_2 也可发生代偿性增高，BE 正值增大，失代偿后 pH 增高。

6. 对机体的影响：代谢性碱中毒时的临床表现往往为原发疾病所掩盖，缺乏特有的症状或体征。在急性或严重的碱中毒时，主要的功能与代谢障碍是：

(1) 中枢神经系统兴奋。严重的碱中毒时，因 pH↑，可使 γ-氨基丁酸转氨酶活性增强，而谷氨酸脱羧酶活性降低，使 γ-氨基丁酸分解加强而生成减少，故脑内 γ-氨基丁酸含量减少，其对中枢神经系统的抑制作用减弱，表现出过度兴奋。表现为烦躁不安、精神错乱等中枢神经系统症状。

(2) 血红蛋白氧离曲线左移。血红蛋白不易将结合的 O_2 释出，而造成组织缺氧。

(3) 神经肌肉应激性增高。血清钙是以游离钙与结合钙的形式存在的，其中游离钙的含量与维持神经肌肉的应激性有关。碱中毒时，血清总钙量可无变化，血浆游离钙减少，神经肌肉应激性增高，表现为面部和肢体肌肉抽动、腱反射亢进及手足搐搦等。

(4) 低钾血症。

7. 防治原则：①治疗原发病；② 给予生理盐水。

(四) 呼吸性碱中毒

1. 概念：呼吸性碱中毒是指肺通气过度引起的、以血浆 HCO_3^- 原发性减少为特征的酸碱平衡紊乱类型。

2. 原因和机制：常见于低氧血症、肝疾患、呼吸中枢受到直接刺激、人工呼吸机使用不当使二氧化碳呼出过多等。

3. 分类：按病程可分为两类。

(1) 急性呼吸性碱中毒：常见于高热、低氧时和人工呼吸机使用不当使 CO_2 呼出过多。一般是指 $PaCO_2$ 在 24 小时以内急剧下降而导致 pH 升高。

(2)慢性呼吸性碱中毒：常见于慢性颅脑疾患、肺部疾患、肝脏疾患、缺氧和氨引起呼吸中枢兴奋引起持久的 $PaCO_2$ 下降而导致 pH 升高。一般是指 $PaCO_2$ 在 24 小时以上急剧下降而导致 pH 升高。

4. 机体的代偿调节：按呼吸性碱中毒的发生速度，机体的代偿方式亦有差异。

(1) 急性呼吸性碱中毒：机体的主要代偿方式是细胞内、外离子交换和细胞内缓冲。

1) H^+移出细胞外，与血浆 HCO_3^- 结合成 H_2CO_3，使血浆 HCO_3^- 浓度下降，而血浆 H_2CO_3 有所上升，细胞外 Na^+、K^+ 移入细胞以维持电平衡，使血 K^+ 浓度降低。

2) 血浆 HCO_3^- 进入红细胞，与细胞内 H^+ 结合生成 H_2CO_3，再解离成 CO_2 弥散入血，使血浆 H_2CO_3 略有增加，红细胞内 Cl^- 外移与 HCO_3^- 交换，使血浆 HCO_3^- 略有降低。

(2)慢性呼吸性碱中毒：肾发挥了重要的代偿作用。血液 $PaCO_2$ 降低使肾小管细胞泌 H^+、泌 NH_3 减少，重吸收 HCO_3^- 减少，血浆 HCO_3^- 代偿性降低。

5. 指标变化。

(1) 急性呼吸性碱中毒：$PaCO_2$ 降低，AB 降低，AB<SB；常为失代偿性，失代偿后血 pH 升高，

(2) 慢性呼吸性碱中毒:①$PaCO_2$ 降低;②经肾的代偿,血浆 HCO_3^- 代偿后降低,AB<SB,SB、AB、BB均降低,BE负值↑。根据肾的代偿程度,血pH可正常或升高。

6. 对机体的影响:呼吸性碱中毒对机体的损伤作用与代谢性碱中毒相似,但它引起的中枢神经系统功能紊乱往往比代谢性碱中毒更为明显。表现为眩晕、四肢及口周围感觉异常、意识障碍及抽搐等。这是因为:

(1) 脑细胞损伤。

(2) 脑血管收缩,脑血流量减少,$PaCO_2$ 下降20mmHg时脑血流量可减少35%~40%,所以呼吸性碱中毒患者比代谢性碱中毒患者更易出现神经精神症状。

7. 防治原则:①治疗原发病;②纸袋呼吸。

七、混合型酸碱平衡紊乱

其发生原因可以是在原发病基础上发生的合并症,也可是由于治疗措施不当而促进其发生。临床类型有双重性和三重性酸碱失衡。

(一) 双重性酸碱失衡

1. 酸碱一致型(相加型)。

(1) 呼吸性酸中毒合并代谢性酸中毒。①原因:呼吸、心跳骤停、慢性阻塞性肺疾患合并心力衰竭或休克;② 特点:pH↓↓,$PaCO_2$↑,HCO_3^-↓,AG↑,K^+↑。

(2) 代谢性碱中毒合并呼吸性碱中毒。①原因:高热合并呕吐,肝硬化应用利尿剂治疗;②特点:pH↑↑,$PaCO_2$↓,HCO_3^-↑,K^+↓。

2. 酸碱混合型(相消型)。

(1) 呼吸性酸中毒合并代谢性碱中毒。①原因:慢性阻塞性肺疾患应用利尿剂或合并呕吐;②特点:pH不定,$PaCO_2$↑,HCO_3^-↑。

(2) 呼吸性碱中毒合并代谢性酸中毒。①原因:肾功能衰竭合并感染,肝功能衰竭合并肾功能衰竭;②特点:pH不定,$PaCO_2$↓,HCO_3^-↓。

(3) 代谢性酸中毒合并代谢性碱中毒。①原因:肾功能衰竭患者频繁、剧烈呕吐,伴严重腹泻;②特点:pH,$PaCO_2$,HCO_3^-均不定。

(二) 三重性酸碱失衡

1. 呼吸性酸中毒合并高AG↑代谢性酸中毒和代谢性碱中毒特点:$PaCO_2$ 明显↑,AG大于16 mmol/L,HCO_3^-↑,血Cl^-明显↓。

2. 呼吸性碱中毒合并高AG↑代谢性酸中毒和代谢性碱中毒特点:$PaCO_2$↓,AG大于16 mmol/L,血Cl^-↓,HCO_3^-可↑。

八、分析判断单纯型酸碱平衡紊乱的方法及病理生理基础

单纯性酸碱平衡紊乱主要根据血气分析指标判断。具体方法是:

1. 根据pH判断酸中毒或碱中毒。pH低于7.35为酸中毒,pH高于7.45为碱中毒。

2. 根据原发性失衡判断是代谢性还是呼吸性酸(碱)中毒。① $PaCO_2$原发性升高引起pH降低为呼吸性酸中毒;② $PaCO_2$原发性降低引起pH升高为呼吸性碱中毒;③ HCO_3^-原发性升高引起pH升高为代谢性碱中毒;④ HCO_3^-原发性降低引起pH降低为代谢性酸中毒。

必须指出,原发性失衡是根据病史作出判断的。

3. 根据代偿情况可判断是单纯性还是混合性酸碱平衡紊乱。

代偿的规律是:①代谢性酸碱失衡主要由肺代偿,呼吸性酸碱失衡主要由肾代偿。②单纯性酸碱平衡紊乱时,继发性代偿与原发性失衡同向,但继发性代偿变化值在代偿预计值范围内,不超过代偿极限,如果

超出代偿预计值范围和超过代偿极限则为原发性变化。③在确定一个因素是原发性变化后，还要判断另一个因素是原发还是继发性变化。混合性酸碱平衡紊乱时，代谢性和呼吸性因素均为原发性变化。

【考点测试】

(一) 名词解释

1. 酸碱平衡(acid-base balance)
2. 酸碱平衡紊乱(acid-base disturbance)
3. 挥发酸(volatile acid)
4. 固定酸(fixed acid)
5. 酸中毒
6. 碱中毒
7. $PaCO_2$
8. SB
9. AB
10. BB
11. BE
12. AG
13. 单纯型酸碱平衡紊乱
14. 混合型酸碱平衡紊乱
15. 代谢性酸中毒
16. 乳酸性酸中毒
17. 酮症酸中毒
18. 呼吸性酸中毒
19. CO_2 麻醉
20. 肺性脑病
21. 代谢性碱中毒
★22. 盐水反应性碱中毒
★23. 盐水抵抗性碱中毒
24. 呼吸性碱中毒
25. 急性呼吸性碱中毒
26. 慢性呼吸性碱中毒
27. 酸碱图

(二) 填空题

1. 正常人动脉血液 pH 维持在①___，主要取决于②___与③___的浓度比为④___。

2. 失代偿性代谢性酸中毒时，血浆 pH ①___，AB②___，BB ③___，BE ④___，$PaCO_2$ ⑤___，血 K^+ ⑥___。

3. 代谢性酸中毒时中枢神经系统功能①___，心肌收缩力②___，血管对儿茶酚胺的敏感性③___。

4. 机体酸碱平衡的维持是靠①___、②___，③___和④___的调节来完成的。

5. 对固定酸进行缓冲的最主要缓冲系统是①___缓冲系统，对碳酸进行缓冲的最主要缓冲系统是②___缓冲系统。

6. 肾排酸保碱维持机体酸碱平衡的三种机制是①___、②___和③___。

7. $PaCO_2$ 增高见于①___或代偿后的②___；$PaCO_2$ 降低见于③___或代偿后的④___。

8. 代谢性酸中毒可引起心肌收缩力①___，其发生机制除造成心肌代谢紊乱外，还与②___，③___和④___有关。

9. 酸中毒常伴有①___血钾；碱中毒常伴有②___血钾。

10. 远端肾小管酸中毒的发病环节是①___功能降低；近端肾小管性酸中毒的发病环节是近曲小管上皮细胞②___降低，导致血浆③___浓度进行性下降，引起④___代谢性酸中毒。

11. 急性呼吸性酸中毒时，机体的主要代偿措施是①___，慢性呼吸性酸中毒时，机体的主要代偿措施是②___。

12. 慢性呼吸性酸中毒一般是指续①___以上的 CO_2 潴留，以②___原发性升高为特征。

13. 在造成酸碱平衡紊乱的因素中，胃液的丢失易引起①___，小肠液体的丢失易起②___。

14. 碱中毒时，神经肌肉应激性①___，是由于血浆②___浓度降低所致。

15. 剧烈呕吐常引起①___，发生机制主要是②___、③___、④___和⑤___。

16. 代谢性碱中毒时脑组织内 γ-氨基丁酸生成①___，血红蛋白氧离曲线②___，血浆游离钙③___，常伴有低④___血症。

17. 慢性呼吸性酸中毒时 $PaCO_2$ ①___，pH ②___，BB③___，SB④___ AB，BE⑤___。

18. 按给予盐水后代谢性碱中毒能否得到纠正可将其分为①___和②___。

19. 急性呼吸性碱中毒机体主要的代偿方式是①___，慢性呼吸性碱中毒机体主要的代偿方式是②___。

★20. 双重性酸碱失衡的五种类型是：①___，

②___,③___,④___,⑤___。

★21. 三重性酸碱失衡的两种类型是:①___,②___。

22. 单纯性酸碱失衡主要靠血气分析诊断,根据 pH 的变化,可判断是①___,根据病史和原发性失衡可判断为②___,根据代偿情况可判断为③___。

23. 酸碱图是指各种不同的酸碱平衡紊乱时动脉血①___、②___及③___浓度三个变量关系的相关坐标图。

(三) 选择题

[A 型题](1~85)

★1. 机体在代谢过程中产生最多的酸性物质是
A. 碳酸　B. 硫酸
C. 丙酮酸　D. 乙酰乙酸
E. 乳酸

★2. 血液 pH 主要取决于血浆中
A. H_2CO_3 浓度
B. $PaCO_2$
C. 乳酸
D. HCO_3^- 与 H_2CO_3 比值
E. HCO_3^- 含量

3. 机体中最重要的缓冲系是
A. 血浆蛋白
B. 有机磷酸盐
C. Hb 及 HbO_2
D. 无机磷酸盐
E. HCO_3^- 缓冲系

4. 下列哪一项指标是反映酸碱平衡呼吸性因素的最佳指标
A. pH　B. AB
C. SB　D. $PaCO_2$
E. BB

5. 血浆 HCO_3^- 原发性降低见于
A. 代谢性酸中毒
B. 呼吸性酸中毒
C. 代谢性碱中毒
D. 呼吸性碱中毒
E. 呼酸合并代酸

★6. 阴离子间隙增高时反映体内发生了
A. 高血氯性代谢性酸中毒
B. 正常血氯性代谢性酸中毒
C. 低血氯性代谢性酸中毒
D. 正常血氯性呼吸性酸中毒
E. 高血氮性呼吸性酸中毒

7. 下列哪一项不是代谢性酸中毒的原因
A. 糖尿病　B. 呕吐
C. 休克　D. 腹泻
E. 急性肾功能衰竭

8. 动脉血液 pH 的正常值是
A. 7.00　B. 7.30~7.40
C. 7.35~7.45　D. 7.40~7.50
E. 7.45~7.55

9. 代谢性酸中毒时细胞外液 H^+ 与细胞内哪种离子交换最明显
A. Ca^{2+}　B. Cl^-
C. HCO_3^-　D. K^+
E. Na^+

★10. 单纯性酸中毒时不可能出现
A. pH 降低　B. $PaCO_2$ 降低
C. SB 降低　D. BB 降低
E. BE 正值

11. 酸中毒时脑组织哪种酶活性增强
A. 碳酸酐酶
B. 谷氨酸脱羧酶
C. 氨基酸氧化酶
D. Na^+-K^+ ATP 酶
E. 尿素酶

12. 酸中毒时心肌收缩力变化的特点是
A. 增强　B. 减弱
C. 变化不明显　D. 先增强后减弱
E. 先减弱后增强

★13. 代谢性酸中毒时乳酸钠不适用于何种脏器功能不良
A. 肝　B. 肺
C. 心　D. 肾
E. 脑

★14. 血液中挥发酸的缓冲主要靠
A. 血浆 HCO_3^-
B. 红细胞 HCO_3^-
C. HbO_2 及 Hb
D. 磷酸盐
E. 血浆蛋白

15. 血液中缓冲固定酸最强的缓冲对是
A. HCO_3^-/H_2CO_3
B. Hb^-/HHb
C. Pr^-/HPr

D. $HbO_2^-/HHbO_2$

E. HPO_4^-/H_2PO_4

16. 延髓中枢化学感受器对下述哪项刺激最敏感

A. 动脉血氧分压的变化

B. 动脉血二氧化碳分压的变化

C. 动脉血 pH 的变化

D. 血浆碳酸氢盐浓度的变化

E. 脑脊液碳酸氢盐浓度的变化

17. 判断酸碱平衡紊乱是否为失代偿性的主要指标是

A. 标准碳酸氢盐

B. 实际碳酸氢盐

C. pH

D. 动脉血二氧化碳分压

E. 碱剩余

18. 直接反映血浆[HCO_3^-]的指标是

A. pH　　B. AB

C. $PaCO_2$　　D. BB

E. BE

19. 下列哪项因素不易引起 AG 增高型代谢性酸中毒

A. 乳酸酸中毒

B. 酮症酸中毒

C. 肾小管性酸中毒

D. 尿毒症

E. 水杨酸中毒

★20. 下列哪项因素不易引起 AG 正常型代谢性酸中毒

A. 严重腹泻

B. 肾小管性酸中毒

C. 水杨酸中毒

D. 应用碳酸酐酶抑制剂

E. 服用过多含氯性药物

★21. 机体的代谢必须处于

A. 弱酸性的体液环境中

B. 弱碱性的体液环境中

C. 较强的酸性体液环境中

D. 较强的碱性体液环境中

E. 中性的体液环境中

22. 正常体液中的 H^+ 主要来自

A. 食物中摄入的 H^+

B. 碳酸释出的 H^+

C. 硫酸释出的 H^+

D. 脂肪代谢产生的 H^+

E. 糖酵解过程中生成的 H^+

23. 碱性物质的来源有

A. 氨基酸脱氨基产生的氨

B. 肾小管细胞分泌的氨

C. 蔬菜中含有的有机酸盐

D. 水果中含有的有机酸盐

E. 以上都是

24. 产氨的主要场所是

A. 近曲小管上皮细胞

B. 集合管上皮细胞

C. 管周毛细血管

D. 基侧膜

E. 远端小管上皮细胞

★25. 当 AB<SB 时，可能有

A. 代谢性碱中毒

B. 呼吸性酸中毒

C. 混合性酸中毒

D. 呼吸性碱中毒

E. 代偿后的代谢性碱中毒

26. 能直接反映血液中一切具有缓冲作用的负离子碱总和的指标是

A. $PaCO_2$

B. 实际碳酸氢盐(AB)

C. 标准碳酸氢盐(SB)

D. 缓冲碱(BB)

E. 碱剩余(BE)

27. 标准碳酸氢盐小于实际碳酸氢盐(SB<AB)可能有

A. 代谢性酸中毒

B. 呼吸性酸中毒

C. 呼吸性碱中毒

D. 混合性碱中毒

C. 高阴离子间隙代谢性酸中毒

28. 下列哪一项不是阴离子间隙增高型代谢性酸中毒

A. 乳酸酸中毒

B. 酮症酸中毒

C. 剧烈呕吐

D. 磷酸、硫酸排泄障碍

E. 水杨酸中毒

29. 下列哪一项不是代谢性酸中毒的原因

A. 发热寒战期　　B. 休克

C. 腹泻　　D. 呕吐

E. 高钾

★30. 急性代谢性酸中毒机体最主要的代偿方式是

A. 细胞外液缓冲

B. 细胞内液缓冲

C. 呼吸代偿

D. 肾脏代偿

E. 骨骼代偿

★31. 一肾功能衰竭患者血气分析可见：pH 7.28，$PaCO_2$ 28 mmHg(3.7kPa)，HCO_3^- 17mmol/L 可诊断为

A. 代谢性酸中毒

B. 呼吸性酸中毒

C. 代谢性碱中毒

D. 呼吸性碱中毒

E. 以上都不是

★32. 一休克患者，血气测定结果如下：pH 7.31，$PaCO_2$ 35mmHg(4.6kPa)，HCO_3^- 17 mmol/L，Na^+ 140mmol/L，Cl^- 104mmol/L，K^+ 4.5mmol/L，可诊断为

A. 阴离子间隙正常型代谢性酸中毒

B. 阴离子间隙增高型代谢性酸中毒

C. 代谢性酸中毒合并代谢性碱中毒

D. 代谢性酸中毒合并呼吸性酸中毒

E. 呼吸性酸中毒合并呼吸性碱中毒

33. 治疗代谢性酸中毒的首选药物是

A. 乳酸钠

B. 三羟基氨基甲烷

C. 柠檬酸钠

D. 磷酸氢二钠

E. 碳酸氢钠

34. 酮症酸中毒时下列哪项不存在

A. 血钾升高

B. 阴离子间隙升高

C. $PaCO_2$ 升高

D. 剩余碱负值增大

E. 血 Cl^- 正常

35. 肾小管酸中毒引起的代谢性酸中毒，下列哪项不存在

A. 血钾升高

B. 阴离子间隙升高

C. $PaCO_2$ 降低

D. 剩余碱负值增大

E. 血 Cl^- 增高

36. 休克引起代谢性酸中毒时，机体可出现

A. 细胞内 K^+ 释出，肾内 H^+-Na^+ 交换降低

B. 细胞内 K^+ 释出，肾内 H^+-Na^+ 交换升高

C. 细胞外 K^+ 内移，肾内 H^+-Na^+ 交换升高

D. 细胞外 K^+ 内移，肾内 H^+-Na^+ 交换降低

E. 细胞外 K^+ 内移，肾内 K^+-Na^+ 交换升高

★37. 下列哪一项不是引起酸中毒时心肌收缩力降低的机制

A. 高钾

B. 低钙

C. H^+ 竞争性地抑制钙与肌钙蛋白亚单位结合

D. H^+ 影响钙内流

E. H^+ 影响心肌细胞肌浆网释放钙

38. 代谢性酸中毒时酶活性的变化下列哪项是正确的

A. 碳酸酐酶活性降低

B. 谷氨酸脱羧酶活性升高

C. γ-氨基丁酸转氨酶活性升高

D. 谷氨酰胺酶活性降低

E. 丙酮酸脱羧酶活性升高

39. 急性呼吸性酸中毒时机体主要的代偿是

A. 呼吸功能增强

B. 肾远曲小管泌氢活动增强

C. 肾小管重吸收 HCO_3^- 增加

D. 血浆碳酸氢盐缓冲作用

E. 细胞内、外离子交换和细胞内

40. 某溺水窒息患者血气分析结果为 pH7.13，$PaCO_2$ 80mmHg（10.7kPa），HCO_3^- 27mmol/L，可能发生了

A. 代谢性碱中毒

B. 代谢性酸中毒

C. 呼吸性酸中毒

D. 呼吸性碱中毒

E. 混合性酸中毒

41. 急性呼吸性酸中毒时，发生最明显功能紊乱是何系统

A. 心血管系统

B. 泌尿系统

C. 运动系统

D. 中枢神经系统

E. 血液系统

42. 下列哪种情况可出现反常性酸性尿

A. 代谢性酸中毒

B. 呼吸性酸中毒

C. 酮症酸中毒

D. 缺钾性碱中毒

E. 呼吸性碱中毒

43. 碱中毒患者易出现手足抽搐的主要原因是

A. 血清 Na^+ 减少

B. 血清游离 Ca^{2+} 减少

C. 血清 Cl^- 减少

D. 血清 K^+ 减少

E. 血清 Mg^{2+} 减少

44. 哪一种混合性酸碱平衡紊乱不可能出现

A. 代谢性碱中毒合并呼吸性碱中毒

B. 呼吸性酸中毒合并呼吸性碱中毒

C. 代谢性酸中毒合并呼吸性碱中毒

D. 代谢性酸中毒合并呼吸性酸中毒

E. 代谢性酸中毒合并代谢性碱中毒

45. 某病人血 pH7.30，$PaCO_2$ 30mmHg (4.0kPa)，AB14mmol/L，其酸碱平衡紊乱的类型是

A. 呼吸性碱中毒

B. 代谢性碱中毒

C. 代谢性酸中毒

D. 呼吸性酸中毒

E. 相消性酸碱平衡紊乱

46. 某病人血 pH7.30，SB19mmol/L，$PaCO_2$ 35mmHg(4.67kPa)，血钠 140mmol/L，血氯 102mmol/L，其酸碱平衡紊乱的类型是

A. 代偿性代谢性酸中毒

B. 高氯性代谢性酸中毒

C. AG 增大性代谢性酸中毒

D. 呼吸性酸中毒合并代谢性碱中毒

E. 呼吸性碱中毒合并代谢性酸中毒

47. BE 负值增大可见于

A. 代谢性酸中毒

B. 代谢性碱中毒

C. 急性呼吸性碱中毒

D. 急性呼吸性酸中毒

E. 慢性呼吸性酸中毒

48. 代谢性酸中毒时肾的主要代偿方式是

A. 泌 H^+、泌 NH_3 及重吸收 HCO_3^- 减少

B. 泌 H^+、泌 NH_3 及重吸收 HCO_3^- 增加

C. 泌 H^+、泌 NH_3 增加，重吸收 HCO_3^- 减少

D. 泌 H^+、泌 NH_3 减少，重吸收 HCO_3^- 增加

E. 泌 H^+、泌 NH_3 不变，重吸收 HCO_3^- 增加

49. 下述哪项原因不易引起呼吸性酸中毒

A. 气道阻塞

B. 呼吸中枢抑制

C. 肺泡通气量减少

D. 肺泡气体弥散障碍

E. 吸入气中 CO_2 浓度过高

★50. 急性呼吸性酸中毒时，不能发挥代偿作用应属下述哪项

A. 磷酸氢盐缓冲系统

B. 血红蛋白缓冲系统

C. 细胞内、外离子交换

D. 肾

E. 血浆蛋白缓冲系统

51. 慢性呼吸性酸中毒时，机体的主要代偿方式是

A. 血浆 HCO_3^- 缓冲系统

B. 增加肺泡通气量

C. 血红蛋白缓冲系统

D. 细胞内、外离子交换

E. 肾小管泌 H^+ 增加，重吸收 HCO_3^- 增加

52. 纠正呼吸性酸中毒的最根本措施是

A. 吸氧

B. 改善肺泡通气量

C. 抗感染

D. 给予 $NaHCO_3$

E. 给予乳酸钠

53. 下列哪项因素不会引起代谢性碱中毒

A. 剧烈呕吐

B. 醛固酮增多

C. 持续应用利尿剂呋塞米

D. 应用碳酸酐酶抑制剂

E. 大量输入库存血液

54. 单纯性代谢性碱中毒不可能出现下述哪项变化

A. pH 升高　　B. SB 增高

C. AB 增高　　D. BB 增高

E. BE 负值增大

55. 代谢性碱中毒时机体的代偿方式是

A. 肺泡通气量增加

B. 细胞外 H^+ 移入细胞内

C. 细胞内 K^+ 外移

D. 肾小管重吸收 HCO_3^- 增加

E. 肾小管泌 H^+、泌 NH_3 及重吸收 HCO_3^-

减少

56. 下述哪项不属于代谢性碱中毒的变化

A. 血[K^+]降低　B. $PaCO_2$ 降低

C. 血[Ca^{2+}]降低　D. BE 为正值

E. 血浆[HCO_3^-]增加

57. 代谢性碱中毒时常可导致低血钾，其主要原因是

A. K^+ 摄入量减少

B. 细胞外液量增多使血钾稀释

C. 细胞内 H^+ 与细胞外 K^+ 交换增加

D. 粪便排 K^+ 增加

E. 肾滤过 K^+ 增多

58. 严重的代谢性碱中毒时，病人出现中枢神经系统功能障碍是由于

A. 脑血流量减少

B. 脑内 ATP 生成减少

C. 脑内 γ-氨基丁酸含量减少

D. 假性神经递质升高

E. 脑内儿茶酚胺含量升高

59. 代谢性碱中毒时不会出现下列哪项变化

A. 低钾血症

B. 血浆游离钙降低

C. 脑内 γ-氨基丁酸含量减少

D. 氧离曲线右移

E. 神经肌肉应激性增高

60. 引起呼吸性碱中毒的原因是

A. 吸入 CO_2 过少

B. 输入 $NaHCO_3$ 过多

C. 肺泡通气量减少

D. 输入库存血过多

E. 呼吸中枢兴奋，肺通气量增大

61. 慢性呼吸性碱中毒时机体的主要代偿方式是

A. 分解代谢加强，生成 CO_2 增多

B. 肺泡通气量增多

C. 血浆 H^+ 向细胞内转移

D. 血浆钾离子向细胞内转移

E. 肾小管泌 H^+、重吸收 HCO_3^- 减少

62. 急性呼吸性碱中毒时，酸碱平衡指标的变化是

A. $PaCO_2$ 升高，AB 升高

B. $PaCO_2$ 降低，AB<SB

C. $PaCO_2$ 降低，AB>5B

D. $PaCO_2$ 升高，SB 无明显变化

E. $PaCO_2$ 降低，BB 降低

63. 呼吸性碱中毒不会发生

A. 脑血管扩张

B. 低钾血症

C. 氧离曲线左移

D. 血浆游离钙降低

E. 血浆碳酸盐浓度降低

★64. 下列哪项不是呼吸性酸中毒的原因

A. 呼吸中枢抑制

B. 肺泡弥散障碍

C. 呼吸肌麻痹

D. 呼吸道阻塞

E. 胸廓病变

65. 慢性呼吸性酸中毒的代偿调节主要靠

A. 呼吸代偿　B. 心脏代偿

C. 骨骼代偿　D. 肾脏代偿

E. 血液缓冲系统代偿

66. 碱中毒时出现手足搐搦的重要原因是

A. 血清 K^+ 降低

B. 血清 Na^+ 降低

C. 血清游离 Ca^{2+} 降低

D. 血清 Cl^- 降低

E. 血清 Mg^{2+} 降低

★67. 某肺心病患者因感冒肺部感染而住院，血气分析结果为：pH 7.30，$PaCO_2$ 71 mmHg (9.4kPa)，HCO_3^- 35mmol/L，可诊断为

A. 代谢性酸中毒

B. 代谢性碱中毒

C. 慢性呼吸性酸中毒

D. 急性呼吸性酸中毒

E. 混合性酸中毒

★68. 呼吸衰竭时合并哪一种酸碱失衡时易发生肺性脑病

A. 代谢性酸中毒

B. 代谢性碱中毒

C. 呼吸性酸中毒

D. 呼吸性碱中毒

E. 混合性酸中毒

69. 严重失代偿性呼吸酸中毒时，下列哪项治疗措施是错误的

A. 控制感染

B. 使用呼吸中枢兴奋剂

C. 使用呼吸中枢抑制剂

D. 去除呼吸道阻塞

E. 使用碱性药物

70. AB<SB表明可能有

A. 代谢性酸中毒

B. 呼吸性酸中毒

C. 代谢性碱中毒

D. 呼吸性碱中毒

E. 代谢性酸中毒伴代谢性碱中毒

71. AB>SB表明可能有

A. 代谢性酸中毒

B. 代谢性碱中毒

C. 呼吸性酸中毒

D. 呼吸性碱中毒

E. 呼吸性酸中毒伴呼吸性碱中毒

★72. 下列哪一项不是代谢性碱中毒的原因

A. 严重腹泻

B. 低钾血症

C. 应用利尿剂过多(呋塞米、噻嗪类)

D. 盐皮质激素过多

E. 剧烈呕吐

73. 某幽门梗阻患者发生反复呕吐，血气分析结果为：pH 7.55，$PaCO_2$ 50mmHg(6.6kPa)，HCO_3^- 37mmol/L，可诊断为

A. 代谢性酸中毒

B. 代谢性碱中毒

C. 呼吸性酸中毒

D. 呼吸性碱中毒

E. 混合性碱中毒

74. 如血气分析结果为 $PaCO_2$ 降低，同时 HCO_3^- 升高，可诊断为

A. 呼吸性酸中毒

B. 代谢性酸中毒

C. 呼吸性碱中毒

D. 代谢性碱中毒

E. 以上都不是

★75. 由于剧烈呕吐引起的代谢性碱中毒最佳治疗方案是

A. 静脉注射生理盐水

B. 给予噻嗪类利尿剂

C. 给予抗醛固酮药物

D. 给予三羟基氨基甲烷

E. 给予碳酸酐酶抑制剂

★76. 下列哪一项不是呼吸性碱中毒的原因

A. 发热

B. 癔病

C. 吸入气中氧分压过低

D. 长期处在密闭小室内

E. 脑外伤刺激呼吸中枢

★77. 某肝性脑病患者，血气测定结果为：pH 7.5，$PaCO_2$ 26mmHg(3.4kPa)，HCO_3^- 19mmol/L可诊断为

A. 代谢性酸中毒

B. 代谢性碱中毒

C. 呼吸性酸中毒

D. 呼吸性碱中毒

E. 混合型碱中毒

78. 血气分析结果为 $PaCO_2$ 降低，同时 HCO_3^- 增高可诊断为

A. 呼吸性碱中毒合并代谢性酸中毒

B. 呼吸性酸中毒合并代谢性碱中毒

C. 呼吸性碱中毒合并代谢性碱中毒

D. 呼吸性酸中毒合并代谢性酸中毒

E. 代谢性酸中毒合并代谢性碱中毒

★ 79. 血气分析结果为 $PaCO_2$ 增高，同时伴有 HCO_3^- 降低可诊断为

A. 呼吸性酸中毒合并代谢性酸中毒

B. 呼吸性酸中毒合并代谢性碱中毒

C. 呼吸性碱中毒合并代谢性碱中毒

D. 呼吸性碱中毒合并代谢性酸中毒

E. 代谢性酸中毒合并代谢性碱中毒

80. 某昏迷患者血气和电解质分析结果为 pH 7.5，$PaCO_2$ 15mmHg(1.9kPa)，HCO_3^- 13mmol/L，Na^+ 140mmol/L，Cl^- 105mmol/L 可诊断为

A. 呼吸性酸中毒合并代谢性酸中毒

B. 呼吸性酸中毒合并代谢性碱中毒

C. 呼吸性碱中毒合并代谢性碱中毒

D. 呼吸性碱中毒合并代谢性酸中毒

E. 代谢性酸中毒合并代谢性碱中毒

81. 某感染性休克伴有发热患者，血气分析结果为：pH7.37，HCO_3^- 12mmol/L，$PaCO_2$ 20mm Hg (2.6kPa)可诊断为

A. 呼吸性酸中毒合并代谢性碱中毒

B. 呼吸性酸中毒合并代谢性酸中毒

C. 呼吸性碱中毒合并代谢性碱中毒

D. 呼吸性碱中毒合并代谢性酸中毒

E. 代谢性酸中毒合并代谢性碱中毒

82. 某尿毒症患者伴有剧烈呕吐，血气分析结果为：pH 7.36，HCO_3^- 23mmol/L，$PaCO_2$ 40mmHg (5.3kPa)可诊断为

A. 呼吸性酸中毒合并代谢性酸中毒
B. 呼吸性酸中毒合并代谢性碱中毒
C. 呼吸性碱中毒合并代谢性酸中毒
D. 呼吸性碱中毒合并代谢性碱中毒
E. 代谢性酸中毒合并代谢性碱中毒

83. 某肾功能衰竭患者伴有急性胃炎，血气分析结果为：pH 7.38，HCO_3^- 24mmol/L，Cl^- 92mmol/L，$PaCO_2$ 40mmHg（5.3kPa），Na^+ 135mmol/L，可诊断为

A. AG正常型代谢性酸中毒合并代谢性碱中毒
B. AG增高型代谢性酸中毒合并代谢性碱中毒
C. 代谢性酸中毒合并代谢性碱中毒
D. 代谢性碱中毒合并呼吸性酸中毒
E. 无酸碱失衡发生

84. 下列哪一项双重性酸碱失衡不可能出现
A. 代谢性酸中毒合并呼吸性酸中毒
B. 代谢性酸中毒合并代谢性碱中毒
C. 代谢性碱中毒合并呼吸性碱中毒
D. 代谢性碱中毒合并代谢性酸中毒
E. 呼吸性酸中毒合并呼吸性碱中毒

85. 代谢性碱中毒时酶活性的变化下列哪项是正确的
A. 碳酸酐酶活性升高
B. 谷氨酰胺酶活性升高
C. γ-氨基丁酸转氨酶活性升高
D. 谷氨酸脱羧酶活性升高
E. 丙酮酸脱羧酶活性降低

[B型题](1～41)

A. 代谢性酸中毒
B. 代谢性碱中毒
C. 呼吸性酸中毒
D. 呼吸性碱中毒
E. 酸碱平衡正常
1. HCO_3^- 原发性减少可见于
2. $PaCO_2$ 继发性减少可见于

A. 酸中毒时酸性尿
B. 酸中毒时碱性尿
C. 碱中毒时碱性尿
D. 碱中毒时酸性尿
E. 酸碱正常时酸性尿
3. 严重心搏骤停时可出现
4. 消化道溃疡患者服用过多 $NaHCO_3$ 可出现
5. 长期禁食致低钾血症时可出现
6. 静脉输钾过快或浓度过高引发高钾血症时可出现

A. 肾小管酸中毒
B. 乳酸酸中毒
C. 酮症酸中毒
D. 水杨酸中毒
E. 呼吸性酸中毒
7. 肾小管泌 H^+ 或重吸收 HCO_3^- 障碍可出现
8. 糖尿病患者可出现
9. 心跳骤停患者
10. 休克
11. 严重贫血
12. 心力衰竭
13. 大量服阿司匹林

A. 缓冲作用发生最快
B. 缓冲能力较强
C. 缓冲能力最大
D. 缓冲能力最持久
E. 缓冲能力最弱
14. 在调节酸碱平衡时血浆的缓冲系统
15. 在调节酸碱平衡时肺的缓冲作用
16. 在调节酸碱平衡时肾的缓冲作用

A. 代谢性酸中毒
B. 代谢性碱中毒
C. 呼吸性酸中毒
D. 呼吸性碱中毒
E. 酸碱平衡正常
17. HCO_3^- 继发性增加可见于
18. $PaCO_2$ 原发性增加可见于
19. $PaCO_2$ 原发性减少可见于

A. 酸中毒时酸性尿
B. 酸中毒时碱性尿
C. 碱中毒时碱性尿
D. 碱中毒时酸性尿
E. 酸碱正常时酸性尿
20. 胃溃疡患者服用过多 $NaHCO_3$ 可出现
21. 剧烈呕吐时可出现

A. 代谢性酸中毒合并呼吸性酸中毒
B. 代谢性碱中毒合并呼吸性碱中毒
C. 呼吸性酸中毒合并代谢性碱中毒
D. 呼吸性碱中毒合并代谢性酸中毒
E. 以上都不是

根据以下血气分析结果可诊断为：

	pH	$PaCO_2$/mmHg	HCO_3^-/mmol/L
22.	7.64	30	33
23.	7.50	13	12
24.	7.40	68	41
25.	7.15	50	16

	pH	$PaCO_2$	HCO_3^-
A.	明显降低	升高	降低
B.	明显升高	降低	升高
C.	不定	明显升高	明显升高
D.	不定	明显降低	明显降低
E.	不定	不定	降低

26. 代谢性酸中毒合并呼吸性酸中毒
27. 代谢性碱中毒合并呼吸性碱中毒
28. 呼吸性酸中毒合并代谢性碱中毒
29. 呼吸性碱中毒合并代谢性酸中毒

A. 代谢性酸中毒
B. 代谢性碱中毒
C. 呼吸性酸中毒
D. 呼吸性碱中毒
E. 混合性酸中毒

30. $PaCO_2$ 继发性升高可见于
31. $PaCO_2$ 原发性升高可见于
32. $PaCO_2$ 原发性降低可见于
33. HCO_3^- 原发性升高可见于

A. 呼吸性酸中毒合并代谢性酸中毒
B. 呼吸性碱中毒合并代谢性碱中毒
C. 呼吸性酸中毒合并代谢性碱中毒
D. 呼吸性碱中毒合并代谢性酸中毒
E. 代谢性酸中毒合并代谢性碱中毒

34. 高热病人伴有剧烈呕吐可发生
35. 肺源性心衰病人用髓襻类利尿剂引起
36. 呼吸道阻塞性疾病伴有休克
37. 糖尿病人伴有剧烈呕吐

	血浆 HCO_3^-	血浆 H^+	细胞内 H^+	尿液 H^+
A.	↓	↑	↑	↑
B.	↓	↑	↓	↓
C.	↑	↓	↓	↓
D.	↑	↓	↑	↑
E.	↓	↑	↑	↓

★38. 高血钾症引起代谢性酸中毒的特点是
★39. 低血钾症引起代谢性碱中毒的特点是

A. 兴奋
B. 抑制
C. 正常
D. 先兴奋后抑制
E. 先抑制后兴奋

40. 酸中毒时引起中枢神经系统状态是
41. 碱中毒时引起中枢神经系统状态是

[X 型题](1～33)

1. 反映血浆酸碱度的主要指标是
A. pH
B. HCO_3^-
C. $PaCO_2$
D. H^+
E. BE

★2. 纠正酸中毒的常用药物有
A. 碳酸氢钠
B. 三羟甲基氨基甲烷
C. 多巴胺
D. 乳酸钠
E. 生理盐水

3. 肾功能衰竭引起代谢性酸中毒的机制是
A. 肾小管细胞泌 H^+、产 NH_3 减少
B. $NaHCO_3$ 生成减少
C. HPO_4^{2-}、SO_4^{2-} 等滤过减少
D. 乳酸生成增多
E. 酮体生成增多

4. 代谢性酸中毒对心血管功能的影响包括
A. 微循环缺血
B. 心肌收缩力减弱
C. 心律失常
D. Ca^{2+} 与肌钙蛋白受体结合减少
E. 血管扩张导致血压下降

5. 酸碱平衡的调节依赖于
A. 血浆缓冲系统

B. 红细胞内缓冲系统
C. 肺的调节
D. 肾的调节
E. 肝的调节
6. 代谢性酸中毒时可出现
A. BB 降低
B. SB 降低
C. BE 负值增大
D. $PaCO_2$ 代偿性增高
E. AB 降低
7. 代谢性酸中毒可导致
A. 心律失常
B. 外周血管收缩
C. 心肌收缩力减弱
D. 脑内谷氨酸脱羧酶活性降低
E. 外周血管舒张
8. 代谢性酸中毒时心肌收缩力减弱的机制可能是
A. 诱发产生心肌抑制因子
B. H^+ 与 Ca^{2+} 竞争与肌钙蛋白亚单位的结合
C. H^+ 影响 Ca^{2+} 内流
D. H^+ 影响心肌细胞的肌浆网释放 Ca^{2+}
E. 严重酸中毒可阻断肾上腺素对心脏的作用
9. 代谢性酸中毒时发生中枢神经系统抑制的机制包括
A. 脑内 γ-氨基丁酸生成增多
B. 脑内 ATP 生成减少
C. 脑血管收缩
D. 脑脊液压力增高
E. 脑内 γ-氨基丁酸生成减少
10. 下列哪些属于非挥发性酸
A. 硫酸
B. 碳酸
C. 磷酸
D. β-羟丁酸
E. 乳酸
11. 下列哪些属于碱性物质
A. 草酸盐
B. 柠檬酸盐
C. NH_3
D. NH_4^+
E. 苹果酸盐
12. 酸碱指标中不受呼吸影响的指标有
A. 实际碳酸氢盐(AB)
B. 标准碳酸氢盐(SB)
C. 缓冲碱(BB)
D. 剩余碱(BE)
E. $PaCO_2$
★13. 动脉血 pH 在 7.35～7.45 可能说明
A. 代谢性酸中毒合并代谢性碱中毒
B. 没有酸碱平衡紊乱
C. 代偿性代谢性酸中毒
D. 呼吸性酸中毒合并代谢性碱中毒
E. 代谢性碱中毒合并呼吸性酸中毒
14. 阴离子间隙增高型代谢性酸中毒的病因可见于
A. 肾小管酸中毒
B. 糖尿病
C. 缺氧
D. 严重腹泻
E. 饥饿
15. 阴离子间隙正常型的代谢性酸中毒的病因可见于
A. 肾小管酸中毒
B. 剧烈呕吐
C. 严重腹泻
D. 休克
E. 水杨酸中毒
16. 能反映酸碱平衡代谢性因素的指标有
A. pH
B. $PaCO_2$
C. BB
D. SB
E. BE
17. 代谢性碱中毒时可表现为
A. 烦躁不安、意识障碍
B. 缺氧
C. 手足抽搦、惊厥
D. 低钾血症
E. 高钾血症
18. 酸碱平衡的调节依赖于
A. 血浆缓冲系统
B. 红细胞内缓冲系统
C. 肺的调节
D. 肾的调节
E. 肝的调节
19. 代谢性碱中毒时可出现
A. BB 增高

B. SB、AB 增高
C. BE 正值增大
D. $PaCO_2$ 代偿性增高
E. $PaCO_2$ 代偿性降低
20. 呼吸性酸中毒可导致
A. 心律失常
B. 外周血管收缩
C. 心肌收缩力减弱
D. 脑内谷氨酸脱羧酶活性降低
E. 脑内谷氨酸脱羧酶活性增高
21. 呼吸性酸中毒时可发生
A. AB＞SB
B. $PaCO_2$ 增高
C. BB 增高
D. BE 正值增大
E. BE 负值增大
22. 呼吸性酸中毒可引起
A. 脑血管扩张
B. 外周血管扩张
C. 心律失常
D. 心肌收缩力减弱
E. 脑血管收缩
23. 代谢性碱中毒时
A. $PaCO_2$ 降低
B. AB、SB 增高
C. BE 负值增大
D. BB 增高
E. BE 正值增大
24. 下列哪些因素可引起呼吸性碱中毒
A. 革兰阳性杆菌败血症
B. 精神性通气过度
C. 甲状腺功能亢进
D. 高热
E. 肝脏疾患
25. 呼吸性碱中毒时可发生
A. AB＜SB
B. $PaCO_2$ 增高
C. BB 降低
D. BE 负值增大
E. $PaCO_2$ 降低
26. 呼吸性酸中毒合并代谢性酸中毒可见于
A. 心跳及呼吸骤停
B. 慢性肺源性心脏病患者使用利尿剂不当
C. 慢性肺源性心脏病患者发生严重呕吐
D. 慢性阻塞性肺疾患合并发心力衰竭
E. 慢性阻塞性肺疾患合并休克
27. 呼吸性碱中毒合并代谢性碱中毒可见于
A. 慢性肝功能衰竭应用利尿剂不当
B. 败血症患者应用利尿剂不当
C. 糖尿病患者伴有发热
D. 糖尿病患者伴剧烈呕吐
E. 高热伴剧烈呕吐
28. 呼吸性酸中毒合并代谢性碱中毒可见于
A. 肾功能衰竭患者发生剧烈呕吐
B. 糖尿病患者发生剧烈呕吐
C. 慢性肺源性心脏病患者发生严重呕吐
D. 慢性肺源性心脏病患者应用利尿剂不当
E. 糖尿病患者伴有发热
29. 呼吸性碱中毒合并代谢性酸中毒可见于
A. 慢性肝功能衰竭并发生肾功能衰竭
B. 肾功能衰竭伴有发热
C. 糖尿病患者伴有发热
D. 肾功能衰竭发生剧烈呕吐
E. 慢性肝功能衰竭发生剧烈呕吐
30. 代谢性酸中毒合并代谢性碱中毒可见于
A. 肾功能衰竭患者伴有剧烈呕吐
B. 慢性阻塞性肺疾患并发心力衰竭
C. 慢性肺源性心脏病患者发生严重呕吐
D. 糖尿病患者伴有剧烈呕吐
E. 严重腹泻伴有剧烈呕吐
31. 盐水抵抗性碱中毒主要见于
A. 呕吐
B. 原发性醛固酮增多症
C. 应用利尿剂
D. 严重低钾
E. Cushing 综合征
32. 剧烈呕吐引起代谢性碱中毒的原因是由于
A. 胃液中丢失大量的 H^+
B. 胃液中丢失大量的 K^+
C. 胃液中丢失大量的 Cl^-
D. 胃液中丢失大量的 HCO_3^-
E. 胃液中丢失大量的细胞外液
33. 盐水反应性碱中毒主要见于
A. 严重腹泻
B. 剧烈呕吐
C. 低钾血症
D. 应用利尿剂
E. 原发性醛固酮增多症

（四）问答题

1. 反映酸碱状态的主要血气指标有哪些？正常值范围怎样？

2. 简述代谢性酸中毒时肾脏的代偿调节作用。

3. 简述代谢性酸中毒对心血管系统的影响。

4. 在哪些情况下容易发生AG增大性代谢性酸中毒？为什么？

5. 试述代谢性酸中毒时中枢神经系统发生抑制的机制。

6. 急性呼吸性酸中毒时机体的主要代偿措施是什么？

7. 为什么急性呼吸性酸中毒患者的中枢神经系统功能紊乱比代谢性酸中毒患者更明显？

8. 什么叫做反常性酸性尿？

9. 缺钾性碱中毒为什么会出现反常性酸性尿？

10. 简述代谢性碱中毒对机体的影响。

11. 简述分析判断单纯性酸碱平衡紊乱的方法和步骤。

（五）分析题

1. 某糖尿病患者，化验结果显示：血pH 7.30，$PaCO_2$ 31mmHg（4.13kPa），SB 16mmol/L，血[Na^+]140mmol/L，血[Cl^-]104mmol/L。请分析其酸碱平衡紊乱的类型并说明诊断的依据。

2. 某冠心病导致慢性心力衰竭患者，因下肢水肿服用利尿剂治疗两周后，化验检查显示：pH7.52，$PaCO_2$ 58mmHg（7.73kPa），HCO_3^- 46mmol/L。请分析其酸碱平衡紊乱的类型并说明诊断的依据。

3. 某慢性支气管炎、肺气肿患者，近日因受凉后肺部感染而入院。化验检查结果如下：血pH 7.32，$PaCO_2$ 72mmHg（9.46kPa），SB 36mmol/L。请分析其酸碱平衡紊乱的类型并说明诊断的依据。

4. 某慢性肺心病人，近日因呕吐而入院。其化验检查结果如下：pH7.42，$PaCO_2$ 67mmHg（8.9kPa），HCO_3^- 40mmol/L，血Na^+ 140mmol/L，Cl^- 90mmol/L，问：该患者发生了何种类型的酸碱平衡紊乱？

【参考答案及注释】

（一）名词解释

1. 机体在代谢过程中不断生成酸性或碱性物质，通过体内的一系列缓冲和调节机制，正常人动脉血pH能保持在7.35～7.45范围内，机体维持体液酸碱度相对稳定的过程称之为酸碱平衡。

2. 某些病理情况下体内酸碱物质增多、减少或调节机制障碍，导致体液内环境酸碱稳态破坏，称之为酸碱平衡紊乱。

3. 糖、脂肪和蛋白质分解代谢形成的CO_2与H_2O结合后生成碳酸，碳酸可释出H^+，也可变成气体CO_2，从肺排出体外，被称之为挥发酸。

4. 指磷酸、硫酸、尿酸、盐酸和有机酸等不能变成气体由肺呼出，而只能通过肾由尿排出，这类酸性物质被称之为固定酸。

5. 正常人pH为7.35～7.45，凡pH低于7.35为酸血症或酸中毒。

6. 正常人pH为7.35～7.45，凡pH高于7.45为碱血症或碱中毒。

7. 是指血浆中呈物理溶解状态的CO_2分子产生的张力。

8. 即标准碳酸氢盐，是全血在标准条件下（38℃，血红蛋白氧饱和度为100%，$PaCO_2$为40mmHg）所测得的HCO_3^-血浆含量。

9. 即实际碳盐氢盐，是指隔绝空气的血液标本，在实际$PaCO_2$、实际体温和血氧饱和度条件下测得的血浆HCO_3^-浓度。

10. 即缓冲碱，是指血液中一切具有缓冲作用的负离子碱的总和。

11. 即碱剩余，是指标准条件下（$PaCO_2$ 40mmHg，体温38℃，血红蛋白氧饱和度为100%），用酸或碱滴定全血标本至pH7.4时所需的酸或碱的量（mmol/L）。

12. 即阴离子间隙，是指血浆中未测定的阴离子与未测定的阳离子的差值。

13. 原发疾病代谢或呼吸因素改变引起单一的酸碱平衡紊乱类型为单纯型酸碱平衡紊乱。

14. 原发疾病代谢或呼吸因素改变复杂，存在两种以上单纯酸碱平衡紊乱的，为混合型酸碱平衡紊乱。

15. HCO_3^-原发性减少而导致 pH<7.35。

16. 缺氧患者无氧酵解增强、乳酸增加而导致的酸中毒为乳酸性酸中毒。

17. 糖尿病、饥饿和酒精中毒患者体内脂肪大量动员，以致酸性的酮体物质大量增加而引起的酸中毒为酮症酸中毒。

18. 以血浆 H_2CO_3 原发性升高为特征的酸碱平衡紊乱称为呼吸性酸中毒。

19. 指血浆中高浓度 CO_2 导致的中枢神经系统功能抑制称为 CO_2 麻醉。

20. 高碳酸血症患者中枢神经系统精神神经功能异常，早期出现头痛、不安、焦虑，进一步可出现震颤、精神错乱、嗜睡，甚至昏迷，临床称之为肺性脑病。

21. 以血浆 HCO_3^-原发性升高为特征的酸碱平衡紊乱称为代谢性碱中毒。

22. 常见于呕吐、胃液吸引及利尿剂应用引起的碱中毒，此类患者有细胞外液减少，有效循环血量不足，低钾、低氯，影响肾脏排出 HCO_3^-，给患者0.9%(等张)的盐水后，细胞外液和 Cl^- 均增加，可促进 HCO_3^-的排出称为盐水反应性碱中毒。

23. 常见于全身性水肿、原发性醛固酮增多症、严重低血钾及库欣综合征等引起的碱中毒。盐皮质激素的作用和低钾是这类碱中毒的维持因素，这种碱中毒病人给予盐水没有治疗效果称为盐水抵抗性碱中毒。

24. 以血浆 H_2CO_3 原发性减少为特征的酸碱平衡紊乱称为呼吸性碱中毒。

25. 人工呼吸机过度通气、高热和低氧血症等原因引起 $PaCO_2$ 在 24 小时内急剧下降而导致 pH 升高称为急性呼吸性碱中毒。

26. 常见于慢性颅脑疾病、肺部疾病、肝脏疾病、缺氧和氨兴奋呼吸中枢引起持久的 $PaCO_2$ 下降而导致 pH 升高称为慢性呼吸性碱中毒。

27. 是各种不同酸碱紊乱时动脉脉血 pH(或 H^+ 浓度)、$PaCO_2$ 及 ΔHCO_3^-浓度三个变量关系的相关坐标图称为酸碱图。

（二）填空题

1. ①7.35～7.45 ②HCO_3^- ③H_2CO_3 ④20∶1

2. ①降低 ②降低 ③降低 ④为负值 ⑤降低 ⑥增高

3. ①抑制 ② 降低 ③降低

4. ①体液的缓冲系统 ②肺 ③肾 ④组织细胞

5. ①碳酸氢盐 ②血红蛋白

6. ①碳酸氢盐重吸收 ②磷酸盐酸化 ③泌氨

7. ①呼吸性酸中毒 ②代谢性碱中毒 ③呼吸性碱中毒 ④代谢性酸中毒

8. ①降低 ②Ca^{2+} 内流减少 ③减少肌浆网 Ca^{2+} 释放 ④钙与肌钙蛋白结合减少

9. ①高 ②低

10. ①远曲小管泌 H^+ ②重吸收 HCO_3^- ③HCO_3^- ④AG 正常型

11. ①细胞内外离子交换 ②肾脏的调节

12. ①24 小时 ② [H_2CO_3]

13. ①代谢性碱中毒 ②代谢性酸中毒

14. ①增高 ②游离钙

15. ①代谢性碱中毒 ②失 H^+ ③失 K^+ ④失 Cl^- ⑤失液

16. ①减少 ②左移 ③降低 ④钾

17. ①增高 ②降低 ③升高 ④小于 ⑤正值加大

18. ①盐水反应性碱中毒 ②盐水抵抗性碱中毒

19. ①组织细胞的缓冲 ②肾的调节作用

20. ①呼吸性酸中毒合并代谢性酸中毒 ②代谢性碱中毒合并呼吸性碱中毒 ③呼吸性酸中毒合并代谢性碱中毒 ④代谢性酸中毒合并呼吸性碱中毒 ⑤谢性酸中毒合并代谢性碱中毒

21. ①呼吸性酸中毒合并 AG 增高性代谢性酸中毒和代谢性碱中毒 ②呼吸性碱中毒合并 AG 增高性代谢性酸中毒和代谢性碱中毒。

22. ①酸中毒还是碱中毒 ②呼吸性还是代谢性失衡 ③单一性酸碱失衡还是混合性酸碱失衡

23. ①pH ②$PaCO_2$ ③ΔHCO_3^-

（三）选择题

[A 型题]

1. A 2. D 3. E 4. D 5. A 6. B 7. B 8. C 9. D 10. E 11. B 12. B 13. A 14. C 15. A 16. B 17. C 18. A 19 C 20. C 21. B 22. B 23. E 24. A 25. D 26. D 27. B 28. C 29. D 30. C 31. A 32. B 33. E 34. C 35. B 36. B 37. B 38. B 39. E 40. C 41. D 42. D 43. B 44. B 45. C 46. C 47. A 48. B 49. D 50. D 51. E 52. B 53. D 54. E 55. E 56. B 57. C 58. C 59. D 60. E 61. E 62. B 63. A 64. B 65. D 66. C 67. C 68. C 69. C 70. D 71. C 72. A 73. B 74. E 75. A 76. D 77. D 78. C 79. A 80. D 81. D 82. E 83. B 84. E 85. C

[B 型题]

1. A 2. A 3. A 4. C 5. D 6. B 7. A 8. C 9. B 10. B 11. B 12. B 13. D 14. A 15. C 16. D 17. C 18. C 19. D 20. C 21. C 22. B 23. E 24. C 25. A 26. A 27. B 28. C 29. D 30. B 31. C 32. D 33. B 34. B 35. C 36. A 37. E 38. B 39. D 40. B 41. A

[X 型题]

1. AD 2. ABD 3. ABC 4. BCDE 5. ABCD 6. ABCE 7. ACE 8. BCDE 9. AB 10. ACDE 11. ABCE 12. BCD 13. ABCDE 14. BCE 15. AC 16. CDE 17. ABCD 18. ABCD 19. ABCD 20. ACE 21. ABCD 22. ABCD 23. BDE 24. ABCDE 25. ACDE 26. ADE 27. ABE 28. CD 29. ABC 30. ADE 31. BDE 32. ABCE 33. BD

（四）问答题

1. 反映酸碱状态的主要血气指标及正常范围如下：① pH 为 7.35～7.45，H^+ 浓度为 45～35mmol/L；② $PaCO_2$ 为 33～46mmHg（4.39～6.25kPa），平均为 40mmHg（5.32kPa）；③ SB 为 22～27mmol/L，平均为 24mmol/L，AB＝SB；④BB 为 45～52mmol/L，平均为 48mmol/L；⑤ BE 为 －3.0～＋3.0mmol/L；⑥AG 为 12±2mmol/L。

2. 代谢性酸中毒时肾小管上皮细胞内碳酸酐酶和谷氨酰胺酶活性增强，肾泌 H^+、泌 NH_4^+ 增加，回收 HCO_3^- 增加，使细胞外液中 HCO_3^- 浓度有所恢复。上述肾脏的代偿作用发挥缓慢，一般 3～5 天才能达到高峰，代偿容量不大，且在肾功能障碍引起的代偿性酸中毒时，几乎不能发挥作用。

3. 代谢性酸中毒可致室性心律失常，心肌收缩力减弱和血管系统对儿茶酚胺的反应性降低。①室性心律失常：代谢性酸中毒时血 K^+ 升高，可因严重的传导阻滞和心肌兴奋性消失造成致死性心律失常和心跳停止。②心肌收缩力减弱：H^+ 可竞争地抑制 Ca^{2+} 与肌钙蛋白亚单位的结合，影响兴奋-收缩偶联，影响细胞外 Ca^{2+} 内流；影响心肌细胞肌浆网释放 Ca^{2+}。③血管对儿茶酚胺的反应性降低：尤以毛细血管前括约肌最为明显，使血管容量扩大，回心血量减少，血压下降。

4. 容易引起 AG 增大性代谢性酸中毒的原因主要有三类：

（1）摄入非氯性酸性药物过多。如水杨酸类药物中毒可使血中有机酸阴离子含量增加，AG 增大，HCO_3^- 因中和有机酸而消耗，[HCO_3^-]降低。

（2）产酸增加。饥饿、糖尿病等因体内脂肪大量分解酮体生成增多；缺氧、休克、心跳呼吸骤停等使有氧氧化障碍，无氧酵解增加乳酸生成增多。酮体和乳酸含量升高都可造成血中有机酸阴离子浓度增加，AG 增大，血浆中 HCO_3^- 为中和这些酸性物质而大量消耗，引起 AG 增大性代谢性酸中毒。

（3）排酸减少。因肾功能障碍引起的 AG 增高型代谢性酸中毒见于严重肾功能衰竭时。此时除肾小管上皮细胞泌 H^+ 减少外，肾小球滤过滤率显著降低。机体在代谢过程中生成的磷酸根、硫酸根及其他固定酸根不能经肾排出，血中未测定阴离子增多，AG 增大，血浆 HCO_3^- 因肾重吸收减少和消耗增多而含量降低，引起 AG 增高型代谢性酸中毒。

5. 代谢性酸中毒时中枢神经系统功能障碍的主要表现是抑制，其发生机制与下列因素有关：

（1）酸中毒时脑组织中谷氨酸脱羧酶活性增强，使 γ-氨基丁酸生成增多。后者对中枢神经系统有抑制作用。

（2）酸中毒时生物氧化酶类活性受抑制，氧化磷酸化过程减弱致使 ATP 生成减少，脑组织能量供应不足。

6. 急性呼吸性酸中毒时，由于呼吸功能障碍，肺难以发挥代偿作用，肾尚来不及发挥代偿作用，此时细胞内、外离子交换和细胞内缓冲是主要的代偿措施。①CO_2 急剧潴留，在血浆中与 H_2O 生成 H_2CO_3，再解离成 H^+ 和 HCO_3^-，HCO_3^- 留在血浆起一定的缓冲作用；H^+ 与细胞内 K^+ 交换而进入细胞，为细胞内蛋白质所缓冲，血 K^+ 浓度升高。② CO_2 弥散入红细胞，在红细胞内生成 H_2CO_3，解离出的 H^+ 为血红蛋白所缓冲，HCO_3^- 与血浆中 Cl^- 交换，使血浆[HCO_3^-]略有增加。

7. 酸中毒时因 pH 降低使脑内 ATP 生成减少，抑制性神经递质 γ-氨基丁酸含量增加，故中枢神经系统功能抑制。急性呼吸性酸中毒时 CO_2 大量潴留，CO_2 为脂溶性，可快速弥散入脑；而 HCO_3^- 为水溶性，通过血脑屏障极慢，故中枢酸中毒较外周酸中毒更为明显。CO_2 能使脑血管扩张，使颅内压和脑脊液压升高。此外，呼吸性酸中毒患者还伴有缺氧，更加重神经细胞损伤。故急性呼吸性酸中毒时，中枢神经系统的功能障碍比代谢性酸中毒更为明显。

8. 一般来说，酸中毒病人尿液呈酸性，碱中毒病人尿液呈碱性，如果碱中毒时排出酸性尿就称为反常性酸性尿。

9. 缺钾性碱中毒时，因为肾小管上皮细胞内缺K^+，排K^+减少，使K^+-Na^+交换减少，而H^+-Na^+交换增强，肾泌H^+增多，故尿液呈酸性。

10. 严重的代谢性碱中毒对机体可造成多方面影响。①中枢神经系统功能变化，血浆pH升高时，脑组织内γ-氨基丁酸转氨酶活性增高而谷氨酸脱羧酶活性降低，γ-氨基丁酸分解加强而生成减少，中枢神经系统出现兴奋症状。②血红蛋白氧离曲线左移，pH升高使血红蛋白与O_2的亲和力增强，可造成组织供氧不足。③血浆游离钙降低，pH增高时与蛋白质结合的钙量增加，游离钙则减少，机体的神经肌肉应激性增高。④低钾血症，碱中毒时，细胞外液K^+入胞增多，而肾小管上皮细胞泌钾增加。

11. 分析判断单纯性酸碱平衡紊乱的步骤可归纳为以下三条：①根据pH或H^+的变化判断机体是酸中毒还是碱中毒。②根据病史和原发生失衡判断是呼吸性还是代谢性失衡。③根据代偿情况判断是单一性酸碱失衡还是混合性酸碱失衡。

（五）分析题

1. 患者的酸碱平衡紊乱为AG增高型代谢性酸中毒。诊断依据如下：

(1) pH。pH降低表明患者有失代偿性酸中毒。

(2) 病史。患者有糖尿病史，可能因糖和脂肪代谢紊乱而使酮体生成增多，引起酮症酸中毒。

(3) 化验指标。患者$PaCO_2$降低，[HCO_3^-]降低，两者变化方向一致，首先应考虑单纯型酸碱平衡紊乱。如$PaCO_2$是原发性降低，[HCO_3^-]为代偿性降低，应为呼吸性碱中毒，与该病人pH和病史均不相符。如[HCO_3^-]是原发性降低，$PaCO_2$为代偿性降低，为代谢性酸中毒，与pH变化和病史相符合。

(4) AG。该患者AG=[Na^+]－([HCO_3^-]+[Cl^-])=140－(16+104)=20(mmol/L)，AG明显增大，与糖尿病时酮体增加、有机酸阴离子增加的病史相符。

(5) 根据以上分析，判定病人为AG增高型代谢性酸中毒。

2. 代谢性碱中毒。诊断依据：

(1) pH。pH升高为失代偿性碱中毒。

(2) 病史。患者因水肿服用利尿剂治疗，利尿剂常因肾脏失H^+过多以及缺K^+等因素导致代谢性碱中毒。

(3) 化验指标。根据病史和血pH首先考虑代谢性碱中毒。血浆[HCO_3^-]为原发性增高，由于肺的代偿调节，CO_2排出减少，故$PaCO_2$代偿性增高，两者变化方向一致。

3. 慢性呼吸性酸中毒。诊断依据：

(1) pH。pH降低为失代偿性酸中毒。

(2) 病史。患者有慢性呼吸系统疾病史，近日又有肺部感染，可因肺通气量减少造成CO_2潴留。

(3) 化验指标。根据病史和血pH的变化，首先考虑呼吸性酸中毒。$PaCO_2$原发性增高，因患者呼吸系统病史长，可因肾发挥代偿调节作用，泌H^+、泌NH_3和重吸收HCO_3^-增加，使血浆[HCO_3^-]代偿性升高。另外，患者$PaCO_2$虽然明显升高，但由于肾的代偿，血浆[HCO_3^-]亦明显增加，故血pH的下降并不很显著。

4. 呼吸性酸中毒合并代谢性碱中毒。诊断依据：

(1) 病史。患者有肺心病史，可因肺通气量减少造成CO_2潴留，导致呼吸性酸中毒。呕吐造成代谢性碱中毒。

(2) 化验指标。根据病史，肺心病发生缺氧可发生乳酸性酸中毒，但根据AG值测定AG=140－(90+40)=10mmol/L，可排除该患者有代谢性酸中毒。根据病史和$PaCO_2$67mmHg指标及血pH7.42在正常范围，可推测病人发生了代偿性呼吸性酸中毒或者病人发生了呼吸性酸中毒合并代谢性碱中毒。若是代偿性呼吸性酸中毒，则HCO_3^-代偿升高的值应等于实测值，若患者合并有代谢性碱中毒，则实测值应大于HCO_3^-代偿升高的值。慢性呼吸性酸中毒时HCO_3^-的预计值应等于：

$$
\begin{aligned}
HCO_3^- &= 24 + HCO_3^- \\
&= 24 + 0.35 \times \Delta PaCO_3 \pm 3 \\
&= 24 + 0.35 \times (67 - 40) \pm 3 \\
&= 24 + (9.45 \pm 3) \\
&= 30.45 \sim 36.45 \text{mmol/L}
\end{aligned}
$$

因为实测HCO_3^-为40mmol/L，高于预测范围的最高值，说明患者除存在呼吸性酸中毒外，还存在代谢性碱中毒。

（刘同美　陈金荣）

第五章　缺　　氧

【大纲要点】

1. 掌握缺氧的概念和常用的血氧指标；缺氧的类型、原因、机制和特点。
2. 熟悉缺氧时机体代偿性反应和机能代谢障碍。
3. 了解缺氧治疗的病理生理基础。

【教材精要】

一、概念

缺氧(hypoxia)指因供氧减少或利用氧障碍引起细胞发生代谢、功能和形态结构异常变化的病理过程。成年人需氧250ml/min，体内储氧1500ml。

二、常用的血氧指标及意义

1. 血氧分压(PO_2)：为溶解于血中的氧所产生的张力，动脉血氧分压正常值为100mmHg，它主要反映外界大气供氧以及外呼吸情况；静脉血氧分压正常值40mmHg，取决于组织摄氧和利用氧的能力。PO_2可反映物理溶解于血中氧的多少。

2. 血氧容量(CO_2max)：(38℃，PO_2 150mmHg，PCO_2 40mmHg)在体外每100ml血液内血红蛋白所结合(化学结合)的氧量，也即最大限度的含氧量。血氧容量正常值为20ml/dl，大小取决于血红蛋白的质和量。

3. 血氧含量(CO_2)：指100ml血液的实际带氧量。正常人动脉血氧含量约为19ml/dl，静脉血氧含量约为14ml/dl。包括化学结合在血红蛋白上的氧和物理溶解于血液中的氧。

4. 血氧饱和度(SO_2)：指血红蛋白结合氧的百分数。可以下列公式表示：

血氧饱和度(%)＝(血氧含量－溶解氧量)/血氧容量×100%

正常人动脉血氧饱和度约为95%～97%，混合静脉血氧饱和度约为75%。

血氧饱和度高低主要取决于PO_2高低，两者之间关系可用氧解离曲线表示。由于血红蛋白的化学构型特点(请参考生物化学及生理学)，氧解离曲线呈S形，多种因素可影响血红蛋白与氧的亲和力，表现为氧解离曲线的左移(亲和力↑)或右移(亲和力↓)。指标P_{50}指血红蛋白氧饱和度为50%时的氧分压，为用于评价血红蛋白与氧亲和力的指标，正常为3.47～3.60kPa(26～27mmHg)。血红蛋白与氧的亲和力改变同样会影响SO_2。

5. 动静脉氧差(A－V)：为组织从单位容积血液中摄取的氧量即CaO_2与CvO_2的差值，正常约为5ml/dl。主要反映CaO_2和组织对氧的利用能力。

三、缺氧的类型与特点

(一) 低张性缺氧

1. 概念：低张性缺氧(hypotonic hypoxia)是指由于肺泡PO_2降低，或静脉血流短路(分流)流入动脉，血液从肺摄取的氧减少，以致PaO_2降低、动脉血氧含量降低、动脉血供应组织的氧不足，故又称乏氧性低氧血症。一般来说，当动脉氧分压低于60mmHg时可发生低张性缺氧，机制是氧分压低于60mmHg时血氧饱和度会迅速降低。

2. 发生原因。

(1) 吸入气中氧分压过低：多发生于攀登高山、进入高原、高空飞行，或位于通风不良矿井、坑道，以及吸入含有大量惰性气体的空气时，此类缺氧又称为大气性缺氧。

(2) 外呼吸功能障碍：如通气不足、气体弥散障碍，致使肺通气与血流比例失调所引起，此类缺氧又称为呼吸性缺氧。

(3) 静脉血经短路(分流)流入动脉：某些先天性心脏病，如心房或心室间隔缺损、动脉导管未闭以及法洛四联症等，若伴有肺动脉压升高则可发生短路。此外，休克、严重创伤时也可发生肺内循环短路而引起缺氧。

3. 血氧变化特点：PaO_2↓，CaO_2↓、SaO_2↓、A-V↓或N、CO_2max正常或↑。

4. 血红蛋白及皮肤、黏膜颜色变化：低张性缺氧时毛细血管中脱氧血红蛋白浓度增加，如超过50g/L，患者皮肤、黏膜呈青紫色，称为发绀(紫绀)。

(二) 血液性缺氧

1. 概念：血液性缺氧(hemic hypoxia)指血红蛋白量的减少或质的改变致使血液携带的氧减少，血氧含量降低，导致供氧不足。这型缺氧由于以物理状态溶解在血液中的氧不受血红蛋白的影响，因而PaO_2正常，故又称等张性低氧血症。

2. 发生原因。

(1) 贫血：严重贫血时血红蛋白量明显减少，故血液携氧减少而产生缺氧，称为贫血性缺氧。

(2) 一氧化碳中毒：吸入一定量的一氧化碳，进入血液与血红蛋白结合而形成碳氧血红蛋白，后者不能再与氧结合而失去携氧能力。此类缺氧常因煤气中毒所致。因碳氧血红蛋白为樱桃红色，故煤气中毒病人皮肤、黏膜多呈樱桃红色。

(3) 高铁血红蛋白血症：血红蛋白中的二价铁在氧化剂作用下氧化成三价铁，形成高铁血红蛋白，也称为变性血红蛋白，一旦形成高铁血红蛋白，则丧失携氧能力。高铁血红蛋白血症多见于苯胺、硝基苯、亚硝酸盐等中毒。病人出现头疼、呼吸困难、心率加快、昏迷。

(4) 血红蛋白与氧的亲和力异常增强：见于输入大量库存血液或输入大量碱性液体。

3. 血氧变化特点：CaO_2↓、CO_2max正常或↓、A-V↓。

4. 血红蛋白及皮肤、黏膜颜色变化：贫血所致缺氧无发绀，皮肤、黏膜苍白。CO中毒患者皮肤、黏膜呈HbCO的樱桃红色。高铁血红蛋白血症患者皮肤、黏膜呈高铁血红蛋白的咖啡色或类似发绀的青石板色。

(三) 循环性缺氧

1. 概念：指血液循环发生障碍，致使组织供血量减少而引起的缺氧，又称低动力性缺氧。

2. 发生原因：因动脉狭窄或阻塞，致使动脉血液灌流不足而引起的缺氧称为缺血性缺氧；因静脉回流受阻、微循环淤血而引起的缺氧称为淤血性缺氧。全身性缺氧多见于心力衰竭或休克等情况；局部循环性缺氧多见于动脉粥样硬化、脉管炎与血栓形成等。

3. 血氧变化特点：由于组织摄氧增多仅A-V↑。机制是单位时间流经组织的总血量↓→总氧量↓。

4. 血红蛋白及皮肤、黏膜颜色变化：缺血性缺氧患者皮肤可苍白，淤血性缺氧患者可出现发绀。

(四) 组织中毒性缺氧

1. 概念：由于药物或毒物抑制细胞呼吸酶，递氢或传递电子受阻而引起生物氧化障碍，使组织细胞利用氧的能力减弱，称为组织中毒性缺氧。

2. 发生原因。

(1) 氰化物、硫化物和磷等引起组织中毒:氰离子可迅速与氧化型细胞色素氧化酶的三价铁结合为氰化高铁细胞色素氧化酶,使之不能被还原为还原型细胞色素氧化酶,致使呼吸链中断,组织不能利用氧。

(2) 某些维生素缺乏,如硫胺素、核黄素、泛酸、尼克酰胺缺乏导致呼吸酶合成障碍。

(3) 物理因素如放射性损伤、过热;生物学因素如重症感染等。以上诸因素均可损伤线粒体使细胞利用氧能力降低。

3. 血氧变化特点:由于组织利用氧能力降低仅出现 A-V↓。

4. 血红蛋白及皮肤、黏膜颜色变化:由于血液中氧合血红蛋白含量增加,故皮肤、黏膜呈过多氧合血红蛋白的玫瑰红色。

四、缺氧时机体的功能和代谢变化

(一) 呼吸系统变化

1. 代偿性反应:以低张性缺氧时呼吸系统的变化最为明显。PaO_2 降低(<60mmHg),作用于颈动脉体和主动脉体化学感受器,引起呼吸中枢兴奋,表现为呼吸运动增强,肺通气量增加;胸廓内负压增大,利于血液运输。

慢性缺氧时由于机体逐渐对缺氧的适应(主要是外周化学感受器的适应以及中枢化学感受器得不到充分刺激),呼吸可受到抑制。

2. 呼吸功能障碍:急性低张性缺氧可发生肺水肿,表现为呼吸困难、血性泡沫痰、发绀等。常见于高原肺水肿,缺氧导致肺循环阻力增大,肺动脉压力升高,肺部超灌注造成肺水肿。PaO_2 过低可直接抑制呼吸中枢,当 PaO_2<30mmHg 时,缺氧对呼吸中枢的直接抑制作用超过由于 PaO_2 降低外周化学感受器的兴奋作用,发生中枢性呼吸衰竭,表现为呼吸抑制。

(二) 循环系统变化

1. 代偿性反应。

(1) 心脏功能变化:在低张性缺氧时可出现心率明显增加,心收缩力加强,加之缺氧时呼吸深快、胸腔负压加大使静脉血回流增加,故在缺氧初期心输出量增加。

(2) 血流分布改变:急性缺氧时血液重分布,以保证重要器官的血液供应,主要表现为皮肤、内脏、骨骼肌和肾的组织血流量减少,而心、脑血流量增加。①皮肤、腹腔内脏血管收缩↑,血流↓。②冠脉循环和脑循环血量增加。

(3) 肺血管收缩:肺泡气氧分压降低可引起肺小动脉收缩。局部的肺泡通气量减少可使该部的肺血管收缩,血流减少;当全肺的肺泡缺氧时,则全肺的小动脉收缩,因而肺动脉压升高,可使肺尖部通气良好的肺泡血流量增加。上述两种情况有利于肺泡通气与血流比值的维持。肺血管收缩发生机制:①急性缺氧导致 KV 通道功能抑制,开放减少,K^+ 外流减少,细胞膜去极化,CaV 激活,大量 Ca^{2+} 内流引起肺血管收缩。②缺氧时肺血管内皮细胞、肺泡巨噬细胞、肥大细胞合成多种血管活性物质,以缩血管物质为多,故肺血管收缩。③肺血管 α-肾上腺素受体较多,交感神经兴奋血管收缩。

(4) 毛细血管增生:组织毛细血管密度增加,长期缺氧细胞生成缺氧诱导因子增多,诱导血管内皮生长因子表达,毛细血管增生。氧弥散距离缩短。

2. 循环功能障碍。①肺动脉高压:长期缺氧可导致肺细小动脉硬化,肺动脉高压引起右心肥大甚至衰竭,这是肺源性心脏病和高原心脏病的主要发病环节。②心肌收缩性与舒张功能降低:严重缺氧时因心肌功能不足而引发心肌舒缩功能降低。③心律失常。④静脉回流减少:缺氧严重时,由于乳酸、腺苷等代谢产物在体内蓄积,引起周围血管的广泛扩张,血压下降,回心血量下降甚至发生循环衰竭。

(三) 血液系统变化

1. 急性缺氧时血中红细胞数和血红蛋白量增加。这是由于缺氧刺激化学感受器,反射性引起交感神经兴奋,导致血液重新分布所致。慢性缺氧可使外周血液中红细胞数和血红蛋白量增多,这是由于红细胞生成素作用于骨髓,促进红细胞生成所致。

2. 氧和血红蛋白解离曲线右移——2,3-DPG 增加。缺氧时与 2,3-DPG 代谢相关的酶活性改变以及血红蛋白中央孔穴结合 2,3-DPG 增多,使血红蛋白与氧亲和力降低。

损伤性变化:当氧解离曲线过度右移时可导致肺内氧与血红蛋白无法正常结合。血液中红细胞浓度过高可引起血黏滞度增加,过多的 2,3-DPG 可导致肺部氧合减少,使氧供进一步减少。

(四)中枢神经系统变化

中枢神经系统对缺氧极为敏感。当动脉血氧饱和度降低到 85%时,病人表现为精神难以集中、精细动作的肌群收缩失调;降至 74%则表现为判断力障碍、易激动、痛觉迟钝、肌无力等;低于 74%时则出现意识丧失,发展为延髓抑制而使呼吸停止。

缺氧致中枢神经系统功能与脑水肿和脑细胞受损有关,脑水肿发生原因:缺氧直接扩张脑血管,增加脑血流量;缺氧导致代谢性酸中毒增加毛细血管通透性;缺氧导致 ATP 生成减少,钠泵功能障碍,导致细胞内水肿;脑充血水肿可升高颅内压,而颅内压升高又可压迫脑血管加重脑缺血缺氧。

(五)组织细胞变化

1. 代偿性反应。①细胞利用氧的能力增强:线粒体改变(膜及数目),细胞对氧的利用能力增强。②无氧酵解增强:ATP/ADP 比值降低,激活磷酸果糖激酶可增强糖酵解。③肌红蛋白增加:肌红蛋白可协助血红蛋白供氧。④低代谢状态:减少机体能量需求有利于在缺氧时生存。

2. 细胞损伤。

(1) 细胞膜的变化。缺氧导致细胞膜离子泵功能下降、膜通透性增加等直接导致细胞内外离子分布异常,影响细胞功能。表现为:①钠离子内流↑。可导致钠泵活性增加消耗 ATP,促进水分内流导致细胞内水肿。②钾外流↑。细胞内缺钾,蛋白质酶合成障碍。③钙离子内流。细胞内钙超载。

(2) 细胞器的变化。①线粒体的变化:轻度缺氧功能增强,重症缺氧 ATP 生成↓,肿胀崩解。②溶酶体变化:溶酶体破裂引起细胞自溶及组织损伤。

五、缺氧治疗的病理生理基础

缺氧的基本治疗是去除缺氧的原因(病因学治疗)和吸氧。

吸氧对低张性缺氧效果最好。但对由静脉血分流入动脉血引起的低张性缺氧无明显作用。其他类型的缺氧,吸氧可增加血中溶解的氧,提高血浆与组织的氧分压的梯度,可改善组织供氧。CO 中毒时,吸入纯氧可促进 HbCO 解离,促 CO 排出,氧疗效果更好。亚硝酸盐中毒可使用还原性药物解除高铁血红蛋白血症。对于循环性缺氧吸氧也能起到良好的治疗作用。

【考点测试】

(一)名词解释

1. 缺氧(hypoxia)
2. 氧分压(partial pressure of oxygen)
3. 氧容量(oxygen binding capacity)
4. 氧含量(oxygen content)
5. P_{50}
6. 低张性缺氧(hypotonic hypoxia)
7. 血液性缺氧(hemic hypoxia)
8. 循环性缺氧(circulatory hypoxia)
9. 组织性缺氧(histogenous hypoxia)
10. 发绀(cyanosis)

(二)填空题

1. 血氧含量包括①___和②___。P_{50}是指③___。

2. 在①___,②___,③___和④___时氧离曲线右移,血红蛋白与氧亲和力降低。

3. 外呼吸功能不全引起的缺氧,其动脉血气指标最具特征性的变化是①___。

4. 发绀是血中①___增加至②___，皮肤黏膜呈③___色。一氧化碳中毒时，患者皮肤黏膜呈④___色。亚硝酸盐中毒时，患者皮肤黏膜呈⑤___色。

5. 低张性缺氧引起的代偿性心血管反应主要表现为①___，②___，③___和④___。

6. 低张性低氧血症时引起组织缺氧，其动脉血氧分压须低于①___。

7. 急性缺氧引起的血管反应为，肺血管①___，脑血管②___，冠状动脉③___，腹腔内脏血管④___。

（三）选择题

[A 型题]（1～48）

1. 缺氧概念的核心是
A. 低氧血症
B. 血液的氧分压降低
C. 血液的氧含量降低
D. 组织供氧不足或利用氧障碍
E. 血液的氧容量降低

2. 低氧血症是指
A. 动脉血氧含量降低
B. 动脉血氧分压降低
C. 血液中溶解的氧减少
D. 血液的氧容量降低
E. 血液的氧饱和度降低

3. 下列哪一项有关血氧指标的叙述是不全面的
A. 血氧含量是指 100ml 血液中 Hb 实际结合的氧和溶解的氧的毫升数
B. 正常成人动静脉血氧含量差约为 5ml/dl
C. 动脉血氧分压取决于吸入气中氧分压的高低
D. 血氧容量取决于血中的血红蛋白的浓度及血红蛋白和氧的结合力
E. 血氧饱和度的高低与血红蛋白的量无关

4. 高原居民对缺氧的代偿主要是通过
A. 心跳加快
B. 肺血管收缩
C. 呼吸增强
D. 组织利用氧的能力增强
E. 血红蛋白氧离曲线右移

5. 缺氧引起反射性呼吸加深加快最明显和最常见于
A. 低张性缺氧
B. 贫血性缺氧
C. CO 中毒
D. 氰化物中毒
E. 亚硝酸盐中毒

6. 缺氧时呼吸系统代偿
A. 在 PaO_2 低于正常时就刺激外周化学感受器引起呼吸加深加快
B. 是急性低张性缺氧最重要的代偿反应
C. 长期缺氧时通气增加反应仍非常敏感
D. 急性缺氧早期虽引起低碳酸血症，但对呼吸代偿无影响
E. 休克、右心衰等循环性缺氧时呼吸代偿也很明显

7. 引起“肠源性发绀”的原因是
A. 肠系膜血管痉挛
B. 一氧化碳中毒
C. 亚硝酸盐中毒
D. 氰化物中毒
E. 肠道淤血

★8. CO 中毒造成缺氧的主要原因是
A. O_2 与脱氧 Hb 结合速度变慢
B. HbO_2 解离速度减慢
C. CO 使红细胞内 2,3-DPG 减少
D. HbCO 无携 O_2 能力
E. 以上都不是

9. 下列哪一项不符合发绀的描述
A. 发绀是缺氧的表现
B. 血中脱氧血红蛋白的浓度超过 50g/L 便可出现发绀
C. 缺氧不一定有发绀
D. 严重贫血引起的发绀一般比较明显
E. 发绀是否明显，还与皮肤黏膜血管中的血量有关

10. 关于氧疗，哪一项是错的
A. 血液性、组织性缺氧是因为 PaO_2 正常，所以氧疗没有意义
B. 各类缺氧中对低张性效果最好
C. CO 中毒可用吸纯氧治疗
D. 高浓度氧和高压氧有引起氧中毒的危险
E. 局部组织缺氧一般不需全身吸氧治疗

★11. 氧中毒时
A. 病人的 PaO_2 都很高
B. 主要因活性氧引起细胞损伤
C. 其发生取决于氧浓度而不是氧分压

D. 主要因脑部损伤引起

E. 病人不会缺氧

12. 缺氧是由于

A. 吸入气氧含量减少

B. 血液中氧分压降低

C. 血液中氧含量降低

D. 血液中氧饱和度降低

E. 组织供氧不足或利用氧障碍

13. 下列哪项与动脉血氧含量无关

A. Hb 的数量

B. 血液的携氧能力

C. 吸入气氧分压

D. 肺呼吸功能

E. 内呼吸状况

14. 影响血氧饱和度的最主要因素是

A. 血液 pH

B. 血液温度

C. 血液 CO_2 分压

D. 血氧分压

E. 红细胞内 2,3-DPG 含量

15. P_{50} 升高见于下列哪种情况

A. 氧离曲线左移

B. Hb 与氧的亲和力增高

C. 血液 H^+ 浓度升高

D. 血 K^+ 升高

E. 红细胞内 2,3-DPG 含量减少

16. 反映组织利用氧多少的指标是

A. 动脉血氧含量

B. 静脉血氧含量

C. 静脉血氧饱和度

D. P_{50}

E. 动-静脉血氧含量差

17. 健康人攀登 3000m 以上高峰发生缺氧的原因是

A. 吸入气氧分压低

B. 血液携氧能力低

C. 肺部气体交换差

D. 组织利用氧能力低

E. 肺循环血流量少

18. 慢性支气管炎病人易发生下列哪种类型的缺氧

A. 大气性缺氧　　B. 呼吸性缺氧

C. 等张性缺氧　　D. 低动力性缺氧

E. 组织性缺氧

19. 室间隔缺损伴肺动脉高压的患者动脉血最具特征性的变化是

A. 氧容量降低　　B. 氧含量降低

C. 氧分压降低　　D. 氧饱和度降低

E. 动-静脉血氧含量差减小

20. 某患者血氧检查结果是：PaO_2 45mmHg (6.0kPa)，血氧容量 20ml/dl，动脉血氧含量 14ml/dl，动-静脉血氧含量差 4ml/dl，其缺氧类型为

A. 低张性缺氧　　B. 血液性缺氧

C. 缺血性缺氧　　D. 组织性缺氧

E. 淤血性缺氧

21. 下列哪项不是血液性缺氧的原因

A. 煤气中毒

B. 亚硝酸盐中毒

C. 硫化物中毒

D. 大量输入库存血

E. 大量输入碱性液

22. 临床最常见的血液性缺氧是

A. 贫血

B. CO 中毒

C. 高铁血红蛋白血症

D. 过氯酸盐中毒

E. 血红蛋白病

23. 亚硝酸盐中毒患者最具特征的动脉血氧变化是

A. 血氧分压降低

B. 氧容量降低

C. 氧饱和度降低

D. 动-静脉血氧含量差降低

E. 氧离曲线右移

24. 贫血时，Hb 低于下列哪一数值可因心肌营养障碍而出现全心扩大甚至心力衰竭

A. 110g/L　　B. 90g/L

C. 70g/L　　D. 50g/L

E. 30g/L

25. 某患者血氧检查为 PaO_2 100mmHg (13.3kPa)，血氧容量 12ml/dl，动脉血氧含量 11.4ml/dl，动-静脉血氧含量差 3.5ml/dl，患下列哪种疾病的可能性最大

A. 哮喘

B. 肺气肿

C. 慢性贫血

D. 慢性充血性心力衰竭

E. 严重维生素缺乏

26. 动脉栓塞引起的缺氧其动脉血氧变化特点是

A. 氧容量降低

B. 氧含量降低

C. 氧饱和度降低

D. 动-静脉血氧含量差降低

E. 动-静脉血氧含量差升高

27. 循环性缺氧可由下列何种原因引起

A. 大气供氧不足

B. 血中红细胞数减少

C. 组织供血量减少

D. 血中红细胞数正常但血红蛋白减少

E. 肺泡弥散到循环血液中的氧减少

28. 下列哪种原因子不能引起低动力性缺氧

A. 动脉栓塞　　B. 静脉淤血

C. 休克　　D. 心力衰竭

E. 肺动-静脉短路

29. 三氧化二砷(砒霜)中毒导致缺氧的机制是

A. 丙酮酸脱氢酶合成减少

B. 线粒体损伤

C. 形成高铁血红蛋白

D. 抑制细胞色素氧化酶

E. Hb与氧亲和力增高

30. 氰化物中毒时最具特征的血氧变化是

A. 氧容量降低

B. 动脉血氧含量正常

C. 静脉血氧含量降低

D. 氧饱和度正常

E. 动-静脉血氧含量差减小

31. 剧烈运动引起的缺氧其血氧变化特点为

A. 动脉血氧含量降低

B. 静脉血氧含量升高

C. 动-静脉血氧含量差减小

D. 动-静脉血氧含量差增大

E. 静脉血氧分压升高

32. PaO_2 低于下列哪项数值时可反射性地引起呼吸加深加快

A. 75mmHg(10.0kPa)

B. 60mmHg(8.0kPa)

C. 50mmHg(6.7kPa)

D. 40mmHg(5.33kPa)

E. 30mmHg(4.0kPa)

33. 缺氧引起呼吸系统的变化，下列哪项不正确

A. 血液性缺氧时呼吸一般无明显增加

B. 低张性缺氧最易引起呼吸加深加快

C. 肺通气量增加的机制是由于直接刺激呼吸中枢

D. 各种类型严重缺氧都可抑制呼吸中枢

E. 慢性低张性缺氧肺通气量增加不明显

34. 下列哪项不是缺氧引起的循环系统的代偿方式

A. 心率加快

B. 心肌收缩力加强

C. 心、脑、肺血管扩张

D. 静脉回流量增加

E. 毛细血管增生

35. 缺氧时使冠状动脉扩张的最重要的物质是

A. 乳酸　　B. 腺苷

C. PGI_2　　D. H^+、K^+

E. 儿茶酚胺

36. 下列哪项不是高原性心脏病的原因

A. 肺血管收缩引起的肺动脉高压

B. 心肌缺氧所致的心肌舒缩功能降低

C. 心动过缓、期前收缩等心律失常的发生

D. 静脉回流增多，心脏负荷加重

E. 红细胞增多，血液黏度增高，肺血流阻力增高

37. 对正常机体而言，下列哪个部位氧分压最高

A. 肺泡气体

B. 主动脉血液

C. 主动脉血液中的红细胞

D. 肺静脉血液

E. 线粒体内膜

38. 有一严重贫血病人，血红蛋白含量是正常人的50%，则其动脉血氧状况最接近

A. 氧分压 100mmHg(13.3kPa)，氧含量 9.5ml/dl，饱和度 47.5%

B. 氧分压 49.5mmHg(6.6kPa)，氧含量 9.5 ml/dl，氧饱和度 47.5%

C. 氧分压 100mmHg(13.3kPa)，氧含量 9.5 ml/dl，氧饱和度 95%

D. 氧分压 100mmHg(13.3kPa)，氧含量 19.5 ml/dl，氧饱和度 95%

E. 氧分压 49.5mmHg(6.6kPa)，氧含量 19

ml/dl,氧饱和度 47.5%

39. 对细胞来说,耗氧量最大的部位是

A. 线粒体　　B. 细胞膜的钠泵

C. 核糖体　　D. 溶酶体

E. 细胞核

40. 关于血氧饱和度下列哪一项叙述是正确的

A. 血氧饱和度取决于氧分压和氧气与血红蛋白亲和力

B. 氧分压一定,P_{50}越高血氧饱和度越大

C. 血红蛋白总量一定,静脉血氧饱和度越低组织耗氧量越低

D. 一定氧分压下的血氧饱和度反映了血红蛋白携氧能力

E. 氧气与血红蛋白亲和力增加,有利于提高血氧饱和度,缓解缺氧

41. 在肿瘤治疗中有一种设想是抑制肿瘤血管生成,对生长中的肿瘤如果能够实现抑制其血管生长,甚至使其血管网退化,那么相应的肿瘤组织将发生的缺氧类型与下列哪一项最接近

A. 肺动脉栓塞

B. 心力衰竭

C. 动-静脉瘘

D. 门静脉高压

E. 闭塞性动脉硬化

42. 下列哪种情况引起的缺氧,红细胞内 2,3-DPG 增加最不明显

A. 高原性缺氧　　B. 一侧肺不张

C. 休克　　D. 心力衰竭

E. 氢氰酸中毒

43. 慢性贫血时,心血管系统出现哪种代偿性变化

A. 脑血管扩张

B. 心输出量增加

C. 肾血流量下降

D. 肺血管收缩

E. 全身小动脉收缩

44. 血管新生对于下列哪一种缺氧代偿意义最大

A. 部分肺不张

B. 缺铁性贫血

C. (左心)心力衰竭

D. 心肌缺血

E. 肾动脉缩窄

45. 从青少年起即居住高原的人,比在海平面长大的人更能适应高原环境,因为前者会出现一系列耐受缺氧的病理生理变化。根据已学的知识,下列变化中最不可能出现的是

A. 肺活量增加

B. 呼吸频率增加

C. 血红蛋白数量增加

D. 肌红蛋白储备增加

E. 血管密度增加

46. 对于一个可能发生低张性或循环性缺氧的机体或器官,下列哪项措施最无助于改善缺氧

A. 输入大量新鲜血液,以提高单位血液中血红蛋白的含量

B. 输入大量碱性液体,以及时纠正酸中毒

C. 降低温度,以降低代谢率

D. 兴奋心脏或扩张受累器官的血管,以提高血流量

E. 置于高压氧舱,以使更多的氧气最终弥散到组织细胞

47. 下列体液因子可引起低氧时肺血管收缩,除了

A. Leukotrienes(白三烯)

B. Thromboxane A_2(血栓素 A_2)

C. Endothelin(内皮素)

D. Angiotensin II(血管紧张素 II)

E. NO(一氧化氮)

48. 下列哪项不是使红细胞中 2,3-二磷酸甘油酸生成增多的因素

A. Hb 增多

B. 二磷酸甘油酸磷酸酶活性增加

C. 磷酸果糖激酶活性增加

D. 红细胞内游离 2,3-二磷酸甘油酸减少

E. 血 pH 值增高

[B 型题](1~12)

A. 取决于 PaO_2 和 CO_2max

B. 取决于 PaO_2(肺泡气氧分压)和肺换气功能

C. 取决于血中 Hb 的质和量

D. 取决于 PaO_2 和 Hb 与 O_2 的亲和力

E. 取决于 CaO_2 和血流量

1. 血氧容量(CO_2max)

2. 动脉血氧含量(CaO_2)

3. 动脉血氧分压(PaO_2)

4. 动脉血氧饱和度(SaO_2)

A. PaO_2 降低
B. 动-静脉氧含量差降低
C. CO_2max 降低
D. CaO_2 正常
E. 动-静脉氧含量差增大
5. 最能反映组织中毒性缺氧的指标是
6. 最能反映循环性缺氧的指标是

A. 麻醉药过度稀释的空气
B. 氰化钾中毒
C. 严重贫血
D. 心力衰竭
E. 剧烈运动
7. 静脉血氧含量增高的是
8. 动脉血氧分压降低的是
9. 动-静脉血氧含量差升高，而组织耗氧量并不升高的是
10. 动-静脉血氧含量差降低最明显的是
11. 动-静脉血氧含量差降低，而动静脉血氧分压差值增大的是
12. 有效代偿途径最少的是

[X 型题](1～3)

★1. 下列何种病变引起的缺氧使红细胞内的 2,3-DPG 增加
A. 氰化物中毒
B. 弥漫性肺间质纤维化
C. 心肌梗死伴发休克
D. CO 中毒
E. 肺动-静脉瘘
2. 缺氧时血液系统的代偿形式有
A. 氧离曲线右移
B. 血液重新分配
C. 红细胞和血红蛋白增加
D. 血红蛋白结合的氧量增加
E. 肌红蛋白增加
3. 一般认为引起缺氧性肺血管收缩的体液因子有
A. 白三烯
B. 组胺
C. TXA_2
D. 前列腺素
E. 内皮素

（四）问答题

1. 各种类型缺氧的血氧变化特点及机制。
2. 感染性休克合并 ARDS 会发生哪些类型缺氧?
3. 缺氧时组织细胞可发生哪些代偿和损伤性变化?
4. 以低张性缺氧为例说明急性缺氧时机体的主要代偿方式。
5. 对缺氧的基本治疗的原则是什么? 效果如何?
6. 试述缺氧时循环系统的代偿反应。
7. 试述低张性缺氧时肺血管收缩的发生机制。
8. 试述缺氧引起脑水肿的发生机制。

（五）分析题

某患者血氧指标检查为 PaO_2 95mmHg，PvO_2 95mmHg，血氧容量 10.8ml/dl，动脉血氧饱和度 95%，动-静脉血氧含量差 2.8ml/dl，此患者可有何种类型缺氧?

【参考答案及注释】

（一）名词解释

1. 缺氧是指组织细胞得不到充足的氧或不能充分利用氧时，组织的代谢、功能，甚至形态结构发生异常变化的病理过程。
2. 氧分压是指溶解于血液的所产生的张力。
3. 氧容量是指 100ml 血液中血红蛋白为氧充分饱和时的最大带氧量。
4. 氧含量是指 100ml 血液实际携带的量，主要是血红蛋白结合的氧极小量溶解的氧。
5. P_{50} 是指血红蛋白氧饱和度为 50% 时的氧分压，反映血红蛋白与氧的亲和力。
6. 低张性缺氧是指因吸入气氧分压过低或外呼吸功能障碍等引起的动脉血氧分压降低，导致组织细胞供氧不足的缺氧。
7. 血液性缺氧是指由于血红蛋白数量减少或性质改变，以致 CaO_2 降低或血红蛋白结合的氧不易释放引起的组织缺氧。

8. 循环性缺氧是指由于组织血流量减少使组织供氧减少所引起的组织缺氧。

9. 组织性缺氧是指由组织细胞利用氧障碍引起的缺氧。

10. 发绀是指毛细血管中脱氧血红蛋白达到50g/L以上时，皮肤、黏膜呈现青紫色。

（二）填空题

1. ①Hb实际结合的氧量 ②溶解于血浆的氧量 ③血红蛋白氧饱和度为50%时的氧分压

2. ①酸中毒 ②CO_2增多 ③温度升高 ④红细胞内2,3-DPG增加

3. ①PaO_2降低

4. ①脱氧Hb ②5g/dl ③青紫 ④樱桃红 ⑤咖啡色

5. ①心输出量增加 ②血液重新分布 ③肺血管收缩 ④毛细血管增生

6. ①60mmHg

7. ①收缩 ②扩张 ③扩张 ④收缩

（三）选择题

[A型题]

1. D 2. D 3. C 4. D 5. A 6. B 7. C 8. D 9. D 10. A 11. B 12. E 13. E 14. D 15. C 16. E 17. A 18. B 19. C 20. A 21. C 22. A 23. B 24. D 25. C 26. E 27. C 28. E 29. D 30. E 31. D 32. B 33. C 34. C 35. B 36. D 37. A 38. C 39. A 40. A 41. E 42. E 43. B 44. D 45. B 46. B 47. E 48. B

[B型题]

1. C 2. A 3. B 4. D 5. B 6. E 7. B 8. A 9. D 10. B 11. C 12. B

[X型题]

1. BCE 2. AC 3. ACE

（四）问答题

1. 低张性缺氧时，PaO_2降低，故SaO_2、CaO_2均降低。由单位血量弥散给组织细胞利用的氧量减少，故动-静脉血氧含量差减少。血液性缺氧时PaO_2及SaO_2正常，但血红蛋白的数量或质量异常，使CO_2max降低，因此CaO_2减少，动-静脉氧含量差减少。循环性缺氧和组织性缺氧时，PaO_2、SaO_2、CO_2max、CaO_2均正常。但循环性缺氧血流缓慢，组织细胞从单位血量中获取的氧量增加，使动-静脉血氧含量差增大。组织性缺氧时，组织细胞利用氧减少，故动-静脉氧含量差减少。

2. 感染引起组织细胞中毒会发生组织性缺氧，休克会发生循环性缺氧，ARDS时外呼吸功能障碍会发生低张性缺氧。

3. 缺氧时，组织细胞可增强利用氧的能力和增强无氧酵解过程以获得维持生命活动所必需的能量。主要有以下方面：①慢性缺氧时，细胞内线粒体数目和膜面积均增加，内呼吸功能增强。②肌红蛋白增加，使氧的储存增多。③缺氧时，有氧氧化产生ATP减少，以致糖酵解增强以补偿能量不足。缺氧性细胞损伤主要为细胞膜、线粒体和溶酶体变化。主要表现是细胞膜有Na^+、Ca^{2+}内流和K^+外流，细胞膜电位降低；线粒体内酶活降低，ATP生成减少，以致线粒体受损；溶酶体破裂，大量溶酶体酶释出，细胞溶解。

4. 急性低张性缺氧时的代偿以呼吸和循环系统为主。①呼吸系统：呼吸加深加快，肺通气量增加。②循环系统：心率加快，心肌收缩力增强，静脉回流增加，使心输出量增加；血液重新分布使皮肤、腹腔脏器血管收缩，肝脾等脏器储血释放；肺血管收缩，调整通气血流比值；心脑血管扩张，血流增加。

5. 缺氧的基本治疗是去除缺氧的原因（病因学治疗）和吸氧。吸氧对低张性缺氧效果最好。但对由静脉血分流入动脉血引起的低张性缺氧无明显作用。其他类型的缺氧吸氧可增加血中溶解的氧，提高血浆与组织的氧分压的梯度，可改善组织供氧。CO中毒时，吸入纯氧可促进HbCO解离，促CO排出，氧疗效果更好。

6. 缺氧时循环系统的代偿性反应主要表现在四个方面：①心输出量增加：由心率加快、心收缩力增强、静脉回流量增加所致；②血流分布改变：皮肤、腹腔内脏血管收缩，心、脑血管扩张；③肺血管收缩：由交感神经兴奋、缩血管物质释放增加及缺氧对血管平滑肌的直接作用所致；④毛细血管增生：长期缺氧使脑、心、骨骼肌毛细血管增生，有利于血氧的弥散。

7. ①急性缺氧导致KV通道功能抑制，开放减少K^+外流减少，细胞膜去极化，CaV激活，大量Ca^{2+}内流引起肺血管收缩。②缺氧时肺血管内皮细胞、肺泡巨噬细胞、肥大细胞合成多种血管活性物质，以缩血管物质为多，故肺血管收缩。③肺血管α-肾上腺素受体较多，交感神经兴奋血管收缩。

8. ①缺氧直接扩张脑血管，增加脑血流量；②缺氧导致代谢性酸中毒增加毛细血管通透性；③缺氧导致 ATP 生成减少，钠泵功能障碍，导致细胞内水肿；脑充血水肿可升高颅内压，而颅内压升高又可压迫脑血管加重脑缺血缺氧。

（五）分析题

病人血氧容量降低，提示存在血液性缺氧。PvO_2升高，动静脉氧含量差减少，提示存在组织性缺氧。

（王一鹏　刘　丽）

第六章　发　　热

【大纲要点】

1. 掌握发热、过热、发热激活物的概念；内生致热原的种类、发热的机制、中枢调节介质的作用。
2. 掌握发热的时相变化和各期的热代谢特点及发热对机体物质代谢和生理功能的影响。
3. 熟悉内生致热原的产生和释放；熟悉主要的发热激活物。
4. 了解发热的防治原则。

【教材精要】

一、发热及过热的概念

1. 发热：指致热原的作用使调定点上移引起调节性体温升高(超过0.5℃)。

2. 过热：指体温调节机构障碍，以致机体体温不能控制在与调定点相适应的水平上，发生被动性体温升高，称之为过热。

发热和过热的比较：过热是由体内因素及周围环境温度过高引起，发病原因无致热原作用；发热由致热原作用导致。过热发病机制为调定点无变化或损伤效应器障碍；发热发病机制为调定点上移。过热效应为体温异常升高，没有热限，甚至因体温过高而致命；发热时体温虽也升高但发热时由于热限存在，体温不至于过高。过热防治原则为物理降温，而发热防治原则为对抗致热原。

正常人体体温维持在37℃左右。腋窝温度为36.0～37.4℃；舌下温度为36.7～37.7℃；直肠温度为36.9～37.9℃。

体温的相对稳定是在体温调节中枢的调控下实现的。高级中枢：视前区-下丘脑前部（POAH）；次级中枢：延髓、脊髓，对体温信息有整合作用。

调定点(set point，SP)学说：体温调定点学说认为，视前区-下丘脑前部POAH神经元的活动设定了一个调定点，即规定的温度值，如37℃。POAH部位的体温调节中枢就是按照这个设定温度来调整体温的。也就是说，当体温与调定点水平一致时，机体的产热与散热取得平衡；当中枢局部温度稍高于调定点的水平时，中枢即使产然降低，散热增加；反之，当中枢局部温度稍低于调定点水平时，产热增加，散热降低，直至体温回到调定点水平。

二、体温升高的分类

1. 生理性体温升高：见于月经前期、剧烈运动、应激。
2. 病理性体温升高：见于发热、过热。

三、病因和发病机制

（一）发热激活物

激活产致热原细胞产生和释放内源性致热原的物质称为发热激活物。能引起人类或实验动物发热的物质被称为致热原。它是具有致热性或含有致热成分的物质。由致热原所致的发热称为致热原性发热。致热原性发热分为传染性和非传染性发热两类。

1. 外致热原:引起传染性发热的生物病原体或其产物称为外源性致热原。

(1) 细菌:来自致病菌的外源性致热原,也称为细菌性致热原。

1) 革兰阳性菌:较常见,主要有葡萄球菌、链球菌、肺炎球菌、白喉杆菌等,全菌体及其代谢产物致热。

2) 革兰阴性菌:常见,主要有大肠杆菌、伤寒杆菌、淋球菌等,全菌体,胞壁-肽聚糖、脂多糖(LPS-ET)致热。

内毒素(ET)为外源性致热原的代表,是最常见的外致热原,分子量大,不易透过血-脑屏障,耐高温,干热160℃ 2小时才能灭活,一般的方法难以清除,是血液制品和输液过程中的主要污染物。它具有两个特点:①分子量大,难于通过血脑屏障,因此不能直接作用于下丘脑的体温调节中枢和直接参与发热反应;②它的作用部位是"产致热原细胞",通过促进内源性致热原的产生和释放,间接引起发热。

3) 分支杆菌:典型菌群为结核杆菌,全菌体及胞壁所含肽聚糖致热。

(2) 病毒:常见有流感病毒、SARS病毒、麻疹病毒等,全病毒体、血细胞凝集素致热。

(3) 真菌:如白色念珠菌,全菌体及菌体内所含夹膜多糖和蛋白质致热。

(4) 螺旋体:钩端螺旋体——钩体病(溶血素、细胞毒因子);回归热螺旋体——回归热(代谢裂解产物);梅毒螺旋体-(外毒素)。

(5) 疟原虫:进入人体红细胞→破裂后释放裂殖子和代谢产物(疟色素)→发热。

2. 体内产物:①抗原抗体复合物;②类固醇,其典型代表为本胆烷醇酮;③其他体内产物如尿酸结晶。

(二) 内生致热原

1. 概念:内生致热原(endogenous pyrogen, EP)指产致热原细胞被激活后所形成并释放的致热原,它是发热的基本信息分子。

2. 内生致热原种类。

(1) 白细胞致热原(LP)来自中性粒细胞、单核细胞、组织巨噬细胞,主要由单核细胞产生和释放,现已公认的LP就是白细胞介素-1(IL-1),IL-1属多肽类物质,17KD,作用于下丘脑外侧的受体,其阻断剂为水杨酸钠,特点为不耐热、70℃、30min丧失活性。

(2) 肿瘤坏死因子(TNF)是重要的EP之一,主要由巨噬细胞、淋巴细胞产生,具有双向发热反应,能刺激单核细胞产生IL-1,有两种亚型,且都能人工重组,具有相似的致热活性;不耐热、70℃、30min丧失活性,可被布洛芬阻断。

(3) 干扰素(IFN)是一种具有抗病毒、抗肿瘤作用的蛋白质,主要由白细胞产生,本身具有致热性,引起单相发热反应,有多种亚型,其中与发热有关的是IFNα、IFNγ;不耐热、60℃、40min可灭活,可被前列腺素合成抑制剂阻断。

(4) 白细胞介素-6是由单核细胞、成纤维细胞和内皮细胞等分泌产生,可被布洛芬和吲哚美辛阻断。

(5) 白细胞介素-2、巨噬细胞炎症蛋白-1(MIP-1)、睫状神经营养因子、白介素-8、内皮素等也被认为与发热有一定的关系。

3. 内生致热原的产生和释放。产EP细胞(能产生和释放EP的细胞):①巨噬细胞类,如巨噬细胞、单核细胞、肝星状细胞;②肿瘤细胞类,如白血病细胞、霍奇金病瘤细胞;③其他,如内皮细胞、淋巴细胞、神经胶质细胞等。

(三) 发热时的体温调节机制

发热机制的中心环节是:体温调节中枢的体温调定点上移。EP作用于体温调节中枢→产生发热中枢介质→引起调定点的改变。

1. 体温调节中枢:发热时的体温调节涉及中枢神经系统的多个部位。

(1) 正调节中枢:视前区前下丘脑的神经元(POAH)→体温↑。

(2) 负调节中枢:中杏仁核(MAN)、腹中膈(VSA)和弓状核→限制体温↑。

2. 致热信号传入中枢的途径:①EP通过血脑屏障转运入脑;②EP通过终板血管器(OVLT)作用于体

温调节中枢;③EP通过迷走神经向体温调节中枢传递发热信号。

3. 发热中枢调节介质可分为两类:正调节介质和负调节介质。

(1) 正调节介质。

1) 前列腺素 E(PGE):PGE 注入动物脑室→发热;EP 注入脑室→体温升高,脑脊液中 PGE;EP+下丘脑组织→合成、释放 PGE。其抑制剂是阿司匹林、布洛芬。

2) Na^+/Ca^{2+} ↑:动物脑室灌注 0.9%NaCl→体温↑;蔗糖溶液→体温不变;Ca^{2+}→体温↓。EP→下丘脑 Na^+/Ca^{2+} ↑→cAMP 增加→调定点上移是多种致热源引起发热的重要共同途径。

3) 环磷酸腺苷(cAMP)——最接近终末环节的中枢发热介质:目前认为,LP 可能通过提高 Na^+/Ca^{2+} 比值,引起脑内 cAMP 增高。

4) 促肾上腺皮质释放素(CRH)分布于室旁核和杏仁核,CRH 不仅介导发热反应,还介导非体温性急性期反应(应激)。CRH 还可能是一种双向调节介质。

5) 一氧化氮(NO)作用于 POAH、OVLT,介导发热时的体温上升;抑制发热时负调节介质的合成与释放。

(2) 负调节介质。

1) 精氨酸加压素(AVP):是由下丘脑神经元合成的神经垂体肽类激素,是一种与多种中枢神经系统功能有关的递质在不同的环境温度中,AVP 的解热作用对体温调节的效应器产生不同的影响:25℃加强散热,4℃减少产热。发热时,MAN、VSA 分泌 AVP↑→AVP 受体 V_1→POAH 整合神经元→EP 引起的发热↓;AVP 抑制产 EP 细胞→EP 合成↓;AVP 弥散到 OVLT 区→ AVP 受体 V_2 机制→降低 OVLT 区对 EP 的通透性或结合力。

2) 黑素细胞刺激素(α-MSH):是由腺垂体分泌的多肽激素,具有明显的解热和降温作用。α-MSH 解热作用与增强散热有关;内源性 α-MSH 能限制发热的高度和持续时间。

3) 膜联蛋白 A1(脂皮质蛋白-1):是一种钙依赖性磷脂结合蛋白,目前的研究发现,糖皮质激素发挥解热作用依赖于脑内脂皮质蛋白-1 的释放。

(四) 体温调节的方式及发热的时相

1. 发热的机制。

发热过程:发热激活物→机体→激活产内生致热原细胞→内生致热原(EP)→ 作用于体温调节中枢→中枢发热介质的释放→调定点上移→体温↑。

发热的机制包括三个基本环节。①信息传递:产致热原细胞在发热激活物作用下被激活,产生和释放 EP,EP 作为信使经血流传递到下丘脑体温调节中枢;②中枢调节:EP 直接作用于体温调节中枢或通过中枢发热介质使体温调节中枢的调定点上移;③效应部分体温调节中枢发出冲动,一方面经交感神经使皮肤血管收缩而减少散热,另一方面经运动神经引起骨骼肌紧张度增高,使产热增加,导致体温升高。

2. 发热的时相。

(1) 体温上升期(寒战期)特点:产热大于散热。

发热的第一期体温不断上升,称为体温上升期。此期因体温调定点上移,血液温度低于调定点水平,故热代谢特点是产热增多,散热减少,体温上升。此期主要的临床表现是畏寒、皮肤苍白,严重者出现寒战和鸡皮。发热时寒战的产生是由于全身骨骼肌不随意的周期性收缩导致的。鸡皮是由于交感神经紧张、竖毛肌收缩所致。

(2) 高热持续期(高峰期)特点:产热与散热在高水平上维持平衡。

当体温调节到与新的调定点水平相适应的高度,就波动于较高的水平,称为高热持续期或稽留期。此期的热代谢特点是血液温度与上升的体温调定点水平相适应,产热和散热在较高水平上保持相对平衡,出现了体温不断上升。临床表现为此期畏寒和寒战停止,病人自觉酷热、口渴、皮肤发红及干燥。

(3) 体温下降期(退热期)特点:产热小于散热。

此期由于病因被清除以及致热原的作用减弱,上升的体温调定点回降到正常水平。此期因血液温度高于调定点水平，故热代谢特点是散热增多，产热减少，体温回降，直到与调定点相适应。本期临床特点为病人出汗较多，不良后果是易虚脱，皮肤血管扩张。

四、机体代谢与功能的改变

（一）物质代谢的改变

发热时机体物质代谢变化特点是三大营养要素的分解代谢增加。体温每升高1℃，基础代谢率提高13%。

1. 糖代谢：糖原分解及糖异生作用增加，可引起血糖增高；糖分解增加，氧供相对不足，使血中乳酸含量增高，患者出现糖尿。

2. 脂肪代谢：脂肪分解代谢加强并氧化不全，患者可出现酮血症、酮尿症；由于长期发热，病人消瘦。

3. 蛋白质代谢：蛋白分解代谢加强，血浆蛋白减少，并出现氮质血症，尿氮排泄增加。机体呈负氮平衡，病人抵抗力降低，组织修复能力减弱。

4. 水、盐及维生素代谢：发热高峰期和上升期尿少，尿 NaCl 减少引起水、Na^+、Cl^-在体内潴留。退热期尿量增加，大量出汗，甚至引起脱水。长期发热病人，由于糖、蛋白质、脂肪分解代谢增强，也可使维生素消耗增多。患者出现维生素缺乏。

（二）生理功能改变

1. 中枢神经系统：神经系统兴奋性↑，表现为烦躁、谵妄、头痛、发热。病人常有头痛、头晕；高热病人出现烦躁不安、失眠；持续高热可出现昏迷；持续性高热病人神经系统可处于抑制状态，可能与IL-1有关。小儿高热易出现抽搐——热惊厥，一般见于6个月～6岁儿童，可能与小儿CNS发育未成熟有关，兴奋性和抑制性递质不平衡，使惊厥阈值下降有关。

2. 心血管系统：发热上升期，由于交感-肾上腺髓质系统活动增强及体温升高对窦房结的直接作用，出现心率加快，体温每升高1℃，心率提高18次/分。末梢血管收缩，血压略有升高。高峰期由于外周血管舒张，动脉血压轻度降低。体温下降期，由于发汗失液及末梢血管扩张，血压明显下降，重者发生休克。

3. 呼吸系统：发热时呼吸中枢兴奋性增强，呼吸加深、加快，利于体温散失，但通气过度，则可造成呼吸性碱中毒；若持续高温可抑制呼吸。

4. 消化系统：发热时由于交感神经活动增强，导致消化液分泌减少和胃肠蠕动减弱，病人出现食欲不振、恶心、呕吐、便秘等症状。

（三）防御功能改变

1. 抗感染能力的改变。①杀灭、抑制细菌：EP使循环中铁水平↓→微生物生长繁殖受抑制；② 免疫细胞功能改变：淋巴细胞、白细胞、中性粒细胞、巨噬细胞功能有所增强，NK细胞活性降低。

2. 肿瘤细胞的影响：发热时产生的大量EP(IL-1，TNF，IFN)大多具有一定程度的抑制或杀灭肿瘤细胞的作用，可杀灭抑制肿瘤细胞。发热→肿瘤细胞对热的耐受性差。

3. 急性期反应定义：是机体在细菌感染、组织损伤时出现的一系列急性时相的反应。急性期反应蛋白的合成↑；白细胞计数↑；血浆微量元素浓度的改变，即Fe↓，Zn↓，Ca↑。

五、防治的病理生理学基础

1. 治疗原发病。

2. 发热的一般处理：①对非高热或尚未查明发热原因者，不贸然退热，以免延误诊治；②对于高热或持久发热的病人，应适时退热；③注意补充发热时消耗的营养物质，同时注意纠正水、电解质和酸碱平衡紊乱。

3. 必须及时解热的病例：①高热（>40℃），发热的婴幼儿易发生热惊厥；②心脏病患者；③妊娠妇女。

4. 解热措施。解热时要针对以下环节采取措施：①阻断发热介质的合成；②干扰或阻止 EP 的释放；③对抗交感神经作用；④对抗 EP 对体温调节中枢的作用。

5. 解热途径：①药物解热；②物理降温。

【考点测试】

（一）名词解释

1. 发热(fever)
2. 过热(hyperthermia)
3. 内毒素(endotoxin)
4. 白细胞介素-1(IL-1)

★5. 干扰素(IFN)

★6. 白细胞介素-6(IL-6)

7. 终板血管器(OVLT)
8. 精氨酸加压素(AVP)

★9. 黑素细胞刺激素(α-MSH)

★10. 脂皮质蛋白-1

11. 体温上升期
12. 高温持续期
13. 体温下降期

（二）填空题

1. 由于①___的作用使②___上移而引起③___性体温升高为发热。

2. 能够产生和释放 EP 的细胞称之为①___，当这些细胞与②___结合后启动 EP 的合成。

3. 目前认为发热的体温调节中枢可能有两部分组成，一个是①___，另一个是②___。

4. 发热中枢介质可分为①___和②___两类。

5. 在体温上升的同时，①___中枢被激活，产生②___，进而限制调定点上移和体温的上升。

6. 发热中枢的正调节物质有①___、②___、③___和④___、⑤___；负调节物质有⑥___、⑦___和⑧___等。

7. 一般认为，体温每升高①___，基础代谢率提高②___。

8. 发热时心率加快，体温每上升①___，心率约增加②___。

9. 对于不过高的发热又不伴有其他严重疾病者可①___，否则会②___，对于一般发热病例，可予以③___、④___和⑤___的补充。

10. 给动物脑室内灌注 Na^+，可使体温很快①___，灌注 Ca^{2+} 可使体温很快②___，体温中枢 Na^+/Ca^{2+} 比值③___，可使体温调定点④___。

11. 稽留热是指体温恒定地持续在①___，每天发热摆动幅度不超过②___。

12. 正调节受限是指①___和②___所启动的发热机制受限，即③___不再上移。

（三）选择题

[A 型题](1～33)

1. 正确的发热概念是
A. 体温超过 37℃
B. 体温调节中枢调节功能障碍
C. 由体温调节中枢调定点上移引起
D. 散热障碍
E. 产热异常

2. 下列情况中属于发热的体温升高是
A. 流行性感冒
B. 妇女月经前期
C. 妇女妊娠期
D. 中暑
E. 饮大量热开水

3. 下列何物质属于发热激活物
A. 白细胞介素-1
B. 干扰素
C. 白细胞介素-6
D. 肿瘤坏死因子
E. 本胆烷醇酮

4. EP 属于
A. 磷脂　B. 多糖
C. 小分子蛋白　D. 无机电解质
E. 目前尚不清楚

5. 决定内毒素致热性的主要成分是
A. 多糖体　B. 蛋白质
C. 脂质 A　D. 脂质 B
E. 脂质 C

6. 输液引起发热多因
A. 过敏反应　B. 毒性反应
C. 病毒污染　D. 内毒素污染

E. 霉菌污染

7. 白细胞介素-1是

A. 多种细胞对发热激活物的反应产物，能引起发热

B. 多种细胞对发热激活物的反应产物，能抑制发热

C. 多种细胞对细菌的反应产物，能引起发热

D. 病毒本身分泌的物质，能引起发热

E. 细菌本身分泌的物质，能抑制发热

8. 肿瘤坏死因子

A. 肿瘤细胞产生的一种因子，能引起机体发热

B. 肿瘤细胞产生的一种因子，能抑制机体发热

C. 具有许多与IL-1类似的生物学活性，是重要的EP之一

D. 巨噬细胞分泌的一种脂多糖，能杀伤肿瘤细胞

E. T淋巴细胞分泌的一种蛋白质，能杀伤肿瘤细胞

9. 属于体温调节中枢的高级部位是

A. 大脑皮质

B. 视前区-下丘脑前部

C. 延髓

D. 脑桥

E. 中脑

★10. 血循环中的EP进入体温调节中枢的途径哪一项不正确

A. 从脉络丛渗入脑，经脑脊液循环分布到POAH

B. 从脉络丛易化扩散入脑，经脑脊液循环分布到POAH

C. 通过终板血管器将信息传入POAH

D. 通过迷走神经将信息传入POAH

E. 通过交感神经将信息传入POAH

★11. 茶碱使发热反应增强的机制是

A. 促进前列腺素合成

B. 抑制前列腺素合成

C. 加强磷酸二酯酶活性

D. 抑制磷酸二酯酶活性

E. 以上均不对

12. 以下属于负调节性介质的物质是

A. 一氧化氮

B. 促肾上腺皮质激素释放素

C. 精氨酸加压素

D. 环磷酸腺苷

E. 前列腺素E

13. 高温持续期的产热、散热关系是

A. 产热大于散热

B. 散热大于产热

C. 产热与散热在高水平上保持相对平衡

D. 产热障碍

E. 散热障碍

14. 寒战是

A. 全身性骨骼肌不随意的节律性收缩

B. 全身屈肌不随意的节律性收缩

C. 全身伸肌不随意的节律性收缩

D. 全身皮肤立毛肌不随意的节律性收缩

E. 全身皮肤立毛肌周期性的收缩

15. 发热病人最易出现

A. 代谢性酸中毒

B. 代谢性碱中毒

C. 呼吸性酸中毒

D. 混合性酸中毒

E. 混合性碱中毒

16. 不产生内生致热原的细胞是

A. 单核细胞 B. 巨噬细胞

C. 心肌细胞 D. 白血病细胞

E. 神经胶质细胞

17. 体温上升期热代谢特点是

A. 散热减少，产热增加，体温↑

B. 产热减少，散热增加，体温↑

C. 散热减少，产热增加，体温保持高水平

D. 产热与散热在高水平上相对平衡，体温保持高水平

E. 产热减少，散热增加，体温↓

18. 高热持续期热代谢特点是

A. 散热减少，产热增加，体温↑

B. 产热减少，散热增加，体温↑

C. 散热减少，产热增加，体温保持高水平

D. 产热与散热在高水平上相对平衡，体温保持高水平

E. 产热减少，散热增加，体温↓

19. 体温下降期热代谢特点是

A. 散热减少，产热增加，体温↑

B. 产热减少，散热增加，体温↑

C. 散热减少，产热增加，体温保持高水平

D. 产热与散热在高水平上相对平衡，体温保

持高水平

E. 产热减少,散热增加,体温↓

20. 发热时体温每升高1℃,基础代谢率一般提高

A. 3%　B. 13%

C. 23%　D. 33%

E. 43%

21. 下述哪项为中枢发热介质

A. 内毒素　B. 前列腺素 E

C. 干扰素　D. 肿瘤坏死因子

E. 类固醇

22. 体温调节中枢的高级部位是

A. 延髓　B. 脑桥

C. 中脑　D. 视前区-下丘脑前部

E. 脊髓

23. 多数发热的发病学第一环节是

A. 发热激活物的作用

B. 皮肤血管收缩

C. 骨骼肌紧张寒战

D. 体温调定点上移

E. 内生致热原的作用

24. 发热时由于组织分解增强可导致

A. 细胞内钾释放入血↑,血钾↑,尿钾↑

B. 细胞内钾释放入血↑,血钾↑,尿钾↓

C. 细胞内钾释放入血↓,血钾↓,尿钾↓

D. 细胞内钾释放入血↓,血钾↑,尿钾↑

E. 细胞内钾释放入血↓,血钾↑,尿钾↓

25. 发热病人较易出现

A. 呼吸性酸中毒

B. 呼吸性酸中毒合并代谢性酸中毒

C. 呼吸性碱中毒

D. 代谢性碱中毒

E. 呼吸性碱中毒合并代谢性碱中毒

26. 属于生理性体温升高的是

A. 皮肤鱼鳞病

B. 环境温度增高致中暑

C. 剧烈运动

D. 甲状腺功能亢进

E. 先天性无汗症

27. 临床上输液反应出现发热,其产生的原因多数是由于

A. 外毒素污染

B. 内毒素污染

C. 内生致热原污染

D. 过敏反应

E. 变态反应

28. 对本胆烷醇酮的描述错误的是

A. 能直接作用于体温调节中枢

B. 是睾酮的中间代谢产物

C. 给人体肌内注射可引起发热

D. 能激活白细胞产生和释放内生致热原(EP)

E. 是一种内生致热原(EP)诱导物

29. 发热时机体不会出现

A. 蛋白质代谢正氮平衡

B. 基础代谢率提高

C. 脂肪分解代谢加强

D. 糖原分解代谢加强

E. 物质代谢加快

30. 发热时机体不会出现哪项生理功能改变

A. 小儿高热会出现热惊厥

B. 注射 IL-1 能够诱导睡眠

C. 发热时呼吸加快加强

D. IL-1 和 TNF 能引起食欲减退

E. 体温每上升1℃,心率约增加10次/分

31. 发热时防御功能的改变

A. 对机体一定是有利的

B. 对机体一定是不利的

C. 发热疗法对肿瘤有一定的作用

D. 免疫细胞功能一定加强

E. 发热时巨噬细胞的吞噬功能增加

32. 有关体温调节描述正确的是

A. 发热激活物可作用于体温调节中枢

B. 正负调节相互作用的结果决定体温上升的水平

C. 调定点升高通过交感神经使机体寒战

D. 调定点升高通过运动神经使血管收缩

E. 随着 EP 的增多调定点可无限制升高

33. 有关精氨酸加压素的描述错误的是

A. 一种神经垂体肽类激素

B. 脑室内微量注射有解热作用

C. 通过中枢机制来影响体温

D. 解热作用可能通过 V_2 受体起作用

E. IL-1 性发热可被精氨酸加压素减弱

[B型题](1～19)

A. 属于外致热原

B. 属于体内产生的发热激活物

C. 属于内生性致热原

D. 属于正调节发热介质

E. 属于负调节发热介质

1. 内毒素

2. 精氨酸加压素

3. 前列腺素 E

4. 本胆烷醇酮

5. 肿瘤坏死因子

A. 血液温度高于体温调定点，体温不断上升

B. 血液温度低于体温调定点，体温不断上升

C. 血液温度等于体温调定点，体温相对不变

D. 血液温度和体温调定点均增高且相等，体温相对不变

E. 血液温度高于体温调定点，体温开始下降

6. 正常体温

7. 体温上升期

8. 高温持续期

9. 体温下降期

A. 发热时增高

B. 发热时降低

C. 发热时可增高也可降低

D. 发热时先降低后增高

E. 发热时基本不变

10. 中枢神经系统功能

11. 心率

12. 消化功能

A. 内毒素的作用

B. 可溶性外毒素的作用

C. 柯萨奇病毒的作用

D. 抗原抗体复合物的作用

E. 本胆烷醇酮的作用

13. 葡萄球菌感染引起的发热是由于

14. 输液引起的发热是由于

15. 注射青霉素引起的发热是由于

16. 某些周期性发热病人又找不到原因可能是由于

A. 前列腺素 E(PGE)

B. Na^+/Ca^{2+}

C. cAMP

D. CRH

E. NO

17. 更接近终末环节的发热介质是

18. 能抑制发热时负调节介质合成和释放的是

19. 其抑制剂为阿司匹林、布洛芬的是

[X 型题](1～17)

1. 属于发热激活物的是

A. 病毒

B. 螺旋体

C. 抗原抗体复合物

D. 疟原虫

E. 细菌

★2. 白细胞介素-1 的特性包括

A. 静脉搏内注射可引起发热反应

B. 大剂量可引起双相热

C. 发现反应可被水杨酸钠阻断

D. 发热反应可被布洛芬阻断

E. 小剂量可引起的单相热

3. 发热时机体呼吸加快的机制是

A. $PaCO_2$ 升高

B. PaO_2 下降

C. pH 增高

D. 血温升高

E. pH 降低

4. 内毒素的特征是

A. 发热激活物

B. 耐热性低

C. 分子量大

D. 易透过血-脑屏障

E. 分子量小

5. 细菌性致热原是指

A. 干扰素

B. 外毒素

C. 内毒家

D. 内皮素

E. 前列腺素

6. 机体内生致热原来自

A. 巨噬细胞

B. 白血病细胞

C. 神经胶质细胞

D. 血管平滑肌细胞

E. 淋巴细胞

7. 给家兔注射大剂量 TNF($>10\mu g/kg$)，其中引起的双峰热

A. 第一峰是通过 IL-1 所致

B. 第一峰是 TNF 作用于体温调节中枢所致

C. 第二峰是通过 IL-1 所致

D. 第二峰是 TNF 作用于体温调节中枢所致

E. 第二峰是通过 INF 所致

8. 具有致热活性的 IL-6 是一种具有复杂生物功能的细胞因子,它来源于

A. 单核/巨噬细胞

B. 成纤维细胞

C. T 细胞

D. B 细胞

E. 内皮细胞

9. 中枢的发热介质有

A. 前列腺素 E

B. Na^{+}/Ca^{2+} 比值

C. cANP

D. cAMP

E. 一氧化氮

10. 发热发病学的基本环节有

A. 发热激活物质的作用

B. 内生致热原的作用

C. 中枢介质引起调定点的上移

D. 散热降低,产热增加

E. 散热增加,产热降低

11. 发热时机体代谢的变化为

A. 蛋白质分解↑

B. 肝糖原分解↑

C. 肌糖原合成↑

D. 脂肪的分解↑

E. 脂肪的分解↓

12. 发热时机体水、盐代谢变化有

A. 排尿减少,水钠潴留

B. 高渗性脱水

C. 代谢性酸中毒

D. 血钾与尿钾降低

E. 低渗性脱水

13. 下列哪些属于过热

A. 体温调节中枢损伤

B. 心理性应激使体温升高

C. 皮肤鱼鳞病

D. 剧烈运动

E. 甲状腺功能亢进

14. LPS 诱导 EP 产生和释放包括下列哪些途径

A. 跨膜蛋白 TLR 参与

B. 激活 NF-κB

C. 启动 IL-1 等细胞因子的基因表达

D. 激活 CD18

E. 直接促使内生致热原合成

15. 哪些病人必须及时解热

A. 细菌感染

B. 病毒感染

C. 高热(>40℃)

D. 心脏病

E. 妊娠

16. 生理性体温升高见于

A. 甲状腺功能亢进

B. 月经前期

C. 剧烈运动

D. 环境高温

E. 心理性应激

17. 对于发热的一般处理为

A. 给予抗生素治疗

B. 对原因不明的发热病人一般不急于解热

C. 补充足够营养物质、维生素和水

D. 体温过高应及时采取解热措施

E. 发热病人不宜补充蛋白质

(四) 问答题

1. 简述发热与过热的异同点。
2. 简述体温升高与发热的区别。
3. 简述内毒素致热原的致热特点。
4. 简述发热的生物学意义。
5. 试述内生致热原的特性。
6. 试述体温上升期的体温变化及其机制。
7. 试述高热稽留期的体温变化及其机制。
8. 试述体温下降期的体温变化及其机制。
9. 试述影响发热的主要因素。
10. 发热时机体有哪些主要功能改变?

(五) 分析题

朱××,男,47 岁,3 天前开始发热,体温 38℃左右,伴咽喉痛、鼻塞及咳嗽,无呕吐与腹泻。体检:体温 38.2℃,咽部充血。心律齐,心率 90 次/分,无杂音闻及。两肺呼吸音清晰。腹平软,无压痛。肝脾未扪及。问:该患者发热的原因是什么?

【参考答案及注释】

(一) 名词解释

1. 由于致热原的作用使体温调定点上移而引起的调节性体温升高(超过 0.5℃)时,称之为发热。

2. 由于体温调节机构障碍,以致机体体温不能控制在与调定点相适应的水平上,发生被动性体温升高,称之为过热。

3. 革兰阴性菌胞壁中所含的脂多糖又称之为内毒素。

4. 由单核细胞、巨噬细胞等多种细胞在发热激活物的作用下,所产生的多肽类物质。

5. 一种具有抗病毒、抗肿瘤作用的蛋白质,主要由白细胞产生。

6. 单核细胞、成纤维细胞和内皮细胞等分泌的一种由 184 个氨基酸组成的蛋白质。

7. 位于视上隐窝上方,紧靠 POAH,是血-脑屏障的薄弱部位,该处存在有孔毛细血管,对大分子物质有较高通透性,EP 可由此入脑。

8. 由下丘脑神经元合成的一种神经垂体肽类激素,是一种与心血管中枢和学习记忆等功能有关的神经递质。在发热过程中是一种发热抑制物质。

★9. 腺垂体分泌的一种多肽类激素,具有发热抑制作用。

★10. 主要存在于脑、肺等器官之中的一种钙依赖性磷脂结合蛋白,具有发热抑制作用。

11. 发热的开始阶段,调定点上移,机体产热器官的活动明显高于散热器官的活动,体温不断上升,称之为体温上升期。

12. 体温上升到调定点的新水平,体温在调定点水平波动,称之为高温持续期。

13. 调定点恢复到正常水平后,机体散热器官的活动明显高于产热器官的活动,体温逐渐下降,称之为体温下降期。

(二) 填空题

1. ①致热原 ②体温调定点 ③调节
2. ①产 EP 细胞 ②发热激活物
3. ①正调节中枢 ②负调节中枢
4. ①正调节介质 ②负调节介质
5. ①负调节 ②负调节物质
6. ①前列腺素 E ②某些单氨物质 ③Na^+/Ca^{2+} ④环磷酸腺苷 ⑤促肾上腺皮质激素释放素 ⑥精氨酸加压素 ⑦黑素细胞刺激素 ⑧脂皮质蛋白-1
7. ①1℃ ②13%
8. ①1℃ ②18 次/min
9. ①不急于解热 ②掩盖病情,延误诊断和治疗 ③营养物质 ④维生素 ⑤水
10. ①升高 ②下降 ③升高 ④上移
11. ①高水平 ②1℃
12. ①EP ②发热介质 ③调定点

(三) 选择题

[A 型题]

1. C 2. A 3. E 4. C 5. C 6. D 7. A 8. C 9. B 10. E 11. D 12. C 13. C 14. A 15. A 16. C 17. A 18. D 19. E 20. B 21. B 22. D 23. A 24. A 25. C 26. C 27. B 28. A 29. A 30. E 31. C 32. B 33. D

[B 型题]

1. A 2. E 3. D 4. B 5. C 6. C 7. B 8. D 9. E 10. C 11. A 12. B 13. B 14. A 15. D 16. E 17. C 18. E 19. A

[X 型题]

1. ABCDE 2. ABCE 3. D 4. AC 5. BC 6. ABCE 7. BC 8. ABCDE 9. ABDE 10. ABCD 11. ABD 12. ABC 13. ACE 14. ABCE 15. CDE 16. BCE 17. BCD

(四) 问答题

1. 相同点:①均为病理性体温升高;②体温升高均大于 0.5℃。不同点:①发热是因为体温调定点上移所致,过热是因为体温调节机构功能紊乱所致,调定点未上移;②发热时体温仍在调定点水平波动,过热时体温可超过调定点水平。

2. 体温升高并不都是发热。体温升高可见于生理性和病理性两类情况。生理性体温升高如妇女月经前、剧烈运动时等;病理性体温升高可有发热和过热之分,由于体温调定点上移导致体温升高大于 0.5℃者为发热,由于体温调节机构功能紊乱所引起的体温升高为过热。

3. 内毒素作为最常见的外致热原,具有如下致热特点:①耐热性高,一般方法难以清除,需干热

160℃，2h 才能灭活。②体内注射或体外均可刺激 EP 的产生和释放。③反复给动物注射可发生耐受性，即连续数日注射相同剂量的内毒素，发热反应逐渐减弱。

4. 发热是疾病的信号，发热对机体具有损伤与抗损伤两方面的作用。适度的体温升高可增强神经内分泌和免疫功能；持久和过高的发热可损害机体器官和免疫功能，使机体呈负营养平衡状态。

5. EP 的特性是：①为一种蛋白质；②分子量小(1500)，能透过血脑屏障直接作用于下丘脑的体温调节中枢；③致热剂量很小，给家兔静脉注射 30～50ng 的 EP，即可引起明显的发热；④稳定性较差，只耐热至 70℃，20min；⑥发热特点：潜伏期短，约 15min；⑥无耐受性，即每注射一次 EP，便引起一次发热；⑦有种属特异性，如人的 EP 能引起家兔的发热，而猪、狗的 EP 则不能使家兔发热；⑧效应部位，是下丘脑体温调节中枢；⑨作用，使体温调节中枢的调定点上移。

6. 发热的第一时相是中心体温开始迅速或逐渐上升，快者几小时或一昼夜就达高峰，有的需几天才达高峰，称为体温上升期。主要的临床表现是畏寒、皮肤苍白，严重者出现寒战和“鸡皮”。由于皮肤血管收缩血流减少表现为皮肤苍白。因皮肤血流减少，皮温下降刺激冷感受器，信息传入中枢而有畏寒感觉。“鸡皮”是经交感神经传出的冲动引起皮肤立毛肌收缩而致。寒战则是骨骼肌不随意的周期性收缩，是下丘脑发出的冲动，经脊髓侧索的网状脊髓束和红核脊髓束，通过运动神经传递到运动终板而引起。此期因体温调定点上移，中心温度低于调定点水平，因此，热代谢特点是产热增多，散热减少，体温上升。

7. 当体温调节到与新的调定点水平相适应的高度，就波动于较高的水平上，称为高峰期或高热稽留期(fastigium)。此期病人自觉酷热，皮肤发红、干燥。病人的中心体温已达到或略高于体温调定点新水平，故下丘脑不再发出引起“冷反应”的冲动。皮肤血管由收缩转为舒张，浅层血管舒张使皮肤血流增多，因而皮肤发红，散热增加。由于温度较高的血液灌注使皮温增高，热感受器将信息传入中枢而使病人有酷热感产生。高热时水分经皮肤蒸发较多，因而皮肤和口唇干燥。本期热代谢特点是中心体温与上升的调定点水平相适应，产热与散热在较高水平上保持相对平衡。

8. 此期机体的体温开始回降。这可能与病因的消除，致热原的作用逐渐减弱或消失，以致体温调节中板的调定点逐渐恢复至正常水平有关。由于血液温度高于调定点的温度阈值，故热敏神经元的放电增强，使散热增加，患者皮肤血管扩张，汗腺分泌增加。由于冷敏神经元活动受抑制而产热减少。因机体散热大于产热，体内蓄积的热量逐渐散失，体温乃恢复正常。

9. ①中枢神经系统的功能状态，临床常见老年人的发热反应较不明显，而幼儿对致热原的刺激却十分敏感，这可能与幼儿的体温调节中枢发育程度较低，老年人的反应迟钝有关；②内分泌系统的功能状态，垂体、甲状腺及肾上腺功能低下者，发热反应常常较轻；③营养状况，饥饿、营养不良者的反应不明显；④患有重病或已有高热者，如再受致热原刺激时，发热反应往往不明显，或体温不再升高；⑤致热因子的性质对发热反应的程度及经过的特点有着密切的关系，如在不同传染病时常有不同的体温曲线。

10. 发热时主要有以下功能改变：①发热上升期，由于交感-肾上腺髓质系统活动增强及血温升高对窦房结的直接作用，出现心率加快、末梢血管收缩，血压略有升高；体温下降期，由于发汗及末梢血管扩张，血压轻度下降。②随发热程度不同，病人可有不同程度的中枢神经系统症状。发热病人常有头痛、头晕，高热病人出现烦躁不安、失眠甚至昏迷。小儿高热易出现惊厥。③发热时呼吸中枢兴奋性增强，呼吸加深加快有利于体温失散，但通气过度，则可造成呼吸性碱中毒，若持续高温可抑制呼吸。④发热时由于交感神经活动增强，导致消化液分泌减少和胃肠蠕动减弱。⑤体温上升期尿量减少，尿比重增高；体温下降期尿量增多，尿比重回降；持续高热，损伤肾小管。

（五）分析题

根据患者的病史和体检，患者最大可能是发生了上呼吸道感染。上呼吸道感染多由病毒引起，主要有流感病毒、副流感病毒等，细菌感染可直接或继病毒感染之后发生，尤以溶血性链球菌为多见。患者常在受凉、疲劳等诱因作用下，机体或呼吸道局部防御功能降低时，使原已存在于呼吸道或从外界侵入的病毒或细菌大量繁殖，引起上呼吸道感染。病毒、细菌等作为发热激活物，使机体产生内生性致热原，进而导致机体发热。

（王一鹏）

第七章　细胞信号转导异常与疾病

【大纲要点】

1. 掌握细胞信号转导系统的组成、生理作用及其调节。

2. 掌握信号转导异常的主要原因和机制及细胞信号转导不同环节的异常与疾病的关系。

3. 熟悉信号转导异常在肿瘤发生发展中的作用及高血压时与心肌肥厚发生有关的主要信号转导通路。

4. 了解 LPS 诱发的炎细胞的信号转导与炎症启动和放大的关系。

【教材精要】

一、细胞信号转导系统概述

细胞信号转导系统(signal transduction system 或 cell signaling system)由受体或能接受信号的其他成分(如离子通道和细胞黏附分子)以及细胞内的信号转导通路组成。

(一) 细胞信号转导的基本过程和机制

典型的细胞信号转导过程是由受体接受信号,并启动细胞内信号转导通路的过程。

细胞受体分为膜受体和核受体。膜受体占大多数,包括 G 蛋白偶联受体(GPCR)家族、酪氨酸蛋白激酶型受体或受体酪氨酸激酶(RTK)家族、细胞因子受体超家族、丝/苏氨酸蛋白激酶(PSTK)型受体家族、死亡受体家族、离子通道型受体以及黏附分子等。

细胞信号转导过程是由细胞内一系列信号转导蛋白的构象、活性或功能变化来实现的,信号转导蛋白通常具有活性和非活性两种形式。控制信号转导蛋白活性的方式有:

1. 通过配体调节。细胞外信号与受体结合可导致受体激活;细胞内信使分子能激活细胞内受体和蛋白激酶;而 cAMP 和 DAG 能分别激活蛋白激酶 A(PKA)和蛋白激酶 C(PKC)。

2. 通过 G 蛋白调节。G 蛋白是指能结合 GTP 或 GDP,并具有内在 GTPase 活性的蛋白。G 蛋白又可分为由 α、β、γ 三个亚基组成的 G 蛋白家族和单亚基的小 G 蛋白。激活的 G 蛋白能激活腺苷酸环化酶(AC)和多种磷脂酸酶,它们的产物作为细胞内的第二信使又能激活下游蛋白激酶。由于它们通常处于跨膜信号转导的上游,故有信号转导通路中的分子开关之称。

3. 通过可逆磷酸化调节:一些信号在细胞内传递是通过磷酸化的级联反应来进行的。

(二) 信号对靶蛋白的调节

1. 信号转导通路对靶蛋白调节的最重要的方式是可逆性的磷酸化调节。信号转导通路中激活的蛋白激酶或磷酸酶能通过对各种效应蛋白进行可逆的磷酸化修饰,快速调节它们的活性和功能,导致神经的兴奋和抑制、肌肉的收缩、离子的转运、代谢变化等效应。

2. 跨膜信号转导通路还可通过对转录因子的可逆磷酸化修饰调节转录因子的活性;而核受体本身就是配体依赖性的转录调节因子,它们与配体结合后被激活,激活的转录因子可调节基因表达,进而调节细胞的增殖、分化和凋亡等。

（三）膜受体介导的信号转导通路举例

以G蛋白偶联受体(GPCR)介导的信号通路为例。G蛋白由α、β、γ三个亚基组成，Gα亚基可分为Gs、Gi、Gq、G12四个亚家族，GPCR与配体(激动剂)结合后，Gα转为GTP结合的活化形式，并与Gβγ解离。GαGTP能激活以下多种信号转导通路。此外，Gβγ也有信号转导功能。

1. 通过刺激型G蛋白(Gs)，激活腺苷酸环化酶(AC)，并引发cAMP-PKA通路。

2. 通过抑制型G蛋白(Gi)，抑制AC活性，导致cAMP水平降低，导致与Gs相反的效应。

3. 通过Gq蛋白，激活磷脂酶C(PLCβ)，产生双信使DAG和IP_3。

4. G蛋白-其他磷脂酶途径。

5. 激活丝裂原激活的蛋白激酶(MAPK)家族成员的信号通路。MAPK家族包括细胞外信号调节的蛋白激酶(ERK)、c-jun N端激酶(JNK)/应激激活的蛋白激酶(SAPK)和p38MAPK。

6. PI-3K-PKB通路。磷脂酰肌醇-3激酶(PI-3K)能使磷脂酰肌醇分子中的3位羟基磷酸化。活化的PI-3K的产物能激活被称为PDK的蛋白激酶，后者再激活蛋白激酶B(PKB)/Akt。PI-3K-PKB通路不仅在胰岛素调节血糖代谢中发挥重要作用，还能促进细胞存活和抗凋亡，并参与调节细胞的变形和运动。

7. 离子通道途径。已证明多种G蛋白偶联受体与配体结合后，还能直接或间接地调节离子通道的活性，从而参与对神经和心血管组织的功能调节。

二、细胞信号转导系统的调节

细胞信号转导系统参与调节细胞几乎所有的生命活动，而信号转导蛋白自身的数量和功能也受到严格调控。

1. 受体数量的调节。当体内配体浓度发生明显而持续性变化时，可以改变自身受体或其他受体的数量。使受体数量减少的，称向下调节(down-regulation)；而使受体数量增多的，称之为向上调节(up-regulation)。受体在不断地生成和降解过程中保持平衡，生成减少或降解加快会导致受体减少，反之则使受体增多。除了配体对同种或自身受体的作用外，还存在异源性调节。已证明甲状腺激素可使肾上腺素β受体，特别是心肌的$β_2$受体明显增多。这可以解释甲亢患者的心肌组织何以对β激动剂的敏感性升高而出现心悸症状。

2. 受体亲和力的调节。受体磷酸化-脱磷酸化是调节受体亲和力和活性的重要方式。在受体介导的信号转导通路中，激活的蛋白激酶可反过来使同种或异种受体磷酸化，导致受体与配体结合的亲和力降低。能使受体磷酸化的蛋白激酶分为受体特异性和非特异性的，前者如G蛋白偶联受体激酶(GRKs)，该酶只能使GPCR磷酸化。后者如PKA和PKC，它们对所作用的受体类型无严格选择性，能磷酸化含有PKA和PKC作用点的受体。

3. 受体信号转导的调节是实现内环境稳定的需要。但过度或长时间的调节可导致受体数量、亲和力或受体后信号转导过程长时间的变化，使细胞对特定配体的反应性减弱或增强，前者称为减敏或脱敏，后者称为高敏(hypersensitivity)或超敏(supesensitization)。

4. 受体调节性变化还与机体对药物的敏感性有关。长时间使用某些药物可致相应受体下调，使组织细胞对药物不敏感。

三、信号转导异常的原因和机制

（一）信号转导异常的原因

1. 生物学因素：Toll样受体(TLR)为Ⅰ型膜蛋白，是一类病原体识别相关的受体，多种病原体及其产物感染人体后，可通过该受体家族成员激活细胞内的信号转导通路，在病原体感染引起的免疫和炎症反应中起重要作用。

2. 理化因素：体内某些信号转导成分是致癌物的作用靶点；某些机械刺激也可通过特定的信号转导通路，激活PKC、ERK等；电离辐射等也能激活细胞内的信号转导通路，但一些物理信号如何启动信号转导的尚不清楚。

3. 遗传因素：遗传因素可致染色体异常和编码信号转导蛋白的基因突变。基因突变可致以下结果：

(1) 信号转导蛋白数量改变。由于信号转导蛋白基因表达障碍使信号转导蛋白生成减少，或蛋白产物不能完成正确地组装或定位，或其降解增多，都可造成信号转导蛋白缺失或数量减少。而由于基因拷贝数增加或异常高表达，或突变导致信号转导蛋白的降解减少可导致其数量增多。

(2) 信号转导蛋白功能改变。基因突变可改变信号转导蛋白的结构，发生在信号转导蛋白重要功能域的突变可导致其功能异常。

1) 失活性突变。使信号转导蛋白功能减弱或丧失，导致靶细胞对特定信号不敏感。如促甲状腺激素(TSH)受体(TSHR)的失活性突变可使甲状腺细胞对 TSH 不敏感，造成 TSH 抵抗征，患者表现为甲状腺功能减退。

还有些信号转导蛋白突变后不仅自身无功能，还能抑制或阻断野生型信号转导蛋白的作用，这种作用被称为显性负性作用(dominant negative effect)，具有显性负性作用的突变被称为显性负性突变体(dominant negative mutant)。

2) 功能获得性突变。某些信号转导蛋白在突变后获得了自发激活和持续性激活的能力，被称为组成型激活突变(constitutively activated mutation)。

4. 免疫学因素。

(1) 受体抗体的产生原因和机制：自身免疫性受体病是由于患者体内产生了抗某种自身受体的抗体所致。现认为与遗传和环境因素共同作用有关。目前研究较多的自身免疫性受体病有重症肌无力和自身免疫性甲状腺病，后者可分为毒性甲状腺肿(Graves 病，表现为甲状腺功能亢进)及慢性淋巴细胞性甲状腺炎(桥本病，表现为甲状腺功能低下)两种。

(2) 抗受体抗体的类型：抗受体抗体分为刺激型和阻断型。

1) 刺激型抗体：可模拟信号分子或配体的作用，激活特定的信号转导通路，使靶细胞功能亢进。已证实 90%以上的 Graves 病患者体内出现刺激性促甲状腺素受体抗体或甲状腺刺激型抗体(TSAb)。

2) 阻断型抗体：该抗体与受体结合后，可阻断受体与配体的结合，从而阻断受体介导的信号转导通路和效应，导致靶细胞功能低下。在 10%～40%桥本病患者体内发现有甲状腺阻断型抗体(TBAb)，该抗体能阻断促甲状腺激素(TSH)对甲状腺的兴奋作用，导致甲状腺功能减退。在重症肌无力患者体内也发现有阻断型的抗 N 型乙酰胆碱受体(nAChR)的抗体。

5. 内环境因素：严重的内环境紊乱可造成神经内分泌系统过度激活，使神经递质、激素、细胞因子、炎症介质等大量释放，导致某些信号转导通路过度激活和某些信号转导障碍，使机体功能和代谢紊乱。这种信号转导异常并不是疾病发生的直接原因，但能促进疾病的发生发展。

(二) 信号转导异常的发生环节

由于从信号的发放、接受、信号在细胞内的传递直至作用靶蛋白出现效应是一整个过程，因此无论是配体、受体或受体后信号通路的任何一个环节出现障碍都可能会影响到最终的效应，使细胞增殖、分化、凋亡、代谢或功能失常，并导致疾病。

以尿崩症的发病为例。尿崩症的发生至少可由抗利尿激素(ADH)作用的三个环节异常所致。

1. 抗利尿激素分泌较少——中枢性尿崩症。

2. 2 型抗利尿激素受体(V_2R)变异。

3. 肾小管上皮细胞水通道 AQP2 异常。

后两个因素缺陷使肾集合管上皮细胞对 ADH 的反应性降低所致的尿崩症为家族型肾性尿崩症(nephrogenic diabetes insipidus，NDI)。中枢性尿崩症与肾性尿崩症的主要区别是前者血中 ADH 减少，而后者血中 ADH 水平正常或高于正常。

单个环节或单个信号转导分子的异常多见于遗传病。而一些多基因疾病，如肿瘤已证明有多种信号转导蛋白和多环节的异常。

四、细胞信号转导异常与疾病

家族性高胆固醇血症(familial hypercholesterolaemia,FH)是20世纪70年代初由Brown和Goldstein报道的第一个受体病。该病是由于低密度脂蛋白(LDL)受体缺陷所致。

(一)受体、信号转导障碍与疾病

临床上报道较多的是多种激素不敏感综合征或激素抵抗征。这类疾病多为家族遗传性疾病,其特点是患者体内的相应激素水平并不降低,但患者表现出该激素减少的症状和体征。如肾性尿崩症就属于抗利尿激素抵抗征。属于这类疾病的还有雄激素抵抗征和胰岛素抵抗性糖尿病等。

1. 雄激素受体缺陷与雄激素抵抗征。雄激素受体(AR)是核受体的一种,AR的减少和失活性突变可致雄激素不敏感综合征(androgen insensitivity syndrome,AIS)。根据病变程度不同,AIS可分为:

(1) 男性假两性畸形。

(2) 特发性无精症和少精症。

(3) 延髓脊髓性肌萎缩(spinal and bulbar muscular atrophy,SBMA),这是一种运动神经元变性疾病,表现为进行性延髓及脊髓性的肌无力及肌萎缩,本病患者均为男性。

2. 胰岛素受体与胰岛素抵抗性糖尿病。胰岛素受体(insulin receptor,IR)为酪氨酸蛋白激酶型受体;遗传性的胰岛素抵抗性糖尿病包括Leprechaunism综合征、Rabson-Mendenhall综合征和A型胰岛素抵抗征;除了遗传性外,还有自身免疫性胰岛素受体病。患者血中可测到抗胰岛素受体的抗体,以阻断型为主。

(二)受体、信号转导过度激活与疾病

由于某些信号转导蛋白的过度表达,或基因突变使某一信号蛋白成为异常的不受控制的激活状态,或者某种抗受体抗体能够持续性刺激受体,都能使细胞内特定信号转导通路过度激活,导致细胞增殖、分化、凋亡或功能代谢的异常。

在分泌GH过多的垂体腺瘤中,有30%~40%是由于编码$G_{s\alpha}$的基因突变,其特征是$G_{s\alpha}$的精氨酸^{201}为半胱氨酸或组氨酸所取代,或谷氨酰胺^{227}为精氨酸或亮氨酸所取代,这些突变抑制了GTP酶活性,使$G_{s\alpha}$处于持续激活状态,AC活性升高,cAMP含量增加,垂体细胞生长和分泌功能活跃。故在这些垂体腺瘤中,信号转导障碍的关键环节是$G_{s\alpha}$过度激活导致的GHRH和生长抑素对GH分泌的调节失衡。GH分泌增多可刺激骨骼过度生长,在成人引起肢端肥大症,在儿童引起巨人症。

(三)多个环节的信号转导异常与疾病

1. 肿瘤:肿瘤细胞信号转导的改变是多成分、多环节的。肿瘤的早期主要是与增殖、分化、凋亡有关的基因发生改变,造成调控细胞生长、分化和凋亡信号转导异常,使细胞出现高增殖、低分化、凋亡减弱等特征。而晚期则主要是控制细胞黏附和运动性的基因发生变化,使肿瘤细胞获得了转移性。这里只介绍导致肿瘤细胞过度增殖的信号转导。

(1) 促细胞增殖的信号转导过强。

1) 生长因子产生增多。已证明多种肿瘤组织能分泌生长因子,肿瘤细胞可通过自分泌机制导致自身的增殖。

2) 受体的改变。①某些生长因子受体表达异常增多:恶性肿瘤常伴有某些生长因子受体表达的异常增多,且其表达量与肿瘤的生长速度密切相关。②突变使受体组成型激活:在多种肿瘤组织中证实有酪氨酸蛋白激酶受体(RTK)的组成型激活突变,这种受体处于配体非依赖性的持续激活状态,能持续刺激细胞的增殖转化。

3) 细胞内信号转导蛋白的改变。人类肿瘤中发生频率最高的突变是小G蛋白Ras的12位甘氨酸、13位甘氨酸或61位谷氨酰胺为其他氨基酸残基所取代。导致Ras自身GTP酶活性下降,而且能抵抗GTPase活化蛋白(GAP)的作用,使RasGTP不能转变成RasGDP而始终处于GTP结合的活性态,造成

Ras-Raf-MEK-ERK 通路的过度激活，从而导致细胞的过度增殖与肿瘤的发生。

(2) 抑制细胞增殖的信号转导过弱。细胞癌变过程不仅可由促进细胞增殖的信号转导通路过强导致，还可能是生长抑制因子受体的减少、丧失以及受体后的信号转导通路异常，使细胞的生长负调控机制减弱或丧失。转化生长因子 β(transforming growth factorβ, TGFβ)对多种肿瘤细胞具有抑制增殖及激活凋亡的作用，TGFβ 受体和 Smad 的突变可使 TGFβ 的信号转导障碍，使细胞逃脱 TGFβ 的增殖负调控从而发生肿瘤。

2. 高血压心肌肥厚：在心肌细胞肥大的同时还可有细胞外基质成分以及血管的结构改变，称为心肌的重建或重塑(remodeling)，它们的发生都与高血压时促细胞增殖的信号转导异常有关。高血压时心肌肥厚的发生和发展涉及多种促心肌肥厚的信号。

(1) 牵拉刺激。由于左心长期压力超负荷，可使心肌细胞受到过多的牵拉，这种机械性的牵拉刺激不仅可以直接导致信号转导和基因表达的改变，造成心肌细胞增殖，还能促进全身或局部分泌血管活性物质，生长因子和细胞因子等。

(2) 激素信号。高血压时由于神经内分泌系统激活，可使儿茶酚胺、血管紧张素 II(AngII)、内皮素(ET)-1 等分泌增多，它们能通过 GPCR，发挥很强的促心肌细胞增殖的作用。

(3) 局部体液因子。牵拉刺激和一些激素信号可导致心肌组织中生长因子和细胞因子，如 TGFβ、FGF 等合成分泌增多。这些信号可激活以下信号转导通路：①激活 PLC-PKC 通路；②激活 MAPK 家族的信号通路；③使细胞内 Na^+、Ca^{2+} 等阳离子浓度增高。此外牵拉刺激和化学信号(如生长因子和细胞因子)还能激活心肌细胞中 PI-3K 通路和 JAK-STAT 通路。它们能促进细胞周期的运行，导致心肌细胞的增殖。

综上所述，引发高血压心肌肥厚的信号转导是非常复杂的，上述激活的信号转导通路可导致基因表达的改变，诱导心肌细胞 RNA 和蛋白质的合成，最终导致细胞的增生肥大。

★3. 炎症：细胞信号转导系统在炎症反应的调控中发挥重要作用，与炎症的启动、放大和反应过程密切相关。

(1) 导致炎症细胞激活和放大的信号转导通路。炎症启动的特征是参与炎症反映的细胞被激活，它们通过不同的受体启动炎细胞内的信号转导途径。

1) 脂多糖(LPS)受体介导的激活炎细胞的信号转导。LPS 受体是由 Toll 样受体 4(TLR4)、CD14 和 MD-2 组成的复合物；LPS 与单核巨噬细胞和中性粒细胞等细胞表面的受体结合后，通过与 TLR4 胞内区的连接蛋白(如 MyD88)，激活 IL-1 受体连接的蛋白激酶启动炎细胞内的多条信号转导通路，包括：①激活转录因子 NF-κB(NF-κB 是参与免疫与炎症反应的重要转录因子)；②激活多种磷脂酶信号转导通路；③激活 MAPK 家族成员。

2) TNFα 受体和 IL-1 受体介导的炎细胞的信号转导。TNFα 和 IL-1 主要由活化的单核巨噬细胞和中性粒细胞等产生，是 LPS 作用的主要介导物和体内最重要的促炎细胞因子。

(2) 参与炎症反应的黏附分子及其信号转导通路。

(3) 信号转导与炎症的调控。由于过度的炎症反应可造成组织细胞的广泛损伤，导致炎症性疾病。为防止过度的炎症反应对机体的损伤，体内具有复杂的、多层次的抗炎机制：①抗炎因子的作用；②受体水平的抑制物；③糖皮质激素(GC)的抗炎作用。

★4. 其他疾病：与信号转导异常有关的疾病还有糖尿病、哮喘、高血压、免疫性疾病等。以胰岛素抵抗性糖尿病为例，由于胰岛素受体(IR)基因突变导致胰岛素抵抗性糖尿病的仅占患者的 1%左右，也就是说，在绝大多数患者中没有发现可以导致该病的 IR 或其他信号转导蛋白的突变。故现认为胰岛素抵抗的发生与调控胰岛素信号转导中的关键性信号转导蛋白以及调控糖脂代谢的受体、酶和转录因子等多种基因的表达量、多态性和突变有关。很可能是多种基因细微变化的叠加效应，再加环境因素，包括摄食过多、体力劳动过少引起的肥胖和代谢变化等所致。

【考点测试】

(一) 名词解释

1. 细胞信号转导(cell signal transduction/cell signaling)

2. G蛋白偶联受体(G protein coupled receptor,GPCR)

3. 跨膜信号转导

★4. 核受体(nuclear receptor)

5. 受体向下调节(receptor down-regulation)

6. 受体向上调节(receptor up-regulation)

7. 减敏

8. 显性负性作用(dominant-negative effect)

9. 组成型激活突变(constitutively activated mutation)

10. 激素抵抗综合征

11. 高敏(hypersensitivity)或超敏(supersensitization)

12. MAPK家族(mitogen-activated protein kinase)

13. 显性负性突变体(dominant-negative mutant)

14. Toll样受体(Toll like receptor,TLR)

(二) 填空题

1. G蛋白家族由①___、②___和③___三个亚基组成。

2. 家族性肾性尿崩症是①___引起的原发性受体信号转导异常的典型病例,而中枢性尿崩症是由②___所致。

3. 抗受体的自身抗体可以分为①___抗体和②___抗体两种。Graves病患者体内的抗体以③___性抗体为主,而桥本病以④___性抗体为主。

4. 肢端肥大症和巨人症是①___突变所致信号转导异常性疾病。

5. 在分泌生长激素过多的垂体肿瘤中,有30%~40%是由于编码①___的基因突变而导致生长激素分泌过多。

★6. 核因子①___的激活是炎症反应的关键环节,早期应用抑制其活化的药物可控制一些全身炎症反应过程中炎症介质的失控性释放。

7. 信号转导蛋白活性调节可通过①___、②___和③___。

8. 心肌肥大的发病过程中,心肌负荷过重引起的机械刺激和神经体液调节引起的化学刺激,通过不同信号转导蛋白的传递,引起①___活化,再通过其下游的信号转导途径,引起相同的病理反应——心肌肥大。

9. 霍乱毒素能通过使Gs的①___而致病。

10. MAPK家族酶包括①___、②___和③___,它们的激活机制相似,都通过磷酸化的三级酶促级联反应。

11. 导致信号转导异常的原因有①___、②___、③___、④___、⑤___。

12. 患激素抵抗综合征时,循环血中该激素的水平①___,而临床表现为该激素的作用②___。

13. 根据病变程度不同,雄激素不敏感综合征可分为①___、②___和③___。

14. 在肿瘤发生早期导致肿瘤细胞过度增殖的原因包括①___和②___。

15. 在静息的细胞中,NF-κB与①___结合,以无活性形式存在于②___。在TNFα、LPS等作用下,NF-κB激活并转移入③___,与DNA特定的序列相结合,启动基因转录。

(三) 选择题

[A型题](1~12)

1. 下列哪项不属于跨膜信号转导
A. 儿茶酚胺的信号转导
B. NO的信号转导
C. 胰岛素的信号转导
D. 表皮生长因子的信号转导
E. 肿瘤坏死因子的信号转导

2. 下列哪项不属于膜受体
A. 乙酰胆碱受体
B. 异丙肾上腺素受体
C. 胰岛素受体
D. γ干扰素受体
E. 糖皮质激素受体

3. 介导去甲肾上腺素作用的受体属于
A. 离子通道受体
B. G蛋白偶联受体
C. 受体酪氨酸蛋白激酶

D. 核受体
E. 细胞黏附受体
4. 毒性甲状腺肿(Graves病)的主要信号转导异常是由于
A. 促甲状腺激素分泌减少
B. 促甲状腺激素受体下调或减敏
C. Gs含量减少
D. 促甲状腺激素(TSH)受体刺激性抗体的作用
E. TSH受体阻断性抗体的作用
5. 下列哪些物质未参与G蛋白介导的细胞信号转导
A. IP_3　　B. Ca^{2+}
C. DG　　D. cGMP
E. cAMP
6. 信号转导系统对靶蛋白调节最重要的方式是通过
A. DNA的甲基化
B. 蛋白质的糖基化
C. DNA的乙酰化
D. 蛋白质可逆的磷酸化
E. 蛋白质的磷酸化
7. 下列哪项不是激活NF-κB的因素
A. TNFα　　B. 病毒
C. 糖皮质激素　　D. 活性氧
E. 内毒素
8. 肿瘤中小G蛋白Ras最常见的突变可导致
A. Ras的表达减少
B. Ras的失活
C. Ras与GDP解离障碍
D. Ras自身的GTP酶活性降低
E. Ras激活ERK通路的能力降低
9. 肿瘤的细胞信号转导异常可表现为
A. 生长因子分泌过多
B. 生长因子受体表达增多
C. Ras持续激活
D. 抑制细胞增殖的信号减弱
E. 以上都是
★10. 下列经非受体酪氨酸蛋白激酶信号转导的是
A. 雌激素
B. NO
C. 白介素-1
D. 表皮生长因子
E. 异丙肾上腺素
11. 以下哪项不是G蛋白异常性疾病
A. 霍乱
B. 假性甲状旁腺减退症
C. 巨人症
D. 肢端肥大症
E. 重症肌无力
12. 受体异常参与了以下哪些疾病的发病
A. 巨人症
B. 糖尿病
C. 假性甲状旁腺减退症
D. 肢端肥大症
E. 霍乱

[B型题](1～8)

A. 蛋白激酶A(PKA)
B. Ca^{2+}/钙调素依赖性蛋白激酶
C. 蛋白激酶C(PKC)
D. JAK-STAT通路
E. NF-κB
1. 二酰甘油(DAG)能激活
2. cAMP能激活
3. 白介素-1受体能激活
4. 干扰素受体能激活

A. 酪氨酸蛋白激酶型受体
B. 丝/苏氨酸蛋白激酶型受体
C. 死亡受体
D. 离子通道型受体
E. 核受体
5. TGFβ受体属于
6. 胰岛素受体属于
7. TNFα受体属于
8. 雄激素受体属于

[X型题](1～7)

1. 以下哪些属于细胞膜受体
A. N型乙酰胆碱受体
B. 肾上腺素受体
C. 表皮生长因子受体
D. 甲状腺素受体
E. 糖皮质激素受体
2. 肿瘤时,促进细胞增殖的信号转导蛋白数量增多是因其
A. 基因拷贝数增加
B. 基因异常高表达

C. 组成型激活突变
D. 降解减少或速度减慢
E. 以上都是
3. G蛋白介导的信号转导途径有
A. 鸟苷酸环化酶途径
B. 腺苷酸环化酶途径
C. 磷脂酶途径
D. 酪氨酸蛋白激酶途径
E. 以上都是
4. 高血压时促进心肌肥厚的信号有
A. 儿茶酚胺
B. 血管紧张素Ⅱ(AngⅡ)
C. 内皮素(ET)-1
D. 牵拉刺激
E. 以上都是
★5. 膜受体数量减少的机制为
A. 受体合成减少
B. 受体降解增多
C. 受体组装和定位障碍
D. 受体的再循环增加
E. 以上都是
6. 雄激素抵抗征临床可表现为
A. 男性假两性畸形
B. 男性真两性畸形
C. 特发性无精症和少精症
D. 贫血
E. 以上都是

7. 糖皮质激素作为免疫抑制剂广泛应用,其作用机制可能为
A. 抑制 NF-κB 的活化
B. 增强 I-κB 基因的转录
C. 阻止 NF-κB 与 DNA 上特定系列结合
D. 抑制 I-κB 的磷酸化
E. 以上都是

(四) 问答题

1. 简述细胞信号转导系统的组成、生理作用及异常的病理意义。

2. 简述受体调节的类型和生理病理意义。

3. 何谓自身免疫性受体病,举例说明受体自身抗体的种类和作用。

4. 试从激素、受体以及信号转导通路调节的靶蛋白这几个不同层次阐述尿崩症的发生机制。

5. 试述激素抵抗综合征的发生机制。

6. 试述信号转导通路的异常与肿瘤发生发展的关系。

7. 试述信号转导改变在高血压心肌肥厚发生中的作用。

★8. 简述糖皮质激素的抗炎机制。

★9. 以 LPS 的信号转导为例,简述信号转导与炎症启动和放大的关系。

10. 信号转导障碍在疾病发生和发展中起什么作用?

【参考答案及注释】

(一) 名词解释

1. 指膜受体或胞内受体接受信号后,通过激活细胞内的信号转导通路,调节靶细胞的活性,导致特定生物效应的过程。

2. G蛋白偶联受体是 7 次跨膜,并与 G 蛋白偶联的膜受体的统称,它们与配体(神经递质和神经肽、多种激素和药物等)结合后,通过 G 蛋白激活细胞内多条信号转导通路,在机体的功能代谢调控中发挥重要作用。

3. 配体通过膜表面的特殊受体结合激活细胞内信息分子,借细胞内信号转导的级联反应将细胞外的信息跨膜转导至胞浆或核内,调节靶细胞的功能,这一过程称为跨膜信号转导。

4. 核受体是一类配体依赖性的转录调节因子,它们与配体结合后被激活,之后在核内与靶基因中特定的DNA反应元件结合,并与其他因子,如共激活因子和通用转录因子相互作用,调节基因表达,产生生物效应。

5. 当体内配体浓度发生明显而持续性增高或降低时,自身受体或其他受体数量会发生改变,使受体数量减少的称向下调节(down regulation)

6. 当体内配体浓度发生明显而持续性增高或降低时,自身受体或其他受体数量会发生改变,使受体数量增多的称为向上调节(up regulation)。

7. 减敏是指各种原因造成的靶细胞的特定受体或受体后信号转导通路的成分改变,从而使靶细胞对配体刺激的反应性减弱的现象。

8. 信号转导蛋白突变后不仅自身无功能,还能抑制或阻断野生型信号转导蛋白的作用,这种作

用被称为显性负性作用。

9. 某些信号转导蛋白在突变后获得了自发激活和持续性激活的能力,被称为组成型激活突变。

10. 由于受体、受体后的信号转导成分或作用的靶蛋白缺陷,使靶细胞对相应激素的敏感性降低或丧失,并由此引起疾病称为激素不敏感综合征或激素抵抗综合征。

11. 高敏或超敏是指各种原因造成的靶细胞的特定受体或受体后信号转导通路的成分改变,从而使靶细胞对配体刺激的反应性增强的现象。

12. MAPK 家族包括 ERK、JNK 和 p38MAPK。它们能在多种胞外信号,如分裂原(生长因子等)、应激原、促炎细胞因子的作用下,通过磷酸化的三级酶促级联反应(MAPKKK-MAPKK-MAPK)被激活。激活的该家族酶具有调节细胞的生长、分化、应激及死亡的作用。

13. 突变使得信号转导蛋白不仅自身无功能,还能抑制或阻断野生型信号转导蛋白的作用,这种突变体被称为显性负性突变体。

14. Toll 样受体为 I 型膜蛋白,是一类病原体识别相关的受体,多种病原体及其产物感染人体后,可通过该受体家族成员激活细胞内的信号转导通路,在病原体感染引起的免疫和炎症反应中起重要作用。

(二) 填空题

1. ①α ②β ③γ

2. ① ADH 受体基因突变 ②抗利尿激素分泌减少

3. ①刺激型 ②阻断型 ③刺激型 ④阻断型

4. ①G 蛋白基因

5. ①Gsa

6. ①NF-κB

7. ①配体 ②G 蛋白 ③可逆性磷酸化

8. ①丝裂原激活的蛋白激酶(MAPK)家族

9. ①GTP 酶活性丧失

10. ①ERK ②JNK ③p38MAPK

11. ①生物学因素 ②理化因素 ③遗传因素 ④免疫学因素 ⑤内环境因素

12. ①升高 ②减弱

13. ①男性假两性畸形 ②特发性无精症和少精症 ③延髓脊髓性肌萎缩

14. ①促细胞增殖的信号转导过强 ②抑制细胞增殖的信号转导过弱

15. ①抑制性蛋白 I-κB ②胞浆 ③核

(三) 选择题

[**A 型题**]

1. B 2. E 3. B 4. D 5. D 6. D 7. C 8. D 9. E 10. C 11. E 12. B

[**B 型题**]

1. C 2. A 3. E 4. D 5. B 6. A 7. C 8. E

[**X 型题**]

1. ABC 2. ABD 3. BC 4. ABCDE 5. ABC 6. AC 7. AB

(四) 问答题

1. 细胞信号转导系统由受体或能接受信号的其他成分(如离子通道和细胞黏附分子)以及细胞内的信号转导通路组成。受体接受细胞信号后,能激活细胞内的信号转导通路,通过对靶蛋白的作用,调节细胞增殖、分化、代谢、适应、防御和凋亡等。不同的信号转导通路相互联系和作用,形成复杂的网络。信号转导的异常与疾病,如肿瘤、心血管病、糖尿病、某些神经精神性疾病以及多种遗传病的发生发展密切相关。

2. 受体的数量和亲和力在体内是可调节的。当体内配体浓度发生明显而持续性增高或降低时,自身受体或其他受体数量会发生改变,使受体数量减少的,称向下调节,反之使受体数量增多的,称为向上调节。这种调节具有配体浓度和时间依赖性以及可逆性。受体亲和力主要受磷酸化的调节。已证明某些受体被细胞内激活的蛋白激酶磷酸化后与配体结合的亲和力降低。受体的调节可防止体内某种激素/配体剧烈变化所导致的功能代谢紊乱,有利于维持内环境的稳定。但过度或长时间的调节可导致受体数量、亲和力或受体后信号转导过程长时间的变化,使细胞对特定配体的反应性减弱或增强,从而导致疾病发生或促进疾病发展。

3. 自身免疫性受体病是由于患者体内产生了抗某种受体的自身抗体所致。抗受体抗体分为刺激型和阻断型。刺激型抗体可模拟信号分子或配体的作用,激活特定的信号转导通路,使靶细胞功能亢进。如刺激型促甲状腺激素(TSH)受体抗体与甲状腺滤泡细胞膜上的 TSH 受体结合后,能模拟 TSH 的作用,导致甲状腺素持续升高从而引起自身免疫性甲状腺功能亢进(Graves 病)。阻断型抗体与受体结合后,可阻断受体与配体的结合,从而阻断受体介导的信号转导通路和效应，导致靶细胞功能低下。如阻断型 TSH 受体抗体能阻断 TSH 对甲状腺的兴奋作用，导致甲状腺功能减退（桥本病）。在重症肌无力患者体内也发现有阻断型的抗 N 型乙酰胆碱受体(nAChR)的抗体。

4. 肾脏对水的重吸收和排泄功能受抗利尿激素（ADH，即加压素，VP）调节，这种作用通过远端肾小管或集合管上皮细胞膜上的 2 型抗利尿激素受体（V_2R）介导。V_2R 与 ADH 结合后，通过激活的信号转导通路，使肾集合管上皮细胞中的水通道（AQP2）插入细胞膜中，导致肾集合管管腔膜对水的通透性增加，同时因髓质高渗环境影响，尿液发生浓缩。尿崩症可分为中枢性尿崩症和肾性尿崩症。中枢性尿崩症是由于患者 ADH 分泌减少所致，肾性尿崩症是由于 ADH 受体（V_2R）变异或肾小管上皮细胞水通道 AQP2 异常，使肾集合管上皮细胞对 ADH 的反应性降低所致。

5. 激素抵抗综合征是指因靶细胞对激素的反应性降低或丧失而引起的一系列病理变化，临床出现相应激素作用减弱的症状和体征。其发生机制比较复杂，可由于受体数量减少、受体功能缺陷、受体阻断型抗体的作用或受体后信号转导蛋白的缺陷（如失活性突变等），使靶细胞对相应激素的敏感性降低或丧失。属于这类疾病的有雄激素抵抗征、胰岛素抵抗性糖尿病等。

6. 肿瘤细胞信号转导的改变是多成分、多环节的。肿瘤早期的信号转导异常与肿瘤细胞的高增殖、低分化、凋亡减弱有关。而晚期则是控制细胞黏附和运动性的信号转导异常，导致肿瘤细胞具有转移性。其中可引发肿瘤过度增殖的信号转导异常为：①促细胞增殖的信号转导通路过强，如自分泌或旁分泌的生长因子产生增多、某些生长因子受体过度表达或受体组成型激活、细胞内的信号转导成分如小 G 蛋白 Ras 的突变导致 Ras 持续性激活等；②抑制细胞增殖的信号转导过弱等，如 TGFα 信号转导障碍，结果导致肿瘤增殖失控。

7. 高血压时由于神经内分泌系统激活，可使儿茶酚胺、血管紧张素Ⅱ（AngⅡ）、内皮素（ET）-1 等分泌增多；而血压增高导致左心长期压力超负荷，可使心肌细胞产生机械性的牵拉刺激；牵拉刺激和一些激素信号又可促进心肌组织中生长因子和细胞因子，如 TGFβ、FGF 等的合成和分泌。上述增多的激素、神经递质和细胞因子可通过它们各自的受体，而牵拉刺激可通过牵拉敏感的离子通道等激活多条信号转导通路，包括①PLC-PKC 通路；②MAPK家族的信号通路；③PI-3K 通路以及 Ca^{2+} 信号转导通路等，导致基因表达的改变，诱导心肌细胞 RNA 和蛋白质的合成，最终导致细胞的增生肥大。

8. 糖皮质激素具有强大的抗感染作用，其作用通过糖皮质激素受体（GR）介导。作为配体依赖性的转录调节因子，GR 与糖皮质激素结合后，能转入核内调节基因表达，产生抗炎效应。如能促进膜联蛋白-1 和 IL-1 受体拮抗剂等抗炎物质的表达。膜联蛋白-1 能够通过抑制磷脂酶 A_2 的活性，抑制脂质炎症介质的产生。GR 还能在转录水平与 NF-κB 和 AP-1 相互拮抗，抑制多种促炎细胞因子和趋化因子等的表达，产生抗炎作用。

9. 内毒素的主要毒性成分是脂多糖（LPS），LPS 受体是由 Toll 样受体 4（TLR4）和 CD14 等成分组成的复合物。LPS 与单核巨噬细胞和中性粒细胞等细胞表面的受体结合后，能直接或间接启动炎细胞内的多条信号转导通路，包括：①激活多种磷脂酶信号转导通路，如激活磷脂酶 A_2（PLA_2），产生花生四烯酸及其衍生物脂质炎症介质；②激活转录因子 NF-κB，促进促炎细胞因子（如 IL-1β 和 TNFα 等）、趋化因子等的合成和释放；③激活 PLC-PKC 信号通路、Ca^{2+} 信号转导通路和 MAPK 家族的酶等。上述信号转导通路可导致炎细胞的激活，启动炎症反应。此外炎细胞膜上又具有促炎细胞因子等的受体。这些因子与受体结合后，可导致炎细胞的进一步激活和炎症反应的扩大，引起炎症级联反应。

10. 细胞信号转导异常既可以作为疾病的直接原因，引起特定疾病的发生，如基因突变所致的 LDL 受体质和量的改变能引起家族性高胆固醇血症；亦可促进疾病的发展，如高血压导致的信号转导异常与高血压心肌肥厚的发生有关。某些信号转导蛋白的基因突变或多态性虽然并不能导致疾病，但它们在决定疾病的严重程度以及疾病对药物的敏感性等方面起重要作用。细胞信号转导异常可以局限于单一成分（如特定受体）或某一环节（如某些遗传病），亦可同时或先后累及多个环节甚至多条信号转导途径，造成调节信号转导的网络失衡（如肿瘤）。

（刘江月）

第八章　细胞增殖分化异常与疾病

【大纲要点】

1. 掌握细胞增殖异常、细胞分化异常、周期素、周期素依赖性激酶、周期素依赖性激酶抑制因子、细胞周期检查点、干细胞、去分化、差别基因表达、管家基因、组织专一基因、趋异性分化、诱导分化的概念。

2. 掌握肿瘤细胞周期调控异常与分化调控异常发生机制。

3. 熟悉细胞周期的特点及正常调控的机制；熟悉细胞分化的特点及正常调控的机制。

4. 了解与细胞周期调控异常与分化调控异常相关疾病的防治原理。

【教材精要】

一、基本概念

1. 细胞增殖(cell proliferation)：是指细胞分裂和再生的过程，细胞通过分裂进行增殖，使遗传信息传给子代，保持物种的延续性和数量增多。

2. 细胞分化(cell differentitation)：是指在细胞增殖时，子代细胞在形态、结构和生理功能上产生差异的过程，其本质是细胞发生基因差别表达，也就是基因表达的差异导致了形态、功能各异的细胞。

细胞的增殖和分化在细胞的生命活动中是紧密相连的，细胞是在增殖过程中进行分化，分化过程离不开增殖。一个受精卵发育为一个个体的过程，主要以细胞的增殖与细胞的分化为基础，通过细胞的增殖增加细胞数目，依靠细胞分化形成不同类型的细胞。细胞增殖和分化异常能够造成机体发育不全及恶性肿瘤等。从基因水平上看，细胞增殖分化异常实际上是细胞增殖分化基因的调控异常。

二、细胞增殖的调控异常与疾病

细胞增殖是多阶段、多因素参与的有序的调节过程，由细胞生长、DNA复制和细胞分裂三部分组成，是通过细胞周期来实现的。

（一）细胞周期的概念、分期和特点

细胞周期(cell cycle)或称细胞增殖周期是指增殖细胞从一次分裂结束到下一次分裂结束所经历的时期和顺序变化。分为四个连续阶段，即G_1期(DNA合成前期)、S期(DNA合成期)、G_2期(DNA合成后期)和M期(有丝分裂期)，其中最重要的是S期，在此期中细胞进行DNA倍增和染色体复制。根据细胞的增殖能力及进行增殖的条件的不同，将机体活细胞分为周期性细胞(细胞按$G_1 \rightarrow S \rightarrow G_2 \rightarrow M$四个阶段循环，稳态更新，如表皮细胞、骨髓细胞等)、G_0期细胞(暂时脱离细胞周期，不进行增殖，在适当条件刺激的情况下进行条件性更新，如肝、肾细胞等)和终端分化细胞(永远脱离细胞周期，失去分裂能力，如神经细胞、心肌细胞等)三类。

细胞周期的特点：①单向性，即细胞只能沿$G_1 \rightarrow S \rightarrow G_2 \rightarrow M$方向推进而不能逆行；②阶段性，细胞可因某种原因在细胞周期的某时期停滞下来，待生长条件适合后，细胞又可重新活跃到下一时期；③检查点(check point)：存在于各时期交叉处，决定细胞下一步的增殖分化趋向；④细胞微环境影响，细胞外信号、条件等影响细胞周期的推进。

(二)细胞周期的调控

1. 细胞周期自身调控:主要由周期素(cyclin)、周期素依赖性激酶(CDK)、周期素依赖性激酶抑制因子(CDI)的综合作用来调控。在细胞周期中,cyclin和CDK形成复合物,激活CDK,推动细胞周期的行进,当CDI介入,形成cyclin/CDK/CDI复合体或cyclin减少时,CDK活性受到抑制,就终止细胞周期行进、CDK亦受Rb和p53、myc等基因的控制。

(1) 周期素(cyclin):目前已发现哺乳动物细胞中至少有8种周期素,共14个成员,分为三大类,即G_1期、S期和G_2/M期周期素。周期素作为调节亚基需要与催化亚基CDK形成复合物,激活相应的CDK和加强CDK对特定底物的作用,驱动该期前行。

(2) CDK:是一组丝氨酸/苏氨酸(Ser/Thr)蛋白激酶,称CDK家族,已经发现9种成员CDK1～9,它的激活取决于与cyclin的结合和其分子中某些氨基酸残基的磷酸化状态。当cyclin浓度达到阈值时与CDK结合形成cyclin/CDK复合体,并且使CDK分子中的活化部位和抑制部位分别处于磷酸化和去磷酸化状态时,CDK才显示活性。

(3) CDI:是CDK的抑制物,主要包括Ink4(inhibitor of cdk4)和Kip(kinase inhibition protein,Kip)等。当出现某种应激或损伤时,Kip和(或)Ink4发挥作用,使带有某种类型损伤的细胞阻滞在G_1期。Ink4是一组CDK4的抑制蛋白,含有一个重复的结构域ankyrin,可特异地与CDK4/6结合,防止其与cyclin再结合或降低cyclin/CDK复合物的稳定性,以抑制其激酶的活性。Kip经外共价键与cyclin/CDK复合物结合,形成三元体或四元体抑制CDK。

(4) 泛素依赖的蛋白溶解系统:泛素是一种小分子蛋白质,由76个氨基酸组成,它有两种不同的蛋白水解途径。一是CDC34途径,主要通过水解周期素激酶抑制因子来促进G_1期转换到S期;二是后期促进复合体途径,主要是通过水解后期抑制因子和有丝分裂cyclin而促使细胞由有丝分裂中期向后期转换,结束分裂期。

(5) 抑癌基因产物p53和pRb蛋白:两者均作用与G_1期,阻止$G_1 \rightarrow S$期转化。p53蛋白可与其专一的DNA结合部位结合,通过活化含有此反应元件的CDK,抑制P21及gadd45基因转录,使DNA受损伤的细胞生长停滞在G_1关卡点。Rb在大部分的G_1期间,呈低磷酸化,而在其它期则呈高磷酸化。低磷酸化的pRb在G_1期与细胞转录活化因子E2F结合,抑制E2F介导的反式激活作用;高磷酸化的pRb失去与E2F结合能力,因此不能抑制E2F。

(6) 细胞周期检查点:在生物进化过程中,细胞发展出了一套保证细胞周期中DNA复制和染色体分配质量的检查机制,通常称为细胞周期检查点(checkpoint),是一类负反馈调节机制。它分为三种:①DNA损伤检查点,在G_1/S交界处检查,如果DNA受损,则把细胞阻滞于G_1期;② DNA复制检查点,在S/G_2交界处检查,负责检查DNA复制进度;③纺锤体组装检查点,通过检查有功能的纺锤体形成,管理染色体的正确分配。细胞周期中这些检查点的存在,可对细胞周期中前一事件作出反应,以保证细胞增殖按质完成。每一检查点工作方式由三个部分组成:探测器、传感器和效应器。

2. 细胞外信号对细胞周期的调控:细胞外环境包括细胞因子、激素、基质、营养改变等均可影响细胞周期。细胞外信号包括增殖信号和抑制信号。增殖信号,如大多数肽类生长因子等,可促使G_0期细胞进入细胞周期。抑制信号如TGF-β能抑制正常细胞和肿瘤细胞的生长,并使细胞阻滞于G_1期。TGF-β对细胞周期的调节是下调cyclin和CDK等的表达,主要是在G_1期抑制CDK4的表达,同时还诱导CDI的产生。

(三)细胞周期的调控异常与疾病

细胞的增殖过度或不足实质是细胞周期的调控异常,主要表现在两方面:细胞周期的驱动力改变(cyclin、CDK或CDI表达过高或过低)和检查机制障碍。这些方面异常可导致相关疾病的发生,增殖过度的疾病如肿瘤 、前列腺肥大等,增殖缺陷的疾病如再生障碍性贫血、胚胎发育障碍先天畸形等。

1. 细胞周期调控异常与肿瘤:肿瘤的发生是多阶段、多因素、多基因变化的结果,其生物学特性之一是恶性增殖，主要是细胞内 CDK 活性增高所致，而 CDK 活性依赖于其正调节亚基 cyclin 的顺序性表达及其负调节亚基 CDI 的浓度，同时也与检查点及检查机制障碍有关。

(1) 细胞周期蛋白的异常。肿瘤的发生与 cyclin(主要是 cyclinD、E)过量表达有关。$CyclinD_1$ 又称为 Bcl-1，是公认的原癌基因产物，其过量表达是因为：①基因扩增，这是 cyclinD 过量表达的主要机制；②染色体倒位；③染色体易位，过量表达 $cyclinD_1$ 需要与其他癌基因协同作用，才能使原代细胞发生转化。

(2) CDK 的增多。肿瘤细胞主要见于 CDK4 和 CDK6 的过度表达。

(3) CDI 表达不足和突变。CDI 基因是肿瘤抑制基因，在肿瘤中 CDI 基因有不同程度的异常，肿瘤细胞呈现 CDI 表达不足或突变。①Ink4 失活：Ink4 可直接与 $CyclinD_1$ 竞争结合 G_1 期激酶 CDK4/CDK6，抑制其对 pRb 的磷酸化作用，未磷酸化的 $p105^{Rb}$ 可与游离的 E2F-1 结合，从而使依赖于 E2F-1 转录的基因不能转录；Ink4 还可间接地抑制多种生化反应，从而抑制细胞周期进度。②Kip 含量减少：Kip 中 $p21^{cip1}$ 是 p53 下游靶分子，作为以 p53 为主的调控机制中的一分子而参与细胞周期的调控，其 N 端与 CDK 结合抑制细胞进入 S 期；C 端与 PCNA 结合，阻断 DNA 复制。p21 基因突变在临床上并不常见，但调节它的 p53 基因突变在人类肿瘤中则最常见。p53 除了作为 G_1/S 交界处 DNA 损伤检查点的分子外，还可诱导 CIP 基因表达。

(4) 检查点功能障碍。细胞周期主要的检查点是 DNA 损伤检查点，分别位于 G_1/S 和 G_2/M 交界处，当它探测到 DNA 损伤时就会打断细胞周期进程，正是在检查点的正确调控下，细胞周期才能精确和有序地进行。在 G_1/S 交界处，p53 作为一个 DNA 损伤检查点分子，能保证细胞在 DNA 损伤后，停顿于 G_1 期并在 DNA 复制前有充分的时间修复损伤。如果损伤修复失败，p53 则过度表达，诱导细胞凋亡，以消除癌前病变细胞不恰当地进入 S 期。p53 丢失则使细胞易于产生药物诱导的基因扩增、细胞分裂和染色体准确度的降低。在 G_2/M 交界处，断裂的 DNA 双链能够激活该检查点，阻止细胞进入有丝分裂，以增加修复时间和诱导修复基因转录，完成 DNA 断裂损伤的修复。

三、细胞分化的调控异常与疾病

(一) 细胞分化的调控

1. 细胞分化的概念和特点。同一来源的细胞通过细胞分裂增殖产生结构和功能上有特定差异的子代细胞，这一过程就是细胞分化(cell differentiation)。判定细胞分化的三项指标是细胞形态结构、生化特征和生理功能。机体有两种方式产生新的分化细胞：一是简单倍增；另一是由未分化的干细胞产生。干细胞(stem cell)是一类增殖较慢、但能自我维持增殖的细胞，具有定向分化的潜能，存在于各种组织的特定位置上。人体干细胞分为全能干细胞(胚胎干细胞在适宜条件下因能分化成机体内各种组织细胞而称全能干细胞)、多能干细胞(分裂产生的子细胞可分化产生 2 种类型或 2 种以上细胞的称为多能干细胞)和定向干细胞(干细胞分裂产生的子细胞只能分化为某一类型细胞的称为定向干细胞)三类。

细胞分化的特点：稳定性、全能性、选择性和细胞分化条件的可逆性。

2. 细胞分化的机制。细胞分化是细胞内不同基因在不同发育阶段选择性激活的结果。机制涉及以下几个方面：① "决定"先于分化。细胞分化具有严格的方向性，在细胞发生可识别的形态特征变化之前，分化的方向就已经确定，向特定方向分化，这是细胞"决定"(determination)，其实质是细胞中某些基因永久性关闭，而另一些基因顺序的表达，具备向某一特定方向分化的能力。细胞决定即意味着细胞内部已经发生了稳定的变化，基因活动模式已经开始发生改变，是一种渐变的过程，这种决定是稳定的和可遗传的。②细胞质在决定细胞差异中的作用。干细胞分裂时，由于细胞各区的组分并不相同，分割进入子细胞的胞质组分也不相同，即造成细胞质的不均质，这些干细胞所特有的细胞质组分称为细胞质决定子(cytoplasmic determinant)，细胞分化后，决定子一次次地重组，使子细胞出现差别。③细胞间相互作用。细胞分化除受本身细胞核和细胞质的影响外，还与细胞间的相互作用有关。

3. 细胞分化的调控。

(1) 基因水平的调控。细胞分化调控本质上是基因调控。各种体细胞在任何时间内，全套基因组 3 万多个基因，只有5%～10%的单一序列基因进行表达，以维持特定的结构代谢和功能，基因的选择性表达需要非常精确的时间上和空间上的基因调控。参与分化的基因按功能分为两类：管家基因和组织专一基因。前者编码维持细胞生存所必需的各种功能结构蛋白，为维持生命活动所必需，在各类细胞都处于活动状态如核糖体蛋白，线粒体蛋白等；后者编码细胞特异性蛋白，这类基因表达对细胞生存并无直接的影响，但对细胞表型确定起重要作用。各种不同表型的细胞选择性表达不同的基因，造成了分化细胞表型的多样性。不同种类的细胞进行基因选择活动的现象称为差别基因表达(differential gene express)。

(2) 转录和转录后水平调控。在诱导分化的因子作用下，细胞分化的关键是转录调控，其次是转录加工翻译及其修饰。①转录水平调控：细胞专一基因表达依赖于基因调控区的启动子和增强子序列，不同的调节蛋白组合作用决定了基因是否活动；②转录后水平调控：前体mRNA和mRNA在种类上的差异说明转化细胞合成专一性蛋白质并不都是由于差别转录造成，转录后加工也起重要作用。

(3) 翻译和翻译后水平调控。翻译水平调控是指mRNA选择性翻译成蛋白质，不同细胞对翻译产物进行不同加工。分化细胞亦存在翻译后水平调控。

(4) 细胞外因素调控。涉及众多细胞外信号物质，细胞外基质等，本质是影响核转录因子活性的细胞信号转导的进行。

(二) 细胞分化调控异常与疾病

1. 恶性肿瘤细胞的异常分化。肿瘤细胞是异常分化的细胞，其分化状态与起源组织或正常组织有很大差异，特点是：①低分化，表现为形态上的幼稚性即细胞异型性，同时伴有功能异常；②去分化或反分化，当组织发生肿瘤时，组成该组织的细胞多种表型又返回到原始的胚胎细胞表型，即发生细胞的去分化或反分化；③趋异性分化，肿瘤组织呈现不同程度的形态和功能上的异质性，主要表现为肿瘤细胞分化程度和分化方向的差异性，这种现象可使得肿瘤呈现多向分化，如髓母细胞瘤可见神经元分化和各种胶质细胞成分，甚至出现心肌细胞成分，后者称为趋异性分化(divergent differentiation)。

2. 恶性肿瘤细胞异常分化的机制。

(1) 细胞的增殖与分化脱偶联：正常细胞分化与增殖存在着偶联，而细胞恶变呈现增殖与分化间的偶联失衡倾向。

(2) 基因表达时空上失调：肿瘤发生时，分化基因表达呈现特异性基因表达受到抑制及胚胎性基因重新表达。

(3) 癌基因和抑癌基因的协同失调：癌基因和抑癌基因是细胞正常的基因，是调节细胞增殖和分化的互相拮抗的力量之一，两者的作用保证细胞的数量和质量。癌基因包括src、ras、sis、myc和myb基因家族，当受到各种理化及生物等因素刺激时被激活，癌基因表达产物在量或质上发生了改变，尤其是它们的表达不再接受原有调节系统(cis和trans)对它们在时相和空间上的控制时，其表达产物干扰细胞的分化和增殖的各个环节，最终使细胞过度增殖和恶变。而抑癌基因(Rb、p53等)表达产物，可以不同方式对抗癌基因的作用，参与调节细胞分化和增殖。恶性肿瘤的发生可能是癌基因和抑癌基因的协同调节失控造成的。

3. 细胞分化与肿瘤治疗。恢复肿瘤细胞调控正常增殖和分化的基因的表达能力，癌症就有可能逆转。在一些物质作用下，恶性肿瘤细胞可向正常细胞演变分化，表现为形态学、生物学和生物化学方面的诸多标志向正常细胞接近，甚至完全转化为正常细胞，这种现象称为肿瘤细胞的诱导分化(inducing differentiation或再分化、肿瘤逆转)。可以诱导肿瘤细胞逆转的物质称为分化诱导剂。

【考点测试】

(一) 名词解释

1. 细胞周期(cell cycle)
2. 细胞增殖(cell pro1iferation)
3. 细胞周期检查点(cell cycle checkpoint)
4. 周期素(cyclin)

5. 周期素依赖性激酶(cyclin dependent kinase)

6. 周期素依赖性激酶抑制因子(cyclin dependent kinase inhibitor)

7. 细胞质决定子(cytoplasmic determinant)

8. 细胞分化(cell differentiation)

9. 趋异性分化(divergent differentiation)

10. 去分化(dedifferentiation)

11. 干细胞(stem cell)

12. 管家基因(house keeping genes)

13. 组织专一基因(tissue-specific genes)

14. 诱导分化(inducing differentiation)

(二)填空题

1. 细胞周期是多阶段、多因素参与的有序的调节过程,包括三个组成部分,即①__、②__和③__。

2. G_0 期细胞在遭遇损伤或应激等刺激后可返回细胞周期,进行细胞增殖,称为①__。

3. 周期性细胞不断地增殖以补充衰老脱落或死亡的细胞,始终处于动态平衡中,这种更新称为①__。

4. 细胞周期分为四个连续阶段,G_1 期,又称 DNA①__,S 期又称 DNA②__,G_2 期又称 DNA③__,M 期又称④__。

5. 永远脱离细胞周期丧失分裂能力的细胞称为①__。

6. 机体是由①__、②__和③__三类活细胞构成的总体。

7. 哺乳动物细胞 cyclin 分为三大类,即①__期、②__期和③__期细胞 cyclin。

8. CDK 是一组①__蛋白激酶,含②__亚基。

9. 细胞周期的特点有:①__、②__、③__和④__。

10. 细胞周期的调控异常可导致细胞的增殖过度或不足,主要表现在两方面:①__和②__。

11. 泛素有两条不同的蛋白水解途径:①__途径和②__途径。

12. 人体干细胞分为①__、②__和③__三类。

13. 抑癌基因产物 p53 和 pRb 蛋白均作用于①__期,阻止②__期转化。

14. 细胞周期检查点分为三种:①__、②__和③__。

15. ①__又称为 Bcl-1,是公认的原癌基因产物,其过量表达是因为:②__、③__及④__。

16. 判定细胞分化的三项指标是①__、②__和③__。

17. 增殖信号如大多数肽类生长因子等可促使①__期细胞进入细胞周期。抑制信号如转化生长因子 β 使细胞阻滞于②__期。

18. TGF-β 下调①__和②__等的表达,同时还诱导一些③__产生。

19. 肿瘤的发生与 cyclin 主要是①__和②__过量表达有关。

20. Ink4 可直接与 $cyclinD_1$ 竞争结合 G_1 期激酶①__,抑制其对 pRb 的磷酸化作用,使游离的与未磷酸化的 $p105^{Rb}$ 结合,导致某些基因转录受阻。

21. CDI 是①__的抑制物,哺乳动物细胞的 CDI 主要包括②__和③__两种。

22. CDK 分子中的活化部位和抑制部位分别处于①__和②__状态时,才显示活性。

23. 细胞周期调控异常的机制包括①__、②__、③__和④__。

24. Ink 是一组①__的抑制蛋白,可特异性的与②__结合,阻止其与③__再结合或降低 cyclin/CDK 复合物的稳定性,以抑制其激酶活性。

25. 机体有两种方式产生新的分化细胞:通过①__和②__产生。

26. 细胞分化的基本特点是:①__、②__、③__和④__。

27. 细胞分化的机制主要包括:①__、②__和③__。

28. 细胞分化的调控涉及:①__、②__、③__和④__。

29. 肿瘤细胞的生物学特性之一是恶性增殖,主要是细胞内①__活性增高所致。

30. 恶性肿瘤细胞的异常分化特点有:①__、②__和③__。

31. 恶性肿瘤细胞异常分化的机制包括:①__、②__和③__。

32. 分化诱导剂促使肿瘤细胞分化的关键是①__或②__。

(三)选择题

[A 型题](1~19)

1. 从基因水平看,细胞增殖分化异常实际上是

A. 癌基因表达过度

B. 抑癌基因表达受抑

C. 细胞增殖分化基因的调控异常

D. 凋亡基因表达受抑

E. 与分化有关的基因表达异常

2. 细胞增殖周期的顺序依次是

A. $G_1 \rightarrow M \rightarrow G_2 \rightarrow S$

B. $G_1 \rightarrow S \rightarrow G_2 \rightarrow M$

C. $M \rightarrow G_1 \rightarrow G_2 \rightarrow S$

D. $S \rightarrow G_1 \rightarrow M \rightarrow G_2$

E. $G_1 \rightarrow G_2 \rightarrow M \rightarrow S$

3. 细胞增殖周期中最关键的是

A. S期　　B. G_1 期

C. G_0 期　　D. G_2 期

E. M期

4. 细胞增殖周期中哪个时期是DNA的合成后期

A. G_0 期　　B. G_1 期

C. S期　　D. G_2 期

E. M期

5. CDI的中文全称是

A. 周期素

B. 周期素依赖性激酶

C. 周期素依赖性激酶抑制因子

D. 泛素

E. 细胞因子

6. 与细胞周期驱动力无直接关系的是

A. 周期素

B. CDK

C. CDI

D. 细胞周期检查点

E. 以上都无关

7. 下列哪种细胞是周期性细胞

A. 肝细胞　　B. 肾细胞

C. 骨髓细胞　　D. 神经细胞

E. 心肌细胞

8. 下列哪种细胞是 G_0 期细胞

A. 心肌细胞　　B. 神经细胞

C. 肝细胞　　D. 表皮细胞

E. 骨髓细胞

9. 下列哪种细胞是终端分化细胞

A. 表皮细胞　　B. 肾细胞

C. 神经细胞　　D. 肝细胞

E. 骨髓细胞

10. 下列哪项不是细胞分化的特点

A. 稳定性　　B. 单向性

C. 全能性　　D. 选择性

E. 细胞分化条件的可逆性

11. PCNA在哪个时期的浓度最高

A. G_0 期　　B. G_1 期

C. G_2 期　　D. S期

E. M期

12. Kip和(或)Ink4发挥作用时,细胞将阻滞在哪个时期

A. G_0 期　　B. G_1 期

C. G_2 期　　D. S期

E. M期

13. DNA复制检查点位于

A. G_1/S交界处

B. S/G_2 交界处

C. G_2/M交界处

D. M/G_1 交界处

E. 以上都不是

14. 抑癌基因产物p53和pRb蛋白的生物学意义是

A. 阻止 $G_0 \rightarrow G_1$

B. 阻止 $G_1 \rightarrow S$

C. 阻止 $S \rightarrow G_2$

D. 阻止 $G_2 \rightarrow M$

E. 阻止 $S \rightarrow M$

15. 肿瘤细胞恶性增殖主要是细胞内下列哪项因素增高所致

A. 周期素　　B. CDI

C. CDK　　D. 泛素

E. p53

16. 属于多能干细胞是

A. 骨髓造血干细胞

B. 胚胎干细胞

C. 红细胞系

D. 精原细胞

E. 卵母细胞

17. 恶性肿瘤细胞不会发生

A. 低分化　　B. 去分化

C. 趋异性分化　　D. 高分化

E. 细胞分化和增殖脱偶联

18. 与儿童的视网膜母细胞瘤的发生密切相关的基因是

A. p53　　B. Myc

C. p16　　D. Rb

E. Ras

19. 泛素依赖的蛋白溶解系统中的CDC34途径的生物学意义是

A. 促进$G_0 \to G_1$

B. 促进$G_1 \to S$

C. 阻止$S \to G_2$

D. 促进$G_2 \to M$

E. 促进$S \to M$

[B型题](1～40)

A. G_0期

B. G_1期

C. S期

D. G_2期

E. M期

1. 细胞的DNA合成前期是
2. 细胞的静止期是
3. 细胞的DNA合成期是
4. 细胞的DNA合成后期是
5. 细胞的有丝分裂期是

A. 单向性

B. 阶段性

C. 检查点

D. 细胞微环境

E. DNA复制和染色体分配质量

6. 细胞周期检查点检查的是
7. 细胞在某时相停滞,待生长条件适合后,细胞又可重新活跃到下一时期称为细胞周期的
8. 细胞只能沿$G_1 \to S \to G_2 \to M$方向推进而不能逆行称为细胞周期的
9. 细胞外信号、条件等构成了推进细胞周期的
10. 在各时相交叉处控制决定细胞下一步的增殖分化趋向的检查机制为

A. 调节亚基

B. 催化亚基

C. CDK

D. 周期素

E. 增殖细胞核抗原(PCNA)

11. CDK发挥作用是作为
12. 周期素发挥作用是作为
13. 分为G_1期、S期和G_2/M期细胞三大类的是
14. CDI抑制
15. 不与CDK结合的细胞周期相关蛋白是

A. 泛素

B. p53蛋白

C. 增殖细胞核抗原(PCNA)

D. CDK

E. 周期素

16. 分子浓度在正常细胞周期各阶段稳定的是
17. 分子浓度在细胞周期各阶段呈周期性波动的是
18. 可作为S期标志物之一是
19. 可降解CDK的是
20. 抑癌基因产物是

A. 磷酸激酶

B. DNA复制检查点

C. DNA损伤检查点

D. CDK

E. 纺锤体组装检查点

21. 在G_1/S交界处检查的是
22. 负责检查DNA复制进度的是
23. 检查有功能的纺锤体形成的是
24. 细胞周期检查点的效应器是
25. 可作为检查点传感器的是

A. 细胞周期的驱动力改变

B. 增殖抑制信号

C. 增殖信号

D. 肿瘤

E. CDK活性增高

26. 大多数肽类生长因子属于
27. 转化生长因子β(TGF-β)属于
28. 周期素、CDK和CDI表达过高或过低属于
29. 对细胞周期调控异常研究最为深入的疾病是
30. 肿瘤细胞恶性增殖主要是细胞内

A. 细胞质决定子

B. 细胞“决定”

C. 管家基因

D. 确定细胞表型

E. 为维持细胞生存所必需

31. 某些基因永久地关闭，而另一些基因有序地表达，具备向某一特定方向分化的能力称为

32. 干细胞所特有的细胞质组分称为

33. 编码核糖体蛋白、线粒体蛋白、糖酵解酶的基因是

34. 管家基因

35. 组织专一基因

A. 多向分化
B. 趋异性分化
C. 去分化或反分化
D. 低分化
E. 差别基因表达

36. 不同种类细胞的基因选择活动的现象称为

37. 肿瘤细胞表现为形态上的幼稚性是

38. 肿瘤细胞多种表型又返回到原始的胚胎细胞表型是

39. 髓母细胞瘤分化出的肌细胞成分是

40. 瘤细胞分化程度和分化方向的差异性是

[X 型题](1～9)

1. 细胞周期特点有
A. 单向性
B. 稳定性
C. 阶段性
D. 检查点
E. 细胞微环境影响

2. 细胞分化的特点有：
A. 稳定性
B. 单向性
C. 全能性
D. 选择性
E. 阶段性

3. 恶性肿瘤细胞分化的特点有
A. 过度增殖
B. 低分化
C. 去分化
D. 趋异性分化
E. 成熟度高

4. 细胞的检查点有哪几种
A. DNA 复制前检查点
B. DNA 转录检查点
C. DNA 损伤检查点
D. DNA 复制检查点
E. 纺锤体组装检查点

5. 肿瘤细胞周期调控异常主要与下列哪些因素有关
A. 细胞周期蛋白异常
B. CDK 的增多
C. CDI 表达不足
D. CDI 突变
E. 检查点功能障碍

6. 细胞分化调控有下列哪几种
A. 基因水平调控
B. 复制水平调控
C. 转录和转录后水平调控
D. 翻译和翻译后水平调控
E. 细胞外因素调控

7. 肿瘤细胞周期调控异常的机制有
A. cyclinD 过表达
B. 检查点功能障碍
C. CDI 表达不足
D. CDI 突变
E. 细胞间相互作用

8. 细胞分化的机制是
A. 细胞核不受细胞质影响
B. “决定”先于分化
C. 细胞间相互作用
D. 细胞质决定子决定细胞基因的差别表达
E. 检查点功能障碍

9. 恶性肿瘤细胞异常分化的机制有
A. 细胞的增殖和分化脱偶联
B. 癌基因和抑癌基因的协同失衡
C. 基因表达时空上失调
D. 过度增强的正信号癌基因表达产物
E. 细胞质决定子决定细胞基因的差别表达

（四）问答题

1. 什么是细胞周期？它有什么特点？
2. 试述细胞分化的调控机制。
3. 试述细胞分化的机制。
4. 肿瘤的发生机制中涉及与细胞周期调控异常的有哪几方面？

【参考答案及注释】

(一) 名词解释

1. 细胞周期:是指增殖细胞从一次分裂结束到下一次分裂结束所经历的时间和顺序变化。分为四期,即 G_1 期、S 期、G_2 期和 M 期,其中最重要的是 S 期,在此期中细胞进行 DNA 倍增和染色体复制。

2. 细胞增殖:是指细胞分裂和再生的过程,细胞通过分裂进行增殖,使遗传信息传给子代,保持物种的延续性和数量增多。

3. 细胞周期检查点是细胞内一套保证细胞周期中 DNA 复制和染色体分配质量的检查机制,为一类负反馈调节机制。

4. 周期素是一组结构类似蛋白质,统称为周期素家族,能结合并调节 CDK。

5. 周期素依赖性激酶是一组丝氨酸/苏氨酸蛋白激酶,含催化亚基,需要周期素提供调节亚基才有活性,通常以周期素/CDK 复合物形式出现。

6. 周期素依赖性激酶抑制因子是 CDK 的抑制物,参与细胞周期检查点机制,CDI 分子质量较小,哺乳类细胞的 CDI 主要包括 Ink4 和 Kip 等。

7. 干细胞分裂时,不同细胞质的组分分割进入子细胞,造成细胞质的不均质和产生子细胞的差别,这些干细胞所特有的细胞质组分称为细胞质决定因子。

8. 细胞分化:指在细胞增殖时,子代细胞在形态、结构和生理功能上产生差异的过程,其本质是细胞发生基因差别表达。

9. 趋异性分化指肿瘤细胞多向分化过程中,分化出正常起源组织不会产生的生物成分,如髓母细胞瘤可见神经元分化和各种胶质细胞分化成分,甚至出现肌细胞成分,后者即为趋异性分化。

10. 当组织发生肿瘤时,组成该组织的细胞多种表型又返回到原始的胚胎细胞表型,即发生细胞的去分化或反分化。

11. 干细胞是一类增殖较慢、但能自我维持增殖的细胞,具有定向分化的潜能,存在于各种组织的特定部位上。人体干细胞分为全能干细胞、多能干细胞和定向干细胞三类。

12. 管家基因是编码维持细胞各种基本活动所必需的结构功能蛋白的基因,为维持细胞生存所必需,在各类细胞都处于活动状态,如核糖体蛋白、线粒体蛋白、糖酵解酶编码的基因。

13. 组织专一基因是编码细胞特异性蛋白的基因,如专一选择性表达红细胞血红蛋白、皮肤角蛋白,这类基因表达对细胞生存并无直接影响,但对细胞分化(细胞表型确定)起重要作用。

14. 在一些物质作用下,恶性肿瘤细胞可向正常细胞演变分化,表现为形态学、生物学和生物化学方面的诸多标志向正常细胞接近甚至完全转化为正常细胞,这种现象称为肿瘤细胞的诱导分化。

(二) 填空题

1. ①细胞生长 ②DNA 复制 ③细胞分裂
2. ①条件性更新
3. ①稳态更新
4. ①合成前期 ②合成期 ③合成后期 ④有丝分裂期
5. ①终端分化细胞
6. ①周期性细胞 ②G_0 期细胞 ③终端分化细胞
7. ①G_1 ②S ③G_2/M
8. ①丝氨酸/苏氨酸 ②催化
9. ①单向性 ②阶段性 ③检查点 ④细胞微环境影响
10. ①细胞周期的驱动力改变 ② 检查机制障碍
11. ①CDC34 ②后期促进复合体
12. ①全能干细胞②多能干细胞③定向干细胞
13. ①$G_1$②$G_1 \rightarrow S$
14. ①DNA 损伤检查点 ② DNA 复制检查点 ③ 纺锤体组装检查点
15. ①周期素 $D_1$② 基因扩增 ③ 染色体倒位 ④染色体易位
16. ①形态结构 ②生化特征 ③ 生理功能
17. ①G_0 ②G_1
18. ①周期素 ②CDK ③CDI
19. ①周期素 D ②周期素 E
20. ①CDK4/CDK6
21. ①CDK ②Ink4 ③Kip
22. ①磷酸化 ②去磷酸化

23. ①细胞周期蛋白的异常 ②CDK 的增多 ③CDI 表达不足和突变 ④检查点功能障碍

24. ①CDK4 ②CDK4/CDK6 ③周期素

25. ①已分化细胞的简单倍增 ②未分化的干细胞

26. ①稳定性 ②全能性 ③选择性 ④细胞分化的条件可逆性

27. ①"决定"先于分化 ②细胞质在决定细胞差别中的作用 ③细胞间相互作用

28. ①基因水平调控 ②转录和转录后水平调控 ③翻译与翻译后水平调控 ④细胞外因素调控

29. ①CDK

30. ①低分化 ②去分化或反分化 ③趋异性分化

31. ①细胞的增殖与分化脱偶联 ②基因表达时空上失调 ③癌基因和抑癌基因的协同失调

32. ①抑制癌基因表达 ②提高抑癌基因表达

（三）选择题

[A 型题]

1. C 2. B 3. A 4. D 5. C 6. D 7. C 8. C 9. C 10. B 11. D 12. B 13. B 14. B 15. C16. A 17. D 18. D 19. B

[B 型题]

1. B 2. A 3. C 4. D 5. E 6. E 7. B 8. A 9. D 10. C 11. B 12. A 13. C 14. D 15. E 16. D 17. E 18. C 19. A 20. B 21. C 22. B 23. E 24. D 25. A 26. C 27. B 28. A 29. D 30. E 31. B 32. A 33. C 34. E 35. D 36. E 37. D 38. C 39. B 40. A

[X 型题]

1. ACDE 2. ACD 3. ABCD 4. CDE 5. ABCDE 6. ACDE 7. ABCD 8. BCD 9. ABCD

（四）问答题

1. 细胞周期：是指增殖细胞从一次分裂结束到下一次分裂结束所经历的时间和顺序变化。分为四期，即 G_1 期、S 期、G_2 期和 M 期，其中最重要的是 S 期，在此期中细胞进行 DNA 倍增和染色体复制。细胞周期的特点为：①呈单向性。即细胞只能沿 $G_1 \rightarrow S \rightarrow G_2 \rightarrow M$ 方向推进而不能逆行。②呈阶段性。各期细胞形态和代谢特点有明显差异，细胞可因某种原因而在某时相停滞下来，待生长条件适合后，细胞又可重新活跃到下一时期。③存在检查点。控制各时相交叉处存在着检查点决定细胞下一步的增殖分化趋向。④受细胞微环境影响。细胞周期是否顺利推进与细胞外信号、条件等密切相关。

2. (1)基因水平的调控：细胞分化调控本质上是基因调控。各种体细胞在任何时间内，起全套基因组 3 万多基因，只有 5%～10%的单一序列基因进行表达，以维持特定的结构代谢和功能，基因的选择性表达需要非常精确的时间上和空间上的基因调控。参与分化的基因按功能分为两类：管家基因和组织专一基因，前者编码维持细胞生存所必需的各种功能结构蛋白，如核糖体蛋白、线粒体蛋白等，后者编码细胞特异性蛋白，因而对细胞表型确定起重要作用，各种不同表型的细胞选择性表达不同的基因，造成了分化细胞表型的多样性。不同种类的细胞进行基因选择活动的现象称为差别基因表达。

(2) 转录和转录后水平调控：①转录水平调控。细胞专一基因表达依赖于基因调控区的启动子和增强子序列，不同的调节蛋白组合作用决定了基因是否活动。正确的组合方可决定细胞转移基因表达。基因调控区的两类转录调节物，一些基因调节蛋白以及细胞外信号均可影响细胞的基因表达模式。②转录后水平调控。前体 mRNA 和 mRNA 在种类上的差异说明转化细胞合成专一性蛋白质并不都是由于差别转录造成，转录后加工也起重要作用。

(3) 翻译和翻译后水平调控：翻译水平调控是指 mRNA 选择性翻译成蛋白质。不同细胞对翻译产物进行不同加工，细胞分化的物质基础是蛋白质因子的专一合成。分化细胞亦存在翻译后水平调控。

(4) 细胞外因素调控：涉及众多细胞外信号物质，细胞外基质等，本质是影响核转录因子活性的细胞信号转录的进行。

3. 细胞分化的机制：细胞分化是细胞内不同基因在不同发育阶段选择性激活的结果。机制涉及以下几个方面：①"决定"先于分化。细胞"决定"指某些基因永久性关闭，而另一些基因顺序的表达，具备向某一特定方向分化的能力。②细胞质在决定细胞差异中的作用。干细胞分裂时，由于细胞各区的组分并不相同，因此分割进入子细胞的胞质组分也不相同，即造成细胞质的不均质，这些干细胞所特有的细胞质组分称为细胞质决定子，细胞分化后，决定子一次次地重组，可使干细胞分裂产生的子细胞出现差别。实验表明，基因的差别表达是由细胞质提供的因子决定的。③细胞间相互作用。细胞分化除受本身细胞核和细胞质的影响外，还与细胞间的相互作用有关。

4.(1) 细胞周期蛋白的异常：肿瘤的发生与周期素(主要是周期素 D、E)过量表达有关。周期素 D_1 又称为 Bcl-1，是公认的原癌基因产物，其过量表达是因为：①基因扩增，这是周期素 D 过量表达的主要机制；②染色体倒位；③染色体易位。过量表达周期素 D_1 需要与其他癌基因协同作用，才能使原代细胞发生转化。

(2) CDK 的增多：肿瘤细胞主要见于 CDK4 和 CDK6 的过度表达。

(3) CDI 表达不足和突变：CDI 基因是肿瘤抑制基因，在肿瘤中 CDI 基因有不同程度的异常，肿瘤细胞呈现 CDI 表达不足或突变。①Ink4 失活。Ink4 可直接与周期素 D_1 竞争结合 G_1 期激酶 CDK4/CDK6，抑制其对 pRb 的磷酸化作用，未磷酸化的 $p105^{Rb}$ 可与游离的 E2F-1 结合，从而使依赖于 E2F-1 转录的基因不能转录；Ink4 还可间接地抑制多种生化反应，从而抑制细胞周期进度。因此，Ink4 失活将导致细胞周期调控紊乱。②Kip 含量减少。Kip 中 $p21^{cip1}$ 是 p53 下游靶分子，作为以 p53 为主的调控机制中的一分子而参与细胞周期的调控，其 N 端与 CDK 结合抑制细胞进入 S 期；C 端与 PCNA 结合，阻断 DNA 复制。p21 基因突变在临床上并不常见，但调节它的 p53 基因突变在人类肿瘤中则最常见。p53 除了作为 G_1/S 交界处 DNA 损伤检查点的分子外，还可诱导 CIP 基因表达。

(4) 检查点功能障碍：此时，就不能确保细胞周期精确和有序地进行，会发生细胞分裂和染色体的忠实性减少，有丝分裂时染色体分离异常，遗传的不稳定性又导致染色体数目和 DNA 倍数改变。如失去 G_2/M 检查点的阻滞作用，引起染色体端粒附近 DNA 序列丢失以及染色体的重排和基因扩增。肿瘤细胞恶性增殖就可持续进行。

(郭军堂)

第九章　细胞凋亡与疾病

【大纲要点】

1. 掌握细胞凋亡的概念、生物学意义，细胞凋亡的发生机制。
2. 熟悉细胞凋亡的过程及细胞凋亡与坏死的差别，细胞凋亡的主要变化，细胞凋亡的调控。
3. 了解细胞凋亡与常见疾病或病理过程的关系。
4. 了解细胞凋亡在疾病防治中的意义。

【教材精要】

一、细胞凋亡的定义

由体内外因素触发细胞内预存的死亡程序而导致的细胞自杀过程称为细胞凋亡（apoptosis），也称为程序性细胞死亡（programmed cell death，PCD）。

二、凋亡意义

①确保正常发育生长：清除多余的细胞；②维持内环境稳定：清除受损、突变、衰老的细胞；③积极防御功能：对病毒感染细胞阻止复制。

三、细胞凋亡的基本过程

①凋亡信号转导：启动信号 Ca^{2+}、cAMP、神经酰胺；②凋亡基因激活：表达酶类和其他物质；③细胞凋亡的执行：核酸内切酶（DNAse）和 Caspases；④凋亡细胞的清除：被临近的 Mϕ 或其他细胞吞噬分解。

四、凋亡时细胞的主要变化

1. 细胞凋亡的形态学改变：胞膜空泡化，细胞固缩，染色质边集，凋亡小体。

2. 细胞凋亡的生化改变：DNA“梯”状条带，内源性核酸内切酶激活，caspases（凋亡蛋白酶）激活。caspases 是一组对底物天冬氨酸部位有特异水解作用，其活性中心富含半胱氨酸的蛋白酶，功能包括：①灭活细胞凋亡的抑制物，如 Bcl-2；②水解蛋白质结构，细胞解体，凋亡小体；③在凋亡级联反应中水解相关活性蛋白，使其获得或丧失功能。

五、细胞凋亡的调控

1. 细胞凋亡相关因素：分诱导性因素和抑制性因素两大类。

（1）诱导性因素：激素和生长因子失衡，理化因素，免疫性因素，微生物等。

（2）抑制性因素：某些激素（ACTH、睾酮）或细胞因子（IL-2，神经生长因子等）的去除，某些二价金属阳离子（如 Zn^{2+}）、药物（如苯巴比妥、半胱氨酸蛋白酶抑制剂）、病毒（如 EB 病毒、牛痘病毒 CrmA）等，以及中性氨基酸具有抑制细胞凋亡的作用。

2. 细胞凋亡信号的转导。

（1）特点是凋亡信号转导系统是连接凋亡诱导因素与核 DNA 片段化断裂及细胞结构蛋白降解的中间环节。这个系统的特点是：①多样性，即不同种类的细胞有不同的信号转导系统。②偶联性，即死亡信号的转导系统与细胞增殖、分化过程中的信号转导系统在某些环节上有交叉、偶联；因此，同一个信号在不同条件下既可引起凋亡，也可刺激增殖。③同一性，即不同的凋亡诱导因素可以通过同一信号转导系统触发细胞凋亡。这就意味着切断某一信号转导系统，可能影响多种凋亡诱导因素引起的细胞凋亡。④多途性，即同一凋亡诱导因素可以通过多条信号转导系统触发细胞凋亡。这就意味着要完全阻断某一凋亡诱导因素的作用，就必须同时切断多条相关的信号转导途径。

(2)研究较多的信号转导系统有：①胞内 Ca^{2+} 信号系统；②cAMP/ PKA 信号系统；③Fas 蛋白/Fas 配体信号系统；④神经酰胺信号系统；⑤二酰甘油/蛋白激酶 C 信号系统；⑥酪氨酸蛋白激酶信号系统。

六、凋亡相关基因

细胞凋亡相关基因多达数十种，根据功能的不同可将其分为三类：①抑制凋亡基因，如 EIB、IAP、Bcl-2；②促进凋亡基因，如 Fas、Bax、ICE、p53；③双向调控基因，如 c-myc、Bcl-x。

1. Bcl-2 ：是抑制凋亡的基因。机制：①直接的抗氧化；②抑制线粒体释放促凋亡的蛋白质；③抑制促凋亡的 Bax，Bak 细胞毒作用；④抑制 Caspases 激活；⑤维持细胞钙稳态。

2. Fas ：Fas 基因的表达可促进细胞凋亡。

3. p53：野生型 p53 基因具有诱导细胞凋亡的功能，当该基因发生突变后反而可抑制细胞凋亡。

4. c-myc，Bcl-x ：c-myc 是一种癌基因，能诱导细胞增殖，也能诱导细胞凋亡，具有双向调节作用。

七、细胞凋亡发生的机制

细胞凋亡发生的机制包括：氧化损伤、钙稳态失衡和线粒体损伤。

1. 氧化损伤 。活性氧氧化损伤生物大分子形成氧化应激。

机制：①DNA 损伤→p53 基因；②→活化聚 ADP 核糖转移酶，引起 NAD 耗竭，ATP↓↓；③膜损伤：过氧羟基 24 碳四烯酸诱导；④激活 Ca^{2+}/Mg^{2+} 依赖的核酸内切酶，膜发泡；⑤膜透性↑，Ca^{2+} 内流↑；⑥活化 NF-κB 和 Ap-1(Fas)，加速凋亡相关基因表达。

2. 钙稳态失衡。钙稳态失衡引起凋亡的机制：①激活 Ca^{2+}/Mg^{2+} 依赖的核酸内切酶，降解 DNA 链；②激活谷氨酰胺转移酶，酰基转移，共价键，骨架蛋白分子间交联，凋亡小体形成；③激活与凋亡有关的核转录因子；④ Ca^{2+} 促使核小体间酶切位点暴露。

3. 线粒体损伤。超微结构基本正常，功能明显下降：线粒体内膜通透性增大，且跨膜电位($\Delta\Psi m$)下降，能量合成明显↓；PTP 开放→通透性↑→凋亡启动因子(细胞色素 C，Apaf，AIF)释出。

八、细胞凋亡与疾病

细胞凋亡是机体维持细胞群体数量稳态的重要手段，细胞凋亡失调(凋亡不足或/和凋亡过度)可成为某些疾病的重要发病机制。

1. 细胞凋亡不足：可见于肿瘤、自身免疫病等。①正选择，即与非已抗原-MHC 抗原结合的 TCR 的单阳性细胞保留存活，进入外周 T 细胞库；②负选择，即与自身抗原-MHC 抗原结合的 TCR 的双阳性细胞被凋亡清除。

2. 细胞凋亡过度：可见于心血管疾病，如心肌缺血-再灌注损伤、心力衰竭；神经元退行性疾病，如阿尔茨海默病、帕金森病、Huntington 病，多发性硬化症等；病毒感染，如由人免疫缺陷病毒(HIV)感染引起的 AIDS。

心肌缺血和 IRI 凋亡特点：①缺血早期多；②梗死灶周边多；③轻度缺血多；④IRI 比单纯缺血多；⑤慢性轻度缺血多。

3. 细胞凋亡不足与过度并存：可见于动脉粥样硬化等。

九、细胞凋亡在疾病防治中的意义

① 合理利用凋亡相关因素；②干预凋亡信号转导；③调节凋亡相关基因；④控制凋亡相关的酶；⑤防

止线粒体跨膜电位的下降。

【考点测试】

(一) 名词解释

1. 细胞凋亡(apoptosis)
2. 凋亡蛋白酶(caspases)
3. 分子警察(molecular policeman)
4. 坏死(necrosis)
5. 正选择(positive selection)
6. 负选择(negative selection)
7. 凋亡小体
8. apoptosis associated gene

(二) 填空题

1. 细胞凋亡重要的生理、病理意义是:①___、②___、③___。

2. 细胞凋亡的大致过程是:①___、②___、③___、④___。

3. ①___是细胞凋亡抑制性基因,②___是细胞凋亡诱导性基因。

4. 细胞凋亡发生的机制是:①___、②___、③___。

5. 细胞凋亡时主要的生化改变是:①___、②___、③___。

6. 细胞死亡是指细胞作为一个基本功能单位的永久性功能丧失,其模式主要有①___和②___两种。

7. 光镜下鉴别凋亡与坏死的参考依据是细胞内是否有①___;细胞周围是否有②___。

8. 细胞凋亡信号转导系统具有①___、②___、③___与④___四个特点。

9. 细胞凋亡的主要执行者是①___和②___。

10. 细胞凋亡时,核DNA裂解,形成①___bp或其整数倍的寡核苷酸片断,电泳分析呈②___图谱;而细胞坏死DNA降解的电泳为③___图谱,因其降解是完全随机的。

11. 凋亡相关基因根据功能分为①___、②___与③___三种类型。

(三) 选择题

[A型题](1~33)

1. 关于细胞凋亡,下列哪项是错误的
A. 细胞凋亡是由基因控制的细胞死亡
B. 细胞凋亡的特征性形态学改变是凋亡小体
C. 细胞凋亡时,局部无炎症反应
D. 细胞凋亡时,DNA片段化
E. 细胞凋亡是一个不耗能的过程

2. 关于细胞凋亡与坏死的区别,下列哪项是错误的
A. 细胞凋亡是一个被动的过程,细胞坏死则是一个主动的过程
B. 细胞凋亡时,DNA片段化,电泳呈"梯"状;细胞坏死时,DNA弥散性降解,电泳呈均一片状
C. 细胞凋亡时,胞膜及细胞器相对完整;细胞坏死时,细胞结构全面溶解
D. 细胞凋亡过程中有新蛋白的合成,细胞坏死过程中无新蛋白的合成
E. 细胞凋亡时局部无炎症反应,细胞坏死时局部有炎症反应

3. 细胞凋亡的特征性形态学改变是
A. 细胞肿胀 B. 炎症细胞浸润
C. 凋亡小体 D. 细胞空泡化
E. 细胞固缩

4. 关于凋亡小体,下列哪项是正确的
A. 凋亡小体完全由固缩的核染色质组成
B. 凋亡小体完全由胞浆组成
C. 凋亡小体形成后只能被巨噬细胞吞噬、消化
D. 电镜下典型的凋亡小体由透亮的空泡和不透亮的浓密的核碎片两部分组成
E. 凋亡小体只有在电子显微镜下才能观察到

5. 关于细胞凋亡,下列哪种说法是错误的
A. 细胞凋亡必须经凋亡诱导因素才会发生
B. 不同的凋亡诱导因素可通过同一信号转导系统触发细胞凋亡
C. 同一凋亡诱导因素可经过多条信号转导途径触发凋亡
D. 同一个信号在不同条件下既可引起凋亡,也可刺激增殖
E. 不同种类的细胞有不同的信号转导系统

6. 下列哪种基因的激活能抑制凋亡
A. 野生型p53 B. Bcl-2
C. Fas D. ICE

E. Bax

7. 下列哪种物质能诱导细胞凋亡

A. 抗癌药

B. IL-2

C. 神经生长因子

D. 半胱氨酸蛋白酶抑制剂

E. EB病毒

8. 下列哪种物质能抑制细胞凋亡

A. 半胱氨酸蛋白酶抑制剂

B. HIV

C. 端粒酶

D. 高温

E. TNF

9. 细胞凋亡不足参与了以下哪种疾病的发病

A. 心肌缺血　　B. 肿瘤

C. 阿尔茨海默病 D. 缺血-再灌注损伤

E. 艾滋病

10. 下列哪种疾病的发病既有细胞凋亡不足又有细胞凋亡过度

A. 肿瘤

B. 阿尔茨海默病

C. 缺血-再灌注损伤

D. 艾滋病

E. 动脉粥样硬化

11. HIV病毒感染导致$CD4^+$淋巴细胞凋亡与以下哪种因素无关

A. Fas基因上调

B. 感染细胞表达gp^{120}

C. TNF分泌↑

D. 感染细胞表达tat蛋白

E. IL-2分泌↑

12. 关于动脉粥样硬化的发病，下列哪项是正确的

A. 血管内皮细胞凋亡过度导致血脂沉积增多

B. 血管内皮细胞凋亡不足导致管腔狭窄

C. 血管内皮细胞增生导致管腔狭窄

D. 平滑肌细胞的凋亡减少

E. 平滑肌细胞增殖活性升高，但凋亡幅度升高更大

13. 关于凋亡相关基因，下列哪项是错误的

A. Bcl-2的高表达能阻抑多种凋亡诱导因素所引起的细胞凋亡

B. 天然表达的Fas基因对细胞凋亡有促进作用

C. 转染表达的Fas基因对细胞凋亡有抑制作用

D. 野生型p53负责检查染色体DNA是否有损伤，一旦发现有缺陷且无法修复，则启动细胞凋亡机制

E. c-myc基因表达后，如果没有足够的生长因子持续作用细胞就发生凋亡，反之就处于增殖状态

14. 下列哪项不属于细胞凋亡的形态学变化

A. 细胞固缩　　B. 染色质边集

C. 核固缩　　D. 细胞肿胀

E. 出芽

15. 细胞凋亡发生时DNA双链的断裂发生在

A. 链的两端　　B. 高AT区

C. 高GC区　　D. DNA损伤部位

E. 核小体连接区

16. 下列哪项不属于细胞凋亡的范畴

A. 人胚胎肢芽发育过程中指(趾)间组织的消除

B. 皮肤、黏膜上皮更新过程中衰老细胞的清除

C. 针对自身抗原的T淋巴细胞的清除

D. 开水引起的皮肤、黏膜的烫伤

E. 子宫内膜在周期性的增生之后由于激素撤退而脱落

17. 下列哪项是细胞凋亡的主要执行者

A. caspases

B. 内源性核酸外切酶

C. 过氧化氢酶

D. 端粒酶

E. 超氧化物歧化酶

18. 关于细胞凋亡，下列哪项是错误的

A. TNFα可通过神经酰胺信号途径触发细胞凋亡

B. Fas不能通过神经酰胺信号途径触发细胞凋亡

C. 糖皮质激素可通过神经酰胺信号途径触发细胞凋亡

D. 糖皮质激素可通过Ca^{2+}信号系统触发细胞凋亡

E. 糖皮质激素可通过cAMP-PKA途径触发细胞凋亡

19. 氧化应激引起细胞凋亡的可能机制不包括

A. 激活p53基因

B. 活化聚 ADP 核糖转移酶

C. 激活 Ca^{2+}/Mg^{2+} 依赖的核酸内切酶

D. 抑制转录因子 AP-1

E. 直接造成细胞膜的损伤

20. “分子警察”指的是

A. EIB　　B. Bax

C. 野生型 p53　　D. Fas

E. ICE

21. 促进细胞凋亡的基因有

A. Bcl-2　　B. p53

C. EIB　　D. ced-9

E. LAP

22. 细胞凋亡减弱性疾病有

A. 白血病

B. 帕金森病

C. 再生障碍性贫血

D. 心力衰竭

E. 病毒性肝炎

23. 细胞凋亡的诱发因素有

A. EB 病毒　　B. 高温

C. 雌激素　　D. 神经生长因子

E. 苯巴比妥

24. 细胞凋亡的抑制因素有

A. 细胞生长因子

B. 细胞毒 T 淋巴细胞

C. HIV 感染

D. 电离辐射

E. 糖皮质激素大量分泌

25. 细胞凋亡在生物化学上与细胞坏死的区别,下列哪一项是不正确的

A. 需要能量

B. 需要核酸和蛋白质的合成

C. 有新的基因转录

D. 染色质非随机降解,呈 DNA 的梯状条带

E. 离子稳态调节丧失

26. 关于凋亡蛋白酶,下列哪一项是错误的

A. 对底物天冬氨酸部位有特异水解作用

B. 活性中心富含半胱氨酸

C. 激活细胞凋亡的抑制物(如 Bcl-2)

D. 水解细胞的蛋白质结构,导致细胞解体

E. ICE 和 CED-3 具有较高的同源性

27. 以下关于 Caspases 的描述哪一项是错误的

A. 可水解细胞内蛋白质

B. 对底物天冬氨酸部位有特异性水解作用

C. 活性中心富含半胱氨酸

D. 是细胞凋亡的主要执行者

E. 可激活细胞凋亡抑制物

28. 钙稳态失衡引起细胞凋亡的可能机制不包括

A. 激活 Ca^{2+}/Mg^{2+} 依赖的核酸内切酶,讲解 DNA 链

B. 上调 TNF 受体-1,启动死亡程序

C. 激活谷氨酰胺转移酶,促进凋亡小体形成

D. 激活核转录因子,加速细胞凋亡相关基因的转录

E. 促使 DNA 链舒展,暴露出核小体之间连接区内的核酸内切酶位点

29. 哪一种 caspase 起最终的效应作用

A. caspase-1　　B. caspase-3

C. caspase-9　　D. caspase-2

E. caspase-13

30. 对 caspase 的描述下列哪一项正确

A. caspase 平时以活性形式少量存在,凋亡时数量增多而发挥效应

B. caspase 平时以活性形式存在,凋亡时相互聚集而发生效应

C. caspase 平时以活性形式存在,但与抑制物结合;凋亡时抑制物脱离而发挥效应

D. caspase 平时以酶原形式存在,凋亡时相继激活而发挥效应

E. caspase 平时以遗传信息的形式存在于染色体中,凋亡时得以转录翻译并发挥活性

31. 把某些通亡细胞的 DNA 提取出来,进行凝胶电泳,可见 DNA 呈梯状(ladder)分布。梯状分布的 DNA 不包括下列哪种片段

A. 约 100bp　　B. 约 200bp

C. 约 400bp　　D. 约 600bp

E. 约 800bp

32. 细胞色素 C 是呼吸链的组成部分,它在细胞凋亡机制中的作用是

A. 阻断 Bcl-2 的保护作用

B. 增加线粒体膜通透性

C. 协同 AIF 对 caspase-3 的活化

D. 从线粒体内膜逃逸,从而中断细胞能量供应

E. 与 Apaf-1 共同活化 caspase-9

33. 蛋白质合成抑制剂放线菌酮,可以大大促

进 TNFα 诱导血管内皮细胞凋亡。而单使用同样量的放线菌酮并无显著细胞凋亡。据此我们可以推论

A. TNFα 诱导的血管内皮细胞调亡需要新合成的蛋白质参与

B. TNFα 作用于血管内皮细胞时，新合成的蛋白质可能具有抗凋亡作用

C. TNFα 作用于血管内皮细胞时，新合成的蛋白质可能具有促进凋亡作用

D. TNFα 诱导血管内皮细胞凋亡的机制之一是抑制蛋白质合成

E. TNFα 诱导血管内皮细胞凋亡的机制之一是促进蛋白质合成

[B 型题](1～6)

A. Bcl-2

B. p53

C. caspase

D. 核酸内切酶

E. IL-2

1. 水解细胞蛋白质结构的是

2. 可抑制细胞凋亡的基因是

3. 可抑制细胞凋亡的细胞因子是

4. 可促进细胞凋亡的基因是

A. 细胞肿胀、溶解

B. 核 DNA 电泳呈梯状图谱

C. 线粒体固缩

D. 线粒体常有阵发的自噬作用

E. 染色质无变化

5. 细胞凋亡的表现为

6. 细胞坏死的表现为

[X 型题](1～8)

1. 细胞凋亡过度参与了以下哪些疾病的发病

A. 肿瘤

B. 动脉粥样硬化

C. 阿尔茨海默病

D. 心肌缺血-再灌注损伤

E. 心力衰竭

2. 下列哪些基因的激活能促进凋亡

A. 野生型 p53

B. Bcl-2

C. ICE

D. Bax

E. Fas

3. 抑制凋亡的基因有

A. EIB

B. Bax

C. LAP

D. Bcl-2

E. Fas

4. 凋亡信号转导系统的特点有

A. 特异性

B. 偶联性

C. 同一性

D. 多途性

E. 多样性

5. 心肌缺血与缺血-再灌注损伤的细胞凋亡有哪些特点

A. 缺血早期以细胞凋亡为主，晚期以细胞坏死为主

B. 在梗死灶的中央以坏死为主，梗死灶的周边以凋亡为主

C. 轻度缺血以细胞凋亡为主，重度缺血以细胞坏死为主

D. 急性缺血以细胞坏死为主，慢性缺血以细胞凋亡为主

E. 急性缺血以细胞凋亡为主，慢性缺血细胞坏死以为主

6. 稳态失衡引起细胞凋亡的机制可能包括

A. 激活 Ca^{2+}/Mg^{2+} 依赖性核酸内切酶

B. 激活谷氨酰胺转移酶，有利于凋亡小体的形成

C. 激活核转录因子，加速凋亡相关基因的转录

D. 使 DNA 舒展，暴露出核小体之间的连接区

E. 活化 NF-κB 和 Ap-1(Fas)，加速凋亡相关基因表达

7. 促进细胞凋亡的基因有

A. CED-3

B. Bax

C. Fas

D. ICE

E. Bcl-2

8. 细胞凋亡过程中重要的第二信使包括

A. Ca^{2+}

B. 神经酰胺

C. Fas 蛋白

D. cAMP

E. Mg^{2+}

(四)问答题

1. 细胞凋亡与细胞坏死有什么不同?
2. 细胞凋亡信号转导系统具有哪些特点?
3. Bcl-2 抗凋亡的机制是什么?
4. 为什么 p53 有分子警察的美誉?
5. 试述氧化应激引起细胞凋亡的可能机制。
6. 试以 Fas 蛋白为例说明细胞凋亡信号转导系统的多途性。
7. 凋亡蛋白酶在凋亡中的作用是什么?
8. 试述细胞凋亡在疾病防治中的意义。
9. 肿瘤细胞凋亡的生物学意义是什么?
10. 试述 p53 基因突变与肿瘤发生的关系。
11. 举例说明细胞凋亡的病理生理意义。
12. 简述缺血-再灌注损伤中的细胞凋亡具有哪些特点。

【参考答案及注释】

(一)名词解释

1. 细胞凋亡是指由体内外因素触发细胞内预存的死亡程序而导致的细胞死亡过程。

2. 凋亡蛋白酶(caspases)是指一组对底物天冬氨酸部位有特殊水解作用,其活性中心富含半胱氨酸的蛋白酶。

3. 分子警察,野生型 p53 在细胞周期的 G_1 期发挥检查点的功能,负责检查染色体 DNA 是否有损伤,一旦发现有缺陷且无法修复,则启动细胞凋亡机制。因此 p53 被称为"分子警察"。

4. 细胞坏死,指由于比较强烈的有害刺激如严重的缺血、高热、理化损伤、生物的侵袭,或细胞内环境的严重紊乱而导致的细胞急速死亡。

5. 正选择,指未成熟的胸腺细胞即双阳性细胞($CD4^+CD8^+$),与胸腺上皮细胞膜上的 MHC 分子相互作用而演变成 $CD4^-CD8^+$ 或 $CD4^+CD8^-$ 的单阳性细胞,即仅对非己抗原产生免疫反应的 T 细胞的过程。

6. 负选择,指在 T 细胞发育过程中,具有与自身抗原——MHC 抗原有高度亲和力的 TcR 的双阳性细胞($CD4^+CD8^+$)在自身抗原与胸腺上皮细胞膜上的 MHC 分子共同作用下,通过细胞凋亡而被克隆清除现象。

7. 指细胞凋亡过程中由于细胞膜内陷而将细胞自行分割成的多个大小不等的内含部分胞质、细胞器和破碎的细胞核成分并具有完整膜结构的不连续的小体。

8. 凋亡相关基因,细胞受到凋亡诱导因素的作用后,常伴有某些基因及相应的大分子物质表达的变化,这些基因通过转导呈高表达而诱导或阻止细胞凋亡。

(二)填空题

1. ①确保正常生长、发育 ②维持内环境稳定 ③发挥积极防御功能

2. ①凋亡信号转导 ②凋亡基因激活 ③细胞凋亡的执行 ④凋亡细胞的清除

3. ① Bcl-2 ②p53

4. ①氧化损伤 ②钙稳态失衡 ③线粒体损伤

5. ①DNA 片段化 ②内源性核酸内切酶激活 ③凋亡蛋白酶激活

6. ①坏死 ②凋亡

7. ①圆形或卵圆形的凋亡小体 ②炎症反应

8. ①多样性 ②偶联性 ③同一性 ④多途性 坏死

9. ①内源性核酸内切酶 ② Caspases

10. ①180~200 ②阶梯状 ③连续

11. ①抑制凋亡基因 ②促进凋亡基因 ③双向调控基因

(三)选择题

[A 型题]

1. E 2. A 3. C 4. D 5. A 6. B 7. A 8. A 9. B 10. E 11. E 12. A 13. C 14. D 15. E 16. D 17. A 18. B 19. D 20. C 21. B 22. A 23. B 24. A 25. E 26. C 27. E 28. B 29. B 30. D 31. A 32. E 33. B

[B 型题]

1. C 2. A 3. E 4. B 5. B 6. A

[X 型题]

1. BCDE 2. ACDE 3. ACD 4. BCDE 5. ABCD 6. ABCD 7. ABCD 8. ABCD

（四）问答题

1. 细胞凋亡是由基因控制的自主性的有序死亡，形态学特征是细胞首先变圆，随即与邻周细胞脱离，失去微绒毛，胞浆浓缩，内质网扩张呈泡状并与细胞膜融合，线粒体无大变化，核染色质密度增高呈半月形，并凝聚在核膜周边，核仁裂解进而细胞膜内陷，将细胞自行分割为多个外有膜包裹，内涵物不外泄的细胞凋亡小体。由于这种死亡过程不导致溶酶体及细胞膜破裂，没有细胞内涵物外泄，故不引起炎症反应和次级损伤。它是单个细胞的丢失，其结局是被吞噬细胞或邻周细胞所识别、吞噬，或自然脱落而离开生物体。其生物化学反应主要是细胞核内的DNA被核酸内切酶在核小体单位之间降解；产生若干大小不一的寡核苷酸片段，在琼脂糖凝胶电泳上呈现梯状DNA条带图谱；这些条带由180～200bp或其整数倍的寡核苷酸片段组成。这个长度即是核小体重复单位的大小。细胞凋亡往往需要有新的基因转录和蛋白质合成，因而也是需要能量的过程。细胞坏死是指由于比较强烈的有害刺激或细胞内环境的严重紊乱导致的细胞急剧死亡。其过程首先是由胞膜通透性增大、细胞外形发生不规则变化，内质网扩张，核染色质不规则的位移，进而线粒体及核肿胀，溶酶体破坏，细胞膜破裂，胞浆外溢而引起严重的炎症反应。坏死的细胞常是成群地一起丢失，并最终被吞噬细胞所吞噬。细胞坏死时没有新的基因表达和蛋白质合成，故不需要能量，DNA被随机降解为任意长度的片段。

2. 细胞凋亡信号转导系统的特点是：①多样性，即不同种类的细胞有不同的信号转导系统。②偶联性，即死亡信号的转导系统与细胞增殖、分化过程中的信号转导系统在某些环节上有交叉、偶联；因此，同一个信号在不同条件下既可引起凋亡，也可刺激增殖。③同一性，即不同的凋亡诱导因素可以通过同一信号转导系统触发细胞凋亡。这就意味着切断某一信号转导系统，可能影响多种凋亡诱导因素引起的细胞凋亡。④多途性，即同一凋亡诱导因素可以通过多条信号转导系统触发细胞凋亡。这就意味着要完全阻断某一凋亡诱导因素的作用，就必须同时切断多条相关的信号转导途径。

3. Bcl-2抗凋亡的主要机制包括：①直接抗氧化；②抑制线粒体释放促凋亡的蛋白质，如细胞色素C、凋亡诱导因子等；③抑制促凋亡性调节蛋白Bax、Bak的细胞毒作用；④抑制凋亡蛋白酶的激活。

4. 野生型p53在细胞周期的G_1期发挥检查点的功能，负责检查染色体DNA是否有损伤，一旦发现有缺陷就刺激CIP的表达，阻止细胞进入细胞周期，并启动DNA修复机制；如果修复失败，p53则启动细胞凋亡机制。因此p53有“分子警察”的美誉。

5. ①激活p53基因；②活化聚ADP核糖转移酶；③膜脂质过氧化损伤；④激活Ca^{2+}/Mg^{2+}依赖的核酸内切酶；⑤抑制转录因子NF-κB和AP-1；⑥钙超载。

6. Fas蛋白可通过如下信号转导途径诱导细胞凋亡：①Fas配体或抗Fas抗体与Fas蛋白结合，引起神经鞘磷脂酶的活性迅速上升，使神经鞘磷脂分解产生神经酰胺，神经酰胺作为第二信使激活相应的蛋白激酶从而诱导细胞凋亡。②抗Fas抗体或肿瘤坏死因子与Fas蛋白结合后可激活ICE样的凋亡蛋白酶，后者可降解H1组蛋白使染色体松弛，DNA链舒展而暴露出核酸内切酶的酶切位点，使DNA链更容易被切割。③Fas蛋白被激活后也可以通过Ca^{2+}信号转导系统传递死亡信息而导致细胞凋亡。

7. 凋亡蛋白酶在凋亡中所起的主要作用是：①灭活细胞凋亡的抑制物；②水解细胞的蛋白质结构，导致细胞解体形成凋亡小体；③在凋亡级联反应中水解相关活性蛋白，从而使该蛋白获得或丧失某种生物学功能。

8. ①合理利用凋亡相关因素；②干预凋亡信号转导；③调节凋亡相关基因；④控制凋亡相关的酶学机制；⑤防止线粒体跨膜电位下降。

9. 肿瘤细胞的凋亡现象与肿瘤的发生发展相伴。正常细胞癌变前对细胞凋亡异常敏感，容易经细胞凋亡途径被清除，这是机体发挥调节机制、清除“叛徒”的自我保护功能的体现。从另一角度来看，由于肿瘤细胞分裂周期短，因而在超速增殖中，必然会累积产生一些老化细胞和非肿瘤细胞，为了维持肿瘤细胞群的形态和统一，细胞凋亡途径也是消除已丧失功能的自己或异己的最佳途径。此外，肿瘤细胞为了维持整体的高速增殖，也需要对可能的癌细胞进行抗细胞凋亡能力的检验，淘汰对细胞凋亡作用异常敏感的细胞，保留那些能抗拒细胞凋亡而得以存活的细胞并转变为癌细胞。因此，细胞凋亡对于机体与肿瘤细胞的对抗与较量具有十分重要的生物学意义。

10. 具有天然结构的 p53 是一种转录因子，在细胞 G_1 期监视细胞基因组的完整性。p53 蛋白可与特异的 DNA 片断结合，调节某些基因的表达。如果细胞核内的 DNA 遭到破坏，p53 蛋白便与之结合，直到损坏的 DNA 得到修复为止。如果修复失败，p53 蛋白便在 G_1 后期升高，使细胞停滞于 G_1 期，并有效地诱发细胞凋亡，阻止产生具有癌变倾向的突变细胞。p53 的突变将使细胞受到辐射损伤及天然致癌物刺激时，无法阻断细胞周期，细胞失去了对 G_1 期的监控能力，使 DNA 产生不可修复的损伤。细胞带着受损伤的 DNA 继续分裂，便加速了基因组的不稳定，导致一系列突变的积累，使细胞抵抗各种凋亡诱导因素的能力也随之增长，最终转化为逃逸监控的癌性细胞。另外，突变的 p53 基因实质上成了一种癌基因。p53 突变还使肿瘤细胞获得了抵抗各种抗癌药物诱导凋亡的能力，使许多正在使用的抗癌药物疗效不理想。

11. 细胞凋亡是多细胞动物生命活动过程中不可缺少的组成部分，是动物借以存活的需要。它贯穿于动物整个生命周期，参与体内细胞数量的调节，并清除体内无功能的细胞、对机体有害的细胞、突变的细胞以及受到损伤后不能存活的细胞，在动物胚胎发生、发育、成熟及调节机体稳态过程中发挥重要作用。例如，蝌蚪变为成蛙时，尾巴自然消失，其机制便是细胞有序凋亡的过程。细胞凋亡的规律一旦失常，将会导致个体不能正常发育、发生畸形或不能存活。如果细胞凋亡受到抑制，将会导致自身免疫性疾病或肿瘤的发生；相反，若细胞凋亡不恰当地激活，则会发生组织器官的退行性病变或早衰。总之，细胞凋亡是保证多细胞生物个体正常发育成熟和维持正常生理过程所必需的，细胞凋亡过程失调不仅可使生物体失去机体的稳定性，还会是人类许多严重疾病的根源。

12. 缺血-再灌注损伤的细胞凋亡具有以下特点：①缺血早期以细胞凋亡为主，晚期以细胞坏死为主；②在梗死灶的中央通常以细胞坏死为主，梗死灶周边部分以细胞凋亡为主；③轻度缺血以细胞凋亡为主，重度缺血通常发生坏死；④再灌注可加速凋亡；⑤急性、严重的心肌缺血（如心肌梗死）以心肌坏死为主，而慢性、轻度的心肌缺血（如心肌冬眠）则发生细胞凋亡。

（田　华）

第十章　应　激

【大纲要点】

1. 掌握应激、应激原、热休克蛋白、全身适应综合征、应激性溃疡的概念；应激时交感神经、糖皮质激素反应对机体的影响；应激性溃疡的发生机制(重点掌握交感神经、糖皮质激素反应对机体的影响)。

2. 熟悉热休克蛋白主要功能；急性期反应蛋白概念及功能；应激时对各系统的影响及其机制；应激反应的分期；应激性疾病的概念；应激在心血管疾病中的作用；应激与高血压的关系。

3. 了解应激原及其分类；良性应激和劣性应激的区别；应激反应的生物学意义及应激性损伤的防治原则。

【教材精要】

一、基本概念

1. 应激(stress)：机体在受到各种内外环境因素刺激时所出现的非特异性全身反应称为应激或应激反应。

2. 应激原(stressor)：是指能够引起应激反应的各种刺激因素。应激原包括：①外环境因素(如温度剧变、噪声、创伤等)；②机体的内在因素，即器官功能紊乱(如心律失常、性压抑等)；③心理、社会环境因素的各种强烈刺激。

二、类型

1. 良性应激：应激原(如中奖、提升等)强度适宜、作用时间不过分长久，其所引起的应激将有助于动员机体的身心更好完成某项任务或躲避可能发生的危险，显然对机体有利。

2. 劣性应激：应激原(如失败、失去亲人等)的作用过分强烈和持久，所引起的应激将导致机体的机能代谢障碍和组织损伤，严重的可能导致死亡，故也称为病理性应激。对抗劣性应激最重要的激素是糖皮质激素。

三、应激的神经内分泌反应

应激的神经内分泌反应是应激时所发生的全身非特异性适应反应的生理基础。其基本表现是以在应激反应中对机体内环境稳定起关键作用的两个神经内分泌系统，即蓝斑(LC)-交感-肾上腺髓质系统和下丘脑-垂体-肾上腺皮质激素系统(HPA)的强烈兴奋。

(一) 蓝斑(LC)-交感-肾上腺髓质系统兴奋及其意义

1. 基本单元组成：由脑干的(主要位于蓝斑)去甲肾上腺素能神经元及交感-肾上腺髓质系统组成。蓝斑为中枢位点，上行至大脑边缘系统，与应激时情绪、认知、行为变化有关；下行至脊髓侧角，调节交感-肾上腺髓质系统的功能。

2. 应激时基本效应：应激原作用机体后，交感-肾上腺髓质系统是最早参与应激反应的系统之一。

(1) 中枢效应：与兴奋、警觉有关，可引起紧张、焦虑的情绪反应。

(2) 外周效应：交感-肾上腺髓质神经兴奋(交感神经兴奋主要释放去甲肾上腺素，肾上腺髓质兴奋主要释放肾上腺素,)可使血中儿茶酚胺浓度迅速大幅度上升。

3. 对机体的影响(既有防御意义,又有对机体不利的一面)。

(1) 交感-肾上腺髓质系统兴奋的防御意义在于:

1)通过心跳加快,心肌收缩力加强,使心输出量增加,有利于使组织器官的血液供应更充分、合理。

2)通过收缩皮肤、腹腔内脏血管,扩张冠状及骨骼肌血管使体内的血液重新分布,以优先保证心、脑等重要生命脏器的血液供应。

3)通过扩张支气管,改善肺泡通气,以摄取更多的氧,满足应激机体对氧的需求。

4)通过促进糖原和脂肪的分解使血糖升高、血浆游离脂肪酸浓度上升,以便向组织细胞提供更多的能源物质。

5)儿茶酚胺除对胰岛素分泌有抑制作用外,对其他许多激素(如胰高血糖素、ACTH、糖皮质激素等)的分泌起促进作用,这样可加强各激素间的协同作用以放大儿茶酚胺本身的生理效应。

6)儿茶酚胺可提高中枢神经系统的兴奋性,使机体警觉性提高,反应更加灵敏。

(2) 交感-肾上腺髓质系统的过于强烈的兴奋可引起不利的影响:①外周小血管强烈收缩,血管痉挛诱发血小板聚积,导致局部组织缺血。②大量能量物质被消耗和组织分解;增加心肌耗氧量,发生致死性心律失常等。③近年来还发现,儿茶酚胺过多可引起机体脂质过氧化反应增强,引起自由基损伤。

(二) 下丘脑-垂体-肾上腺皮质激素系统(HPA)兴奋及其意义

应激时,糖皮质激素的分泌加强是通过下丘脑-垂体-肾上腺皮质相互作用而实现的。

1. 基本单元组成:室旁核(PVN)、腺垂体、肾上腺皮质组成。室旁核为中枢位点。上行至杏仁复合体、海马结构、边缘皮质。下行主要通过激素(CRH 和 ACTH)调控腺垂体和肾上腺皮质的功能。参加应激反应的关键性器官是肾上腺。

2. 基本效应。

(1) 中枢效应:最核心的神经内分泌反应是促肾上腺皮质激素释放激素(CRH) 释放增加,CRH 最主要的功能是刺激 ATCH 的分泌进而增加 GC 的分泌。

CRH 的功能:①刺激 ACTH 的分泌进而增加糖皮质激素(GC)的分泌,是 HPA 轴激活的关键环节。②调控应激时的情绪行为反应,适量的 CRH 分泌增加可使机体兴奋或有愉快感;但过量或持续分泌增加可出现焦虑、抑郁、食欲、性欲减退等。③是内啡肽释放的促激素。④与蓝斑(LC)-交感-肾上腺髓质轴形成交互联系。

(2) 外周效应:糖皮质激素(GC)分泌增多。

3. 对机体的影响:应激过程中最突出的表现是肾上腺皮质增大使 GC 大量分泌,目前判断应激强度的指标主要测定患者血中糖皮质激素的浓度。应激反应中的 GC 大量分泌具有重要的生理意义,它可显著提高机体对伤害性应激的耐受力,故 GC 增加是应激最重要的内分泌反应,是保证机体在恶劣条件下生存的最重要的激素。

(1) 应激时 GC 大量分泌的生理意义是:① 血糖升高。GC 促进蛋白质糖原异生作用,可使血糖升高,有利于向组织细胞提供充足的能量物质。②维持循环系统对儿茶酚胺的正常反应性,改善心血管系统的功能。③抗炎抗过敏。应激反应中对炎症反应起抑制作用的激素是 GC,GC 可抑制许多炎症介质的生成、激活和释放的作用,减轻炎性反应,减少组织损伤。④稳定溶酶体膜,减少溶酶外漏,防止或减轻组织损伤。

GC 不足时心血管系统可出现下列变化:①心肌收缩力减低;②心输出量下降;③心电图显示低电压;④严重时可致循环衰竭。

(2) 慢性应激时,GC 持续分泌增加对机体会产生的不利影响:①抑制免疫功能;②抑制生长激素的分泌,造成生长发育的迟缓,常合并抑郁、厌食等;③抑制性腺轴,出现性功能减退、月经不调;④抑制甲状腺轴;⑤影响物质代谢,出现高血糖、高血脂、胰岛素抵抗等。

GC 在体内的效应取决于血浆中糖皮质激素的水平和靶细胞上糖皮质激素受体的数量与亲和力两个

因素，持续应激时细胞的糖皮质激素受体数目减少，亲和力降低。

（三）其他激素

1. 应激时β-内啡肽分泌增多，β-内啡肽升高可调控应激反应的强度，其机制为：①抑制交感-肾上腺髓质系统的活性；②抑制 ACTH 和糖皮质激素的分泌；③应激镇痛。

2. 应激时，分泌增多的激素还有胰高血糖素、泌乳素、抗利尿激素；分泌减少的激素有胰岛素、促性腺素释放激素（GnRH）、黄体生成素（LH）、促甲状腺素释放激素（TSH）、促甲状腺素（T_3、T_4）等。

四、应激的细胞体液反应

（一）热休克蛋白

1. HSP 的概念：热休克蛋白（heat shock proteins，HSP）是指细胞在应激原特别是在环境高温诱导下合成增加的一组蛋白质称为热休克蛋白或应激蛋白。主在细胞内发挥功能，属非分泌型蛋白质。它可提高细胞的应激能力，特别是耐热能力。其特点是：①首先在果蝇发现；②生成普遍存在于整个生物界；③可提高细胞的应激能力；④是一组在进化过程中十分保守的蛋白。

2. HSP 的分类：①结构性 HSP。为细胞的结构蛋白，正常时存在于细胞内。②诱生性 HSP。主要与应激时受损蛋白质的修复、移除有关。

3. HSP 的功能：①维持细胞的结构；②修复受损蛋白；③参与免疫功能；④基本功能为“分子伴娘”，帮助新生蛋白质成熟和移位等。帮助新生蛋白质的正确折叠、移位、维持和受损蛋白质的修复、移除、降解，称之为分子伴娘（molecular chaperone）。分子伴娘的作用：其 C 端可于未折叠的新生肽链或其折叠结构的受损肽链结合，并靠 N 端的 ATP 酶活性，利用 ATP 促进这些新生肽链正确折叠，稳定新生肽链折叠的中间状态，避免折叠错误或非特异性聚集，并帮助新生蛋白质成熟、移位、修复和降解。

4. HSP 的产生：正常时 HSP 与一种细胞内热休克转录因子（HSF）结合。诱导细胞产生热休克蛋白的多种应激原（如感染、缺氧、中毒、高温等）常引起蛋白质结构的受损，暴露出与 HSP 结合部位，HSP 与受损蛋白质结合释放出游离 HSF，游离 HSF 倾向聚合成三聚体，可启动热休克基因的转录合成，使 HSP 产生。热休克蛋白合成增加可使机体对多种应激原如热、内毒素、病毒感染、心肌缺血等多种应激原的抵抗能力增强。

5. 关于人类 HSP70 合成调控的正确描述是：①热休克因子（HSF）通常以单体形式存在于非应激细胞中；②三聚体 HSF 可启动热休克基因的转录活性；③HSP70 具有反馈调节 HSF 的特性；④单体 HSF 不具备 DNA 结合特性。

（二）急性期反应蛋白

1. AP 的概念：急性期反应蛋白（acute phase protein，AP）指应激时由于感染、炎症或组织损伤等原因使血浆中某些蛋白质浓度迅速升高，这些蛋白质被称为急性期反应蛋白。急性期反应的主要特征是体内急性期反应蛋白迅速增加。AP 构成了机体对外界刺激的保护性系统。AP 属非抗体性物质，多数是血浆蛋白，应激时大多数 AP 蛋白血浆浓度增高。少数 AP 蛋白血浆浓度降低，被称为负 AP，如白蛋白、前白蛋白、转铁蛋白等。

2. AP 的来源：主要由肝细胞合成，单核细胞、成纤维细胞、巨噬细胞可合成少数 AP。

3. AP 的种类：①参与凝血蛋白；②蛋白酶抑制剂；③参与转运和运输蛋白；④属于补体成分的蛋白；⑤其他，如 C-反应蛋白等。

4. AP 的生物学功能：①参与抑制蛋白酶对组织的过度损伤的作用；②清除异物和坏死组织（以 C-反应蛋白的作用最明显）；③抗感染、抗损伤、促进凝血可增强机体抗感染能力与抗出血能力（急性炎症时增加最多的急性期蛋白是 C-反应蛋白）；④结合、运输功能，如结合珠蛋白、血浆铜蓝蛋白等，铜蓝蛋白还具清除氧自由基的能力。

5. AP 的特点：①主要由肝细胞合成；②正常时血中含量很少；③种类很多；④功能相当广泛。

五、应激时机体的功能代谢变化

(一) 中枢神经系统(CNS)的变化

中枢神经系统是应激反应的调控中心;与应激最密切相关的 CNS 部位包括:边缘系统的皮质、杏仁体、海马、下丘脑、脑桥的蓝斑。应激时影响机体情绪反应的主要结构基础为大脑边缘系统。

1. 应激时蓝斑区去甲肾上腺素神经元激活和反应性增高,机体出现紧张、专注程度升高;过度时则会出现焦虑、害怕或愤怒等情绪反应。

2. HPA 轴的适度兴奋有助于维持良好的认知学习能力和良好的情绪;过度兴奋则出现抑郁、厌食,甚至自杀的倾向。

(二) 免疫系统的变化

应激时对免疫系统起抑制作用的激素有儿茶酚胺、糖皮质激素、雄激素,但在应激反应中对免疫起抑制作用的最主要激素是糖皮质激素。

应激时免疫功能障碍可出现:①自身免疫病;②免疫抑制,如淋巴结萎缩、胸腺萎缩、抗感染力下降,机体常发生感染,并有易于扩散倾向,同时使机体对恶性肿瘤的易感性增加。

(三) 心血管系统的变化

心血管系统的变化:心率加快,心收缩力加强,外周总阻力增高,血液重分布。情绪性应激时可发生心律失常,也可引起心肌坏死,强烈精神应激有时可诱发心室颤动,导致死亡。

(四) 消化系统的变化

①慢性应激时多数患者食欲降低,严重时可诱发神经性厌食,食欲降低可能与 CRH 的分泌增加有关;②胃黏液蛋白分泌降低;③儿童出现胃部不适;④胃肠血管收缩,血流量减少;⑤心理应激可诱发溃疡性结肠炎。

(五) 血液系统的变化

1. 急性应激时,①外周血白细胞数目增加,表现出非特异性抗感染能力增强;②骨髓巨核细胞系增生;③凝血能力增强,血液黏滞度升高;④红细胞沉降率增快。

2. 慢性应激可有类似于缺铁性贫血的表现。

(六) 泌尿系统的变化

肾素-血管紧张素系统活性增强,导致肾小球滤过率降低、ALD 和 ADH 分泌增加、尿量减少、尿比重升高和水钠潴留、尿钠降低。

(七) 生殖系统的变化

造成 GnRH 分泌降低,出现月经不调或闭经;哺乳期妇女乳汁减少或乳汁停止。

(八) 物质代谢变化

应激时代谢率增加,能量代谢水平增强,物质代谢的总体变化表现为合成减少,分解增加(糖原、脂肪、蛋白质分解增加),出现负氮平衡,组织分解。

六、应激损伤与应激相关疾病

应激性疾病:应激起主要致病作用的疾病称应激性疾病。

（一）全身适应综合征

Selye将应激反应称为全身适应综合征(general adaptation syndrome，GAS)，GAS是指劣性应激原持续作用于机体，机体所表现出的一个动态的连续反应过程，最终导致内环境紊乱和疾病，甚至死亡。全身适应综合征可分为三期。

(1) 警觉期：应激反应的必经阶段，以交感-肾上腺髓质系统兴奋为主的快速动员期，伴有肾上腺皮质激素的增多，使机体处于最佳动员状态。

(2) 抵抗期：以肾上腺皮质激素分泌增高为主，机体表现出对特定应激原的适应、抵抗能力程度增强，对其他应激原的抵抗力下降。

(3) 衰竭期：肾上腺皮质激素持续升高，糖皮质激素受体的数量和亲和力下降，机体内环境明显失调，出现应激相关疾病甚至死亡。

（二）应激性溃疡(stress ulcer)

1. 概念：指机体在遭受各类重伤、重病和其他应激情况下发生的胃、十二指肠黏膜的急性病变，主要表现为黏膜糜烂、浅溃疡、渗血等，少数溃疡可较深或穿孔甚至大出血。

2. 发生机制是：①胃、十二指肠黏膜缺血，屏障保护作用减弱，这是应激性溃疡形成的最基本条件；②胃腔内 H^+ 向黏膜内的反向弥散，这是应激性溃疡形成的必要条件；③全身酸中毒及胆汁反流等。

（三）应激与心血管疾病

负性情绪心理应激与原发性高血压、冠心病、心律失常关系密切。

1. 应激引起原发性高血压与冠心病的可能机制是：①高级神经活动紊乱，交感-肾上腺髓质系统兴奋；②HPA轴激活；③遗传易感性激活；④肾素-血管紧张素-醛固酮系统激活；⑤抗利尿激素分泌增加等。

2. 应激引起心律失常的可能机制是：①交感-肾上腺髓质系统激活通过β受体兴奋降低心室颤动的阈值；②引起心肌电活动异常；③通过α受体引起冠状动脉收缩痉挛；④应激引起血液黏度增高，促进血栓形成，引起急性心肌缺血、心肌梗死等；⑤心理情绪应激是心律失常的一个“扳机”。

3. 应激与动脉粥样硬化：应激反应的直接后果高血糖、高血脂、高血压为动脉粥样硬化的发生、发展提供了重要的发病条件。

（四）应激与免疫功能障碍

持续强烈的应激反应由于糖皮质激素和儿茶酚胺的大量分泌而造成免疫功能障碍，应激所致的免疫功能障碍主要表现为自身免疫病和免疫抑制，持续应激时，患者的胸腺、淋巴结可萎缩。

（五）应激与内分泌功能障碍

1. 应激与生长轴：①急性应激时生长激素升高；②慢性应激时生长激素分泌减少，造成生长发育的迟缓，并伴有行为异常，称心因性侏儒。

2. 应激与甲状腺轴：抑制甲状腺轴造成甲状腺素降低使甲状腺功能低下。

3. 应激与性腺轴：造成性腺轴抑制，出现性功能减退、月经不调、闭经、断乳。

七、应激的生物学意义

①物质分解增强以便提供能量；②器官功能显著提高；③保护性物质大量产生。

八、应激性损伤的防治原则

1. 病因学治疗，消除应激原，避免新的应激刺激。

2. 恰当的心理治疗，做好心理调适。

3. 积极治疗应激性损伤。

【考点测试】

（一）名词解释

1. 应激(stress)

2. 全身适应综合征(general adaptation syndrome,GAS)

★3. 热休克蛋白(heat shock proteins,HSP)

4. 分子伴娘(molecular chaperone)

5. 应激性溃疡(stress ulcer)

6. 应激原(stressor)

7. 急性期反应蛋白(acute phase protein)

8. 应激性疾病(stress disease)

（二）填空题

1. 全身适应综合征分为①___、②___、③___三期。

2. 应激时糖皮质激素大量分泌的积极意义是:①___、②___、③___、④___。

3. 应激可通过以下途径参与动脉粥样硬化的发病①___、②___、③___。

4. 应激性溃疡形成的机制有:①___、②___、③___。

5. 应激的积极的生物学意义是:①___、②___、③___。

6. 应激原可分为①___、②___、③___三类。

7. 全身适应综合征抵抗期显示出对特定应激原的抵抗程度①___,对其他应激原的抵抗力②___。

8. 应激反应的主要神经内分泌改变是①___系统兴奋和②___系统兴奋。

9. ①___增加是应激最重要的内分泌反应。

★10. 持续应激时细胞的糖皮质激素受体数目①___,亲和力②___。

★11. 糖皮质激素在体内的效应取决于血浆中①___的水平和靶细胞上②___受体的数量和亲和力两因素。

★12. 应激时血中胰岛素和胰高血糖素的比值①___。

13. 应激时β-内啡肽升高可调控应激反应的强度,其机制为抑制①___系统的活性、抑制ACTH②___的分泌和③___。

14. 急性期反应的主要特征是体内急性期①___迅速增加。

15. 应激时能量代谢水平①___;物质代谢的总体变化表现为②___。

16. 心血管系统在应激时的基本变化为心率①___,心肌收缩力②___,心输出量③___,血压④___。

17. 应激时变化最明显的激素为①___和②___,两者对免疫功能主要都显示③___效应。

18. 应激时情绪反应的主要结构基础是①___。

19. 应激时泌尿系统的主要变化表现为尿①___,尿比重②___,水钠排泄③___。

20. 应激性溃疡形成的最基本条件是①___。

21. 应激性溃疡形成的必要条件是胃腔内 H^+ 向黏膜内的①___。

（三）选择题

[A 型题](1～54)

1. 应激是机体在受到各种刺激时所出现的一种

A. 非特异性全身反应

B. 代偿性全身反应

C. 特异性全身反应

D. 损害性全身反应

E. 防御性全身反应

2. 可作为应激原的是

A. 噪声

B. 器官功能紊乱

C. 环境因素

D. 心理社会因素

E. 以上都是

3. 全身适应综合征(GAS)是指

A. 有害刺激引起的应激性疾病

B. 应激原作用后,机体出现的抵抗和适应反应

C. 应激原作用后,机体出现的快速动员期应激原

D. 应激原作用后,出现一个动态的连续过程,并最终导致疾病

E. 应激反应的负效应表现为应激相关性疾病

4. 下面有关全身适应综合征(GAS)的描述哪项是错误的

A. GAS可表现为一个动态的连续过程，并可最终导致内环境紊乱和疾病

B. 警觉期以糖皮质激素增多为主

C. 衰竭期机体内环境明显失衡

D. 抵抗期有防御贮备能力的消耗

E. 只有少数比较严重的应激反应才进入衰竭期

★5. 全身适应综合征(GAS)的警觉期体内起主要作用的激素是

A. 醛固酮　B. 胰高血糖素

C. 胰岛素　D. 儿茶酚胺

E. 糖皮质激素

★6. 全身适应综合征的抵抗期体内起主要作用的激素是

A. 胰岛素　B. 胰高血糖素

C. 儿茶酚胺　D. 醛固酮

E. 糖皮质激素

7. 蓝斑-交感-肾上腺髓质系统的主要中枢效应与什么有关

A. 激动、愉快感　B. 抑郁、紧张

C. 兴奋、警觉　D. 紧张、恐惧

E. 抑郁、焦虑

8. 下面哪项是应激时交感-肾上腺髓质系统兴奋所产生的不利反应

A. 升高血糖

B. 血流重分布

C. 扩张支气管

D. 腹腔器官血管收缩

E. 心跳增快

9. 交感-肾上腺髓质系统的过度强烈兴奋，将引起下列反应除了

A. 血管痉挛

B. 组织缺血

C. 致死性心律失常

D. 大量能量物质被消耗和组织分解

E. 大面积心肌梗死

10. 下丘脑-垂体-肾上腺皮质激素系统(HPA)的中枢位点是

A. 腺垂体　B. 肾上腺皮质

C. 大脑边缘系统　D. 蓝斑

E. 室旁核

11. 应激时最重要的激素分泌可能是

A. 生长激素　B. 甲状腺素

C. 糖皮质激素　D. 胰岛素

E. 血管紧张素Ⅱ

12. 下列哪种激素急性应激升高而慢性应激降低

A. 生长素　B. 催乳素

C. β-内啡肽　D. 胰高血糖素

E. 胰岛素

★13. 应激时最核心的神经内分泌反应为

A. 肾上腺皮质激素释放激素(CRH)

B. 促肾上腺皮质激素(ACTH)

C. 糖皮质激素(GC)

D. 胰高血糖素

E. 肾上腺素和去甲肾上腺素

14. GC持续增高对机体的不利影响除了

A. 抑制免疫反应

B. 降低血脂

C. 造成生长发育迟缓

D. 抑郁、厌食

E. 性功能减退

★15. CRH最主要的功能是

A. 促进GC的分泌

B. 调控应激时的情绪行为反应

C. 增大机体的适应反应

D. 刺激ATCH的分泌进而增加GC的分泌

E. 促进内啡肽的释放

★16. 应激时糖皮质激素分泌增加的生理意义不具有哪项

A. 促进蛋白质的糖异生

B. 抗炎抗过敏

C. 稳定溶酶体膜

D. 降低血糖

E. 维持循环系统对儿茶酚胺的反应性

17. GC不足时心血管系统可出现下列变化，除了

A. 心肌收缩力减低

B. 心输出量下降

C. 心电图显示低电压

D. 血压升高

E. 严重时可致循环衰竭

18. 下列哪项是CRH的功能

A. 升高血糖

B. 抗炎、抗过敏

C. 维持循环系统对儿茶酚胺的反应性

D. 促进GC的分泌

E. 促进蛋白质的糖异生

19. 应激时最早参与应激反应的一个神经内分泌反应是

A. GC 分泌增多

B. 交感-肾上腺髓质系统强烈兴奋

C. CRH 释放增多

D. ACTH 分泌增加

E. β-内啡肽分泌增加

20. 应激时交感-肾上腺髓质系统兴奋所产生的防御反应是

A. 心率增快

B. 促进糖原分解、升高血糖

C. 可使组织的血液供应更充分、合理

D. 心肌收缩力加强

E. 以上都对

21. 应激时 CRH 分泌增多最主要的功能是

A. 刺激 ACTH 的分泌进而增加 GC 的分泌

B. 调控应激时的情绪行为反应

C. 促进内啡肽释放

D. 促进蓝斑-去甲肾上腺素能神经元的活性

E. 升高血糖

★22. 应激时糖皮质激素持续分泌增加会产生哪些不利影响

A. 抑制免疫反应

B. 抑制甲状腺轴

C. 胰岛素抵抗

D. 抑制生长激素的分泌

E. 以上都对

23. 应激时下列何种激素可降低

A. 胰高血糖素　B. 胰岛素

C. 催乳素　D. 抗利尿激素

E. β-内啡肽

24. 诱导细胞产生热休克蛋白的应激原有

A. 感染　B. 缺氧

C. 中毒　D. 高温

E. 以上都对

25. 急性期蛋白不会来自下列哪种细胞

A. 肥大细胞　B. 单核细胞

C. 成纤维细胞　D. 巨噬细胞

E. 肝细胞

★26. 急性期蛋白不具有下列哪一种功能

A. 抑制蛋白酶

B. 清除异物和坏死组织

C. 抗感染、抗损伤

D. 促进凝血

E. 抑制纤溶

27. 急性炎症时增加最多的急性期蛋白是

A. 纤维蛋白原　B. 补体

C. C-反应蛋白　D. 铜蓝蛋白

E. 结合珠蛋白

★28. 下列哪一种蛋白为负急性期反应蛋白

A. 白蛋白　B. 铜蓝蛋白

C. 结合珠蛋白　D. 纤维蛋白原

E. α_1 蛋白酶抑制剂

29. 下列有关急性期反应蛋白的描述错误的是

A. 主要由单核细胞合成

B. 正常时血中含量很少

C. 种类很多

D. 功能相当广泛

E. 炎症、感染、发热时明显增加

★30. 判断应激强度的指标主要测定患者血中哪一种激素的浓度

A. 胰高血糖素　B. 胰岛素

C. 醛固酮　D. 糖皮质激素

E. β-内啡肽

31. 急性期反应蛋白不包括下列哪类蛋白

A. 参与凝血的蛋白

B. 参与转运的蛋白

C. 参与运输的蛋白

D. 属于补体成分的蛋白

E. 参与激肽生成的蛋白

32. 下面有关急性期反应的描述哪项不正确

A. 急性期反应少数蛋白浓度可降低

B. 急性期反应构成了机体对外界刺激的保护性系统

C. AP 包括 C-反应蛋白、补体等

D. 急性反应时相的特点是免疫球蛋白大量生成

E. AP 主要由肝细胞合成

33. 急性期反应蛋白主要来自下列哪种细胞

A. 单核-吞噬细胞

B. 成纤维细胞

C. 肥大细胞

D. 肝细胞

E. 血管内皮细胞

34. 急性期反应蛋白具有哪些生物学功能

A. 抑制蛋白酶对组织的过度损伤

B. 清除异物和坏死组织

C. 抗感染、抗损伤
D. 结合、运输功能
E. 以上都对

35. 急性期反应蛋白中具有清除异物和坏死组织作用的蛋白是
A. 铜蓝蛋白　B. 结合珠蛋白
C. 补体　D. C-反应蛋白
E. 蛋白酶抑制剂

36. 参加应激反应的关键性器官是
A. 心脏　B. 肺
C. 前列腺　D. 甲状腺
E. 肾上腺

37. 应激反应中对免疫起抑制作用的最主要激素是
A. 肾上腺素　B. 去甲肾上腺素
C. 糖皮质激素　D. 胰岛素
E. 生长激素

38. 应激反应中对炎症反应起抑制作用的激素是
A. 肾上腺素　B. 去甲肾上腺素
C. 糖皮质激素　D. 胰岛素
E. 生长激素

39. 下列哪项反应不会在应激中发生
A. 心率加快
B. 心肌收缩力增加
C. 心输出量增加
D. 皮肤血管收缩
E. 肾动脉扩张

40. 应激过程中最突出的表现是
A. 白细胞减少
B. 肾小球滤过率升高
C. 肾上腺皮质增大
D. 淋巴细胞增多
E. 胸腺细胞肥大

41. 应激时交感-肾上腺髓质系统兴奋，下列哪项既有防御意义又有不利作用
A. 心收缩力加强　B. 血糖增加
C. 支气管扩张　D. 儿茶酚胺增多
E. 以上都对

42. 应激时急性期反应蛋白的功能是
A. 抑制蛋白酶
B. 铜蓝蛋白具清除氧自由基能力
C. 增强机体抗感染能力
D. 增强机体抗出血能力
E. 以上都是

43. 关于热休克蛋白的错误说法是
A. 首先在果蝇发现
B. 生成普遍存在于整个生物界
C. 在进化过程中十分保守
D. 可提高细胞的应激能力
E. 主要在细胞外发挥作用

44. 应激时机体不会出现下列哪项代谢变化
A. 糖异生增强
B. 代谢率增加
C. 出现负氮平衡
D. 脂肪分解加强
E. 主要依靠血糖维持能量供应

45. 应激时物质代谢变化特点是
A. 分解减少，合成减少
B. 分解增加，合成增加
C. 分解减少，合成增加
D. 分解增加，合成减少
E. 分解增加，合成不变

46. 应激时泌尿系统的变化不包括下列哪一项
A. 尿量减少　B. 尿比重升高
C. 尿钠降低　D. 尿钾降低
E. 肾小球滤过率降低

47. 应激性溃疡形成的必要条件是
A. 胃黏膜缺血
B. 全身酸中毒
C. 胃腔内 H^+ 向黏膜内反向弥散
D. 胆汁反流
E. 胃酸分泌增多

48. 应激时糖皮质激素分泌增加，不具备下列哪一种作用
A. 升高血糖
B. 维持循环系统对儿茶酚胺的敏感性
C. 抗炎抗过敏
D. 稳定溶酶体膜减少溶酶外漏
E. 增加淋巴细胞数目

49. 应激反应的调控中心是
A. 中枢神经系统
B. 室旁核
C. 视上核
D. 蓝斑-交感-肾上腺髓质系统
E. 下丘脑-垂体-肾上腺皮质系统

50. 下列哪一项不是应激时心血管系统的基

本变化

A. 心肌收缩力增强

B. 心输出量增加

C. 心率增快

D. 外周阻力下降，血压下降

E. 外周阻力增加

51. 应激时血液系统的变化错误的是

A. 急性应激时外周血白细胞数目增加

B. 急性应激时骨髓巨核细胞系增生

C. 慢性应激时红细胞数目增加

D. 急性应激时凝血能力增强

E. 急性应激时红细胞沉降率增快

52. 应激时消化系统变化错误的是

A. 多数患者食欲降低

B. 胃酸分泌明显增高

C. 胃黏液蛋白分泌降低

D. 胃肠血管收缩，血流量减少

E. 儿童出现胃部不适

★53. 下列哪一种疾病不是应激相关疾病

A. 应激性溃疡

B. 原发性高血压

C. 动脉粥样硬化

D. 心律失常

E. 冠心病

★54. 应激时影响机体情绪反应的主要结构基础是

A. 大脑皮质　　B. 大脑边缘系统

C. 下丘脑　　D. 中脑

E. 间脑

［**B 型题**］(**1～12**)

A. 急性期蛋白

B. β-内啡肽

C. 儿茶酚胺

D. 热休克蛋白

E. 糖皮质激素

1. 可以增强机体对应激原抵抗力的是

2. 应激时免疫抑制的主要原因是

3. 可引起心率加快的是

A. 肾上腺素

B. 去甲肾上腺素

C. 胰岛素

D. 胰高血糖素

E. 生长素

4. 交感神经兴奋主要释放

5. 肾上腺髓质兴奋主要释放

6. 应激时分泌降低

7. 急性应激升高，慢性应激降低

A. 热休克蛋白 110(HSP110)

B. HSP90

C. HSP70

D. 低分子 HSP

E. 泛素

8. 糖皮质激素受体是

9. 细胞骨架肌动蛋白的调节者是

10. 具有热耐受功能的是

11. 辅助蛋白质的非溶酶体降解

12. 帮助新生蛋白质的成熟和移位

［**X 型题**］(**1～18**)

1. 下丘脑-垂体-肾上腺皮质激素系统(HPA)是由下列哪些组成

A. 交感神经-肾上腺髓质系统

B. 室旁核

C. 腺垂体

D. 肾上腺皮质

E. 视上核与杏仁复合体

2. 应激时分泌增高的激素包括

A. β-内啡肽

B. 抗利尿激素

C. 胰岛素

D. T_3、T_4

E. 胰高血糖素

3. 热休克蛋白可增强机体对多种应激原的抵抗能力，主要包括

A. 热

B. 内毒素

C. 病毒感染

D. 心肌缺血

E. 烧伤

★4. 热休克蛋白具有下列哪些功能

A. 分子伴娘

B. 修复受损蛋白

C. 帮助新生蛋白质成熟和移位

D. 参与免疫功能

E. 维持细胞的结构

5. 应激时对免疫系统起抑制作用的激素有

A. 加压素

B. 儿茶酚胺

C. CRH
D. 糖皮质激素
E. 雄激素
★6. 应激时血浆中浓度增高的蛋白质包括
A. 白蛋白
B. 补体
C. C-反应蛋白
D. 热休克蛋白
E. 运铁蛋白
7. 应激性溃疡的发生机制是
A. 糖皮质激素增多
B. 胃黏膜缺血
C. 胃腔内 H^+ 向黏膜内的反向弥散
D. 胆汁反流
E. 全身酸中毒
8. 应激所致的免疫功能障碍主要表现为
A. 免疫抑制
B. 细胞免疫功能增加
C. 体液免疫功能增强
D. 非特异性免疫功能增强
E. 自身免疫病
9. 应激诱发的心律不齐主要与以下哪些因素有关
A. β受体兴奋降低心室颤动的阈值
B. α受体兴奋降低心室颤动的阈值
C. 心肌电活动异常
D. α受体引起冠状动脉收缩痉挛
E. β受体引起冠状动脉收缩痉挛
10. 下面对全身适应综合征(GAS)警觉期的描述哪些正确
A. 为机体的保护防御机制的快速动员期
B. 以交感-肾上腺髓质系统兴奋为主
C. 以肾上腺皮质激素分泌增高为主
D. 使机体处于最佳动员状态
E. 应激反应的必经阶段
11. 面对全身适应综合征(GAS)衰竭期的描述哪些正确
A. 肾上腺皮质激素持续升高
B. 糖皮质激素受体的数量和亲和力下降
C. 可出现应激相关疾病
D. 应激反应的必经阶段
E. 死亡都可在此期出现
12. 与应激最密切相关的CNS部位包括
A. 边缘系统的皮质
B. 杏仁体
C. 海马
D. 下丘脑
E. 脑桥的蓝斑
★13. 下列应激对消化系统影响的描述哪些是正确的
A. 慢性应激时可有食欲减退
B. 严重时可诱发神经性厌食
C. 食欲降低可能与 CRH 的分泌增加有关
D. 胃黏液蛋白分泌降低
E. 心理应激可诱发溃疡性结肠炎
14. 心理应激因素与心血管疾病关系较为密切的是
A. 冠心病
B. 心肌炎
C. 原发性高血压
D. 心律失常
E. 动脉粥样硬化
15. 应激时糖皮质激素持续分泌增加会有哪些不利影响
A. 造成能源消耗
B. 抑制生长激素的分泌
C. 抑制性腺轴
D. 明显抑制免疫炎症反应
E. 造成组织分解
16. 应激时下列哪些激素可降低
A. LH
B. 胰岛素
C. GnRH
D. β-内啡肽
E. TSH
17. 急性应激时血液系统的表现包括
A. 非特异性抗感染能力增强
B. 凝血能力增强
C. 血液黏滞度升高
D. 红细胞沉降率增快
E. 可有类似于缺铁性贫血的表现
18. 应激时免疫功能障碍可有哪些表现
A. 自身免疫病
B. 抗感染力下降
C. 淋巴结萎缩
D. 胸腺萎缩
E. 免疫抑制

（四）问答题

1. 应激性溃疡的发生机制是什么？

2. 简述应激对心血管系统的损伤。

【参考答案及注释】

（一）名词解释

1. 机体在受到各种内外环境因素刺激时所出现的非特异性全身反应称为应激或应激反应。

2. GAS是指劣性应激原持续作用于机体，机体所表现出的一个动态的连续反应过程，最终导致内环境紊乱和疾病。GAS可分为警觉期、抵抗期、衰竭期。

3. HSP是指细胞在应激原，特别是在环境高温诱导下合成增加的一组蛋白质。

4. 分子伴娘（molecular chaperone）是指帮助新生蛋白质的正确折叠、移位、维持和受损蛋白质的修复、移除、降解。

5. 指机体在遭受各类重伤、重病和其他应激情况下发生的胃、十二指肠黏膜的急性病变，主要表现为黏膜糜烂、浅溃疡、渗血等，少数溃疡可较深或穿孔甚至大出血。

6. 能够引起应激反应的各种刺激因素被称为应激原。应激原包括外环境因素；机体的内在因素；心理、社会环境因素。

7. 应激时由于感染、炎症或组织损伤等原因可使血浆中某些蛋白质浓度迅速升高，这些蛋白质被称为急性期反应蛋白。

8. 应激性疾病，应激起主要致病作用的疾病称应激性疾病。

（二）填空题

1. ①警觉期 ②抵抗期 ③衰竭期

2. ①升高血糖，提供能量 ②改善心血管功能 ③稳定溶酶体膜 ④抑制炎性反应

3. ①升高血压 ②升高血糖 ③升高血脂

4. ①黏膜缺血 ②腔内 H^+ 向黏膜内的反向弥散 ③全身酸中毒及胆汁逆流等

5. ①物质分解，提供能量 ②器官功能的适应性调整 ③保护性物质大量产生

6. ①外环境因素 ②个体的内环境因素 ③心理、社会环境因素

7. ①增强 ②下降

8. ①蓝斑-交感-肾上腺髓质 ②下丘脑-垂体-肾上腺皮质

9. ①糖皮质激素

10. ①减少 ②降低

11. ①糖皮质激素 ②糖皮质激素

12. ①降低

13. ①交感-肾上腺髓质 ②糖皮质激素 ③应激镇痛

14. ①反应蛋白

15. ①增强 ②分解增加合成减少

16. ①增快 ②增强 ③增加 ④升高

17. ①儿茶酚胺 ②糖皮质激素 ③抑制

18. ①大脑边缘系统

19. ①少 ②升高 ③减少

20. ①胃黏膜缺血

21. ①反向弥散

（三）选择题

[A型题]

1. A 2. E 3. D 4. B 5. D 6. E 7. C 8. D 9. E 10. E 11. C 12. A 13. A 14. B 15. D 16. D 17. D 18. D 19. B 20. E 21. A 22. E 23. B 24. E 25. A 26. E 27. C 28. A 29. A 30. D 31. E 32. D 33. D 34. E 35. D 36. E 37. C 38. C 39. E 40. C 41. E 42. E 43. E 44. E 45. D 46. D 47. C 48. E 49. A 50. D 51. C 52. B 53. A 54. B

[B型题]

1. E 2. E 3. C 4. B 5. A 6. C 7. E 8. B 9. D 10. A 11. E 12. C

[X型题]

1. BCD 2. ABE 3. ABCD 4. ABCDE 5. BDE 6. BCD 7. BCDE 8. AE 9. ACD 10. ABDE 11. ABCE 12. ABCDE 13. ABCDE 14. ACD 15. BCD 16. ABCE 17. ABCD 18. ABCDE

（四）问答题

1. 应激性溃疡的机制包括胃黏膜缺血、胃腔内 H^+ 向黏膜内的反向弥散、酸中毒、内毒素及胆

汁反流等。

2.①原发性高血压；②冠心病；③心律失常；④动脉粥样硬化；⑤应激性心肌病。

（刘同美　陈金荣）

第十一章　凝血与抗凝血平衡紊乱

【大纲要点】

1. 掌握DIC的概念、主要发生原因及其发生机制、影响DIC发生发展的因素及临床表现（重点掌握DIC的概念、发生机制）。

2. 熟悉凝血、抗凝、纤溶系统及其功能，血管内皮细胞在凝血、抗凝及纤溶过程中的作用及与出血倾向有关的凝血因子。

3. 熟悉DIC的分期和分型。

4. 了解DIC的防治原则。

【教材精要】

一、概述

机体的凝血和抗凝血功能平衡是机体重要的防御功能之一。正常机体的止血包括三个过程，即血管的痉挛，血小板的激活、黏附和聚集，纤维蛋白凝块形成。凝血系统激活的同时，抗凝血系统和纤溶系统也被激活，这样既可达到局部止血的作用，又可保证正常的血液循环。如果这种平衡被打破，即可导致出血和血栓形成倾向。

（一）机体的凝血功能

1. 凝血系统及其功能：凝血系统主要由凝血因子组成，凝血因子是指血浆和组织中直接参加凝血过程的各种物质。主要有Ⅰ、Ⅱ、Ⅲ、Ⅳ、Ⅴ、Ⅶ、Ⅷ、Ⅸ、Ⅹ、Ⅺ、Ⅻ、ⅩⅢ。其中组织因子来自组织，其他除Ca^{2+}外，多数凝血因子是在肝脏合成，并以酶原的形式存在于血浆中。

1964年，Macfarlane等提出凝血的瀑布学说，认为凝血是一系列凝血因子相继激活的过程。近年来该学说被不断地补充和修正。目前认为，以组织因子为始动的外源性凝血系统的激活，在启动凝血过程中起主要作用。

2. 血小板在凝血中的作用：血小板直接参与凝血过程。当外伤等原因导致血管内皮细胞损伤，暴露出胶原后，血小板膜糖蛋白通过血管性假血友病因子与胶原结合，产生黏附作用。同时胶原作为激活剂使黏附的血小板激活。胶原、凝血酶、ADP、肾上腺素、PAF等均可作为激活剂，分别与血小板表面的相应受体结合，使血小板活化。

（二）机体的抗凝功能

1. 丝氨酸蛋白酶抑制物和肝素的作用：血浆中丝氨酸蛋白酶抑制物类以AT-Ⅲ为代表，由于诸多凝血因子的活性中心均含有丝氨酸残基，因此其抑制物具有明显的抗凝作用。此外，肝素也可刺激血管内皮细胞释放TFPI等抗凝物质，从而抑制凝血过程。

2. 血栓调节蛋白(TM)——蛋白C(PC)系统：蛋白C是在肝脏合成的、以酶原形式存在于血液中的蛋白酶类物质，而血栓调节蛋白是内皮细胞膜上凝血酶受体之一，当它与凝血酶结合后，降低其凝血活性，却大大加强了其激活蛋白C的作用。因此，血栓调节蛋白是使凝血酶由促凝转向抗凝的重要的血管内凝血抑制因子。

3. 组织因子途经抑制物：组织因子途经抑制物（TFPI）是由 276 个氨基酸残基构成的糖蛋白，是十分重要的凝血因子抑制物。TFPI 主要由血管内皮细胞合成，肝素刺激可使其增多。

（三）纤溶系统及其功能

纤溶系统主要包括纤溶酶原激活物、纤溶酶原、纤溶酶、纤溶抑制物等。其主要功能是使纤维蛋白凝块溶解，保证血流通畅，另外，还参与组织修复和血管的再生等。

纤溶酶原主要在肝、骨髓、嗜酸性粒细胞和肾脏等合成，可被纤溶酶原激活物水解为纤溶酶。纤溶酶原激活有两条途径：内源性激活途径和外源性激活途径。前者主要指内源性凝血系统激活时产生的血浆激肽释放酶原（PK）-FⅪ-HK-b、Ⅻa 复合物，激肽释放酶、FⅪa、FⅪa 及凝血酶可使纤溶酶原转变为纤溶酶。后者是指组织和内皮细胞合成的 tPA 和肾脏合成的 uPA，也可使纤溶酶原转变为纤溶酶。纤溶酶可使纤维蛋白（原）降解，也可水解凝血酶、FV、FⅧ、FⅫ等，参与抗凝作用。

体内还存在抑制纤溶系统活性的物质，主要有 PAI-1、补体 C 抑制物、抗纤溶酶、巨球蛋白，此外，蛋白 C 抑制物、蛋白酶连接抑制素、富组氨酸糖蛋白等对纤溶系统也有一定的抑制作用。

（四）血管内皮细胞在凝血、抗凝血及纤溶过程中的作用

血管内皮细胞不但是血液与组织间的屏障，而且在调节凝血、抗凝血及纤溶过程中有重要作用。主要表现为：

1. 血管内皮细胞及与血液直接接触的单核细胞等正常时不表达 TF。
2. 血管内皮细胞可生成 PGI、NO、ADP 酶等物质，扩张血管，抑制血小板活化、聚集等。
3. 血管内皮细胞可产生 tPA、uPA 等纤溶酶原激活物，促进纤溶过程。
4. 血管内皮细胞的抗凝作用：可产生 TFPI，抑制外源性凝血系统的启动，可表达 TM，产生抗凝作用，可表达肝素样物质并与 AT-Ⅲ结合产生抗凝作用，也可产生 α_2 巨球蛋白，产生抗凝作用。

二、凝血与抗凝血功能紊乱

（一）凝血因子的异常

1. 与出血倾向有关的凝血因子异常：凝血因子减少的原因主要有遗传性血浆凝血因子缺乏和获得性血浆因子减少。前者主要见于血友病和血管性假性血友病，后者见于维生素缺乏和肝脏功能障碍导致的凝血因子生成障碍及 DIC 造成的凝血因子消耗增多等。

2. 与血栓形成倾向有关的凝血因子异常：在血栓形成的发生机制中，基因的变化不是唯一的决定因素，基因-环境的相互作用在其发生机制中起最重要作用。获得性凝血因子增多与某些病理因素有关，如肥胖、糖尿病、吸烟、酗酒、恶性肿瘤及肾病综合征等。凝血因子水平和活性增高也与凝血因子的基因改变有关。

（二）血浆中抗凝因子的异常

1. AT-Ⅲ减少或缺乏：其原因可为获得性和遗传性缺失。前者见于 AT-Ⅲ合成减少和 AT-Ⅲ丢失或消耗增多。遗传性 AT-Ⅲ异常症可分为Ⅰ型和Ⅱ型。Ⅰ型为 AT-Ⅲ的生物活性和数量均减少，Ⅱ型只有 AT-Ⅲ活性的异常。

2. 蛋白 C 和蛋白 S 缺乏：可为获得性或遗传性及 APC 抵抗。前者见于维生素缺乏、应用维生素拮抗剂、严重肝病、肝硬化等。APC 抵抗的原因有抗 PC 抗体、PS 缺乏、抗磷脂抗体以及 FV 或 FN 基因突变。抗磷脂综合征（antiphosphol ipid syndrome，APS）是一种自身免疫性疾病，血清中有高滴度抗磷脂抗体（antiphospholipid antibody，APA），APA 可抑制蛋白 C 的活化或抑制 APC 的活性及使蛋白 S 减少，而产生 APC 抵抗。FV Leiden 突变，是指 FV 基因的一种突变 R506Q，即基因序列中的第 1691 位上的鸟嘌呤变为腺嘌呤时，则所编码的蛋白质 506 位上的精氨酸被置换为谷氨酰胺，这一变化不仅使 FV 对 APC 的分解产生抵抗，也可使 FⅧa 对 APC 的分解产生抵抗。

3. 血浆中纤溶因子的异常。

(1) 纤溶功能亢进引起的出血倾向。可为获得性和遗传性纤溶亢进。前者见于:①富含纤溶酶原激活物器官的大手术或严重损伤;②某些恶性肿瘤可使 tPA 入血;③肝脏功能的严重障碍;④DIC 时可产生继发性纤溶亢进;⑤溶栓疗法引起的纤溶亢进。后者见于先天性的 α_2 抗纤溶酶缺乏症和 PAI-1 缺乏症。

(2) 纤溶功能降低与血栓形成倾向。为遗传因素所致纤溶功能低下。主要有:①PAI-1 基因多态性改变;②先天性 PLg 异常症。

4. 血细胞的异常。

(1) 血小板异常:①血小板数量异常,包括血小板减少和增多。血小板减少见于血小板生成障碍、血小板破坏或消耗增多及分布异常;血小板减少常见于原发性增多和继发性增多,如慢性粒细胞白血病、原发性血小板增多症及急性感染、溶血等。②血小板功能的异常,包括遗传性和获得性因素。前者见于 GPⅠb-Ⅸ-Ⅴ异常、GPⅡb/Ⅲa 异常、GPⅠa/Ⅱa 异常;后者见于尿毒症、肝硬化、骨髓增生性疾病及血栓前状态、血栓性疾病等。

(2) 白细胞异常:白细胞增多时,毛细血管血流受阻,微循环障碍可诱发微血栓。白细胞被激活后可释放溶酶体酶损伤血管基底膜和基质;产生多种炎性细胞因子,促使组织因子大量产生,启动凝血系统。

(3) 红细胞异常:红细胞增多可促进血小板的聚集和血栓形成,大量破坏可发生 DIC。

5. 血管的异常。

(1) 血管内皮细胞的损伤:多种原因损伤血管内皮细胞可使其凝血、抗凝和纤溶功能平衡紊乱,导致血栓形成倾向。

(2) 血管壁结构的损伤:获得性损伤及某些遗传因素都可造成血管壁结构的损伤,导致机体出血。

三、弥散性血管内凝血(DIC)

DIC 是机体凝血系统被广泛激活,以凝血功能障碍为主要特征的复杂病理过程。

DIC 的概念:由于某些致病因子的作用,凝血因子和血小板被激活,大量促凝物质入血,凝血酶增加,进而微循环中形成广泛的微血栓。微血栓形成中消耗了大量凝血因子和血小板,继发性纤维蛋白溶解功能增强,导致患者出现明显的出血、休克、器官功能障碍和溶血性贫血等临床表现。

(一) DIC 的原因和发病机制

可引起 DIC 的疾病很多,常见的疾病有严重感染、恶性肿瘤、组织损伤、产科疾病、休克、某些血液系统疾病和脏器功能障碍等。

DIC 的发病机制是多种原因引起内源性和外源性凝血系统激活。外源性凝血系统激活见于外科大手术、严重创伤、大面积重度烧伤、胎盘早期剥离等情况;内源性凝血系统激活见于细菌、病毒、内毒素、抗原抗体复合物、高热、酸中毒等刺激和损伤了血管内皮细胞。凝血系统激活还可见于多种疾病引起的红细胞破坏、白细胞受损、血小板激活或某些促凝物质入血。

1. 组织因子释放,启动凝血系统。

(1) 原因。

1) 组织严重损伤:创伤、外伤、大手术,如严重创伤、烧伤,前列腺、肝、脑、肺等脏器大手术,器官移植术等。

2) 产科意外:流产、妊娠中毒症、胎盘早期剥离、宫内死胎、羊水栓塞等。

3) 恶性肿瘤:白血病、胰腺癌、食管癌、卵巢癌化疗后引起组织坏死。

4) 实质性脏器坏死:肺、脑、胎盘等。

(2) 机制:凝血系统激活是 DIC 的始动环节,组织损伤→组织因子释放→启动外凝系统。

2. 血管内皮细胞损伤,凝血、抗凝调控失调。

(1) 原因。

1) 严重感染:细菌、病毒、螺旋体感染。

2）严重病理状态：休克致缺血、缺氧、酸中毒、内毒素性败血症、变态反应（抗原抗体复合物）。

（2）机制。

1）血管内皮细胞损伤→Ⅻ因子释放→启动内凝系统。

2）血管内皮细胞损伤→TM/PC系统、HS/AT-Ⅲ系统功能下降→抗凝作用减弱。

TM/PC系统、HS/AT-Ⅲ系统：TM（血栓调节蛋白），作用是使凝血酶由促凝→抗凝；PC（蛋白激酶C）的作用是能阻碍Ⅹ因子和凝血酶原激活物结合、限制血小板与凝血因子结合、促进纤溶酶原活性；HS（硫酸乙酰肝素）的作用是促进内皮细胞释放抗凝物质；AT-Ⅲ（抗凝血酶Ⅲ）的作用是灭活凝血因子和凝血酶，并与HS协同作用。

3）血管内皮细胞损伤→产生tPA、PAI-1↓→纤溶活性↓。tPA（组织型纤溶酶原激活物），PAI-1（纤溶酶原激活物-1）。

4）血管内皮细胞损伤→产生NO、PGI_2、ADP酶↓→血小板聚集性↑。

5）血管内皮细胞损伤→激活激肽系统、补体系统→促进高凝。

3. 血细胞大量破坏，血小板被激活。

（1）红细胞的大量破坏：急性溶血如异型输血、恶性疟疾、自身免疫性溶血、黄豆病等，RBC破裂释放出RBC素、ADP，RBC素有类似PF_3的作用，可激活Ⅹ因子，使ADP增多，促进血小板凝集，形成血栓。

（2）白细胞的破坏和激活：见于急性早幼粒细胞性白血病化疗后、内毒素性败血症，内毒素、IL-1等可诱导单核细胞、中性粒细胞等表达TF，而启动凝血反应。

WBC破坏后释放组织因子，启动外凝系统；WBC破坏后还可释放TXA_2、PAF，均可诱导血小板聚集。

（3）血小板的激活：内毒素、免疫复合物等损伤血小板，释放大量血小板因子，其中PF_3可激活X因子，PF_4可中和肝素，PF_2促进纤维蛋白原变成纤维蛋白和PF_1，即为Ⅴ因子。

4. 促凝物质进入血液。

（1）羊水，转移的癌细胞→激活Ⅻ因子→使凝血酶原转变成凝血酶→促进血液凝固。

（2）急性胰腺炎→大量胰蛋白酶入血→释放胰蛋白酶→激活凝血酶原，促进凝血酶生成。

（3）蛇毒→水解凝血酶原→凝血酶→促进血液凝固。

（4）抗原抗体复合物→激活Ⅻ因子，损伤血小板。

（二）影响DIC发生发展的因素

影响DIC发生发展的因素有单核-吞噬细胞系统功能受损、肝功能严重障碍、血液高凝状态、微循环障碍和某些纤溶抑制剂等使用不当等。

1. 单核-吞噬细胞系统功能受损：单核-吞噬细胞系统有吞噬、清除血液中的凝血酶、纤维蛋白原及其他促凝物质，清除纤溶酶，FDP及内毒素等功能。当单核-吞噬细胞系统严重障碍或由于大量吞噬了坏死组织、细菌等使其功能封闭时，可促进DIC发生。

功能：清除凝血酶、纤维蛋白原、纤溶酶、FDP、内毒素等促凝物质。

原因：长期应用肾上腺皮质激素、肝硬化、脾切除→抑制单核-吞噬细胞系统功能。

吞噬大量毒性物质→功能封闭→清除促凝物质↓。

全身性Shwartzman反应：第一次注射小剂量内毒素→系统封闭效应→第二次注射内毒素→DIC发生。

2. 肝功能严重障碍：肝细胞既能合成抗凝物质如蛋白C、AT-Ⅲ及纤溶酶原，还可灭活凝血因子和凝血酶等。因此，当肝功能严重障碍时可使凝血、抗凝、纤溶过程失调，促进DIC发生、发展。

重症肝炎、肝硬化时肝功能下降，灭活Ⅻ、Ⅹ因子功能减弱，合成AT-Ⅲ、PC减少。

3. 血液高凝状态。

（1）妊娠：妊娠三周孕妇血液中血小板及凝血因子增多，AT-Ⅲ减少；胎盘产生的纤溶酶原激活物抑制物增多，血液呈高凝低纤溶状态，至妊娠末期最为明显。因此，产科意外时易于发生DIC。

（2）酸中毒：可使凝血因子活性增高，肝素的抗凝活性减弱，血小板聚集性增强等，使血液处于高凝状态，易于引起 DIC。

4. 微循环障碍：休克等原因导致微循环淤滞时，使红细胞、血小板易于聚集，加上同时伴有酸中毒及内皮细胞损伤等，有利于 DIC 的发生。

（三）DIC 的分期和分型

根据 DIC 的发展过程，典型的 DIC 可分为三期：高凝期、消耗性低凝期、继发性纤溶亢进期。按发生快慢，DIC 可分为急性型、亚急性型和慢性型；按代偿情况，DIC 可分为代偿型、失代偿型和过度代偿型。

1. 分期。

(1) 高凝期：为 DIC 早期，血中凝血酶含量增高，微循环中大量微血栓形成，血液处于高凝状态。启动内外凝血系统，血栓形成。

(2) 消耗性低凝期：大量微血栓形成，使凝血因子和血小板消耗性减少；同时继发性纤溶系统激活，血液转入低凝状态。有出血表现。

(3) 继发性纤溶亢进期：纤溶系统亢进，血中纤溶酶含量增高及 FDP 大量形成，使纤溶和抗凝作用增强。出血表现明显。

2. 分型。

(1) 急性型：严重感染、创伤、血型不合等。

(2) 亚急性型：恶性肿瘤转移、白血病等。

(3) 慢性型：恶性肿瘤、血管瘤、胶原病等。

(4) 代偿型：轻型；失代偿型：急性型。

(5) 过度代偿型：慢性型。

（四）DIC 的功能和代谢变化

DIC 的主要临床表现是出血、休克、器官功能障碍和贫血。DIC 引起出血的机制是：凝血物质大量消耗、纤溶系统激活和微血管壁通透性增加。DIC 引起休克的机制是：出血、血管活性物质引起血管通透性增大、心肌受损、血管收缩和微血栓形成致微循环障碍。

1. 出血：为 DIC 的最初表现。可有多部位出血倾向，轻者可有伤口或注射部位渗血不止，严重者可同时多部位大量出血。机制为：

(1) 凝血物质消耗性减少。由于微血栓形成，高凝期消耗大量血小板和凝血因子，若代偿不足，则血液进入低凝状态，导致出血。

(2) 纤溶系统激活。Ⅻa 可激活激肽系统使激肽释放酶增多，后者使纤溶酶原变为纤溶酶，从而激活纤溶系统；富含纤溶酶原激活物的器官组织如子宫、前列腺、肺等，由于微血栓形成导致缺血、坏死时，可释放大量纤溶酶原激活物，激活纤溶系统。纤溶酶除可使纤维蛋白降解外，还可水解某些凝血因子使凝血物质进一步减少。

血管内皮损伤→激活激肽系统→ 纤溶系统→ 纤溶酶增多。

FDP 形成：由于纤溶酶增多，它可使纤维蛋白（原）降解，形成 X、Y、D、E 片段，各种二聚体等，统称 FDP，FDP 具有强烈的抗凝血作用而引起出血，它可抑制纤维蛋白多聚体的形成、抑制血小板聚集。可做 3P 试验、D-二聚体检查 FDP 的含量。

2. 器官功能障碍：微血管内广泛微血栓形成可阻塞局部的微循环，造成器官组织的局灶性坏死，导致受累器官功能障碍甚至衰竭。

(1) 肾脏：最易受损，可导致双侧肾皮质坏死，发生急性肾功能衰竭，出现少尿、蛋白尿、血尿等。

(2) 肺脏：可发生肺出血，导致呼吸困难甚至呼吸衰竭。

(3) 消化系统：可导致胃肠黏膜糜烂、溃疡等，出现恶心、呕吐、腹泻或消化道出血。

(4) 肝脏：可出现黄疸、肝功能衰竭等。

(5) 肾上腺：可引起皮质出血、坏死，导致华-佛综合征。

(6) 垂体:可发生坏死,导致席汉综合征。

(7) 脑:可引起蛛网膜下腔、皮质、脑干出血,表现为神志模糊、嗜睡、昏迷等,严重时可引起死亡。

(8) 心脏:可引起心衰。

(9) 皮肤及黏膜:可出现瘀斑、溃疡。

3. 休克

急性DIC常伴有休克。机制有:

(1) 大量微血栓形成,使回心血量减少,回心血量不足→Bp↓。

(2) 广泛出血使血容量减少→Bp↓。

(3) 心内DIC使心功能障碍、心输出量减少、微血栓阻塞、心脏供血减少致心肌损伤→心功能障碍。

(4) 血管床容量增加:DIC时,由于激肽、补体、组胺、FDP等作用,使凝血系统和纤溶系统相继激活,补体激活产物C3a、C5a可使相关细胞释放组胺;激肽、组胺可使微血管舒张,血管床容量增加,通透性增强,回心血量减少;FDP可增强组胺、激肽的作用,促进微血管的舒张→Bp↓。

4. 微血管病性溶血性贫血:DIC伴有的贫血属于微血管病性溶血性贫血(microangiopathic hemelytic anemia)。其特征是:外周血涂片可见盔形、星形、新月形等形态各异的红细胞碎片,称为裂体细胞。由微血管腔内沉积的纤维蛋白网割裂红细胞引起。裂体细胞脆性高,易发生溶血。当RBC变形通过纤维蛋白形成的网状结构时,红细胞被切割破裂导致溶血、贫血。

(五) DIC防治的病生基础

1. 治疗原发病、改善微循环,如补充血容量,扩血管。
2. 抗凝疗法:肝素,AT-Ⅲ,链激酶,尿激酶。
3. 其他:血小板聚集抑制剂,糖皮质激素,纤溶抑制剂,补充凝血因子。

【考点测试】

(一) 名词解释

1. DIC
2. microangiopathic hemolytic anemia
3. 组织因子
4. "3P"试验
5. 全身性Shwartzman反应
6. D-二聚体检查
7. schistocyte

★8. protein C

★9. protein S

★10. 血栓调节蛋白

★11. 抗磷脂综合征

(二) 填空题

1. DIC引起出血的机制是①___、②___、③___。

2. DIC的主要临床表现是①___、②___、③___、④___。

3. DIC的原因和发病机制包括①___、②___、③___、④___。

4. DIC防治的病生基础包括①___、②___、③___。

5. 根据发展过程,典型的DIC可分为①___、②___、和③___三期。

6. 根据凝血物质消耗和代偿情况,可将DIC分为①___、②___、③___三型。

7. 在启动凝血过程中起主要作用的是凝血因子①___;凝血启动阶段产生的少量凝血酶可激活凝血因子②___、③___和④___,产生高浓度凝血酶以维持凝血过程。

8. VEC的抗凝作用包括:VEC可产生①___,抑制外源性凝血系统的启动。VEC表面可表达②___,通过③___系统产生抗凝作用。VEC表面可表达④___样物质,与AT-Ⅲ结合产生抗凝作用。

9. 影响DIC发生发展的因素有①___系统受损;②___功能严重障碍;血液③___状态和④___障碍。

10. 严重创伤等所致组织损伤可释放大量①___入血,并与FⅦ/Ⅶa结合成②___复合物,启动外源性凝血系统,产生的凝血酶又可反馈激活③___、④___、⑤___和⑥___等凝血因子,扩大凝血反应,促进DIC的发生。

★11. FDP中，X、Y、D片段具有①___作用，Y、E片段具有②___作用，多数片段可与血小板膜结合，具有③___作用。

★12. 激活的血小板膜糖蛋白①___，作为②___的受体，与③___相结合，使血小板聚集。

（三）选择题

[A型题](1～28)

1. DIC最主要的病理生理学特征是
A. 大量微血栓形成
B. 凝血功能失常
C. 纤溶过程亢进
D. 凝血物质大量被消耗
E. 溶血性贫血

2. DIC凝血功能异常表现为
A. 血液凝固性增强
B. 血液凝固性降低
C. 血液凝固性先增强后降低
D. 血液凝固性先降低后增强
E. 主要是纤溶活性的改变

3. 哪项属于DIC的诱因
A. 胎盘早期剥离
B. 病毒性心肌炎
C. 单核-吞噬细胞系统功能抑制
D. 恶性肿瘤
E. 实质性器官坏死

4. DIC最重要的特征是
A. 微血栓大量形成
B. 凝血物质大量消耗
C. 纤维蛋白溶解过程亢进
D. 凝血功能异常
E. 出血和溶血

5. DIC的发展过程可分为
A. 低凝期和高凝期
B. 高凝期和低凝期
C. 高凝期、低凝期和纤溶亢进期
D. 低凝期、高凝期和纤溶亢进期
E. 低凝期和纤溶亢进期

6. DIC出血最主要的因素是
A. 肝脏合成凝血因子障碍
B. 血管通透性增高
C. 多器官功能障碍
D. 凝血因子大量消耗
E. 微血管病性溶血性贫血

7. 过度代偿型DIC的特点是
A. 凝血因子、血小板减少
B. 凝血因子、血小板无明显异常
C. 凝血因子减少、血小板增加
D. 凝血因子增加、血小板减少
E. 凝血因子、血小板增加

8. 红细胞大量破坏时释出红细胞膜磷脂在DIC中的作用是
A. 局限凝血因子，导致大量凝血酶生成
B. 激活凝血Ⅻ因子
C. 促进凝血Ⅲ因子释放
D. 激活纤溶酶原
E. 促进FDP的大量生成

★9. 急性胰腺炎发生DIC的机制是
A. 通过钙与组织因子形成复合物
B. 激活凝血酶原，促进凝血酶生成
C. 导致血管内皮广泛损伤
D. 促使大量组织因子入血
E. 引起激肽释放酶原激活

10. 全身性Shwartzman反应时，第一次注入的小剂量内毒素引起
A. 肝功能严重障碍
B. 内源性凝血系统激活
C. 微血栓形成进而使微循环障碍
D. 单核-吞噬细胞系统功能“封闭”
E. 激活体内纤溶系统

11. DIC引起的贫血属于
A. 再生障碍性贫血
B. 失血性贫血
C. 中毒性贫血
D. 溶血性贫血
E. 缺铁性贫血

12. 应用6-氨基己酸促进DIC的机制是
A. 过度抑制纤溶系统
B. 导致肝功能损伤
C. 使单核-吞噬细胞系统功能受损
D. 抑制了血栓调节蛋白的作用
E. 直接激活Ⅻ凝血因子

13. 急性DIC患者，减少最显著的凝血因子是
A. 凝血因子Ⅳ　　B. 纤维蛋白原
C. 凝血酶原　　D. 凝血因子Ⅻ
E. 凝血因子Ⅹ

14. 微血管病性溶血性贫血的机制是
A. 微血管内大量微血栓形成

B. DIC 时产生的毒性物质所致

C. DIC 造成微循环淤滞，缺血缺氧

D. 交感神经兴奋，自由基产生

E. 纤维蛋白丝在微血管内形成细网

15. 在启动凝血过程中起主要作用的是

A. 血小板　　B. FⅦ

C. FⅫ　　D. FⅢ

E. 凝血酶

16. 正常时表达 TF 的细胞是

A. 血管外层的平滑肌细胞

B. 血管内皮细胞

C. 血液单核细胞

D. 中性粒细胞

E. 巨噬细胞

17. 局部组织损伤后 TF 启动的凝血过程不能扩大的原因是由于血液中存在

A. PC　　B. AT-Ⅲ

C. 肝素　　D. TFPI

E. PS

18. TF-Ⅶa 促进凝血酶原激活物的形成是因为激活了

A. FⅧ　　B. FⅨ

C. FⅩ　　D. FⅪ

E. FⅫ

19. 血小板的激活剂不包括

A. ADP　　B. 凝血酶

C. TXA_2　　D. PGI_2

E. 肾上腺素

20. 可通过外源性激活途径使纤溶酶原转变为纤溶酶的是

A. 激肽释放酶　　B. FⅪa

C. uPA　　D. 凝血酶

E. FⅫa

21. 全身性 Shwartzman 反应促进 DIC 发生的原因是

A. 抗凝物质合成障碍

B. 血液高凝状态

C. 单核-吞噬细胞系统功能受损

D. 微循环障碍

E. 纤溶系统受抑制

22. 使 AT-Ⅲ消耗增多的情况是

A. 肝功能严重障碍

B. 口服避孕药

C. DIC

D. 肾病综合征

E. AT-Ⅲ缺乏、异常症

23. DIC 患者最初常表现为

A. 少尿　　B. 出血

C. 呼吸困难　　D. 贫血

E. 嗜睡

24. 导致 DIC 发生的关键环节是

A. FⅫ的激活

B. FⅢ的大量入血

C. 凝血酶大量生成

D. 纤溶酶原激活物的生成

E. FⅤ的激活

25. 急性 DIC 过程中，各种凝血因子均可减少，其中减少量最为突出的是

A. 纤维蛋白原　　B. 凝血酶原

C. Ca^{2+}　　D. FⅩ

E. FⅫ

26. 微血管病性溶血性贫血外周血涂片中可见特征性细胞是

A. 血小板　　B. 裂体细胞

C. 白细胞　　D. 巨噬细胞

E. 以上都是

27. 关于 D-二聚体的表述，哪一项是错误的

A. 在继发性纤溶亢进时，血中 D-二聚体增高

B. 在原发性纤溶亢进时，血中 FDP 增高，D-二聚体并不增高

C. D-二聚体是纤溶酶分解纤维蛋白的产物

D. D-二聚体是纤溶酶分解纤维蛋白原的产物

E. D-二聚体是 DIC 诊断的重要指标

28. 大量使用肾上腺皮质激素容易诱发 DIC 是因为

A. 组织凝血活酶大量入血

B. 血管内皮细胞广泛受损

C. 增加溶酶体膜稳定性

D. 单核-吞噬细胞系统功能抑制

E. 肝素的抗凝活性减弱

[B 型题](1～13)

A. 醛固酮增多症

B. Addison 病

C. 华-佛综合征

D. Cushing 综合征

E. 席汉综合征

1. DIC 累及肾上腺时可发生

2. DIC 累及垂体时可发生

A. 急性型
B. 慢性型
C. 失代偿型
D. 代偿型
E. 亚急性型

3. 恶性肿瘤、胶原病和慢性溶血性贫血发生DIC常表现为

4. 宫内死胎等在数天内逐渐形成DIC的表现为

5. 凝血因子和血小板消耗与代偿基本保持平衡的是

A. 单核-吞噬细胞系统功能封闭
B. 血液凝固调控失调
C. 血液高凝状态
D. 微循环障碍
E. 纤溶系统过度抑制

6. 不恰当使用6-氨基己酸可引起

7. 小剂量给动物内毒素可引起

★8. 妊娠末期可伴有

★9. 蛋白C功能抑制可引起

A. 大量组织因子入血引起DIC
B. 激活Ⅻ凝血因子引起DIC
C. ADP大量释放、血小板黏附、聚集引起DIC
D. 肝功能障碍引起DIC
E. 直接使凝血酶原变为凝血酶

10. 红细胞大量破坏

11. 胎盘早期剥离

12. 感染性休克

★13. 蛇毒入血

[X型题](1～8)

1. 血管内皮细胞可产生
A. TF
B. TM
C. PAI-1
D. TFPI
E. 血小板

2. 引起急性DIC常见的原因有
A. 恶性肿瘤
B. 严重创伤
C. 严重感染
D. 异型输血
E. 水肿

3. DIC发生出血的主要机制是
A. 凝血系统激活
B. 凝血物质被消耗而减少
C. 纤溶系统激活
D. FDP的形成
E. 血液高凝状态

4. DIC发生休克的机制是
A. 微血栓形成
B. 出血
C. 心肌受损
D. 血管通透性增加
E. 血容量增加

5. 在DIC发病过程中容易发生功能衰竭的脏器有
A. 心脏
B. 肾脏
C. 肝脏
D. 肺脏
E. 脑

6. 妊娠三周开始，孕妇血液中增多的物质有
A. FⅫ
B. AT-Ⅲ
C. t-PA
D. 血小板
E. 肝素

★7. 血管内壁主要存在的两种抗凝机制是
A. 蛋白C
B. 抗凝白酶Ⅲ
C. 6-氨基己酸
D. 肝素
E. 血小板

★8. 纤维蛋白(原)降解产物中，具有抗凝血酶作用的片段是
A. D片段
B. E片段
C. Y片段
D. X片段
E. 以上都是

(四) 问答题

1. 简述各种原因使血管内皮细胞损伤引起DIC的机制。

2. 为什么DIC病人常有广泛的出血？

3. 简述DIC患者发生休克的机制。

4. 简述 DIC 发生贫血的机制。

5. 简述严重感染导致 DIC 的机制。

6. 简述凝血酶激活的纤溶抑制物(TAFI)抑制纤溶过程的机制。

7. 简述 TM-PC 系统的抗凝机制。

（五）分析题

某患儿发热、呕吐、皮肤有出血点，出血点涂片检查见脑膜炎双球菌。治疗中出血点逐渐增多呈片状，血压由入院时的 92/64mmHg(12.2/8.5kPa)降至 60/40mmHg(8.0/5.3kPa)，问：应进一步对该患儿做什么检查？

【参考答案及注释】

（一）名词解释

1. DIC 是临床常见的病理过程，其基本特点是在病因作用下机体凝血系统被广泛激活，引起以凝血功能失常为主要特征的复杂病理过程。

2. 微血管病性溶血性贫血：DIC 时，由于产生凝血反应，大量纤维蛋白丝在微血管腔内形成细网，当血流中的红细胞流过网孔时，可黏着、滞留或挂在纤维蛋白丝上。由于血流不断冲击，可引起红细胞破裂。当微血流通道受阻时，红细胞还可从微血管内皮细胞间的裂隙被“挤压”出血管外，也可使红细胞扭曲、变形、破碎。除机械作用外，某些 DIC 的病因(如内毒素等)也有可能使红细胞变形性降低，使其容易破碎。大量红细胞的破坏可产生一种特殊类型的贫血——微血管病性溶血性贫血。

3. 也即凝血因子Ⅲ，是由 263 个氨基酸残基构成的跨膜糖蛋白。

4. 即鱼精蛋白副凝试验。主要是检测 FDP 中X片段的存在。其机制是：将鱼精蛋白加入患者血浆后，鱼精蛋白可与 FDP 结合，使血浆中原与 FDPX 片段结合的纤维蛋白分离并彼此聚合而凝固，DIC 患者呈阳性反应。

5. 第一次给动物注入小剂量内毒素，单核-吞噬细胞系统的功能“封闭”；第二次给动物注入内毒素则引起了 DIC。上述实验表现称之全身性 Shwartzman 反应。

6. 是纤溶酶分解纤维蛋白的产物，是反映继发性纤溶亢进的重要指标，也被认为是 DIC 诊断的重要指标。

7. DIC 病人可伴有微血管病性溶血性贫血，这种患者外周血涂片中可见盔形、星形、新月形等形态各异的红细胞，称为裂体细胞。

8. 血管内皮细胞或血小板膜上存在的一种含γ-羧基谷氨酸的蛋白质，作为细胞膜上蛋白 C 受体或与蛋白 C 协同，具有促进清除凝血酶原激活物中Ⅹa 因子等的作用。

9. 内皮细胞膜上凝血酶受体之一，与凝血酶结合后，明显降低凝血酶活性，并明显加强了蛋白 C 的激活。

10. 是一种由肝脏合成产生的，以酶原形式存在于血液中的蛋白酶类物质。

11. 属一种自身免疫性疾病，系由血清中高滴度的抗磷脂抗体所致。已知抗磷脂抗体可损伤血小板和内皮细胞膜，使带负电荷的磷脂暴露出胞膜表面，从而促进凝血酶原激活物等的形成，导致凝血。

（二）填空题

1. ①凝血物质被消耗而减少 ②纤溶系统激活 ③FDP 形成

2. ①出血 ②器官功能障碍 ③休克 ④贫血

3. ①启动外源性凝血系统 ②启动内源性凝血系统 ③血细胞大量破坏血小板被激活 ④促凝物质进入血液

4. ①防治原发病 ②改善微循环 ③建立新的凝血纤溶间的动态平衡

5. ①高凝期 ②消耗性低凝期 ③继发性纤溶亢进期

6. ①失代偿型 ②代偿型 ③过度代偿型

7. ①FⅢ ②FⅪ ③FⅧ ④FⅤ

8. ①TFPI ②TM ③TM-PC ④肝素

9. ①单核-吞噬细胞 ②肝 ③高凝 ④微循环

10. ①TF ②Ⅶa-TF ③FⅨ ④FⅩ ⑤FⅪ ⑥FⅫ

11. ①妨碍纤维蛋白单体聚合 ②抗凝血酶 ③降低血小板黏附、聚集、释放等

12. ①GPⅡb/Ⅲa②纤维蛋白原③纤维蛋白原

（三）选择题

［A型题］

1. B 2. C 3. C 4. D 5. C 6. D 7. E 8. A 9. B 10. D 11. A 12. A 13. B 14. E 15. D 16. A 17. D 18. C 19. D 20. C 21. C 22. C 23. B 24. C 25. A 26. B 27. D 28. D

［B型题］

1. C 2. E 3. B 4. E 5. D 6. E 7. A 8. C 9. B 10. C 11. A 12. B 13. E

［X型题］

1. ABCD 2. ABCD 3. BCD 4. ABCD 5. BD 6. AD 7. AB 8. BC

（四）问答题

1. 缺氧、酸中毒、抗原抗体复合物、严重感染、内毒素等原因，可损伤血管内皮细胞，内皮细胞受损可产生如下作用：

(1)促凝作用增强。主要是因为：①损伤的血管内皮细胞可释放TF，启动凝血系统，促凝作用增强；②带负电荷的胶原暴露后可通过FⅫa激活内源性凝血系统。

(2)血管内皮细胞的抗凝作用降低。主要表现为：①TM/PC和HS/AT-Ⅲ系统功能降低；②产生的TFPI减少。

(3)血管内皮细胞的纤溶活性降低，表现为血管内皮细胞产生tPA减少，而PAI-1产生增多。

(4)血管内皮损伤使NO、PGI_2、ADP酶等产生减少，抑制血小板黏附、聚集的功能降低，促进血小板黏附、聚集。

(5)胶原的暴露可使FⅫ激活，可进一步激活激肽系统、补体系统等。激肽和补体产物（C3a、C5a）也可促进DIC的发生。

2. 出血是DIC最常见的表现之一，也是诊断DIC的重要依据。DIC病人常发生出血的原因是：①凝血物质消耗；②纤溶系统激活和FDP的抗凝血作用；③微血管壁通透性增加。

3. ①广泛严重的出血导致有效循环血量明显减少，动脉血压降低，组织器官的灌流量减少。②DIC过程产生的FDP、组胺、激肽等使血管通透性增大，毛细血管前括约肌等舒张，使微循环淤血，血压下降。③血小板释放TXA_2，血管强烈收缩等使血液回流不畅，回心血量不足。④组胺等血管活性物质引起肺血管收缩、肺内微血栓形成，造成肺动脉高压、心脏负荷加重。

4. ①微血栓在微血管中形成的网状结构引起红细胞黏着、滞留，在血流的冲击下导致红细胞破裂或变形。②微血管通透性增大或损伤，部分红细胞被挤压通过微血管裂隙时引起损伤。③微循环障碍，组织缺氧、酸中毒使红细胞脆性增加。

5. 严重的感染引起DIC可与下列因素有关：①内毒素及严重感染时产生的TNFα、IL-1等细胞因子作用于内皮细胞可使TF表达增加；而同时又可使内皮细胞上的TM、HS的表达明显减少（可减少到正常的50%左右），这样一来，血管内皮细胞表面的原抗凝状态变为促凝状态。②内毒素可损伤血管内皮细胞，暴露胶原，使血小板黏附、活化、聚集，释放ADP、TXA_2等，进一步促进血小板的活化、聚集，促进微血栓的形成。此外，内毒素也可通过激活PAF，促进血小板的活化、聚集。③严重感染时释放的细胞因子可激活白细胞，激活的白细胞可释放蛋白酶和活性氧等炎症介质，损伤血管内皮细胞，并使其抗凝功能降低。④产生的细胞因子可使血管内皮细胞产生tPA减少，而PAI-1产生增多。使生成的血栓溶解障碍，也与微血栓的形成有关。总之，严重感染时，由于机体凝血功能增强，抗凝及纤溶功能不足，血小板、白细胞激活等，使凝血与抗凝血功能平衡紊乱，促进微血栓的形成，导致DIC的发生、发展。

在产生纤维蛋白（原）降解产物（FgDP或FDP）这些片段中，X、Y、D片段均可妨碍纤维蛋白单体聚合。Y、E片段有抗凝血酶作用。此外，多数碎片可与血小板膜结合，降低血小板的黏附、聚集、释放等功能。这些均使患者出血倾向进一步加重。

6. TAFI抑制纤溶的机制：目前认为TAFI抑制纤溶的机制是，凝血发生后，纤维蛋白原变成纤维蛋白。部分被降解的纤维蛋白分子中C末端赖氨酸残基可以和纤溶酶原的赖氨酸结合位点结合，同时并与tPA结合为tPA-纤维蛋白-纤溶酶原复合物，其中tPA分解纤溶酶原产生纤溶酶。与纤维蛋白结合的纤溶酶可不被α_2-巨球蛋白等灭活；另一方面产生的纤溶酶可再降解纤维蛋白使其产生新的C末端赖氨酸残基，形成更多的tPA-纤维蛋白-纤溶酶原复合物，使纤溶酶的产生进一步增多，形成正反馈。而激活的TAFI可降解纤维蛋白的C末端赖氨酸残基，从而使tPA-纤维蛋白-纤溶酶原复合物形成减少，限制了纤溶酶的产生。虽然血浆中凝血酶可激活 TAFI,但效率较低,而如果凝血酶与 TM、TAFI 结合为凝血酶-TM-TAFI 复合物则可使凝血酶对 TAFI 的激活作用增加 1250 倍。这一结果提示,激活 TAFI 的是凝血酶-TM 复合物;而且 TAFI 的活化主要发生在纤维蛋白凝块内或表面。因此,有望应用 TAFI 的抑制物,如羧肽酶抑制物(CPI)治疗血栓病,既可提高溶栓效果,又不会引起出血倾向。为临床治疗血栓性疾病提供新途径。

7. TM-PC 系统是血管内皮细胞的重要抗凝机制之一。血栓调节蛋白是内皮细胞膜上酶受体之一。可与凝血酶可逆性结合。结合后的凝血酶其促凝血活性,如激活血小板的能力、促进纤维蛋白形成的能力及激活 FⅤ、FⅦ的能力等均明显降低或丧失,却大大加强了其激活蛋白 C 的作用。在肝脏合成的,以酶原形式存在于血液中的蛋白 C 可被特定地从其高分子链的 N 末端将其分解成为一个由 12 个氨基酸组成的活性多肽,即激活的蛋白 C (APC)。APC 可水解 FⅤa、FⅧa,使其灭活。既阻碍了由 FⅧa 和 FⅨa 组成的 FX 因子激活物,也阻碍了由 FⅤa 和 FⅩa 组成的凝血酶原激活物的形成。APC 还有限制 FⅩa 与血小板的结合;使纤溶酶原激活物抑制物灭活;使纤溶酶原释放物释放等抗凝作用。APC 的这一作用可与另一存在于血管内皮细胞或血小板膜上的蛋白质——蛋白 S 发生协同作用。蛋白 S 可促进 APC 清除凝血酶原激活物中的Ⅹa 因子等。目前认为,蛋白 S 是作为 APC 的辅酶而起作用的。因此,TM 是使凝血酶由促凝转向抗凝的重要的血管内凝血抑制因子,而这一作用主要是通过激活蛋白 C 来实现的。

（五）分析题

从患儿的临床表现看患儿有可能发生了 DIC,为了确诊,应进一步检测血小板计数、凝血酶原时间、纤维蛋白原含量。DIC 患者血小板计数通常低于 100×10^9/L、凝血酶原时间延长(>14s),血浆纤维蛋白原含量低于 1.5g/L。

(段文卓)

第十二章 休 克

【大纲要点】

1. 掌握休克的概念、休克各期微循环的变化及其发生机制、休克代偿期微循环变化的代偿意义及休克失代偿期微循环变化对机体的影响，以及休克时细胞代谢变化及器官功能障碍的发生机制（重点掌握休克的概念及休克各期微循环的变化及其发生机制）。

2. 掌握多器官功能障碍综合征、多器官衰竭、全身炎症反应综合征和肠道细菌移位的概念及多器官功能障碍综合征的发生机制。

3. 熟悉各型休克的特点及发病的主要环节、休克的病因和分类方法。

4. 了解休克防治的病理生理基础。

【教材精要】

一、休克的概念

休克是多病因、多发病环节，有多种体液因子参与，以机体循环系统功能紊乱，尤其是微循环功能障碍为主要特征，并可能导致器官功能衰竭等严重后果的复杂的全身调节紊乱性病理过程。

二、休克的病因与分类

（一）病因

1. 失血与失液：导致低血容量性休克。
2. 烧伤：由于失血、体液丢失、感染导致烧伤性休克。
3. 创伤：由于失血、组织损伤、体液因子作用导致创伤性休克。
4. 感染：严重内毒素感染、败血症导致感染性休克。
5. 过敏：由于抗原抗体反应导致过敏性休克。
6. 强烈神经刺激：由于剧烈疼痛、脊髓损伤等导致神经源性休克。
7. 心脏和大血管病变：导致心源性休克。

（二）分类

1. 按病因分类：可分为失血与失液、创伤、烧伤、感染、过敏、神经源性和心源性休克七种。

2. 按起始环节分类：可分为低血容量性休克、血管源性休克和心源性休克三种。

正常时保证微循环有效灌注的基础包括足够的循环血量、正常的血管容量及正常的心泵功能三个环节。不同类型的休克，尽管病因不同，一般可经过以上一个或多个环节而影响组织的有效灌流量，从而引起发病，如血容量减少引起低血容量性休克，见于失血、失液或烧伤等。过敏、感染及强烈的神经刺激等引起血管容量增大导致血管源性休克。大面积心肌梗死及心室扑动等可导致急性心泵功能障碍，引发心源性休克。

3. 按血流动力学分类：可分为低排高阻型、高排低阻型和低排低阻型三种。其血液动力学特点是：

(1)低排高阻型（也称为冷性休克）。总外周阻力高，心输出量降低。见于低血容量性休克、心源性休克、创伤性休克、大部分感染性休克。

(2)高排低阻型(也称为暖性休克)。总外周阻力降低,心输出量升高。见于部分感染性休克。

(3)低排低阻型(也称为重型休克)。总外周阻力降低,心输出量也降低。见于严重心源性休克。

三、休克的发展过程和发病机制

休克根据微循环改变的特点可分为三期,即缺血性缺氧期、淤血性缺氧期和微循环衰竭期。但有些休克不一定都经历这三个过程,如过敏性休克发病后可直接进入微循环淤血期,而严重烧伤或严重败血症时,休克早期的表现不明显,一开始即以晚期表现为主。

(一)休克一期(缺血性缺氧期、休克早期、代偿期、可逆期)

该期主要特点为除心、脑血管以外,全身小血管持续收缩而引起缺血缺氧,此时心脑供血无明显障碍,故称为休克代偿期。由于这些变化为休克过程的早期阶段,又称休克早期。

1. 微循环的改变:微循环的变化特征为毛细血管前后阻力增加,但以前阻力增加为主;真毛细血管网关闭;微循环灌流减少;动-静脉吻合支开放。故此期微循环的特点是灌少于流,导致微循环缺血。

2. 微循环改变的机制。

(1)交感-肾上腺髓质系统兴奋,儿茶酚胺增多。

1)微动脉和毛细血管前括约肌强烈收缩:由于α受体密度大,导致毛细血管前阻力增加,致微循环灌流减少。

2)脑血管无明显改变:由于α受体密度小。

3)冠状动脉扩张:由于β受体密度大,加之代谢产物腺苷增多。

(2)其他血管活性物质作用。

1)肾素-血管紧张素-醛固酮系统(RAS):该系统兴奋可致毛细血管后阻力增高,血液淤滞。

2)血栓素 A_2(TXA_2):可致微血管收缩,血小板聚集。

3)前列环素(PGI_2):引起微血管扩张。

4)垂体加压素(ADH):收缩内脏和冠状动脉,抑制心肌功能。

5)心肌抑制因子(MDF):来源于坏死胰腺,具有抑制心肌收缩性、收缩腹腔血管、抑制单核-吞噬细胞系统的作用。

3. 微循环改变的代偿意义:主要表现为自我输血、自我输液、血液重新分布和稳压效应四个方面。

(1)维持动脉压。

1)心血管调节:儿茶酚胺增多致外周阻力增大,静脉血管收缩使回心血量增加,即为自身输血效应。

2)激素调节:RAS、ADH 增多,使钠水重吸收增加,血容量增加,为自身输血效应。

3)血容量调节:儿茶酚胺增多使毛细血管收缩,毛细血管压力减小,组织间液可进入血管,达到自身输液的目的。

(2)保证心脑血供:出现血液重分布现象。

4. 主要临床表现。

(1)微血管收缩导致皮肤苍白,四肢冰冷。

(2)心血管效应表现为心率加快,血压正常或略升高,但脉压差减小,尿量减少。

(3)患者意识清楚,但伴有烦躁不安现象。

(二)休克二期(淤血性缺氧期、失代偿期、可逆期、休克期)

淤血缺氧期是指休克的原始病因未除,组织持续缺血缺氧,乳酸等扩血管物质增多使微动脉和后微动脉痉挛减弱而导致的淤血状态。其主要特点为腹腔内脏微循环血管床大量开放,血液分隔并淤滞在这些器官内,心脑供血因此而明显减少,故又称为休克失代偿期。

1. 微循环的改变:由于毛细血管前阻力降低,后阻力降低不明显,加之真毛细血管网开放,血细胞(白细胞、红细胞和血小板)的黏附或聚集,导致微循环灌流状态为灌大于流,使微循环处于淤血状态。

2. 微循环改变的机制:由于乳酸、组胺、激肽、腺苷等扩血管的物质增多,使血管扩张、血流缓慢;白细胞的贴壁、嵌塞也可使血黏度增大,血流更加缓慢。其特点为:

(1)代谢性酸中毒发生。由于代酸使微动脉松弛,微静脉收缩,因此微循环灌大于流,血液淤积在微循环里导致回心血量减少,血压下降。

(2)局部舒血管代谢产物增多。

1)组胺:它的 H_1 受体使微静脉收缩,H_2 受体使微动脉扩张。

2)腺苷和 K^+:它们均可扩张血管。

3)内源性阿片样肽:有负性肌力作用。

(3)血液流变学的改变:表现为红细胞聚集性升高、微血管扩张、小静脉收缩。

3. 微循环改变的后果。

(1)心输出量降低:由于血浆外渗,血液浓缩,使自身输液,自身输血停止。

(2)动脉血压急剧下降:由于血液淤积,回心血量减少,引发恶性循环形成,导致血压下降,血流缓慢,红细胞聚集,使血液更易淤滞。

(3)各器官血流量减少,特别是心脑供血减少。

4. 主要临床表现:此期血压呈进行性下降,脑血流量减少,出现神志淡漠;肾血流量减少出现少尿或无尿;心血流量减少导致脉搏细弱、频速;皮肤血流量减少出现发绀和花斑。

(三) 休克三期(微循环衰竭期、休克晚期、难治期、DIC 期、不可逆期)

微循环衰竭是指微循环血管平滑肌麻痹而扩张导致的血流停止阶段。其主要特点为凝血系统激活、广泛微血栓形成而引起多器官功能衰竭。

1. 微循环的变化。毛细血管前后阻力均降低,不灌不流,导致微循环衰竭;真毛细血管内血液淤滞,微血管反应性显著下降,对任何血管活性物质均不起反应;微循环麻痹(不灌不流),血流缓慢,血小板聚集,凝血系统启动;广泛的微血栓形成,DIC 发生。

2. 微循环障碍的机制。主要是由于血液呈高凝状态,内凝与外凝系统激活,导致 DIC 发生。

3. 微循环变化的后果。休克晚期的主要后果是出血和多器官功能衰竭,主要表现为:

(1)血压极度降低,甚至可为零,患者呈昏迷状态。

(2)重要器官衰竭:肾功衰竭——无尿;心力衰竭——心律紊乱、心音低弱;呼吸衰竭——呼吸困难。

4. 休克难治的机制。

(1)DIC 形成:由于微血管阻塞、血容量减少导致器官栓塞衰竭;凝血与纤溶系统产物致血管舒缩功能紊乱;血液流变学恶化导致红细胞变形能力下降,易聚集,白细胞附壁和嵌塞,血小板黏附和聚集,血液黏度增加;这些均可促进 DIC 形成。

(2)全身炎症反应综合征——SIRS(促炎与抗炎物质失衡)。

1)定义:SIRS 属于机体失控的自我持续放大和自我破坏的炎症反应。

2)促炎介质:包括 TNF、IL、PAF、补体、组胺、5-HT、缓激肽等。

目前认为,休克难治除与 DIC 的发生有关外,还与肠道严重缺血、缺氧、屏障和免疫功能降低,内毒素及肠道细菌入血,作用于单核-吞噬细胞系统,引起全身炎症反应综合征有关。活化的炎症细胞既可过度表达炎症介质并泛滥入血,引起炎症失控,又可过度表达抗炎介质引起代偿性抗炎反应综合征。促炎介质与抗炎介质失衡,以及氧自由基和溶酶体的损伤作用,可导致内皮细胞和实质脏器细胞的损伤与多器官功能障碍。

四、休克的细胞损伤与代谢障碍

(一) 细胞损伤

细胞损伤包括细胞膜、线粒体和溶酶体损伤三部分。

细胞损伤主要发生缺血、缺氧性细胞损伤，出现细胞通透性增强，发生细胞水肿及高钾血症；线粒体钙盐沉积，造成呼吸链中断；溶酶体损伤，释放出溶解酶，造成细胞自溶、死亡。休克时细胞死亡有坏死和凋亡两种形式，其主要形式是坏死。但血管内皮细胞、中性粒细胞、单核-吞噬细胞、淋巴细胞、主要脏器的实质细胞也可发生凋亡。细胞凋亡既是细胞损伤的表现，也是重要器官功能衰竭的基础之一。

1. 细胞膜的变化：主要表现为膜结构破坏，通透性增加，细胞水肿。

2. 线粒体的变化：线粒体的呼吸酶破坏，膜完整性破坏。

3. 溶酶体的变化：溶酶体膜破裂，释放出溶酶体酶，导致细胞自溶。

4. 细胞凋亡：休克时血管内皮细胞、中性粒细胞、单核-吞噬细胞、淋巴细胞、肺泡上皮细胞、肝星状细胞、肾小管上皮细胞及心肌细胞等因 TNFα、IL-1、H_2O_2 及 NO 的作用而发生凋亡。

（二）细胞代谢障碍

1. 物质代谢的变化：由于微循环低灌流，使有氧代谢障碍，细胞内从优先利用脂肪酸供能转化为优先利用葡萄糖供能。代谢变化总趋势是耗能减少，糖酵解增强，脂肪和蛋白分解增强，合成减少。可出现一过性高血糖和糖尿；血中游离脂肪酸和酮体增多，血清尿素氮升高，尿素氮排泄增多，出现负氮平衡等。部分患者还可出现高代谢状态，与休克时发生应激反应，使儿茶酚胺、生长素、糖皮质激素及高血糖素分泌增加，胰岛素分泌减少有关。其代谢特点为：

(1)能量代谢障碍。供氧不足→糖酵解加强→ 能量不足→钠泵失灵。

(2)糖代谢障碍。早期血糖升高，晚期血糖降低。

(3)脂肪代谢障碍。脂肪酸活化和转移障碍，生成能量减少。

2. 水、电解质、酸碱平衡紊乱：由于 ATP 生成减少，使细胞膜钠泵失活，可发生细胞水肿及高钾血症等；由于无氧酵解增强及肾功能障碍可发生代谢性酸中毒；因为代酸使微血管扩张，血管内皮细胞损伤，红细胞变形能力下降，抑制心肌，损害细胞膜。休克晚期可发生 ARDS，因为通气障碍，可发生呼吸性酸中毒。呼酸导致缺氧和肺功能障碍。

五、休克时体液因子的变化和全身反应

（一）血管活性胺

1. 儿茶酚胺：缩血管作用。

儿茶酚胺是指分子结构中含有邻苯二酚基（儿茶酚基）的生物活性胺。人体内天然存在的儿茶酚胺有三种：多巴胺、去甲肾上腺素和肾上腺素。

儿茶酚胺在心血管功能调节中具有重要作用。多巴胺主要为中枢神经递质，通过抑制交感神经中枢的兴奋性影响心血管功能，存在于外周靶细胞的多巴胺受体对心血管功能的调节也有相当重要的意义；去甲肾上腺素除了在脑内的去甲肾上腺素能神经合成外，主要在交感神经节后神经末梢膨体中合成，是最重要的交感神经递质；肾上腺素主要由肾上腺髓质细胞合成，作为一种循环激素，对靶细胞进行调节。

休克时交感-肾上腺髓质系统兴奋，去甲肾上腺素和肾上腺素大量释放入血。去甲肾上腺素和肾上腺素都能兴奋 α 受体，引起血管平滑肌收缩，使微循环缺血。而肾上腺素还能兴奋 β 受体，一方面使微循环中动-静脉吻合支大量开放，导致毛细血管网血液灌注量急剧减少，组织缺血、缺氧加重，同时肺内微循环的动-静脉吻合支大量开放，使低氧静脉血直接进入左心房引起 PaO_2 降低；另一方面，也使血管外周阻力降低，进一步加剧血压的降低。

目前随着大量其他体液因子的不断发现，认识到休克发病的多因素机制，如今不再将儿茶酚胺看做是休克和休克各期自始至终起决定作用的因素。

2. 组胺：组胺主要存在于肥大细胞，在消化道、脾脏和皮肤分布最多，也存在于嗜碱性粒细胞及血小板中。20 世纪初发现，给动物注入组胺可引起休克，其血流动力学变化与过敏性、内毒素性、失血性休克相似。继之发现在创伤性、过敏性、感染性和失血性休克时，血浆组胺水平明显增高，预先给动物注射组胺释放剂排空肥大细胞中的组胺贮存后，这些动物对休克有较强的抵抗力，说明组胺是引起休克的体液因子之

一。休克时，肥大细胞脱颗粒向循环血中释放大量组胺，引起小动脉、静脉扩张，毛细血管壁通透性增加，可导致血压降低，回心血量减少，血液黏滞度增加。但临床用抗组胺药物治疗休克，效果并不显著。后来发现，组胺H受体有两种亚型，H_1受体兴奋时微静脉收缩，毛细血管通透性增加，微循环淤滞而使休克恶化。使用H_1受体阻断剂，可使微血管扩张，心肌收缩力加强，有一定的抗休克作用；而应用H_2受体阻断剂则使休克恶化。组胺在休克过程中的作用还有待进一步研究。

3. 5-羟色胺：5-HT在休克发病中也有一定的意义。5-HT主要分布于肠道嗜铬细胞和血小板内。而循环血液中的5-HT主要来源于血管内皮细胞和肥大细胞在缺氧和儿茶酚胺刺激下的释放。肠道缺血时，门静脉血中5-HT浓度最高。5-HT可引起微静脉强烈收缩，毛细血管通透性增加、血浆渗出、血液浓缩和血小板聚集，对休克时DIC的形成起促进作用。这可能也是休克难治的原因之一。

（二）调节肽

除血管活性胺外，20世纪70年代以来新发现许多与休克发病有关的体液因子，其中不少是存在于神经系统作为神经递质和存在于内分泌细胞，有全身或局部作用的生物活性肽，通常为小分子的4～40肽。它们分布广、效应强，生理条件下起调节器官功能的作用，是维持机体内环境稳定的主要机制之一，称之为调节肽（regulatory peptides），在休克等病理情况下，则可能参与或加剧机体发病。

抑制交感神经功能的调节肽包括有内皮素、血管紧张素、血管升压素、心房钠尿肽、血管活性肠肽、降钙素基因相关肽、激肽、内源性阿片肽等。

六、器官功能变化与多器官功能障碍和衰竭

（一）多系统器官功能衰竭（MODS）

1. 定义：在严重创伤、感染和休克时，原无器官功能障碍的患者同时或在短时间内相继出现两个以上器官系统的功能障碍为多器官功能衰竭。

2. 临床类型。

(1)单相速发型：由损伤因子直接引起，原无器官功能障碍的患者同时或在短时间内相继出现两个以上器官、系统功能障碍。该型病情发展较快，病变进程只有一个时相，器官功能损伤只有一个高峰，故又称为原发型。

(2)双相迟发型：在损伤因子作用（第一次打击）后，经过一定时间或经处理有一个稳定的缓解期，但随后又受到致炎因子的第二次打击而发生多器官功能障碍和衰竭。第一次打击可能是较轻、可以恢复的；而第二次打击常严重失控，病情较重，有致死危险。由于病情发展呈双相，器官功能损伤出现两个高峰，故又称为继发型。此型MODS不是由原发损伤直接引起，而是由“二次打击”所致。

3. 发病机制。

原发型与继发型MODS的发病机制不尽相同。前者的器官功能障碍由损伤因子直接引起，后者不完全由损伤因子本身引起，还与患者的抗损伤-防御反应关系密切，其发病机制复杂，主要有：

(1)器官微循环灌注障碍。危重疾患时重要器官微循环血液灌注减少，引起缺血、缺氧，导致线粒体氧化-磷酸化障碍，ATP生成减少，从而造成实质器官细胞功能障碍。

(2)高代谢状态。损伤因子引发机体的防御性应激反应，由于交感-肾上腺髓质系统高度兴奋，导致高代谢状态。

(3)缺血-再灌注损伤。发生在复苏后的MODS也与体内发生缺血-再灌注损伤的有关。

（二）各器官系统的功能变化

1. 肺功能的变化：急性呼吸功能衰竭——休克肺。

发生机制主要包括肺泡-毛细血管上皮通透性增高、肺泡表面活性物质减少和肺内DIC。缺氧、通气过度导致呼碱，肺持续缺血导致休克肺，加之体液因素和休克因子作用，最后可导致ARDS，表现为进行性的缺氧和呼吸困难。

2. 肾功能的变化：急性肾功能衰竭——休克肾。

可分为功能性肾功能衰竭和器质性肾功能衰竭，前者见于休克早期，主要与各种缩血管物质增多使肾血管收缩有关。因未发生肾小管坏死，肾血流一旦恢复，肾功能也易于逆转。后者见于休克期，尤其是休克晚期，由于长时间缺血和毒素的作用可造成肾小管坏死，即使肾血流恢复，也难在较短时间内恢复肾功能。

3. 心功能的变化：除了心源性休克因心泵功能障碍一开始就存在心功能障碍以外，其他类型的休克需发展到一定程度才出现心功能障碍。其机制是：

(1)冠脉供血减少。休克时血压下降以及心率过快引起的心室舒张时限缩短，可使冠脉灌注减少。酸中毒和高钾血症使心肌收缩性减弱。

(2)心肌抑制因子抑制心肌收缩性。

(3)心肌内 DIC 使心肌损伤。

(4)细菌毒素，尤其是内毒素可直接损坏心肌。

4. 脑功能的变化：休克期因脑供血减少，患者出现神志淡漠；休克晚期可因 DIC 而导致昏迷或意识丧失。这些变化的主要原因是休克时细胞能量生成不足、酸中毒以及脑细胞受损所致。早期无改变，晚期脑水肿导致脑疝。

5. 胃肠道功能的变化：可发生应激性溃疡，也可因肠道屏障功能受损和细菌的大量繁殖导致全身性炎症反应综合征。早期胃肠道缺血→应激性胃溃疡；晚期肠道蠕动减慢→内毒素增多，缺血小肠产生休克因子和血管活性肠肽→内毒素性休克→加重休克发展。

6. 肝功能的变化：休克时肝脏缺血、淤血可发生肝功能障碍，由于不能将乳酸转化为葡萄糖，可加重酸中毒，尤其是来自肠道的内毒素可直接损伤肝细胞，从而促进休克的发展。早期肝缺血→肝细胞受损→肝功能下降；晚期肝功能障碍→毒物蓄积→内毒素休克和代谢障碍(代酸、低血糖、低蛋白血症)。

7. 凝血-纤溶系统功能的变化：早期血液呈高凝状态，血栓形成；晚期凝血因子消耗，纤溶亢进，导致出血。

8. 免疫系统功能的变化：早期补体增多→血管通透性升高、白细胞聚集→细胞变性坏死；晚期炎症反应失控→败血症及菌血症形成→机体免疫功能严重低下。

七、休克防治的病理生理基础

(一) 病因学防治：重视预防

(二) 发病学治疗：原则为迅速抢救，改善微循环

1. 纠正酸中毒：适当补碱。
2. 补充血容量：量需而入，用 CVP 监测右心功能，用 PAWP 监测左心功能。
3. 合理应用血管活性药物：扩血管药物、缩血管药物联合应用。
4. 防治细胞损伤：清除自由基、稳定溶酶体膜、改善细胞营养。
5. 拮抗体液因子：应用糖皮质激素拮抗炎性介质、单克隆抗体拮抗免疫反应。
6. 防止器官功能障碍与衰竭：保护和改善重要器官功能，如强心、利尿、吸氧、呼吸兴奋剂、透析。
7. 防治 DIC：增加凝血因子，减少血小板聚集。

(三) 支持与保护疗法

1. 高糖、高蛋白、高氨基酸成分输入。
2. 鼓励病人尽早进食，增加肠蠕动，减少小肠体液因子的产生。

【考点测试】

(一) 名词解释

1. 微循环(microcirculation)
2. 休克 (shock)
3. 低血容量性休克(hypovolemic shock)
4. 心源性休克 (cardiogenic shock)
5. 高动力型休克
6. 血液重新分布 (blood redistribution)
7. 心肌抑制因子 (myocardial depressant factor, MDF)
8. 自身输液
9. 淤血性缺氧期(stagnant antoxia phase)
10. 休克肺 (shock lung)
11. 多器官功能障碍综合征(multiple organ dysfunction syndrome, MODS)
12. 全身性炎症反应综合征(systemic inflammatory response syndrome, SIRS)

(二) 填空题

1. 过敏性休克发病的主要环节是:①___、②___。
2. 高动力型休克的特点是:①___、②___、③___。
3. 休克早期微循环的代偿反应有:①___、②___、③___、④___。
4. 休克早期微循环变化的代偿作用有:容量血管①___、增加②___;毛细血管③___降低和增加④___入血等等。
5. 休克早期组织灌流量灌①___流,休克期则灌②___流。
6. 休克初期引起血管收缩的活性物质除儿茶酚胺、血管紧张素外,还有①___、②___、③___和④___等。
7. 休克发病中引起血管舒张或血液流变学变化的物质除局部代谢产物外,还可有①___和②___。
8. 休克期毛细血管后阻力增加可以是因①___仍然处于②___状态,也可以是因③___等变化引起。
9. 多器官衰竭的主要发病机制有:①___、②___、③___。
10. MODS 的发病形式可分为两种类型:①___、②___。
11. 休克患者补液原则是:①___;在②___基础上可适当选用血管活性药。

(三) 选择题

[A 型题](1~35)

1. 正常微循环的血流调节主要与下列哪个因素有关
   A. 神经体液的调节
   B. 毛细血管前括约肌自身节律性舒缩
   C. 局部体液因素
   D. 毛细血管内皮细胞收缩
   E. 全身体液因素
2. 毛细血管前括约肌的缩舒主要由什么调节
   A. 平滑肌自律性收缩
   B. 交感神经-儿茶酚胺
   C. 血液及局部体液因素
   D. 血压与血流量
   E. 血管内皮细胞功能
3. 休克是
   A. 以血压下降为主要特征的病理过程
   B. 外周血管紧张素降低引起的周围循环衰竭
   C. 心输出量降低引起的循环衰竭
   D. 休克是由于急性循环障碍使组织血液灌流量严重不足为主要特征的病理过程
   E. 休克是机体丧失对外来强烈刺激的调节能力
4. 成年人急性失血超过总血量的多少才能引起失血性休克
   A. 10%　　B. 20%
   C. 30%　　D. 40%
   E. 50%
5. 高排低阻型休克最常见于下列哪一类休克
   A. 失血性休克　B. 烧伤性休克
   C. 心源性休克　D. 感染性休克
   E. 创伤性休克
6. 休克早期(微循环缺血期)微循环的变化下列哪一项是错误的
   A. 微动脉、后微动脉收缩
   B. 真毛细血管关闭
   C. 毛细血管前括约肌收缩
   D. 动静脉吻合支收缩
   E. 少灌少流、灌少于流

7. 休克的下列临床表现哪一项是错误的
A. 烦躁不安或表情淡漠甚至昏迷
B. 呼吸急促、脉搏细速
C. 血压均下降
D. 面色苍白或潮红、发绀
E. 尿少或无
8. 休克时交感-肾上腺髓质系统处于
A. 强烈兴奋
B. 先兴奋后抑制，最后衰竭
C. 强烈抑制
D. 先抑制后兴奋
E. 改变不明显
9. 下列哪种血管活性物质能引起血管扩张
A. 血管紧张素Ⅱ　B. 内皮素
C. 去甲肾上腺素　D. 组胺
E. 血栓素 A_2
10. 反映高动力型休克血流动力学变化的主要指标是
A. 血压下降，心率加快
B. 外周阻力增加，心输出量下降
C. 中心静脉压和肺楔入压降低
D. 外周阻力降低，心输出量升高
E. 心脏射血分数降低
11. 休克早期组织微循环灌流的特点是
A. 多灌少流　B. 不灌不流
C. 少灌多流　D. 少灌少流
E. 多灌多流
12. 休克早期引起微循环变化的最主要的因子是
A. 儿茶酚胺　B. 心肌抑制因子
C. 血栓素 A_2　D. 内皮素
E. 血管紧张素Ⅱ
13. 休克早期"自身输血"作用主要是指
A. 动-静脉吻合支开放，回心血量增加
B. 容量血管收缩，回心血量增加
C. 醛固酮增多，钠水重吸收增加
D. 抗利尿激素增多，重吸收水增加
E. 缺血缺氧，使红细胞生成增多
14. 休克早期"自身输液"作用主要是指
A. 容量血管收缩，回心血量增加
B. 抗利尿激素增多，水重吸收增加
C. 醛固酮增多，钠水重吸收增加
D. 毛细血管内压降低，组织液回流增多
E. 动-静脉吻合支开放，回心血量增加
15. 休克早期心脑血流灌流情况是
A. 灌流量明显减少
B. 灌流量明显增加
C. 灌流量先减后增
D. 脑灌流量增加，心灌流量无明显改变
E. 脑灌流量无明显改变，心灌流量可增加
16. 各类休克早期最易受损的器官是
A. 心　B. 脑
C. 肾　D. 肺
E. 肝
17. 休克期(微循环淤血期)微循环灌流的特点是
A. 少灌少流　B. 少灌多流
C. 多灌少流　D. 多灌多流
E. 不灌不流
18. 休克时血压下降的主要发病机制是
A. 心功能不全
B. 外周动脉紧张度不足
C. 交感神经过度兴奋后衰竭
D. 血液中儿茶酚胺过低
E. 微循环障碍，组织灌流不足
★19. 下列体液性物质与休克期血管扩张，微循环障碍发生有重要关系，但哪一种体液性物质在其中不起作用
A. 组胺　B. 腺苷
C. H^+　D. 血管紧张素Ⅱ
E. 激肽
★20. 微循环学说认为各型休克的"最后共同通路"是
A. 微循环缺血　B. 交感兴奋
C. 组织缺氧　D. 微循环淤血
E. 血压下降
21. 哪型休克易发生 DIC
A. 感染性休克　B. 心源性休克
C. 过敏性休克　D. 出血性休克
E. 神经源性休克
22. 内毒素导致微循环障碍的机制与下列哪一项有关
A. 引起大量动-静脉短路开放
B. 刺激兴奋交感-肾上腺髓质系统
C. 激活凝血激肽系统扩张血管
D. 引起血管平滑肌舒张
E. 直接损害心肌
★23. 与休克时血液流变学改变特点不符

的是

A. 红细胞变形能力增加

B. 白细胞附壁嵌塞

C. 血小板聚集

D. 血浆黏滞度增高

E. 红细胞聚集

24. 休克时最常出现的酸碱失衡是

A. AG 正常型代谢性酸中毒

B. AG 增高型代谢性酸中毒

C. 代谢性碱中毒

D. 呼吸性酸中毒

E. 呼吸性碱中毒

25. 休克并发心力衰竭不是因为

A. 动脉血压过低,冠脉血流量减少

B. 心室前负荷过重

C. 心肌耗氧量增加

D. 酸中毒与高血钾

E. MDF 作用

26. 休克时细胞代谢最早发生的变化是

A. 氧化还原酶活性增强

B. 糖原合成增加

C. Na^+-K^+-ATP 酶活性代偿性增强

D. 从优先利用脂肪酸转向优先利用葡萄糖

E. 以上都不是

27. 休克时儿茶酚胺通过 α 受体的作用是

A. 只在休克早期存在

B. 在各期都是发病的主导环节,必须阻断

C. 是早期组织缺血的主要机制,并具有代偿意义

D. 在各个器官引起同样程度的缺血缺氧

E. 可引起动静脉吻合支大量收缩

28. 占全身单核-吞噬细胞系统功能绝大多数(70%～85%)的细胞为

A. 血液中的单核细胞

B. 肺脏巨噬细胞

C. 肝脏库普弗细胞

D. 肠道巨噬细胞

E. 以上均不对

29. 多系统器官衰竭易发现在

A. 休克 B. 严重感染

C. 严重创伤 D. 大手术后

E. 以上都可以

30. MODS 时肺部的主要病理变化不包括

A. 肺毛细血管内微血栓形成

B. 肺水肿形成

C. 肺泡上皮细胞增生

D. 透明膜形成

E. 肺泡萎缩

31. 下列哪型休克 MODS 的发生率最高

A. 感染性休克 B. 心源性休克

C. 过敏性休克 D. 失血性休克

E. 神经源性休克

32. SIRS 的主要病理生理变化不包括

A. 全身高代谢状态

B. 全身耗氧量增高

C. 心输出量增加

D. 细胞大量凋亡

E. 多种炎症介质释放

33. 下列哪一项不属于 SIRS 的表现

A. 心率＞90 次/分

B. 白细胞计数＞12×10^9/L

C. 呼吸＞20 次/分

D. PCO_2＜40mmHg

E. 体温＞38℃

34. 休克治疗补液的原则是

A. 失多少补多少

B. 需多少补多少

C. 宁多勿少

D. 无明显失血失液者不必补液

E. 血压升至正常范围时停止补液

35. 下列哪项是监测休克补液量的最佳指标

A. 动脉血压 B. 心率

C. 中心静脉压 D. 肺动脉楔压

E. 尿量

[B 型题] (1～7)

A. 低血容量性休克

B. 心源性休克

C. 过敏性休克

D. 神经源性休克

E. 感染性休克

1. 大面积心肌梗死可引起

2. 严重腹泻可引起

3. 剧烈疼痛可引起

4. 以血管扩张,血管床容量增加为其主要发病环节的是

A. 肺功能不全

B. 肝衰竭

C. 肾衰竭
D. 胃肠道衰竭
E. 免疫系统功能障碍

5. MODS病人通常最先出现

6. MODS时不易被人们发现,但发生率位居第二位的是

7. MODS时以应激性溃疡作为其判断标准的是

[X型题](1~16)

1. 心肌抑制因子的作用为
A. 使心肌收缩减弱
B. 使腹腔内脏小血管收缩
C. 降低肾泌尿功能
D. 抑制单核-吞噬细胞系统的吞噬功能
E. 增加心脏射血能力

2. 休克时酸中毒对机体的影响
A. 使氧离曲线左移
B. 促使DIC发生
C. 使心肌收缩性减弱
D. 使血钾升高
E. 使血钠降低

3. 休克时细胞损伤的表现为
A. 溶酶体肿胀
B. 线粒体合成ATP减少
C. 细胞膜钠泵功能障碍
D. 细胞水肿
E. 以上都不是

★4. 下列哪些因素与休克肺发生机制有关
A. 肺血管痉挛,肺泡-毛细血管膜通透性增高
B. 左心衰竭,肺毛细血管内压增高
C. 肺DIC形成
D. 肺泡表面活性物质生成减少或破坏过多
E. 以上都是

5. 休克肺引起的急性呼吸衰竭产生低氧血症主要是由于
A. 气道阻塞
B. 弥散障碍
C. 肺部炎症实变
D. V/Q比例失调
E. 心肌抑制因子作用

6. 在各类休克晚期均可发生内毒素血症是由于
A. 肠黏膜废用性萎缩
B. 胃肠缺血、缺氧
C. 继发革兰阳性菌败血症
D. 肝功能障碍
E. 肾功能障碍

★7. "不可逆性"休克的可能原因主要是
A. DIC
B. 严重酸中毒和缺氧使细胞内溶酶体酶释出
C. 各重要器官功能障碍
D. 微循环缺血性缺氧
E. 以上都是

8. 休克时ATP不足可引起哪些后果
A. 细胞内 Na^+ 增多
B. 细胞内 K^+ 增多
C. 细胞水肿
D. 细胞脱水
E. 细胞内 Na^+ 减少

★9. 休克时脑功能障碍一般发生在
A. 休克早期
B. 休克期
C. 休克晚期
D. 经治疗后休克的血液动力学已恢复时
E. 以上都可以

10. 休克肺患者尸解的病理改变有
A. 间质性和肺泡性肺水肿
B. 局限性肺不张
C. 肺毛细血管内微血栓堵塞
D. 肺泡透明膜形成
E. 以上都不是

11. 休克出现肾功能衰竭可因
A. 肾血液灌流不足
B. 肾小球滤过减少
C. 肌红蛋白损伤肾小管
D. 发生了急性肾小管坏死
E. 发生了慢性肾炎

12. 目前在抗休克治疗中缩血管药物的使用原则是
A. 用于休克期血压降低不明显的患者
B. 当血压过低通过补液又不能立刻纠正时,应暂时使用,以维持心、脑血液供应
C. 用于心源性休克和感染性休克的高动力型
D. 用于过敏性休克和神经源性休克
E. 休克早期首先使用

13. 扩血管药物适用于
A. 过敏性休克
B. 低血容量性休克

C. 神经源性休克

D. 低动力型感染性休克和心源性休克

E. 以上都适用

14. MSOF时胃肠道功能代谢变化的主要表现为

A. 胃黏膜损害

B. 无明显异常

C. 应激性溃疡

D. 肠缺血

E. 代谢性碱中毒

15. MODS的主要发病机制有

A. 肠道细菌移位

B. 器官微循环灌流障碍

C. 高代谢状态

D. 缺血-再灌注损伤

E. 以上都是

16. 下述哪些情况可引起全身炎症反应综合征(SIRS)

A. 感染

B. 缺血-再灌流损伤

C. 内毒素血症

D. 组织创伤

E. 水肿

(四) 问答题

1. 休克早期微循环障碍的机制有哪些?

2. 休克期微循环障碍的机制有哪些?

3. 休克早期的微循环变化有何代偿意义?

4. 休克晚期发生DIC的机制是什么?

5. 哪些体液因子可引起休克时微循环血管的收缩与扩张?

6. 为什么发生内毒素血症的病人易发生多器官衰竭(MOF)?

7. 休克引起心衰的机制有哪些? 如何测知失血性休克病人发生了心衰?

(五) 分析题

患者黄××,男性,19岁,外出务工,不慎从高处坠落,事发后由他人救起。体检:面色苍白,脉搏细弱,四肢冷、出汗,左耻骨联合及大腿根部大片淤斑、血肿。Bp:65/50mmHg,HR:125次/分,T:36.8℃。伤后送医院,途中患者渐转入昏迷,皮肤淤斑,最终死亡。

问题:该患者应属何种休克? 送院前该患者处于休克哪一阶段? 此阶段微循环变化的特点是什么? 请从病理生理的角度提出抢救此患者的原则。

【参考答案及注释】

(一) 名词解释

1. 微循环是指微动脉与微静脉间的微血管和血液循环。

2. 休克是多病因、多发病环节,有多种体液因子参与,以机体循环功能紊乱尤其是微循环功能障碍为主要特征,并可能导致器官功能衰竭等严重后果的复杂的全身调节紊乱性病理过程。

3. 低血容量性休克是指由于大量失血失液导致血容量减少而引起的休克。

4. 心源性休克是指由于急性心泵功能衰竭或严重心律紊乱而导致的心输出量急剧减少、有效循环血量下降所引起的休克。

5. 高动力型休克即高排低阻型休克,是以心输出量增加与总外周阻力降低为血流动力学特点的休克。

6. 由于不同器官的血管α受体密度不同,对儿茶酚胺的反应亦各异。腹腔内脏及皮肤血管因α受体密度高,对儿茶酚胺敏感性强而收缩明显;心、脑血管则因α受体密度低而无明显改变,而使心、脑血流增加的变化。

7. 心肌抑制因子系指休克时胰腺严重缺血,外分泌腺细胞溶酶体膜破裂,释出的组织蛋白酶分解组织蛋白而生成的小分子多肽,具有抑制心肌收缩性、单核-吞噬细胞系统功能和收缩腹腔内脏小血管的作用。

8. 自身输液是指休克早期由于微动脉、后微动脉和毛细血管前括约肌比微静脉对儿茶酚胺更敏感导致毛细血管前阻力大于后阻力,毛细血管内压降低,组织液回流增多,加之肾小管重吸收钠水增加，增加回心血量的代偿性变化。

9. 淤血性缺氧期即休克发展中的休克进展期，此时毛细血管前阻力降低而毛细血管后阻力仍高，因此，血液淤滞于大量开放的真毛细血管床，血压下降，组织灌多流少，出现淤血缺氧。

10. 休克肺是指严重休克患者晚期发生的急性呼吸衰竭。尸检可见肺充血、肺水肿、肺不张、微血栓形成、肺出血、肺泡透明膜形成及肺重量增加等病理改变，具有这些特征的肺称为休克肺。

11. 严重创伤、休克和感染过程中，短时间内同时或相继出现了两个或两个以上的系统、器官功能损害和障碍，称为多器官功能障碍综合征。

12. 全身性炎症反应综合征是指感染或非感染性病因作用于机体，使促炎大于抗炎，而引起的一种全身性炎症反应的临床综合征，其主要病理生理变化是全身持续高代谢状态、高动力循环和多种炎症介质的失控性释放。

（二）填空题

1. ①血管扩张 ②血管床容量增加
2. ①外周阻力降低 ②心输出量增加 ③四肢温暖
3. ①自身输血 ②自身输液 ③血流重分布 ④稳压效应
4. ①收缩 ②回心血量 ③内压 ④组织液反流
5. ①少于 ②大于
6. ①垂体加压素 ②$TXA_2$③内皮素 ④心肌抑制因子
7. ①激肽 ②内啡肽
8. ①微静脉 ②收缩 ③血液流变学
9. ①器官微循环灌流障碍 ②高代谢状态 ③缺血、再灌注损伤
10. ①速发单相型（一次打击）②迟发双相型（二次打击）
11. ①需多少补多少 ②充分补液

（三）选择题

[A 型题]

1. A 2. C 3. D 4. B 5. D 6. D 7. C 8. A 9. D 10. D 11. D 12. A 13. B 14. D 15. E 16. C 17. C 18. E 19. D 20. D 21. A 22. D 23. A 24. B 25. B 26. D 27. C 28. C 29. E 30. C 31. A 32. D 33. D 34. B 35. D

[B 型题]

1. B. 2. A. 3. D. 4. C. 5. A 6. B 7. D

[X 型题]

1. ABC 2. BCD 3. ABCD 4. ACD 5. BD 6. ABD 7. ABC 8. AC 9. BC 10. ABCD 11. ABCD 12. BCD 13. BD 14. ACD 15. BCD 16. ABCD

（四）问答题

1. ①儿茶酚胺增多，其作用于α受体，使微血管收缩而引起组织缺血缺氧；若作用于β受体，则使动-静脉吻合支开放，加重真毛细血管内的缺血状态。②血管紧张素Ⅱ增多，其不仅收缩腹腔内脏小血管，同时收缩冠状动脉。③血管升压素增多，促进小血管的痉挛。④休克时儿茶酚胺增多可激活血小板而使血栓素生成增多。

2. ①乳酸增多：微循环持续的缺血缺氧，无氧酵解增强，乳酸产生增多。在酸性环境中，微动脉和毛细血管前括约肌松弛，而微静脉对酸中毒的耐受性较强而松弛不明显，故引起多灌少流。②组胺增多：淤血缺氧可刺激肥大细胞脱颗粒，释放的组胺可降低毛细血管前阻力（因 H_2 受体兴奋）和增加毛细血管后阻力（因 H_1 受体兴奋），从而加重微循环的淤血状态。③激肽增多：由于凝血系统激活，可使激肽释放酶原转化为激肽释放酶，后者促进激肽形成而扩张血管，导致大量血液淤滞在毛细血管网内。④腺苷增多：持续缺氧，AMP 在 5′-核苷酸酶的作用下，脱去高能磷酸生成腺苷而发挥扩血管作用。

3. ①自我输血：由于容量血管中的肌性微静脉和小静脉收缩，以及肝脏“储血库”的动员，可使回心血量迅速增加，为心输出量的增加提供了保障。②自我输液：由于毛细血管前阻力对儿茶酚胺的敏感性较毛细血管后阻力高，故前阻力增加更明显，使进入毛细血管内的血流减少，流体静压随之下降，有利于组织液回流而增加回心血量。③血液重新分布：由于不同器官的血管α受体密度不同，对儿茶酚胺的反应亦各异。腹腔内脏及皮肤血管因α受体密度高，对儿茶酚胺敏感性强而收缩明显；心、脑血管则因α受体密度低而无明显改变，其中冠脉可因β受体的作用而出现舒张反应。

4. ①血液高凝状态：由于微循环严重淤血，毛细血管内压及微血管通透性增加，可使血浆外渗，血黏滞度升高，血液呈高凝状态。②内源性凝血系统激活、酸中毒、内毒素可致血管内皮细胞受损，激活Ⅻ因子而启动内源性凝血系统。③外源性凝血系统激活：组织创伤大量Ⅲ因子入血，激活外源性

凝血系统。④血细胞受损：休克时因各种原因（缺氧、酸中毒、内毒素、自由基等）血细胞（RBC、WBC等）大量破坏可引起DIC。

5. ①缩血管物质有去甲肾上腺素、血管紧张素Ⅱ、加压素、TXA_2、MDF、内皮素及白三烯等；②舒血管物质有 H^+、K^+、激肽、组胺、腺苷、内啡肽、PGI_2、EDRF、TNF等。

6. ①内毒素具有拟交感神经作用，可促使血管收缩，血小板集聚，可损伤血管内皮细胞和组织细胞，激活内凝系统和外凝系统，引起DIC，导致微循环血液灌注障碍（器官血流量减少和再灌流损伤），造成多系统器官细胞代谢障碍。②内毒素具有抗原性，能形成免疫复合物，激活补体，产生过敏毒素等一系列血管活性物质，吸引和激活白细胞、单核细胞和巨噬细胞产生和释放大量炎症介质，包括活性氧和氧自由基、中性或酸性蛋白水解酶（如胶原酶、弹力蛋白酶等）、磷脂代谢产物（如白三烯、前列腺素、PAF等）、细胞因子（TNFα、IL等），引起水肿、内皮细胞损害和器官功能不全，同时内毒素可封闭单核-吞噬细胞系统，结果造成全身性炎症反应失控。③内毒素血症可使机体产生应激反应，使儿茶酚胺、肾上腺皮质激素、高血糖素、生长激素等应激激素分泌增多，使机体处于分解代谢增强、细胞耗氧增加的高代谢状态。所以，内毒素血症的病人易发生多系统器官衰竭。

7. 休克引起心衰的机制：①心肌耗氧量增加而冠脉血流量减少，或DIC出现均可引起心肌缺血缺氧。②酸中毒与高钾血症均降低心肌收缩性。③MDF、PAF等毒性因子均可抑制心肌收缩力；内毒素可直接损伤心肌细胞。如果中心静脉压或肺动脉楔压上升，输液又未过量，表示发生了心衰。

（五）分析题

1. 该患者应属失血性休克（低血容量性休克）。

2. 送院前该患者处于休克初期（缺血缺氧期）。

3. 此阶段微循环变化的特点是：微循环的毛细血管前后阻力增加，但以前阻力增加为主；真毛细血管网关闭；微循环灌流减少；动-静脉吻合支开放。故此期微循环的特点是灌少于流，导致微循环缺血。

4. 应从病理生理的角度提出抢救此患者的原则。

(1)病因学防治，迅速止血。

(2)发病学治疗：迅速抢救，改善微循环。

(3)纠正酸中毒，适当补碱。

(4)补充血容量，量需而入。

(5)合理应用血管活性药物：扩血管药物、缩血管药物联合应用。

(6)防治细胞损伤：应用自由基清除剂、稳定溶酶体膜、改善细胞营养。

(7)拮抗体液因子：应用糖皮质激素。

(8)防止器官功能障碍与衰竭：保护和改善重要器官功能：强心、利尿、吸氧、呼吸兴奋剂、透析。

(9)防治DIC：增加凝血因子，减少血小板聚集。

(10)支持与保护疗法：高糖、高蛋白、高氨基酸成分输入，鼓励病人尽早进食，增加肠蠕动，减少小肠体液因子的产生。

（段文卓）

第十三章　缺血-再灌注损伤

【大纲要点】

1. 掌握自由基、活性氧、缺血-再灌注损伤、氧反常、钙反常、pH反常、钙超载、无复流现象和呼吸爆发的概念，重点掌握缺血-再灌注损伤的发生机制。

2. 熟悉缺血-再灌注损伤的原因和条件，熟悉缺血-再灌注损伤时机体的功能和代谢变化。

3. 了解防治缺血-再灌注损伤的病理生理基础。

【教材精要】

一、缺血-再灌注损伤的概念

在缺血的基础上恢复血流后，组织器官的损伤反而加重的现象称为缺血-再灌注损伤。

与之密切相关的概念，还有氧反常（oxygen paradox）、钙反常（calcium paradox）和pH反常（pH paradox）。

二、缺血-再灌注损伤的原因和条件

（一）原因

在组织器官缺血基础上的血液再灌注。

（二）影响因素

① 缺血时间；②侧支循环；③需氧程度；④再灌注条件。

三、缺血-再灌注损伤的发生机制

（一）自由基的作用

1. 概念与分类。

(1)自由基（free radical）的概念：外层轨道上具有单个不配对电子的原子、原子团和分子的总称。

(2)分类。

1)氧自由基（ oxygen free radical，OFR）。

概念：由氧诱发的自由基。

种类：超氧阴离子（O_2^-），羟自由基（OH·），单线态氧（$^1O_2$）。

活性氧（reactive oxygen）的概念：氧化还原过程中产生的具有高活性的一系列中间产物（OFR和H_2O_2）。

2)脂性自由基。

概念：OFR与不饱和脂肪酸作用后生成的中间产物。

种类：脂质自由基（L·），脂氧自由基（LO·），脂过氧自由基（LOO·）

3)其他：一氧化氮（NO）。

2. 氧自由基的生成与清除。

(1)OFR 的生成途径:分子氧在线粒体细胞色素氧化酶系统中接受一个电子而被还原生成 $O_2^{\overline{\cdot}}$。这是其他活性氧产生的基础。过氧化氢(H_2O_2)及羟自由基(OH·)续发于此。即氧在获得一个电子时还原生成 $O_2^{\overline{\cdot}}$,获得 2 个电子生成 H_2O_2,获得 3 个电子生成 OH·,获得 4 个电子生成 H_2O。

$$O_2 \xrightarrow{e^-} O_2^{\overline{\cdot}} \xrightarrow{e^- + 2H^+} H_2O_2 \xrightarrow[H_2O]{e^- + H^+} OH\cdot \xrightarrow{e^- + H^+} H_2O$$

H_2O_2 既可由 $O_2^{\overline{\cdot}}$ 自发歧化产生,也可经酶促歧化而生成。

$$O_2^{\overline{\cdot}} + O_2^{\overline{\cdot}} + 2H^+ \xrightarrow{SOD} H_2O_2 + O_2$$

由铁催化的 Fenton 型 Haber-Weiss 反应可迅速形成 OH·,而单纯的 Haber-Weiss 反应速度很慢,很难由此形成 OH·。

(2)氧自由基的清除。

1)低分子清除剂。

2)酶性清除剂:过氧化氢酶、过氧化物酶、超氧化物歧化酶(SOD)。

3. 缺血-再灌注时 OFR 增多的机制。

(1)黄嘌呤氧化酶形成↑:黄嘌呤氧化酶(xanthine ocidase, XO)的前身是黄嘌呤脱氢酶(xanthine dehydrogenase, XD)。这两种酶主要存在于毛细血管内皮细胞内。正常时只有 10%以 XO 的形式存在,90%为 XD。缺血时由于 ATP 减少,膜泵功能失灵,Ca^{2+} 进入细胞激活 Ca^{2+} 依赖性蛋白水解酶,使 XD 大量转变为 XO。缺血时 ATP 不能用来释放能量,而且还依次降解为 ADP、AMP 和次黄嘌呤,故在缺血组织内次黄嘌呤大量堆积。再灌注时,大量分子氧随血液进入缺血组织,黄嘌呤氧化酶在催化次黄嘌呤转变为黄嘌呤并进而催化黄嘌呤转变为尿酸的两步反应中,都同时以分子氧为电子接受体,从而产生大量的 $O_2^{\overline{\cdot}}$ 和 H_2O_2,后者再在金属离子参与下形成 OH·。因此,再灌注时组织内 $O_2^{\overline{\cdot}}$、OH·等氧自由基大量增加。

(2)中性粒细胞的作用:中性粒细胞在吞噬活动时耗氧量显著增加,所摄取的 O_2 绝大部分经细胞内的 NADPH 氧化酶和 NADH 氧化酶的作用而形成氧自由基,并用以杀灭病原微生物。如氧自由基产生过多或机体清除氧自由基的酶系统活性不足或抗氧化剂不够时,中性粒细胞形成的氧自由基就可损害组织。

(3)线粒体的作用:由于缺氧使 ATP 减少,Ca^{2+} 进入线粒体增多而使线粒体功能受损,细胞色素氧化酶系统功能失调,以致进入细胞内的氧,经单电子还原形成的氧自由基增多而经 4 价还原形成的水减少。

4. OFR 的损伤作用。

(1)生物膜脂质过氧化增强:①破坏膜的正常结构;②间接抑制膜蛋白功能;③促进 OFR 及其他生物活性物生成;④减少 ATP 生成。

(2)抑制蛋白质功能。

(3)破坏核酸及染色体。

(二) 钙超载(calcium overload)

1. 钙超载的概念:各种原因引起细胞内钙含量异常增多并导致细胞结构损伤和功能代谢障碍的现象。

钙跨膜转运机制:

(1)钙泵(calcium pump):“耗能”。

(2)细胞膜钠-钙交换(Na^+-Ca^{2+} exchange)。

交换机制:顺着某些离子的浓度梯度弥散。

影响因素:①跨膜钠浓度梯度:“间接耗能”;②细胞内的氢浓度。

(3)钙通道(calcium channels)。

2. 钙超载的机制。

(1)Na^+-Ca^{2+} 交换异常:①细胞内高 Na^+ 直接激活 Na^+-Ca^{2+} 交换蛋白;②细胞内高 H^+ 间接激活 Na^+-Ca^{2+} 交换蛋白;③PKC 间接激活 Na^+-Ca^{2+} 交换蛋白。

(2)生物膜损伤:①细胞膜损伤,钙内流增多;②线粒体受损,ATP 生成减少;③肌浆网膜受损,摄取钙减弱。

3. 钙超载引起再灌注损伤的机制。

(1)线粒体功能障碍。

(2)激活多种酶。

(3)再灌注心律失常。

(4)促进氧自由基生成。

(5)肌原纤维过度收缩。

(三) 微血管损伤和白细胞的作用

1. 缺血-再灌注时白细胞激活。

2. 血管内皮细胞与中性粒细胞介导的缺血-再灌注损伤。

(1)微血管损伤。

表现:无复流现象(no-reflow phenomenon)。

机制:①微血管血液流变学改变;②微血管口径改变;③微血管通透性增高。

(2)组织损伤。

(四) 小结

1. 缺血-再灌注损伤发生的基本机制:OFR作用、钙超载和白细胞激活。

2. OFR的作用和其他所有学说都有关系;钙超载是细胞不可逆死亡的共同通路。

四、缺血-再灌注损伤时机体的变化

(一) 心肌缺血-再灌注损伤的变化

1. 心功能变化。

(1)再灌注性心律失常:以室性心律失常为主,发生率受缺血状态影响。

(2)心舒缩功能↓:缺血大于30分钟,较重;缺血小于15分钟,较轻。出现“心肌顿抑(myocardium stunning)”现象。

2. 心肌能量代谢变化:氧化磷酸化功能障碍,ATP和CP含量减少。

3. 心肌超微结构变化:出现比缺血期严重的结构变化,如基底膜缺失、收缩带形成、线粒体肿胀等。

(二) 脑缺血-再灌注损伤的变化

1. 脑细胞代谢的变化:①能量代谢障碍;②脑内葡萄糖、糖原↓,乳酸↑;③游离脂肪酸↑;④神经递质性氨基酸代谢有明显变化,即兴奋性氨基酸↓,抑制性氨基酸↑。

2. 脑组织学变化:脑水肿,脑细胞坏死。

五、防治原则

1. 尽早恢复血流:低压、低流、低温。

2. 改善缺血组织的代谢。

3. 清除自由基、减轻钙超载。

【考点测试】

（一）名词解释

1. 缺血-再灌注损伤(ischemia-reperfusion injury)

2. 氧反常(oxygen paradox)

3. 钙反常(calcium paradox)

4. pH 反常(pH paradox)

5. 自由基(free radical)

6. 活性氧(reactive oxygen species)

7. 呼吸爆发(respiratory burst)

★8. 黏附分子(adhension molecule)

★9. 无复流现象 (no-reflow phenomenon)

10. 钙超载(calcium overload)

★11. 心肌顿抑(myocardial stunning)

(二)填空题

★1. 再灌注损伤是否出现及其严重程度,关键在于:①___,②___,③___,④___。

2. 缺血-再灌注损伤的机制主要有:①___,②___,③___,④___,⑤___。

3. 心肌发生无复流现象的可能机制有:①___,②___,③___,④___,⑤___。

4. 缺血-再灌注时氧自由基产生过多的可能机制有:①___,②___,③___。

5. 缺血-再灌注时钙超载的可能机制有:①___,②___。

6. 自由基导致细胞功能障碍和结构破坏的损伤作用表现在:①___,②___,③___。

7. 白细胞介导缺血-再灌注损伤的机制主要有:①___,②___。

★8. 缺血-再灌注损伤导致细胞凋亡与①___障碍及②___化应激与③___产生增多有关。

(三)选择题

[A 型题](1～45)

1. 缺血-再灌注损伤最常见于

A. 心肌　　B. 脑

C. 肝　　D. 肾

E. 肠

2. 最活泼、最强力的氧自由基是

A. O_2^{-}　　B. H_2O_2

C. OH·　　D. LO·

E. LOO·

3. 认为再灌注损伤实为缺血的继续和叠加的学说为

A. 钙超载　　B. 自由基损伤

C. 无复流现象　　D. 白细胞作用

E. 能量代谢障碍

4. 缺血-再灌注性心律失常最常见的类型

A. 房性心律失常

B. 室性心律失常

C. 房室交界部阻滞

D. 房室传导阻滞

E. 房颤

★5. 下述情况可使氧反常损伤的程度加重，除了

A. 缺氧的时间越长

B. 缺氧时的温度越高

C. 缺氧时酸中毒程度越重

D. 重给氧时氧分压越高

E. 再灌时 pH 纠正缓慢

★6. 有关自由基的错误说法是

A. 自由基是具有一个不配对电子的原子、原子团和分子的总称

B. O_2^{-} 是其他活性氧产生的基础

C. OH·自由基的产生需有过渡金属的存在

D. 体内的自由基有害无益

E. 自由基的化学性质极为活泼

7. 钙反常时细胞内钙超负荷的重要原因是

A. ATP 减少使钙泵功能障碍

B. Na^{+}-Ca^{2+} 交换增加

C. 电压依赖性钙通道开放增加

D. 线粒体膜流动性降低

E. 无钙灌流期出现的细胞膜外板与糖被表面的分离

8. 导致染色体畸变、核酸碱基改变或 DNA 断裂的自由基主要为

A. O_2^{-}　　B. OH·

C. H_2O_2　　D. LO·

E. LOO·

9. 缺血-再灌注时细胞内氧自由基的生成增加不见于

A. 中性粒细胞吞噬活动增强

B. 儿茶酚胺的增加

C. 黄嘌呤氧化酶形成减少

D. 细胞内抗氧化酶类活性下降

E. 线粒体受损、细胞色素氧化酶系统功能失调

★10. 主要由白细胞释放的具有最强趋化作用的炎症介质是

A. C 3a、C 5a　　B. C 5b67

C. LTB_4　　D. 巨噬细胞趋化因子

E. 纤维蛋白肽 B

11. 下述哪种物质收缩血管的作用最强

A. 血管紧张素　B. 内皮素

C. 白三烯　　D. TXA_2

E. PGI_2

★12. 自由基对机体的损伤最主要是通过

A. 蛋白质交联

B. 对核酸的直接损伤

C. 引发葡萄糖交联

D. 引发脂质过氧化而引起的损伤

E. 引起染色体畸变

13. 下面哪个不是氧自由基

A. NO　　B. O_2^-

C. OH·　　D. CO_2

E. LOO·

14. 线粒体功能失调导致氧自由基增多，是由于进入细胞内的氧

A. 1 价还原增多　B. 2 价还原增多

C. 4 价还原增多　D. 5 价还原增多

E. 6 价还原增多

15. 下述心肌超微结构变化，哪点为心肌细胞挛缩的直接标志

A. 基底膜部分缺失

B. 明显收缩带

C. 线粒体肿胀、嵴断裂

D. 出现凋亡小体

E. 出现糖原颗粒

16. 缺血-再灌注损伤时导致细胞不可逆损伤的共同通路是

A. ATP 缺乏　　B. 细胞内钙超载

C. 无复流现象　D. 氧自由基作用

E. 白细胞浸润

17. 自由基攻击的细胞成分不包括

A. 膜脂质　　B. 蛋白质

C. DNA　　D. 电解质

E. 线粒体

18. 下述哪个器官血管内皮细胞的黄嘌呤氧化酶活性最高

A. 小肠　　B. 肝脏

C. 肾脏　　D. 肺脏

E. 心脏

19. 下述哪种物质是通过促使肌浆网释放 Ca^{2+} 而引起心肌细胞内钙超载

A. 磷脂酰肌醇

B. 三磷酸肌醇(IP_3)

C. 二酰甘油(DG)

D. 2,3-DPG

E. cAMP

20. 下述关于黏附分子的说法，哪一点是错误的

A. 可促进细胞及基质的黏附

B. 由血浆产生

C. 由整合素、选择素等一大类分子组成

D. 维持细胞结构

E. 参与细胞信号传导

★21. 心肌顿抑的最基本特征是缺血-再灌注后

A. 心肌细胞坏死

B. 代谢延迟恢复

C. 结构改变延迟恢复

D. 收缩功能延迟恢复

E. 心功能立即恢复

22. 下列各种酶中，哪个不是自由基清除剂

A. 过氧化氢酶　B. 过氧化物酶

C. SOD　　D. CAT

E. NADH 氧化酶

23. 白细胞激活后释放的脂质炎症介质是

A. TNFα　　B. IL-1

C. IL-8　　D. LT

E. OH·

★24. 下述哪点不是细胞凋亡的形态学特征

A. 有凋亡小体

B. 细胞皱缩

C. 核固缩

D. 质膜相对完整

E. 细胞结构全面溶解

25. 一般认为，缺血-再灌注损伤的始发环节是

A. ATP 缺乏

B. 细胞内钙超载
C. 无复流现象
D. 氧自由基作用
E. 白细胞浸润
26. 下述有关前列环素的描述，哪一点不正确
A. 主要由血管内皮合成
B. 具有扩血管作用
C. 可抑制血小板聚集
D. 可促进无复流现象的发生
E. 属于组织源性炎症介质
27. 下列哪一项不是缺血-再灌注损伤的原因
A. 心脑复苏
B. 器官移植
C. 经皮腔内冠脉血管成形术(PTCA)
D. 高血压
E. 体外循环术
28. 缺血-再灌注损伤是指
A. 缺血后引起的损伤
B. 再灌注后引起的损伤
C. 再灌注后缺血性损伤加重
D. 缺血后恢复血流引起的后果
E. 缺血性损伤和再灌注损伤的叠加
29. 下列哪种情况不会发生缺血-再灌注损伤
A. 输血输液后
B. 心脏骤停后心脑复苏
C. 溶栓疗法后
D. 断肢再植手术
E. 动脉搭桥后
30. 影响缺血-再灌注损伤的因素不包括
A. 缺血时间
B. 有无侧支循环
C. 需氧程度
D. 酸碱度和电解质浓度
E. 组织的营养状态
31. 下列哪一因素不能减轻心肌缺血-再灌注损伤
A. 低压灌注　B. 低温灌注
C. 低[H^+]灌注　D. 低钠灌注
E. 低钙灌注
★32. 黄嘌呤氧化酶主要存在于
A. 白细胞　B. 内皮细胞
C. 肌细胞　D. 巨噬细胞
E. 上皮细胞
33. 黄嘌呤脱氢酶转化黄嘌呤氧化酶，需要
A. 铁依赖性蛋白水解酶
B. 镁依赖性蛋白水解酶
C. 钠依赖性蛋白水解酶
D. 钾依赖性蛋白水解酶
E. 钙依赖性蛋白水解酶
★34. 钙反常对细胞损伤的程度主要与何因素有关
A. 无钙灌注的时限
B. 灌注液的温度
C. 灌注液的 pH
D. 再灌注时钙浓度
E. 再灌注时的氧分压
35. 钙超载的直接机制是
A. H^+-Ca^{2+} 交换加强
B. K^+-Ca^{2+} 交换加强
C. Na^+-Ca^{2+} 交换加强
D. Mg^{2+}-Ca^{2+} 交换加强
E. P^{3+}-Ca^{2+} 交换加强
36. 下列哪项在钙超载引起缺血-再灌注损伤的机制中不存在
A. 肌原纤维过度收缩
B. 促进氧自由基生成
C. 激活磷脂酶
D. 引起内质网破坏
E. 线粒体功能障碍
37. 下列哪项与细胞内钙超载的发生无关
A. 蛋白激酶 C 活化
B. L 型钙通道的开放
C. 细胞膜外板和糖被膜分离
D. 线粒体及肌浆网膜损伤
E. 儿茶酚胺减少
38. 脂质过氧化可造成多种损害，除了
A. 膜的液态性、流动性降低
B. 造成细胞信号转导功能障碍
C. 形成前列腺素白三烯等活性物质，促进再灌注损伤
D. 使磷酸肌酸生成增加
E. 造成细胞肿胀
★39. 再灌注性心律失常的发生主要与何种因素有关
A. 缺血心肌的数量
B. 缺血的程度
C. 再灌注血流的速度
D. 电解质紊乱

E. 再灌注前心肌缺血的时间长短

40. 脑缺血-再灌注损伤时细胞内第二信使的变化为

A. cAMP 下降和 cGMP 下降

B. cAMP 上升和 cGMP 上升

C. cAMP 上升和 cGMP 下降

D. cAMP 下降和 cGMP 上升

E. cAMP 和 cGMP 变化不大

41. 脑缺血-再灌注损伤时，脑组织内神经递质性氨基酸的变化为

A. 兴奋性氨基酸不变，抑制性氨基酸下降

B. 兴奋性氨基酸下降，抑制性氨基酸上升

C. 兴奋性氨基酸上升，抑制性氨基酸不变

D. 兴奋性氨基酸上升，抑制性氨基酸下降

E. 兴奋性氨基酸不变，抑制性氨基酸上升

42. 防治再灌注损伤的措施为

A. 减轻缺血性损伤

B. 改善缺血组织的代谢

C. 消除自由基

D. 控制再灌注条件

E. 以上都是

43. 严重肠缺血-再灌注损伤的特征为

A. 间质水肿

B. 毛细血管通透性增加

C. 肠吸收和蠕动功能障碍

D. 黏膜损伤

E. 以上都不是

★44. 以下物质是自由基活性氧的低分子消除剂，除了

A. 维生素 A　　B. 维生素 B_1

C. 维生素 C　　D. 维生素 E

E. GSH

45. 缺血-再灌注损伤时微血管血流阻塞的主要原因是

A. 白细胞黏附

B. 红细胞聚集

C. 血小板团块形成

D. 纤维蛋白性微血栓形成

E. 以上都不是

[B 型题](1～22)

A. O_2^-

B. H_2O_2

C. OH·

D. LO·

E. H_2O

1. 当氧在体内获得一个电子时生成

2. 当氧在体内获得两个电子时生成

3. 当氧在体内获得三个电子时生成

4. 当氧在体内获得四个电子时生成

5. 是其他自由基和活性氧产生的基础是

A. 黄嘌呤脱氢酶(XD)

B. 黄嘌呤氧化酶(XO)

C. 次黄嘌呤

D. 黄嘌呤

E. 尿酸

6. 黄嘌呤氧化酶的前体是

7. 黄嘌呤氧化酶催化黄嘌呤可生成

8. 黄嘌呤氧化酶的作用底物除了黄嘌呤还有

9. 次黄嘌呤在黄嘌呤氧化酶催化下可直接生成

10. O_2^-形成的主要催化酶是

A. K^+-Na^+ 交换

B. Na^+-Ca^{2+} 交换

C. Na^+-H^+ 交换

D. L 型钙通道

E. 肌浆网钙泵

11. 造成再灌注时钙超载的最主要途径是

12. 细胞内酸中毒引起钙超载是经激活

13. α_1 受体兴奋引起钙超载的直接途径是激活

14. β 受体兴奋引起钙超载是通过激活

A. O_2^-

B. OH·

C. $^1O_2$

D. H_2O_2

E. LOO·

15. 最初激发形成的氧自由基是

16. 最易与 DNA 发生反应的是

17. 半衰期较长的是

18. 易被 β-胡萝卜素清除的是

19. 能被 CAT 清除的是

20. SOD 可歧化

A. 黄嘌呤氧化酶

B. NADPH 氧化酶

C. 蛋白激酶 C

D. 磷脂酶
E. 超氧化物歧化酶
21. 间接激活 Na^{+}-Ca^{2+} 交换蛋白的是
22. 促进膜磷脂分解的是

[X 型题](1～15)

1. 缺血-再灌注损伤的发生机制有
A. 钙超负荷
B. 自由基大量产生
C. ATP 缺乏
D. 无复流现象
E. 白细胞聚集

★2. 组织缺血-再灌注时白细胞积聚对组织的损伤作用表现在
A. 嵌顿、堵塞毛细血管
B. 降低血管通透性
C. 释放溶酶体酶
D. 产生氧自由基
E. 释放谷胱甘肽过氧化物酶

★3. 自由基引发的脂质过氧化可引起
A. 组织及血浆中脂质过氧化物显著减少
B. 线粒体功能障碍
C. 细胞成分间广泛交联
D. 改变膜酶、离子通道的脂质微环境
E. 膜通透性增加，细胞内钙超载

4. 临床上再灌注损伤可发生于
A. 休克治疗
B. 动脉搭桥术
C. 溶栓疗法
D. 心脏外科体外循环
E. 器官移植

5. 脑缺血-再灌注损伤时最明显的组织变化是
A. 脑水肿
B. 脑梗死
C. 脑细胞坏死
D. 脑出血
E. 脑血栓形成

6. 缺血-再灌注损伤的影响因素有
A. 缺血的时间
B. 灌流液的压力、温度与 pH
C. 重给氧时的氧分压
D. 灌流液的成分
E. 侧支循环

7. 有关氧自由基的正确说法有
A. 属于活性氧
B. 是共价键化合物发生异裂的产物
C. 化学性质极其活泼
D. 可引发生物膜链式脂质过氧化
E. 全部来自体外

★8. 心肌顿抑的主要发病机制是
A. 心肌舒缩功能降低
B. 钙超载
C. 严重心律紊乱
D. 自由基爆发性生成
E. 心肌持续性缺血

9. 缺血-再灌注时，氧自由基的来源有
A. 黄嘌呤氧化酶
B. 中性粒细胞
C. 线粒体
D. 溶酶体
E. 儿茶酚胺

★10. 细胞黏附分子包括
A. 血小板内皮细胞黏附分子
B. 内皮素
C. 整合素
D. 白三烯
E. 选择素

11. 参与呼吸爆发的酶包括
A. 超氧化物歧化酶
B. NADPH 氧化酶
C. 黄嘌呤氧化酶
D. NADH 氧化酶
E. LDH

12. 钙超载可引起
A. 线粒体功能和结构破坏
B. 激活磷脂酶破坏膜结构
C. 自由基生成↑
D. 心肌收缩性↑
E. 心律紊乱

13. 缺血-再灌注组织中白细胞
A. 主要起抗损伤作用
B. 在缺血时就增加
C. 只在血管内聚集
D. 在再灌注时大量增加
E. 是损伤组织的主要因素

14. 缺血-再灌注组织
A. 再灌时 ATP 生成不增加
B. ATP/生成可增加
C. 再灌时 ATP 合成的前身物质可被冲走

D. 总腺苷酸量不减少

E. 氧利用能力受限

15. 自由基

A. 在正常体内可生成

B. 再灌注时生成↑

C. 有生理作用

D. 是引起再灌注损伤主要因素

E. 体内有丰富的“清除剂”

（四）问答题

1. 简述缺血-再灌注损伤的发生机制。

2. 简述缺血-再灌注时白细胞聚集对组织的损伤机制。

3. 简述缺血-再灌注时氧自由基产生过多的可能机制。

4. 为什么再灌注时纠正酸中毒的速度不宜过快?

5. 简述缺血-再灌注损伤细胞内钙超负荷的机制。

6. 简述缺血-再灌注时组织器官局部白细胞增多和聚集的机制。

7. 简述自由基在机体的生理和病理意义。

8. 试述缺血-再灌注通过黄嘌呤氧化酶途径产生氧自由基增多的机制。

【参考答案及注释】

（一）名词解释

1. 缺血-再灌注损伤是指人和动物缺血后再灌注，不仅没使组织器官功能恢复，反而使缺血所致功能代谢障碍和结构破坏进一步加重的现象。

2. 氧反常是指用缺氧溶液灌流组织器官或培养细胞造成损伤后，再恢复正常氧供应，组织及细胞的损伤不仅未能恢复，反而更趋严重的现象。

3. 用无钙液灌流后再用正常含钙液灌流组织器官，可造成细胞和器官的代谢和功能障碍及结构破坏更趋加重，这种现象称为钙反常。

4. 缺血后再灌注时迅速纠正缺血组织的酸中毒，反而会加重缺血再灌注损伤的现象，称为pH反常，其机制是相继通过H^+-Na^+交换和Na^+-Ca^{2+}交换导致细胞内钙超载而损伤细胞。

5. 自由基系指外层轨道上有单个不配对电子的原子、原子团和分子的总称，又称游离基。其中由氧诱发产生的自由基，称为氧自由基。

6. 活性氧是指由氧形成、并在分子组成上含有氧的一类化学性质非常活泼的物质总称。它包括氧自由基和非自由基的含氧物质，例如，单线态氧($^1O_2$，激发态放出一个光子)和H_2O_2。

7. 吞噬细胞在吞噬过程中，其富有的NADPH氧化酶和NADH氧化酶可催化摄取的氧接受电子而转变为氧自由基，用以杀灭微生物及外来异物，同时伴耗氧量显著增加，这一现象称为呼吸爆发或氧爆发。

8. 黏附分子是指由细胞合成的，可促进细胞与细胞之间、细胞与细胞外基质之间黏附的一大类分子的总称，如整合素、选择素、细胞间黏附分子、血管细胞黏附分子及血小板内皮细胞黏附分子等，在维持细胞结构完整和细胞信号传导中起重要作用。

9. 无复流现象是指解除缺血原因并没使缺血区得到充分血流灌注的反常现象。它首先在犬实验中发现，这种再灌注损伤实际上是缺血的延续和叠加。

10. 各种原因引起的细胞内钙含量异常增多，并导致细胞结构损伤和功能代谢障碍的现象，称为钙超载，它常常是细胞死亡的共同通路。

11. 心肌顿抑是指心肌短时间缺血后不发生坏死，但引起的结构、代谢和功能改变在再灌注后延迟恢复的现象，其特征为收缩功能障碍。

（二）填空题

1. ①缺血时间长短②侧支循环形成情况③对氧需求程度④再灌注条件

2. ①钙超载②氧自由基作用③白细胞浸润

3. ①心肌细胞肿胀②血管内皮细胞肿胀③心肌细胞挛缩④微血管堵塞⑤微血管通透性增高

4. ①黄嘌呤氧化酶的形成增多②中性粒细胞③线粒体

5. ①Na^+-Ca^{2+}交换增加②生物膜损伤

6. ①生物膜脂质过氧化增强②抑制蛋白质的功能③破坏核酸和染色体

7. ①机械阻塞作用②炎症反应失控

8. ①能量代谢②氧③氧自由基

（三）选择题

[A 型题]

1. A 2. C 3. C 4. B 5. E 6. D 7. E 8. B 9. C 10. C 11. B 12. D 13. D 14. A 15. B 16. B 17. D 18. A 19. B 20. B 21. D 22. E 23. D 24. E 25. A 26. D 27. D 28. C 29. A 30. E 31. C 32. B 33. E 34. D 35. C 36. D 37. E 38. D 39. E 40. C 41. B 42. E 43. D 44. B 45. A

[B 型题]

1. A 2. B 3. C 4. E 5. A 6. A 7. E 8. C 9. D 10. B 11. B 12. C 13. C 14. D 15. A 16. B 17. E 18. C 19. D 20. A 21. C 22. D

[X 型题]

1. ABCDE 2. ACD 3. BCDE 4. ABCDE 5. AC 6. ABCDE 7. ABCD 8. BD 9. ABCE 10. ACE 11. BD 12. ABCE 13. BDE 14. BCE 15. ABCDE

（四）问答题

1. ①氧自由基大量产生；②钙超载；③白细胞激活

2. (1)微血管损伤：无复流现象(no-reflow phenomenon)发生机制：①微血管血液流变学改变；②微血管口径改变；③微血管通透性增高。

(2)组织损伤

3. ①黄嘌呤氧化酶的形成增多；②中性粒细胞聚集；③线粒体损伤

4. 再灌注时纠正酸中毒的速度过快，可使细胞内外形成 pH 梯度差，由于 Na^+-H^+ 交换，使细胞内 Na^+ 增加，后又通过 Na^+-Ca^{2+} 交换而使细胞外钙大量内流，造成细胞内钙超载。所以，再灌注时纠正酸中毒的速度不宜过快。

5. (1) Na^+-Ca^{2+} 交换增加：①细胞内高 Na^+ 直接激活 Na^+-Ca^{2+} 交换蛋白；②细胞内高 H^+ 间接激活 Na^+-Ca^{2+} 交换蛋白；③PKC 间接激活 Na^+-Ca^{2+} 交换蛋白。

(2)生物膜损伤①细胞膜损伤，钙内流增多；②线粒体受损，ATP 生成减少；③肌浆网膜受损，摄取钙减弱。

6. (1)趋化因子生成增多：①再灌注损伤时，细胞膜磷脂降解，花生四烯酸代谢产物增多，其中白三烯、PGE_2、血小板活化因子(PAF)以及补体和激肽等，具有很强白细胞趋化作用。②白细胞本身释放许多具有趋化作用的炎症介质，如 LTB_4。这些趋化因子，吸引大量白细胞进入缺血组织。

(2)细胞黏附分子生成增多：正常情况下，血管内皮细胞和血液中流动的中性粒细胞互相排斥，保证微循环的正常灌流。缺血-再灌注诱导血管内皮细胞和白细胞表达和分泌的整合素、选择素等细胞黏附分子增多，导致局部白细胞增多和聚集。

7. 自由基是机体正常代谢产物，参与许多生理过程，如某些酶反应(特别是电子转移、氧化还原反应的酶系统)一般都有自由基中间体的参与，某些药物可能是以自由基中间体作为其活性形式等。但是，自由基更重要的是与许多疾病和病理过程密切相关，动脉粥样硬化、心脑血管疾病、中枢神经系统功能障碍、糖尿病、癌症、肌萎缩、关节炎、急性呼吸窘迫综合征、衰老、休克、氧中毒、炎症等病理过程，都与自由基产生的直接或间接损伤有关。

8. 黄嘌呤氧化酶(XO)的前身是黄嘌呤脱氢酶(XD)，两者主要存在于毛细血管内皮细胞内。缺血时由于 ATP 减少，膜泵失灵，细胞内游离钙增加，激活钙依赖性蛋白水解酶，使 XD 大量转变为 XO。同时，ATP 依次降解为 ADP、AMP 和次黄嘌呤，故在缺血组织内次黄嘌呤大量堆积。再灌注时，大量分子氧随血流进入缺血组织。黄嘌呤氧化酶在催化次黄嘌呤转化为黄嘌呤，并进一步催化黄嘌呤转变为尿酸的两步反应中，均同时以分子氧为电子接受体，从而产生大量超氧阴离子自由基和过氧化氢，后者在金属离子参与下形成羟自由基。因此，再灌注时有大量氧自由基形成。

（张代娟）

第十四章　心功能不全

【大纲要点】

1. 掌握心功能不全、心力衰竭的概念，心力衰竭的发病机制，心力衰竭的代偿方式及其意义。
2. 熟悉心力衰竭的原因、诱因，心力衰竭时代谢功能的变化。
3. 了解心力衰竭的分类、防治原则。

【教材精要】

一、心力衰竭的概念

在各种致病因素的作用下心脏的收缩和(或)舒张功能发生障碍,使心输出量绝对或相对下降,即心泵功能减弱,以致不能满足机体代谢需要的病理生理过程或综合征称为心力衰竭(heart failure)。

二、心力衰竭的病因、诱因

(一) 心力衰竭的病因(etiology of heart failure)

1. 原发性心肌舒缩功能障碍(primary myocardial dysfunction):①原发性弥漫性心肌病变;②能量代谢障碍。

2. 心脏负荷过度(overload of heart):①压力负荷过度。左室压力负荷过度,临床见于高血压、主动脉缩窄、主动脉瓣狭窄等;右室压力负荷过度,临床见于肺动脉高压、肺动脉狭窄等。②容量负荷过度。临床可见于二尖瓣或主动脉瓣关闭不全时引起的左心室容量负荷过度,三尖瓣或肺动脉瓣关闭不全时引起的右心室容量负荷过度。

(二) 诱因(predisposing cause)

1. 感染:①发热时,交感神经系统兴奋,代谢增加,加重心脏负荷;②交感神经兴奋,心率加快,既加剧心肌耗氧,又通过缩短舒张期、降低冠脉血液灌流量而减少心肌供血供氧;③内毒素直接损伤心肌细胞;④若发生肺部感染,则进一步减少心肌供氧。
2. 酸中毒和高钾血症。
3. 心律失常:①房室协调性紊乱,导致心室充盈不足,射血功能障碍;②舒张期缩短,冠脉血流不足,心肌缺血缺氧;③心率加快,耗氧量增加,加剧缺氧。
4. 妊娠与分娩。

三、心力衰竭分类(classification)

(一)根据心力衰竭的严重程度分(classification in terms of seriousness)

1. 轻度心力衰竭:代偿完全,一般无明显的心力衰竭症状、体征,心功能一级或二级。
2. 中度心力衰竭:体力活动时,心力衰竭的症状、体征明显,休息后好转,心功能三级。
3. 重度心力衰竭:完全失代偿,患者在静息状态下即表现出明显的心力衰竭症状和体征,心功能四级。

（二）根据心力衰竭的发生速度分（classification in terms of velocity）

1. 急性心力衰竭：见于急性大面积心肌梗死、严重心肌炎等。特点为发病急，发展迅速，机体代偿常来不及动员。

2. 慢性心力衰竭：常见于高血压病、心脏瓣膜病、肺动脉高压等。特点为发病缓慢，病程较长，临床常见。

（三）根据心输出量的高低分（classification in terms of cardiac output）

1. 低心输出量性心力衰竭：常见于冠心病、高血压病、心肌病、心脏瓣膜病等。此种病人的心输出量绝对减少。

2. 高心输出量性心力衰竭：继发于代谢增高或心脏后负荷降低的疾病，如甲状腺功能亢进、严重贫血、维生素 B_1 缺乏和动-静脉瘘等。高心输出量性心力衰竭虽然其心输出量可稍高于正常水平，但比心力衰竭发生前有所降低，对于病人本身而言其心输出量是相对减少。

（四）根据心力衰竭的发病部位分（classification in terms of location）

1. 左心衰竭：常见于高血压、冠心病、心肌病、二尖瓣关闭不全等。

2. 右心衰竭：常见于肺动脉高压、肺心病、二尖瓣狭窄、慢性阻塞性肺疾患等，并常继发于左心衰竭。

3. 全心衰竭：风湿性心脏病、重度贫血等疾病发生时，常同时累及左右心而引起全心衰竭。但全心衰竭也可继发于一侧心力衰竭。

四、心力衰竭的发病机制（mechanisms of heart failure）

（一）心肌收缩性减弱

1. 收缩相关蛋白破坏：心肌细胞坏死和凋亡。

心肌结构正常与否直接决定着心肌收缩性的强弱。当严重的心肌缺血缺氧、心肌炎、感染、中毒以及心肌病等作用时，造成心肌纤维变性、坏死、纤维化，使心肌收缩蛋白大量破坏时，必然引起心肌的收缩性减弱而发生心力衰竭。心肌收缩蛋白减少的程度与心肌收缩性的降低程度成正相关。

2. 能量代谢障碍（metabolic disorder of energy）：能量生成、利用障碍。

心脏活动所需的能量主要来源于营养物质的有氧氧化，因此可以说心脏是绝对需氧器官，对缺氧敏感。凡是影响心肌供氧或有氧氧化过程的因素，均可导致心肌内能量生成不足。常见于心肌供血供氧绝对不足；维生素 B_1 缺乏（丙酮酸氧化脱羧障碍，ATP 生成不足）。

ATP 缺乏引起的后果：收缩性减弱；Ca^{2+} 转运和分布异常，钙超载；线粒体功能异常；蛋白合成减少。

3. 心肌兴奋-收缩偶联障碍。

（1）肌浆网处理 Ca^{2+} 功能障碍：①肌浆网 Ca^{2+} 摄取能力↓。见于心肌缺血缺氧、ATP 供应不足，肌浆网 Ca^{2+} 泵活性减弱、肌浆网受磷蛋白磷酸化不足。②肌浆网 Ca^{2+} 储存量↓。心力衰竭时集钙蛋白和钙网蛋白含量没变，线粒体摄钙增多，胞膜 Na^+-Ca^{2+} 交换代偿性增强，不利于肌浆网的钙储存。③肌浆网 Ca^{2+} 释放量↓。心衰时 ryanodin receptor 蛋白及其 mRNA 均减少；酸中毒时 Ca^{2+} 与钙储存蛋白结合紧密。

（2）胞外钙离子内流障碍。

（3）肌钙蛋白与钙离子结合障碍。

4. 心肌肥大的不平衡生长：①心肌重量的增加超过心脏交感神经元轴突的增长，心肌去甲肾上腺素含量减少；②心肌线粒体数量不能随心肌肥大成比例地增加；③肥大心肌毛细血管数量增加不足；④肥大心肌的肌球蛋白 ATP 酶活性下降；⑤肥大心肌的肌浆网 Ca^{2+} 处理功能障碍，肌浆网释放量 Ca^{2+} 下降及胞外 Ca^{2+} 内流减少。

（二）心室舒张功能异常

Ca^{2+}复位延缓；肌球-肌动蛋白复合体解离障碍；心室舒张势能减少；心室顺应性下降。

（三）心房心室各部舒缩活动不协调

五、心力衰竭时机体的代偿

（一）心脏自身代偿方式（heart compensation ）

1. 功能代偿 ：心率加快和心肌紧张源性扩张。

(1)心率加快的机制。

1)压力感受器效应：心输出量减少导致动脉血压下降，主动脉弓和颈动脉窦的压力感受器传入冲动减少，致使心脏迷走神经紧张性减弱，交感神经紧张性增强。

2)容量感受器效应：心力衰竭时，心室舒张末期容积因心输出量减少而增大，心房淤血，刺激容量感受器，引起交感神经兴奋。

3)化学感受器效应：缺氧刺激，反射性加快心率。

(2)心肌紧张源性扩张的机制：Frank-Starling 定律，即在一定范围内，心肌收缩力与心肌纤维初长度成正比。①当心功能不全时，心输出量降低，心室射血减少，导致心室舒张末期容积增加；②心力衰竭时，钠水潴留使心室的前负荷增加，导致心肌纤维初长度增大(肌节长度不超过 2.2μm)，故心肌收缩力增强，心输出量增加。

2. 结构代偿(心肌肥大)。

如高血压时，心室受到过度的压力负荷作用时，收缩期室壁张力增加，使心肌肌节并联性增生，导致心肌纤维增粗，室壁增厚，形成向心性肥大(concentic hypertrophy)。

如动脉瓣膜关闭不全时，心脏长期受到过度的容量负荷作用，舒张期室壁张力增加，导致心肌肌节串联性增生，心肌纤维长度增加，心腔扩大，形成离心性肥大(eccentic hypertrophy)。

（二）心脏以外的代偿方式节(nonmyocardial compensation)

1. 血容量增加(blood volume increase)。

(1)肾小球滤过率降低，机制为：① 心力衰竭时，心输出量降低、动脉血压下降可直接导致肾小球滤过率降低；②动脉血压下降兴奋交感-肾上腺髓质系统，肾动脉收缩、肾血流减少，滤过率进一步降低；③交感神经兴奋和肾血流减少通过刺激近球细胞激活肾素-血管紧张素-醛固酮系统(renin-angiotensin-aldosterone)，血管紧张素Ⅱ强烈收缩肾动脉；④肾缺血导致肾脏合成的扩血管物质如 PGE_2 减少。

(2)肾小管重吸收增加引发的钠水潴留，机制为：①肾血流重新分布：在交感神经兴奋及血管紧张素Ⅱ增多时，大量血液从皮质流向髓质；②肾小球滤过分数(filtration fraction，FF＝肾小球滤过率 /肾血流量)增加：交感神经兴奋时，肾小球滤过率因出球小动脉收缩明显而相对增大，肾小管周围的毛细血管内胶体渗透压升高，流体静压下降，故钠水重吸收增加；③促进钠水重吸收的激素增多：醛固酮释放增加，抗利尿激素可因肝清除不足而作用增强；④利钠激素(心房钠尿肽)和 PGE_2 等抑制钠水重吸收的物质减少。

2. 血流重分布(redistribution of blood)：心功能不全时，交感-肾上腺髓质系统兴奋可导致血流重新分布，其中肾血管收缩明显，血流量显著减少，其次是皮肤和肝，有利于保障心、脑等重要器官的供血。

3. 红细胞增多(increase of red blood cells) 。

4. 组织细胞利用氧能力增强。

（三）神经-体液的代偿反应(neurohumoral compensation)

交感-肾上腺髓质系统激活；肾素-血管紧张素-醛固酮系统激活；内皮素(endothelin，ET)；ADH 等。

六、心力衰竭的临床表现

(一)肺循环充血

1. 呼吸困难(dyspnea)。

(1)劳力性呼吸困难(dyspnea on exertion):机体活动时需氧量增加;心率加快,舒张期缩短;回心血量增多,加重肺淤血,肺顺应性下降,通气做功增大。

(2)端坐呼吸(orthopnea):端坐时部分血液转移到躯体下半部,肺淤血减轻;端坐时胸腔容积增大,肺活量增加;端坐位可减少水肿液的吸收,肺淤血减轻。

(3)夜间阵发性呼吸困难(paroxysmal nocturnal dyspnea):病人平卧后,胸腔容积减少,不利于通气;入睡后迷走神经兴奋,使支气管收缩;入睡后中枢对传入刺激的敏感性降低。

2. 肺水肿(edema):肺毛细血管压升高;肺毛细血管通透性增大。

(二)体循环淤血

①静脉淤血和静脉压升高;②水肿;③肝肿大压痛及肝功能异常。

(三)心排出量不足

①皮肤苍白或发绀;②疲乏无力,失眠,嗜睡;③尿量减少;④心源性休克。

【考点测试】

(一)名词解释

1. 心力衰竭(heart failure)
2. 低输出量性心力衰竭(low output heart failure)
3. 夜间阵发性呼吸困难(paroxysmal nocturnal dyspnea)
4. 心肌向心性肥大(concentric hypertrophy)
5. 高输出量性心力衰竭(high output heart failure)
6. 心肌离心性肥大(eccentric hypertrophy)
7. 端坐呼吸(orthopnea)
8. 心脏前负荷(preload)
9. 心脏后负荷(afterload)
10. 劳力性呼吸困难(dyspnea on exertion)
11. 心性哮喘(cardiac asthma)

(二)填空题

1. 心力衰竭的临床表现大致可归纳为三大临床主症①___,②___,③___。

2. 心力衰竭时主要心外代偿反应是①___,②___,③___,④___。

3. 心肌舒张功能障碍可能与下列因素有关:①___,②___,③___,④___。

4. 心肌收缩性减弱的发病机制是①___,②___,③___,④___。

5. 心力衰竭时引起心肌细胞凋亡的因素包括①___,②___,③___,④___。

6. 左心衰竭引起呼吸困难的病理生理学基础是①___和②___。

7. 左心衰竭可出现呼吸困难,其表现形式有①___,②___,③___。

8. 心功能不全时,心输出量减少,致使舒张末期容积①___,心肌初长度②___,通过③___可使心肌收缩力加强。

9. 高血压可以导致心脏左室①___负荷增加,使心肌肌节②___增生,最终导致③___性心肌肥大。

10. 二尖瓣关闭不全可以导致心脏左室①___负荷增加,使心肌肌节②___增生,最终导致③___性心肌肥大。

11. 心肌肥大主要是心肌细胞①___的结果,单位重量肥大心肌的收缩性②___,心脏总的收缩力③___。

12. 心力衰竭时,体循环淤血和血流速度减慢可引起①___缺氧,肺淤血和水肿又可引起②___缺氧。

13. 心功能不全时心脏本身的代偿方式有①___,②___,③___。

14. 心力衰竭时，心脏泵功能降低引起心输出量减少，导致动脉系统①___，静脉系统②___。

(三)选择题

[A 型题](1～43)

1. 心力衰竭最具特征性的血流动力学变化是
A. 肺动脉循环充血
B. 动脉血压下降
C. 心输出量降低
D. 毛细血管前阻力增大
E. 体循环静脉淤血

★2. 下列哪种疾病可引起低输出量性心衰
A. 甲亢
B. 严重贫血
C. 心肌梗死
D. 脚气病(维生素 B_1 缺乏)
E. 动-静脉瘘

3. 下述高输出量性心衰的描述，哪项是错误的
A. 造成此类心衰的原因是高动力循环状态
B. 此类心衰发生时心输出量较发病前有所增高
C. 发病时心输出量属正常或高于正常
D. 可见于严重贫血、甲亢
E. 主要由血容量扩大引起

4. 下列哪种肌节长度的收缩力最强
A. 1.8μm　　B. 2.0μm
C. 2.2μm　　D. 2.4μm
E. 2.6μm

★5. 心衰时心肌收缩性减弱，与下列哪项因素无关
A. ATP 供给不足
B. 心肌细胞死亡
C. 肌浆网 Ca^{2+} 摄取能力增加
D. 肌浆网 Ca^{2+} 释放能力下降
E. 肌钙蛋白活性下降

6. 下列哪项因素与心室舒张功能障碍无关
A. 甲亢
B. 心室舒张势能减弱
C. 心肌顺应性降低
D. 心室僵硬度加大
E. 肌浆网 Ca^{2+} 释放能力下降

7. 下列哪种疾病可引起左室后负荷增大
A. 甲亢　　B. 严重贫血
C. 心肌炎　　D. 心肌梗死
E. 高血压病

8. 下列哪种情况可引起右室前负荷增大
A. 肺动脉高压　　B. 肺动脉栓塞
C. 室间隔缺损　　D. 心肌炎
E. 肺动脉瓣狭窄

9. 下列哪项变化在急性心衰不会发生
A. 心率加快　　B. 肺水肿
C. 心肌肥大　　D. 血压下降
E. 皮肤苍白

10. 下列哪种情况可引起心肌向心性肥大
A. 心肌梗死
B. 主动脉瓣闭锁不全
C. 脚气病
D. 高血压病
E. 严重贫血

11. 心功能不全时通过增加血容量起代偿作用的主要器官是
A. 心　　B. 肝
C. 脾　　D. 肺
E. 肾

12. 下列哪项因素与心肌兴奋-收缩偶联障碍无关
A. 肌钙蛋白活性下降
B. 钙离子复位延缓
C. 肌浆网 Ca^{2+} 释放能力下降
D. 肌浆网 Ca^{2+} 储存量下降
E. Ca^{2+} 内流障碍

13. 心肌缺血引起心肌收缩性减弱，与下列哪个因素无关
A. ATP 生成减少
B. 心肌细胞死亡
C. 酸中毒
D. 肌浆网 Ca^{2+} 摄取能力增高
E. 肌钙蛋白与 Ca^{2+} 结合障碍

14. 下列哪项不是心脏向心性肥大的特点
A. 肌纤维变粗
B. 室壁增厚
C. 心腔无明显扩大
D. 心肌纤维呈串联性增大
E. 室腔直径与室壁厚度比值小于正常

15. 下列哪种疾病引起的心衰不属于低输出量性心衰
A. 冠心病　　B. 心肌炎

C. 二尖瓣狭窄 D. 甲亢
E. 主动脉瓣狭窄

16. 下列哪项属于心衰时肺循环淤血的表现
A. 肝颈静脉返流征阳性
B. 夜间阵发性呼吸困难
C. 下肢水肿
D. 肝肿大压痛
E. 颈静脉怒张

17. 下列哪项反应已失去代偿意义
A. 心率加快 B. 心肌肥大
C. 肌源性扩张 D. 红细胞增多
E. 血流重分布

★18. 下列哪项不是心衰时心输出量减少的征象
A. 皮肤苍白 B. 脉压变小
C. 端坐呼吸 D. 尿少
E. 嗜睡

19. 心衰病人使用静脉扩张剂可以
A. 增强心肌收缩功能
B. 改善心肌舒张功能
C. 降低心脏后负荷
D. 降低心脏前负荷
E. 控制水肿

20. 心衰时,下列哪项代偿反应主要由肾脏引起
A. 红细胞增多
B. 血流重分布
C. 紧张源性扩张
D. 肌红蛋白增加
E. 细胞线粒体数量增多

21. 下列哪种疾病可引起左室前负荷增大
A. 主动脉瓣关闭不全
B. 高血压病
C. 肺动脉瓣狭窄
D. 肺栓塞
E. 慢支、肺气肿

22. 下列哪种情况可引起右室后负荷增大
A. 肺动脉瓣狭窄 B. 动-静脉瘘
C. 室间隔缺损 D. 甲亢
E. 肺动脉瓣关闭不全

23. 下列哪种是心肌向心性肥大的特征
A. 肌纤维长度增加
B. 心肌纤维呈并联性增生
C. 心腔扩大
D. 室壁增厚不明显
E. 室壁直径与室壁厚度比值大于正常

24. 下列哪项不是心衰时肺循环充血的表现
A. 劳力性呼吸困难
B. 端坐呼吸
C. 心性哮喘
D. 颈静脉怒张
E. 肺水肿

25. 下列哪种疾病可引起右室容量负荷过重
A. 主动脉瓣狭窄 B. 高血压病
C. 肺栓塞 D. 室间隔缺损
E. 肺动脉瓣狭窄

26. 下列哪种疾病可引起心脏压力负荷过重
A. 肺动脉瓣关闭不全
B. 动-静脉瘘
C. 甲亢
D. 室间隔缺损
E. 主动脉瓣狭窄

27. 下列哪种疾病可引起高输出量性心力衰竭
A. 甲状腺功能亢进
B. 冠心病
C. 病毒性心肌炎
D. 二尖瓣狭窄
E. 高血压病

28. 下述哪项原因不会引起高输出量性心力衰竭
A. 甲亢 B. 贫血
C. 维生素 B_1 缺乏 D. 动静脉瘘
E. 二尖瓣狭窄

29. 左心衰竭病人新近出现右心衰竭,会表现出
A. 肺淤血、肺水肿加重
B. 肺淤血、肺水肿减轻
C. 肺淤血、体循环淤血均加重
D. 肺淤血、体循环淤血均减轻
E. 肺淤血加重、体循环淤血减轻

30. 下列疾病中最容易发生离心性肥大的疾病是
A. 高血压病
B. 主动脉瓣关闭不全
C. 主动脉瓣狭窄
D. 肺动脉高压
E. 二尖瓣狭窄

31. 左心功能不全时发生呼吸困难的主要机制是

A. 心肌缺血缺氧

B. 低血压

C. 肺淤血、肺水肿

D. 体循环淤血，回心血量减少

E. 支气管平滑肌敏感性增高

32. 右心衰竭不可能出现下面哪项变化

A. 下肢水肿

B. 肝肿大

C. 少尿

D. 食欲缺乏，恶心、呕吐

E. 心性哮喘

33. 下列哪一项最符合心力衰竭的概念

A. 心脏的收缩功能发生障碍

B. 心脏的舒张功能发生障碍

C. 心输出量绝对下降

D. 心输出量不能满足机体代谢需要

E. 心泵功能不全

34. 心力衰竭的诱因可见于

A. 全身感染　　B. 酸中毒

C. 心律失常　　D. 妊娠和分娩

E. 以上都是

35. 下列哪一项不是心力衰竭时引起心肌细胞凋亡的因素

A. 氧化应激

B. 蛋白水解酶释放

C. 细胞因子

D. 钙稳态失衡

E. 线粒体功能异常

36. 目前认为肌球蛋白的 ATP 酶活性下降的原因是

A. V_1 型 ATP 的酶活性上升

B. V_2 型 ATP 的酶活性上升

C. V_3 型 ATP 的酶活性上升

D. V_3 型 ATP 的酶活性下降

E. V_2 型 ATP 的酶活性下降

37. 在心肌兴奋-收缩中起偶联作用的电解质是

A. K^+　　B. Na^+

C. Mg^{2+}　　D. Ca^{2+}

E. Cl^-

38. 心力衰竭时肌浆网 Ca^{2+} 释放量下降与下列哪种物质减少有关

A. 向肌球蛋白　　B. 肌动蛋白

C. 肌钙蛋白　　D. RyR 蛋白

E. 肌球蛋白

39. 心力衰竭时下列何种变化无代偿意义

A. 心率加快<180 次/分

B. 心率加快>180 次/分

C. 肌节长度<2.2μm

D. 血容量增加

E. 血流重分布

40. 心力衰竭时下列哪种物质会减少

A. 肾素

B. 血管紧张素

C. 醛固酮

D. 利钠激素和前列腺素 E_2

E. 儿茶酚胺

41. 心力衰竭时引起心肌重构的常见因素可见于

A. AgⅡ　　B. TNF

C. ET-1　　D. 氧化应激

E. 以上都是

42. 心力衰竭引起心肌重构发生时下列哪个物质表达增加

A. MMPI　　B. AgⅡ

C. α-MHC　　D. β-MHC

E. ET-1

43. 劳力性呼吸困难时下列哪一项不存在

A. 体力活动时需氧增加

B. 体力活动时 CO_2 排出增多

C. 体力活动时心率加快

D. 体力活动时回心血量增加

E. 体力活动时 CO_2 潴留

[B 型题] (1～8)

A. 左心室前负荷过重

B. 左心室后负荷过重

C. 右心室前负荷过重

D. 右心室后负荷过重

E. 右心室前负荷、右心室后负荷均过重

1. 主动脉瓣关闭不全

2. 高血压

3. 肺动脉瓣狭窄

4. 静脉输液过多、过快

A. 心肌能量生成障碍

B. 心肌能量利用障碍

C. 心肌兴奋-收缩偶联障碍

D. 收缩相关蛋白破坏

E. 心肌肥大的不平衡生长

5. 高钾血症引起心力衰竭的机制主要是

6. 酸中毒引起心力衰竭的机制主要是

7. 严重贫血引起心力衰竭的机制主要是

8. 维生素 B_1 缺乏引起心力衰竭的机制主要是

［X 型题］(1～15)

★1. 呼吸道感染诱发心力衰竭是由于

A. 毒素直接抑制心肌

B. 抑制兴奋收缩偶联

C. 使交感神经兴奋、代谢率增高

D. 使心率增加心肌耗氧量增加

E. 影响心肌供血供氧

2. 低输出量心力衰竭可见于

A. 冠心病

B. 高血压

C. 维生素 B_1 缺乏

D. 心肌炎

E. 心瓣膜病

3. 高动力循环状态可见于

A. 高血压病

B. 严重贫血

C. 脚气病

D. 妊娠

E. 心肌炎

4. 心肌收缩功能障碍可见于

A. 严重贫血

B. 维生素 B_1 缺乏

C. 冠心病

D. 妊娠

E. 高血压

5. 舒张功能不全性心力衰竭可见于

A. 二尖瓣狭窄

B. 三尖瓣狭窄

C. 缩窄性心包炎

D. 肥大性心肌病

E. 心肌缺血

6. 正常心肌舒缩的基本物质有

A. 肌球蛋白

B. 肌动蛋白

C. 调节蛋白

D. 钙离子

E. ATP

7. 心力衰竭时可引起心肌细胞凋亡的因素有

A. 氧化应激

B. 细胞因子

C. 钙稳态失衡

D. 溶酶体功能异常

E. 线粒体功能异常

8. 心肌收缩有关蛋白质破坏的机制是

A. 钙离子运转异常

B. 心肌细胞死亡

C. 心肌细胞凋亡

D. ATP 酶活性下降

E. 调节蛋白变性

9. 心率＞180 次/分可引起

A. 舒张期缩短影响冠状动脉灌流

B. 心室充盈不足

C. 心输出量下降

D. 舒张末期容积增大

E. 心脏迷走神经紧张性减弱

★10. 心肌过度肥大引起心力衰竭的机制是

A. 心肌内去甲肾上腺素含量降低

B. 心肌能量生成障碍

C. 使肌球蛋白 ATP 酶活性降低

D. 使细胞外钙离子内流障碍

E. 使心肌微循环灌流不良

★11. 酸中毒引起心肌兴奋-收缩偶联障碍的机制是

A. 影响肌钙蛋白与钙结合

B. 使收缩相关蛋白破坏

C. 肌浆网摄取 Ca^{2+} 增加

D. 使钙内流障碍

E. 引起低钾血症

12. 引起心肌舒张功能障碍的机制有

A. Ca^{2+} 复位延缓

B. Ca^{2+} 内流减少

C. 肌球-肌动蛋白复合体解离障碍

D. 心室舒张势能减弱

E. 肌浆网释放 Ca^{2+} 减少

13. 心力衰竭时血液灌流量减少的血管有

A. 心

B. 肝

C. 脑

D. 肾

E. 骨骼肌

14. 金属蛋白酶Ⅰ(MMPI)的抑制可导致
A. 胶原合成增多
B. 胶原合成酶分解减少
C. 使心肌僵硬度增加
D. 使心肌顺应性下降
E. 影响心肌的舒张功能

15. 发生重构的心肌可引起
A. 心肌细胞体积增大
B. 以α-MHC表达为主
C. 以β-MHC表达为主
D. 金属蛋白酶Ⅰ增多
E. 心肌纤维及线粒体数量减少

（四）问答题

1. 试述心肌梗死引起心力衰竭的发病机制。

2. 试述持久神经-体液代偿反应引发心力衰竭的主要因素。

3. 试述长期高血压引起心力衰竭的发病机制。

4. 试述心力衰竭时心脏的代偿反应。

5. 试述Ca^{2+}转运结合，分布异常对心肌兴奋-收缩偶联的影响。

6. 心肌肥大有几种，各有什么特点？

7. 简述酸中毒引起心肌兴奋-收缩偶联障碍的机制。

8. 心肌舒张功能障碍的机制有哪些？

9. 左心衰竭患者为什么会出现夜间阵发性呼吸困难？

10. 心力衰竭的治疗原则有哪些，常采取什么措施？

（五）分析题

患者潘××，男性，63岁。风湿性心脏病史28年。近日受凉后出现胸闷、气短、夜间不能平卧、腹胀、双下肢浮肿。查体：颈静脉怒张，肝颈静脉回流征阳性。双肺底可闻及散在湿性啰音。心界向两侧扩大。心音低钝，心尖区可闻及3/6级舒张期隆隆样杂音。肝脏肋下三指。

1. 患者处于什么病理状态？为什么？

★2. 该患者出现心力衰竭的原因？机制？

【参考答案及注释】

（一）名词解释

1. 在各种致病因素的作用下心脏的收缩和(或)舒张功能发生障碍，即心泵功能减弱，使心输出量绝对或相对下降，以致不能满足机体代谢需要的病理生理过程或综合征称为心力衰竭(heart failure)。

2. 心衰时心输出量低于正常，常见于冠心病、高血压病、心瓣膜病、心肌炎等引起的心力衰竭。

3. 患者夜间入睡后因突感气闷被惊醒，在端坐咳喘后缓解，称为夜间阵发性呼吸困难，这是左心衰竭的典型表现。

4. 指当心脏在长期过度的压力负荷(后负荷)作用下，收缩期室壁张力持续增加，导致心肌肌节并联性增生，心肌纤维增粗，室壁增厚而心腔无明显增大的肥大类型。

5. 心衰时心输出量较发病前有所下降，但其值仍属正常，甚或高于正常，故称为高输出量性心力衰竭。

6. 如果长期前负荷(容量负荷)增加，如主动脉瓣闭锁不全，可引起心肌离心性肥大，此时心肌纤维呈串联性增生(series hyperplasia)，肌纤维长度增加，心腔明显扩大，室腔直径与室壁厚度的比值等于或大于正常。

7. 心衰病人平卧可加重呼吸困难而被迫采取端坐或半卧体位以减轻呼吸困难的状态称为端坐呼吸。

8. 又称容量负荷，指心脏舒张时所承受的负荷，相当于心腔舒张末期容量。

9. 又称压力负荷，指心脏收缩所承受的负荷，即收缩期心室壁产生的张力。

10. 指伴随着体力活动而出现的呼吸困难，休息后消失。

11. 心性哮喘，指患者发生夜间阵发性呼吸困难时，出现气喘并伴有哮鸣音，称为心性哮喘。

（二）填空题

1. ① 肺循环充血 ②体循环淤血 ③心输出量不足

2. ①血流重分布 ②血容量增加 ③红细胞增多

④组织细胞利用氧的能力增强

3. ①钙离子复位延缓②肌球-肌动蛋白复合体解离障碍 ③心室顺应性降低 ④心室舒张势能减少

4. ①心肌收缩相关蛋白的破坏 ②心肌能量代谢障碍 ②心肌兴奋-收缩偶联障碍④心肌肥大的不平衡生长

5. ①氧化应激 ②细胞因子的生成 ③钙稳态失调 ④线粒体功能异常

6. ①肺淤血 ②肺水肿

7. ①劳力性呼吸困难 ②端坐呼吸 ③夜间阵发性呼吸因难

8. ①增加 ②增大 ③紧张源性扩张

9. ①后 ②并联性 ③向心

10. ①前 ②串联性 ③离心

11. ①体积增大 ②降低 ③增强

12. ①循环性 ②低张性(低氧血症性)

13. ①心率加快 ②紧张源性扩张 ③心肌肥大

14. ①血液充盈不足 ②血液淤滞

（三）选择题

[A 型题]

1. C 2. C 3. B 4. C 5. C 6. E 7. E 8. C 9. C 10. D 11. E 12. B 13. D 14. D 15. D 16. B 17. C 18. C 19. D 20. A 21. A 22. A 23. B 24. D 25. D 26. E 27. A 28. E 29. B 30. B 31. C 32. E 33. D 34. E 35. B 36. D 37. D 38. D 39. B 40. D 41. E 42. D 43. B

[B 型题]

1. A 2. B 3. D 4. C 5. C 6. C 7. A 8. A

[X 型题]

1. ACDE 2. ABDE 3. BCD 4. BCE 5. ABCDE 6. ABCDE 7. ABCE 8. BC 9. ABC 10. ABCDE 11. ABD 12. ACD 13. BDE 14. ABCDE 15. AC

（四）问答题

1. ① 收缩相关蛋白破坏(形式有 坏死、凋亡)。②能量代谢紊乱(包括能量生成障碍和利用障碍)。③兴奋-收缩偶联障碍(包括肌浆网对 Ca^{2+} 摄取、储存、释放障碍，胞外 Ca^{2+} 内流障碍和肌钙蛋白与 Ca^{2+} 结合障碍)。④心室舒张功能异常(包括 Ca^{2+} 复位延缓，肌球-肌动蛋白复合体解离障碍，心室舒张势能减少)

2. ①心脏负荷增大；②心肌耗氧量增加；③心律失常；④细胞因子的损伤作用；⑤氧化应激；⑥心肌重构；⑦水钠潴留。

3. (1) 压力负荷过重→心肌肥大。

(2) 心肌肥大的不平衡生长。①心肌交感神经分布密度下降，心肌去甲肾上腺素含量下降；②心肌线粒体数目增加不足，心肌线粒体氧化磷酸化水平下降；③心肌毛细血管数增加不足，微循环灌流不良；④心肌肌球蛋白 ATP 酶活性下降；⑤胞外 Ca^{2+} 内流和肌浆网 Ca^{2+} 释放异常。

4. ①心率加快(发生机制及病理生理意义)；②心脏扩大(紧张源性扩张，肌源性扩张)；③心肌肥大(向心性肥大、离心性肥大、心肌肥大的病理生理学意义)。

5. ①肌浆网 Ca^{2+} 处理功能障碍(含 Ca^{2+} 摄取储存、释放障碍)。②胞外 Ca^{2+} 内流障碍(Ca^{2+} 内流的途径，心肌肥大，酸中毒、高血钾对 Ca^{2+} 内流的影响。③肌钙蛋白与 Ca^{2+} 结合障碍(从肌钙蛋白活性和 Ca^{2+} 的“收缩阈值”两方面论述)。

6. 心肌肥大有向心性心肌肥大和离心性心肌肥大两种。向心性心肌肥大的特点是心肌在长期压力负荷作用下，收缩期室壁张力持续增加而导致心肌肌节并联性增长，心肌纤维增粗，室壁增厚；离心性心肌肥大的持点是心脏长期在容量负荷作用下，舒张期室壁张力增加而导致心肌肌节串联性增生，心肌纤维长度增加，心腔明显扩大。

7. 酸中毒主要是通过影响心肌细胞内 Ca^{2+} 转运从而导致心肌兴奋-收缩偶联障碍的。①酸中毒时 H^+ 因降低 β 受体对去甲肾上腺素敏感性而使 Ca^{2+} 内流受阻；另外，酸中毒可引起 高钾血症，K^+ 与 Ca^{2+} 在心肌细胞膜上有竞争作用，因此在高钾血症时 K^+ 可阻止 Ca^{2+} 内流，导致胞质内 Ca^{2+} 浓度降低。②各种原因引起心肌细胞酸中毒时，由于 H^+ 与肌钙蛋白的亲和力比 Ca^{2+} 大，H^+ 与 Ca^{2+} 竞争性地和肌钙蛋白结合，心肌兴奋-收缩偶联因此受阻。③H^+ 浓度增高使 Ca^{2+} 和肌浆网亲和力增大，导致除极化时肌浆网对 Ca^{2+} 的释放减少使肌浆网在心肌收缩时不能释放足量 Ca^{2+}。

8. 心肌舒张功能障碍引起的心力衰竭约占 30%，其导致心肌舒张功能障碍的机制包括：①钙离子复位延缓，在 ATP 供应不足(心肌缺血，严重贫血)的情况下，舒张时肌膜和肌浆网膜上的钙 ATP 酶不能迅速将胞浆中 Ca^{2+} 移至胞外或被重新摄入肌浆网，肌钙蛋白与 Ca^{2+} 仍处于结合状态，心肌无法充分舒张。另外，心力衰竭时钠钙交换体与 Ca^{2+} 亲和力下降，Ca^{2+} 外排减少，导致舒张期胞浆 Ca^{2+} 处于较高水平不利于 Ca^{2+} 与肌钙蛋白的解离。②肌球-肌动蛋白复合体解离障碍。正常的心肌舒张过程,不但要求 Ca^{2+} 从肌钙蛋白上解离下来,而且还要使肌球-肌动蛋白复合体解离,这样肌动蛋白才能恢复原有的构型,肌丝向外滑行恢复到收缩前的位置而舒张。这是一个耗能的主动过程,需要 ATP 的参与,因此 ATP 不足会使肌球-肌动蛋白复合体解离发生困难。任何原因造成的心肌能量缺乏都可造成心肌舒张功能障碍而引起心力衰竭。③心室舒张势能减少。心室舒张末期由于心室几何结构的改变可产生一种促进心室复位的舒张势能,心室收缩越好这种势能就越大,对心室的舒张也越有利。因此,凡是削弱收缩性的病因也可通过减少舒张势能影响心室的舒张。另外,任何原因引起的冠脉灌流不足也会影响心室的舒张。④心室顺应性降低。心室顺应性是指心室在单位压力变化下所引起的容积的改变。由于心室顺应性下降,心室的扩张充盈受到限制,导致心输出量减少,从而诱发或加重心力衰竭。

9. 夜间阵发性呼吸困难指患者入睡后常感气憋而惊醒,并立即坐起喘气和咳嗽。其机制是:①平卧位时下半身静脉回流增多,而且下肢水肿液回流入血增多,加重肺淤血、水肿;②入睡后迷走神经兴奋性升高,使支气管收缩,气道阻力增大;③熟睡时神经反射敏感性降低,只有当肺淤血比较严重时,动脉血氧分压降到一定水平后,才能刺激呼吸中枢,引起突然发作的呼吸困难。

10. 心力衰竭的治疗原则是“强心、利尿、休息、少盐”八字方针。重要措施包括:①改善心肌舒缩功能,给予正性肌力药物如洋地黄类及钙拮抗剂改善心肌舒缩功能;②减轻心脏负荷,利用利尿剂、扩张静脉的药物以减轻前负荷,应用扩张动脉的药物以减轻后负荷;③降低血容量,方法为限制食盐及合理利尿;④纠正水、电解质、酸碱平衡紊乱,补充 K^+ 和 Mg^{2+} 纠正低钾血症、低镁血症,补充碱性药物以纠正代谢性酸中毒。

(五)分析题

1. 该患者处于心力衰竭状态,有明确的心衰表现。

2. 风湿性心脏病、二尖瓣损害→左心衰→右心衰→全心衰竭。其主要原因是风湿性心脏病、二尖瓣损害,其主要发病机制是心脏负荷增大。

(张代娟)

第十五章　肺功能不全

【大纲要点】

1. 掌握呼吸衰竭的概念；呼吸衰竭的病因和发病机制；呼吸衰竭时的主要代谢功能变化。
2. 熟悉 ARDS 概念、特征和发病机制。
3. 了解呼吸衰竭防治的病理生理基础。

【教材精要】

一、呼吸衰竭(respiratory failure)的概念

指外呼吸功能严重障碍，导致 PaO_2 降低，伴有或不伴有 $PaCO_2$ 增高的病理过程。

判断标准：PaO_2＜60mmHg，伴有或不伴有 $PaCO_2$＞50mmHg。

二、呼吸衰竭的分类

1. 按 $PaCO_2$ 是否升高：低氧血症型(Ⅰ型)；低氧血症＋高碳酸血症(Ⅱ型)。
2. 按主要发病机制：通气障碍型；换气障碍型。
3. 按病变部位：中枢性和外周性。
4. 按发病缓急：慢性和急性。

三、呼吸衰竭的病因和发病机制

(一) 肺泡通气功能障碍

1. 限制性通气不足：吸气时肺泡扩张受限制引起的肺泡通气不足称为限制性通气不足(restrictive hypoventilation)。

(1)中枢受损。

(2)呼吸肌活动障碍：如重症肌无力、多发性神经炎、低钾血症等。

(3)胸廓和肺的顺应性降低：胸廓顺应性可因胸廓畸形、胸膜增厚而降低，肺的顺应性则因肺纤维化、肺泡表面活性物质减少、肺不张等原因而降低。

2. 阻塞性通气不足：由于呼吸道阻塞或狭窄，使气道阻力增加引起通气不足，称为阻塞性通气不足(obstructive hypoventilation)。

气道阻塞可分中央性与外周性。

(1)中央性气道阻塞：指气管分叉处以上的气道阻塞。阻塞若位于胸外，吸气时流经病灶引起的压力降低，可使气道内压明显低于大气压，因而导致气道阻塞加重；呼气时则因气道内压大于大气压而使阻塞减轻，故患者表现为吸气性呼吸困难(inspiratory dyspnea)。如阻塞位于胸内部位，吸气时由于胸内压降低使气道内压大于胸内压，可使阻塞减轻；呼气时由于胸内压升高而压迫气道，使气道阻塞加重，故患者表现为呼气性呼吸困难(expiratory dyspnea)。

(2)外周性气道阻塞：内径小于 2mm 的细支气管无软骨支撑，管壁薄，又与管周围的肺泡结构紧密相连，吸气时随着肺泡的扩张，细支气管受周围弹性组织牵拉，其口径变大和管道变长；呼气时则相反，小气

道缩短变窄。慢性阻塞性肺疾患主要侵犯小气道，不仅可使管壁增厚或痉挛，而且管腔也可被分泌物堵塞，肺泡壁的损坏还可降低对细支气管的牵引力，因此小气道阻力增加，患者主要表现为呼气性呼吸困难。

（二）肺换气功能障碍

1. 弥散障碍(diffusion impairment)。

(1)肺泡膜面积减少：正常成人肺泡总面积约为 $80m^2$，静息时参与换气的面积约为 $35 \sim 40m^2$，由于储备量大，只有当肺泡面积减少一半时，才会发生换气障碍。肺泡面积减少见于肺实变、肺不张、肺叶切除等。

(2)肺泡膜厚度增加：肺泡膜由肺泡表面液层、肺泡上皮、基底膜、间质和毛细血管内皮组成，厚 $1 \sim 4\mu m$，易为气体通过。当发生肺泡和间质的水肿、肺泡内透明膜形成及肺纤维化时，都可使肺泡膜厚度增加，弥散距离加大，弥散速度减慢。

(3)弥散时间缩短：正常静息时，血液流经肺泡毛细血管的时间约为 0.7s，由于弥散距离很短，只需 0.25s 血液氧分压就可升至肺泡气氧分压水平。当体力负荷增加使心输出量增加和肺血流加快，血液和肺泡接触时间过于缩短的情况下，会由于气体交换不充分而发生低氧血症。

2. 肺泡通气与血流比例失调(alveolar ventilation-perfusion imbalance)。

(1)部分肺泡通气不足($\dot{V}_A/\dot{Q}$ 比例降低)：支气管哮喘、慢性支气管炎、阻塞性肺气肿、肺纤维化、肺萎缩和肺水肿等，均可引起病变部位肺泡通气不足，但流经该部位的毛细血管血流并未减少，甚至还可由于炎症充血等原因而使血流增加，导致 $\dot{V}_A/\dot{Q}$ 比例降低。流经这部分肺泡的静脉血未经充分动脉化便掺入动脉血内，这种情况类似动-静脉短路故称功能性分流(functional shunt)，又称静脉血掺杂(venous admixture)。

(2)部分肺泡血流不足($\dot{V}_A/\dot{Q}$ 比例增高)：肺动脉栓塞、弥漫性血管内凝血、肺血管收缩等均可使部分肺泡血流减少，而肺泡通气量无变化，导致 $\dot{V}_A/\dot{Q}$ 比例增高。由于病变部位肺泡血流少而通气多，肺泡通气不能充分利用，称为死腔样通气(dead space ventilation)。

3. 解剖分流增加(anatomic shunt)：生理情况下，肺内存在解剖分流，即一部分静脉血经支气管静脉和极少的肺内动-静脉短路直接流入肺静脉。这些解剖分流的血流量约占心输出量的 2%～3%。解剖分流的血液未经气体交换过程，故称为真性分流(true shunt)。肺的严重病变，如肺实变和肺不张等，该部分肺泡完全失去通气功能，但仍有血流，流经的血液完全未经气体交换而掺入动脉血，类似解剖分流，也称为真性分流。

急性呼吸窘迫综合征(acute respiratory distress syndrome, ARDS)：是由急性肺损伤引起的一种急性呼吸衰竭。引起急性肺损伤的因素：①化学因素，如吸入毒气、烟雾、胃内容物等；②物理性因素，如化学损伤、放射性损伤等；③生物因素，如肺部冠状病毒等；④全身性病理过程，如休克、大面积烧伤、败血症等。

急性肺损伤发生机制：直接损伤肺泡膜；激活白细胞、巨噬细胞和血小板间接损伤；中性粒细胞释放氧自由基、蛋白酶和炎症介质，损伤肺泡-毛细血管膜；血管内凝血，形成 DIC，FDP 及 TXA_2 进一步使肺血管通透性增高。

ARDS 的发病机制：①弥散功能障碍，如肺泡-毛细血管损伤及炎症介质使肺泡上皮和毛细血管内皮通透性增高，引起渗透性肺水肿；肺内分流。②肺不张，如表面活性物质生成减少，消耗增多，肺泡表面张力增高，肺的顺应性降低。③肺水肿，如渗透性肺水肿。④支气管痉挛，如炎症介质引起。⑤死腔样通气，如肺内 DIC、炎症介质引起的肺血管收缩。

慢性阻塞性肺病(chronic obstructive pulmonary disease, COPD)：由慢性支气管炎和肺气肿引起的慢性气道阻塞，其特征是管径小于 2mm 的小气道阻塞。

COPD 引起慢性呼吸衰竭的机制：①阻塞性通气障碍，如支气管壁肿胀、痉挛、堵塞、等压点上移。②限制性通气障碍，如Ⅱ型肺泡上皮细胞受损、呼吸肌衰竭。③弥散功能障碍，如弥散面积减少、肺泡膜炎性增厚。④肺泡 $\dot{V}_A/\dot{Q}$ 失调，如部分肺泡通气↓，血流不足。

四、呼吸衰竭时主要的代谢功能变化(alterations of metabolism and function)

(一) 电解质及酸碱平衡紊乱(electrolyte and acid-base disturbance)

1. 代谢性酸中毒:各种类型的呼吸衰竭都有低氧血症,严重缺氧时,组织无氧代谢增强,乳酸等酸性产物增多,可引起代谢性酸中毒。此外,呼吸衰竭时可能出现功能性肾功能不全,肾小管排酸保碱功能障碍也可导致代谢性酸中毒此时血液中电解质变化为:

(1)血清钾浓度增高。细胞内钾外移,肾小管排钾减少。

(2)血清氯浓度增高。HCO_3^- 降低,肾排 Cl^- 减少。

2. 呼吸性酸中毒:主要见于通气障碍所致的呼吸衰竭,因大量二氧化碳潴留可引起呼吸性酸中毒。此时血液中电解质主要变化为:

(1)血清钾浓度增高。急性呼吸性酸中毒时,细胞内 K^+ 外移而引起血钾浓度升高;慢性呼吸性酸中毒时,由于肾小管泌 H^+ 增多而排 K^+ 减少,故也可导致血清钾升高。

(2)血清氯浓度降低。当血液中二氧化碳潴留时,在碳酸酐酶作用下,红细胞中 HCO_3^- 生成增多,HCO_3^- 与细胞外 Cl^- 交换使 Cl^- 进入细胞;以及酸中毒时肾小管上皮细胞产生 NH_3 增多及 $NaHCO_3$ 重吸收增多,使尿中 NH_4Cl 排出增加,均使血清氯浓度降低。

3. 呼吸性碱中毒:Ⅰ型呼衰时,因缺氧引起肺过度通气,可发生呼吸性碱中毒。此时可出现血 K^+ 低,血 Cl^- 高。

(二) 呼吸系统变化(alteration of respiratory system)

呼吸衰竭时伴有的低氧血症和高碳酸血症会影响呼吸功能。PaO_2 降低刺激颈动脉体与主动脉体化学感受器,反射性增强呼吸运动,当 PaO_2 低于 60mmHg(8kPa)时作用更明显。缺氧对呼吸中枢有直接抑制作用,当 PaO_2 低于 30mmHg(4kPa)时,此作用可大于反射性兴奋作用而使呼吸抑制。$PaCO_2$ 升高主要作用于中枢化学感受器,使呼吸中枢兴奋,引起呼吸加深加快。当 $PaCO_2$ 超过 80mmHg(10.7kPa)时,反而抑制呼吸中枢。

(三) 循环系统变化(alteration of circulational system)

轻度的 PaO_2 降低和 $PaCO_2$ 升高可兴奋心血管中枢,使心率加快、心肌收缩力增强,导致心输出量增加。但严重的缺氧和二氧化碳潴留可直接抑制心血管中枢,直接抑制心脏活动,导致心肌收缩力降低、血压下降。

呼吸衰竭常伴有肺动脉高压,从而引起右心肥大和衰竭,即肺源性心脏病。肺源性心脏病的机制可能为:缺氧和二氧化碳潴留所致血液 H^+ 浓度过高,均可引起肺小动脉收缩,使肺动脉压升高,增加右心室后负荷;慢性缺氧使肺小动脉长期处于收缩状态,可引起肺血管壁平滑肌细胞和成纤维细胞的肥大与增生,使血管硬化,形成持续的肺动脉高压;慢性缺氧所致红细胞增多,使血液黏滞度增高,可增加肺血管阻力;缺氧和 CO_2 的潴留及电解质紊乱直接伤及心肌,抑制心肌收缩功能;呼吸困难时,用力呼气胸内压异常增高,心脏受压,影响舒张功能,用力吸气时胸内压异常降低,可增加右心收缩的负荷,促使右心衰竭。

(四) 中枢神经系统变化(alteration of central nervous system)

中枢神经系统对缺氧最敏感,当 PaO_2 降至 60mmHg(8kPa)时,可出现智力和视力轻度减退。如 PaO_2 迅速降至 40~50mmHg(5.33~6.67kPa)以下,会引起一系列神经精神症状,如头痛、定向与记忆障碍、嗜睡以至昏迷。当 PaO_2 低于 20mmHg(2.67kPa)时,几分钟就可造成神经细胞的不可逆损害。当 $PaCO_2$ 超过 80mmHg(10.7kPa)时,患者可出现头痛、头晕、烦躁不安、精神错乱等表现;当 $PaCO_2$ 达到正常的 3 倍即 120mmHg(16kPa)时,患者不可避免地发生昏迷。由呼吸衰竭引起的中枢神经功能障碍称为肺性脑病(pulmonary encephalopathy)。肺性脑病的发病机制可能为:①脑血管扩张。二氧化碳增加可扩张脑血管,增加脑血流量。$PaCO_2$ 升高 10mmHg(1.33kPa),可使脑血流量增加 50%。脑血管过度扩张可引起脑水肿和颅内压升高。②脑组织和脑脊液 pH 降低。由于存在血脑屏障，正常时脑脊液 pH 较血液低(pH7.33～7.4)，PCO_2 比动脉血高。当二氧化碳潴留时，脑脊液内碳酸很快增加，同时血液中 HCO_3^- 又不易通过血脑屏障进入脑脊液，故脑内 pH 降低更为明显。神经细胞内酸中毒一方面可增加脑谷氨酸脱羧酶活性，使 γ-氨基丁酸生成增多，导致中枢抑制；另一方面增强磷脂酶活性，使溶酶体酶释放，引起神经细胞和组织的损伤。

(五) 肾功能变化(alteration of renal function)

呼吸衰竭患者严重时可发生急性肾功能衰竭，出现少尿、氮质血症和代谢性酸中毒，此时肾结构往往并无明显改变，为功能性肾功能衰竭。肾功能衰竭的发生是由于缺氧与高碳酸血症反射性通过交感神经使肾血管收缩，肾血流量严重减少所致。

五、防治原则(principles of treatment)

(一) 一般原则(general principles)

治疗原发疾患，去除诱发因素的作用，保持呼吸道通畅，注意纠正酸碱平衡紊乱与水电解质平衡紊乱，预防与治疗肺源性心脏病和肺性脑病。

(二) 给氧治疗(oxygen therapy)

Ⅰ型呼吸衰竭只有缺氧而无二氧化碳潴留，可吸入较高浓度的氧(一般不超过 50%)。Ⅱ型呼吸衰竭患者宜吸入较低浓度的氧(30%左右)，流速为 1～2l/min，其原因是血中高浓度二氧化碳对呼吸中枢产生抑制作用，此时主要依靠低氧血症刺激外周化学感受器反射性兴奋呼吸中枢而调节呼吸。如果给高浓度氧，则低氧血症对呼吸中枢的刺激停止，呼吸中枢抑制加深，加重二氧化碳潴留甚至产生肺性脑病。

【考点测试】

(一) 名词解释

1. 呼吸衰竭(respiratory failure)
2. 限制性通气不足 (restrictive hypoventilation)
3. 阻塞性通气不足 (obstructive hypoventilation)
4. 弥散障碍 (diffusion impairment)
5. 死腔样通气 (dead space like ventilation)
6. 功能性分流 (functional shunt)
7. 肺性脑病 (pulmonary encephalopathy)
8. 真性分流 (true shunt)
9. 急性呼吸窘迫综合征(ARDS)

(二) 填空题

1. 呼吸衰竭是指①____严重障碍，以致 PaO_2 低于②____，伴有或不伴有 $PaCO_2$ 高于③____的病理过程。

2. 根据主要发病机制的不同，可将呼吸衰竭分为①____和②____性呼吸衰竭。

3. 影响气道阻力的主要因素是①____，生理情况下 80%的气道阻力在直径大于②____mm 的气管和支气管。慢性阻塞性肺疾病患者气道阻力主要在③____。

4. 肺泡膜储备量大，只有当肺泡膜面积减少①____时，才会发生换气功能障碍。

5. 中央性气道阻塞部位在胸内的患者，其呼吸困难表现为①____性呼吸困难。气道阻塞部位在胸外的患者表现为②____性呼吸困难。

6. 中央型肺癌患者呼气时产生呼气性呼吸困难的机制是，呼气时①____增加，②____。

7. 反映总肺泡通气量的最佳指标是①____。反映换气功能障碍的指标是②____。

8. 肺部疾患引起呼吸衰竭的最常见最重要的机制是①____。

9. ARDS 是典型的①____型呼衰。其表现以②____和③____为特点，其血气变化特点是 PaO_2 ④____，$PaCO_2$ ⑤____。

10. ARDS 引起呼吸衰竭的早期，由于呼吸运动①____，易发生②____中毒，血清钾浓度③____。

11. 呼吸衰竭导致机体各系统功能代谢障碍的主要因素是①___和②___。

12. CO_2 可使脑血管①___，皮肤血管②___，肾血管 和肺小血管③___。

13. I型呼衰的病人氧疗可吸入①___浓度的氧。II型呼衰的病人氧疗应吸入②___浓度的氧，使 PaO_2 上升到③___即可。

14. 缺氧对中枢有直接的①___作用。$PaCO_2$ 升高时对呼吸中枢有②___作用，但当 $PaCO_2$ 超过80mmHg时，反而③___呼吸中枢。

（三）选择题

[A型题](1～44)

1. 呼吸衰竭是指

A. 由内呼吸功能障碍引起的病理过程

B. 由外呼吸功能严重障碍引起的病理过程

C. $PaO_2<60$mmHg 的病理过程

D. 有呼吸困难的病理过程

E. 严重肺部疾病引起的病理过程

★2. 有关呼吸衰竭的概念哪一项不对

A. 呼吸衰竭是由于外呼吸功能严重障碍，导致 PaO_2 低于正常或伴有 $PaCO_2$ 增高的病理过程

B. 判断呼吸衰竭的血气标准一般为 $PaO_2<60$mmHg，$PaCO_2>50$mmHg

C. 呼吸衰竭可分为低氧血症型(I型)和低氧血症伴高碳酸血症型(II型)

D. 呼吸衰竭患者(未经治疗时)可以只有 $PaCO_2$ 升高而没有 PaO_2 降低

E. 根据病程经过不同可分为急性和慢性呼吸衰竭

★3. 以 $PaO_2<60$mmHg 为在海平面条件下吸入室内空气时诊断呼吸衰竭的标准，是根据

A. 临床经验制定的

B. 此时外周感受器方可被缺氧刺激兴奋

C. 此时会引起酸中毒

D. 此时中枢神经系统开始出现不可逆性变化

E. 氧离曲线特性，在此时 SaO_2 显著下降，组织将严重缺氧

4. 以 $PaCO_2>50$mmHg 作为呼吸衰竭诊断标准可能因

A. 此时pH将低于正常水平，出现碳酸血症

B. CO_2 解离曲线特性，此时 CO_2 含量陡增

C. 临床统计经验

D. 此时 CO_2 对中枢神经系统抑制作用明显

E. 正常人 $PaCO_2$ 最高可达 50mmHg

5. 关于血气特点，下列哪一项是不对

A. 正常人的 PaO_2 随年龄的增长而有所降低

B. 正常人的 $PaCO_2$ 也随年龄而有变化

C. $PaO_2<60$mmHg 不一定是呼吸衰竭

D. 老年人的 PaO_2 较年轻人低是因为通气/血流比例不平衡的肺泡多

E. 由于 CO_2 弥散快，所以 P_ACO_2 和 $PaCO_2$ 通常是相等的

6. 通气功能障碍时，血气变化的特点为

A. PaO_2 下降

B. PaO_2 下降，$PaCO_2$ 下降

C. PaO_2 下降，$PaCO_2$ 升高

D. PaO_2 正常，$PaCO_2$ 升高

E. PaO_2 下降，$PaCO_2$ 正常

7. 一般情况下，换气功能障碍主要导致血中

A. PaO_2 升高，$PaCO_2$ 升高

B. PaO_2 不变，$PaCO_2$ 升高

C. PaO_2 不变，$PaCO_2$ 下降

D. PaO_2 下降，$PaCO_2$ 升高

E. PaO_2 下降，$PaCO_2$ 不变

8. 肺内病变导致肺泡通气/血流比例大于0.8，可见于

A. 肺不张　　B. 肺水肿

C. 肺动脉栓塞　　D. 慢性支气管炎

E. 大叶性肺炎

9. 下列哪种情况不会出现真性分流

A. 支气管扩张

B. 肺内动静脉交通支开放

C. 肺水肿

D. 肺实变

E. 肺不张

★10. 支气管肺炎引起I型呼吸衰竭的主要发病环节是

A. 肺内短路增加

B. 肺泡通气/血流比例失调

C. 阻塞性通气功能障碍

D. 限制性通气功能障碍

E. 弥散障碍

11. 有关肺泡通气/血流比例失调下列哪一项不正确

A. 可以是部分肺泡通气不足

B. 可以是部分肺泡血流不足

C. 是肺部病变引起呼吸衰竭的最重要机制，

此时肺总通气量可不减少

D. PaO_2 降低而 $PaCO_2$ 可不升高

E. 可见于气道阻塞，总肺泡通气量降低而肺血流量未减少时

12. 下列哪一项与“功能性分流”不符

A. 又称静脉血掺杂

B. 是部分肺泡通气明显降低而血流未相应减少所致

C. 正常人也有功能性分流

D. 肺血管收缩时也可引起功能性分流

E. 功能性分流部分的静脉血不能充分动脉化而 PaO_2 降低 $PaCO_2$ 增加

13. 下列哪一项与“死腔样通气”不符

A. 明显增多时可引起呼衰

B. 是部分肺泡血流不足而通气未相应减少所致

C. 可见于肺内弥散性血管内凝血

D. 正常人肺没有死腔样通气

E. 由于大量肺泡为死腔样通气，其余肺泡的血流多而通气少，因此 PaO_2 降低

14. 阻塞性肺气肿患者呼吸衰竭时应

A. 将病人送入高压氧舱

B. 吸入纯氧

C. 吸入30%左右的氧

D. 吸入95%氧加5%CO_2

E. 吸入室内空气

★15. 吸入纯氧15～20min后 PaO_2 可达550mmHg，如达不到550mmHg，肺内可能发生了

A. 真性分流增加

B. 气体弥散障碍

C. 功能分流增加

D. 肺泡死腔样通气增加

E. 气道阻塞

16. ARDS时肺的病理变化没有

A. 严重的肺间质水肿和肺泡水肿

B. 肺泡腔内液含蛋白质高，II型肺泡上皮细胞坏死

C. 大片肺组织坏死

D. 肺泡透明膜形成

E. 出血、肺不张、微血栓、纤维化

17. 多发性肋骨骨折可引起

A. 阻塞性通气障碍

B. 限制性通气障碍

C. 弥散障碍

D. 肺换气障碍

E. 气体运输功能障碍

18. 肺部疾患引起呼吸衰竭常见的机制是

A. $\dot{V}_A/\dot{Q}$ 比例失调

B. 气道阻力增加

C. 呼吸抑制

D. 弥散障碍

E. 肺、胸壁顺应性降低

19. I型呼吸衰竭血气诊断标准一般为

A. PaO_2<30mmHg(4.0kPa)

B. PaO_2<40mmHg(5.3kPa)

C. PaO_2<50mmHg(6.7kPa)

D. PaO_2<60mmHg(8.0kPa)

E. PaO_2<60mmHg，$PaCO_2$>50mmHg

20. Ⅱ型呼吸衰竭血气诊断标准为

A. PaO_2<60mmHg(8.0kPa)

B. PaO_2<60mmHg(8.0kPa)

C. $PaCO_2$>50mmHg(6.7kPa)

D. PaO_2<50mmHg，$PaCO_2$>60mmHg

E. PaO_2<60mmHg，$PaCO_2$>50mmHg

21. 直接影响气道阻力的最主要因素是

A. 气道内径

B. 气道长度和形态

C. 气流速度

D. 气流类别(层流、湍流)

E. 气体的密度

22. 吸气性呼吸困难可见于

A. 喉头水肿

B. 气胸

C. 急性呼吸窘迫综合征

D. 左心衰竭

E. 肺气肿

23. 胸内中央气道阻塞可发生

A. 呼气性呼吸困难

B. 吸气性呼吸困难

C. 吸气呼气同等困难

D. 吸气呼气均无困难

E. 阵发性呼吸困难

24. 中枢性呼吸衰竭时最常出现的呼吸节律变化是

A. 潮式呼吸　　B. 间歇呼吸

C. 抽泣样呼吸　　D. 叹气样呼吸

E. 浅快呼吸

25. 呼吸衰竭合并下列哪种酸碱失衡更易发

生肺性脑病

A. 代谢性酸中毒

B. 代谢性碱中毒

C. 呼吸性酸中毒

D. 呼吸性碱中毒

E. 混合型碱中毒

26. 氧疗对下列哪种情况引起的病变无效

A. 通气障碍　　B. 气体弥散障碍

C. 功能性分流　　D. 死腔样通气

E. 肺动-静脉瘘

27. 慢性Ⅱ型呼吸衰竭病人给氧原则是

A. 慢速输入高浓度纯氧

B. 间歇输入低浓度氧

C. 正压输入低浓度氧

D. 持续低流量低浓度给氧

E. 持续高流量高浓度给氧

28. 肺心病患者测得 $PaCO_2$ 70mmHg(9.31kPa),BE+10mmol/L,pH7.4,诊断是

A. 失代偿性呼吸性酸中毒

B. 代偿性呼吸性酸中毒

C. 失代偿性代谢性酸中毒

D. 代偿性代谢性酸中毒

E. 呼吸性酸中毒合并代谢性碱中毒

29. 呼吸衰竭患者发生右心衰竭的主要机制是

A. 右心前负荷增加

B. 心血管运动中枢缺氧

C. 肺动脉高压和心肌受损

D. 高碳酸血症使外周血管扩张

E. 缺氧导致心肌供血减少

30. ARDS引起Ⅰ型呼吸衰竭的主要机制为

A. 通气/血流比例失调

B. 气体弥散障碍

C. 肺不张

D. 严重肺水肿

E. 肺内短路开放

31. 完整的呼吸功能是指

A. 肺通气功能　　B. 肺换气功能

C. 细胞呼吸功能　　D. 外呼吸功能

E. 内、外呼吸和气体运输功能

32. 下列哪一项不引起限制性通气不足

A. 呼吸中枢抑制

B. 呼吸肌收缩无力

C. 气道口径变小

D. 气胸

E. 弹性阻力增加

33. 肺动脉栓塞患者发生呼衰是由于

A. 功能性分流　　B. 死腔样通气

C. 弥散障碍　　D. 通气功能障碍

E. 肺内真性分流增加

34. 阻塞性通气不足可见于

A. 低钾血症

B. 多发性神经炎

C. 胸腔积液

D. 化脓性脑膜炎

E. 慢性支气管炎

35. 急性呼吸窘迫综合征(ARDS)的基本发病环节是

A. 肺内DIC形成

B. 急性肺淤血水肿

C. 急性肺不张

D. 弥漫性肺泡-毛细血管膜损伤

E. 肺泡内透明膜形成

36. 吸入纯氧可有效地提高 PaO_2,除了

A. 功能性分流增加引起的 PaO_2 下降

B. 真性分流增加引起的 PaO_2 下降

C. 功能性死腔增加引起的 PaO_2 下降

D. 支气管哮喘引起的 PaO_2 下降

E. 慢性支气管炎引起的 PaO_2 下降

37. 肺泡膜面积减少到何程度可发生换气功能障碍

A. 1/6 以上　　B. 1/5 以上

C. 1/4 以上　　D. 1/3 以上

E. 1/2 以上

38. Ⅰ型呼吸衰竭常见的病因是

A. 呼吸中枢抑制

B. 呼吸肌麻痹

C. 中央气道阻塞

D. 慢性阻塞性肺疾患

E. 弥散障碍

39. 下列哪一项不是弥散障碍的特点

A. 可因肺泡膜面积减少引起

B. 可因肺泡膜厚度增加引起

C. 常在静息时就可引起明显的 PaO_2 降低

D. $PaCO_2$ 正常甚至低于正常

E. 严重时尤其在肺血流加快时可引起 PaO_2 降低

40. 导致中枢神经细胞不可逆损伤的 PaO_2 是

A. 50mmHg(6.7kPa)
B. 40mmHg(5.3kPa)
C. 30mmHg(4.0kPa)
D. 20mmHg(2.7kPa)
E. 10mmHg(1.3kPa)

41. $PaCO_2$ 高于多少即可发生二氧化碳麻醉
A. 80mmHg(10.7kPa)
B. 70mmHg(9.3kPa)
C. 60mmHg(8.0kPa)
D. 50mmHg(6.7kPa)
E. 40mmHg(5.3kPa)

42. 肺性脑病的发病机制中下列哪项不正确
A. 缺氧
B. 高碳酸血症
C. 脑血管痉挛，通透性增加
D. Na^+-K^+泵功能失灵
E. 酸中毒

43. 肺性脑病发病机制中下列哪项不对
A. 缺氧　B. 酸中毒
C. 脑水肿　D. ATP 产生减少
E. γ-氨基丁酸产生减少

44. Ⅱ型呼吸衰竭病人吸氧浓度不宜>30%主要是因为
A. 低 O_2 直接抑制呼吸中枢
B. 低 O_2 兴奋外周化学感受器
C. 容易产生氧中毒
D. 病人已适应低氧环境
E. 二氧化碳依赖

[B 型题](1～15)

A. 肺泡气氧分压与动脉血氧分压差($P_AO_2-PaO_2$)增加
B. $PaCO_2$ 增加
C. 两者均可
D. 两者均无

1. 换气功能障碍时多见
2. 肺泡总通气量降低时(单纯性肺低通气)
3. 高原吸入气 PO_2 低(病人无肺水肿)时
4. 慢性阻塞性肺疾患时

A. PaO_2 下降，$PaCO_2$ 明显下降
B. PaO_2 下降，$PaCO_2$ 变化不大
C. PaO_2 上升，$PaCO_2$ 也明显上升
D. PaO_2 下降，$PaCO_2$ 升高，二者不成比例
E. PaO_2 下降，$PaCO_2$ 升高，二者成一定的比例关系

5. 慢性阻塞性肺疾患
6. Ⅱ型呼衰用高氧治疗后可出现
7. 肺广泛纤维化

A. 限制性通气不足
B. 阻塞性通气不足
C. 功能性分流增加
D. 解剖性分流增加
E. 弥散障碍

8. 大叶性肺炎早期可引起
9. 弥漫性间质性肺水肿可引起
10. 肺内动静脉短路大量开放可引起
11. 肺叶切除可引起

A. 皮肤血管收缩
B. 肺血管收缩
C. 脑血管收缩
D. 红细胞生成增加
E. 肺泡毛细血管膜通透性增加

12. 急性低氧血症时可出现
13. 慢性低氧血症时可出现
14. 高碳酸血症可出现
15. 急性呼吸窘迫综合征时可出现

[X 型题](1～18)

1. Ⅱ型呼吸衰竭的常见原因有
A. 肺炎
B. 呼吸中枢抑制
C. 中央性气道阻塞
D. 呼吸肌麻痹
E. 肺不张

2. 引起肺泡通气/血流比例降低的病因有
A. 肺动脉栓塞
B. 严重阻塞性肺气肿
C. 肺动脉炎
D. 支气管哮喘
E. 肺不张

3. ARDS 时肺泡通气/血流比例失调以及换气功能障碍是因为
A. 肺部病变不是均匀的而是散在的
B. 部分肺泡顺应性降低引起肺不张造成肺内真性分流增加
C. 部分气道因水肿液阻塞或气道收缩造成肺

内功能分流增加

D. 微血栓阻塞血管和活性物质使血管收缩，造成肺内死腔样通气增加

E. 肺部病变是均匀的

4. 呼吸衰竭发病的基本机制是

A. 肺通气功能严重障碍

B. 急性肺损伤

C. 肺换气功能严重障碍

D. 组织利用氧障碍

E. 氧在血液中运输障碍

5. 在通气/血流比例失调的病人，经代偿性通气，PaO_2 仍降低，而 $PaCO_2$ 却未升高甚或降至正常。$PaCO_2$ 未升高是因为

A. 病变不均一，健肺代偿

B. 氧离曲线的特性所决定

C. CO_2 解离曲线的关系

D. 代偿性通气加强

E. CO_2 弥散能力强

6. 呼吸衰竭本身可引起的酸碱平衡紊乱有

A. 呼吸性酸中毒

B. 呼吸性碱中毒

C. AG 增大型代谢性酸中毒

D. 代谢性碱中毒

E. AG 正常型代谢性酸中毒

7. 呼吸衰竭时各种代偿性功能变化和功能障碍发生最基本的原因是

A. 中枢神经系统功能障碍

B. 低氧血症

C. 电解质代谢变化

D. 高碳酸血症

E. 外周组织器官功能障碍

8. 肺性脑病的发病机制有

A. CO_2 升高引起脑血管扩张和脑水肿都使颅内压升高

B. $PaCO_2$ 下降使中枢兴奋性降低

C. 神经细胞酸中毒 GABA 增加

D. 脑细胞缺氧 ATP 生成减少

E. 神经细胞酸中毒 GABA 减少

9. 下列哪种情况引起的呼吸衰竭，氧疗无效

A. 通气障碍

B. 弥散障碍

C. 真性分流

D. 功能分流

E. 死腔样通气

10. 呼吸衰竭并发右心衰竭的主要机制是

A. 肺动脉高压

B. 低氧血症致循环中枢受损

C. 心肌受损

D. CO_2 潴留致外周血管扩张，低血压

E. 低氧血症致外周血管扩张，低血压

★11. 一患者 PaO_2 50mmHg、$PaCO_2$ 90mmHg，快速吸入高浓度氧后可能出现

A. $PaO_2 > 60$mmHg

B. 肺性脑病加重

C. 血中氧合血红蛋白增加

D. 高碳酸血症加重

E. 肺性脑病减轻

12. 能引起肺内功能性分流增加的病变有

A. 支气管哮喘

B. 老年性慢性支气管炎

C. 阻塞性肺气肿

D. 间质性肺水肿

E. 肺动脉栓塞

13. 肺泡表面活性物质减少可见于

A. 休克

B. 氧中毒

C. 肺水肿

D. 过度通气

E. 肺泡Ⅱ型上皮细胞受损

14. 限制性通气不足可见于

A. 慢性阻塞性肺病

B. 重症肌无力

C. 巴比妥中毒

D. 肺栓塞

E. 气胸

15. 肺泡膜病变发生呼吸衰竭的主要机制有

A. 肺泡膜厚度增加

B. 肺泡膜面积减少

C. 肺泡通气/血流比例失调

D. 血液和肺泡接触时间过短

E. 肺泡膜厚度减少

16. 肺纤维化可通过下列哪些机制导致呼吸衰竭

A. 限制性通气障碍

B. 阻塞性通气障碍

C. 弥散障碍

D. 血液与肺泡接触时间缩短

E. 通气/血流比例失调

17. Ⅱ型呼衰常见的病因有

A. 肺炎

B. 呼吸中枢抑制

C. 呼吸肌麻痹

D. 中央气道阻塞

E. 肺水肿

18. ARDS引起呼吸衰竭的机制有

A. 限制性通气障碍

B. 阻塞性通气障碍

C. 弥散障碍

D. 死腔样通气

E. 功能性分流

（四）问答题

1. 简述呼吸衰竭的发病机制。

2. 为什么弥散障碍只有 PaO_2 降低而无 $PaCO_2$ 升高？

3. 血中 CO_2 升高有何作用？

4. 如何鉴别真性分流与功能性分流，机制何在？

5. 肺泡总通气量不足和部分肺泡通气不足引起的血气变化有何不同，为什么？

6. 死腔样通气和功能性分流哪一个更容易代偿，为什么？

（五）分析题

某特发性肺间质纤维化患者，男，33岁，因气短入院。体检：体温36.5℃，心率104次/分，呼吸60次/分。呼吸急促，发绀，两肺底有细湿啰音。肺活量1000ml。血气分析：PaO_2 58mmHg，$PaCO_2$ 32.5mmHg，pH 7.49。

问：(1) 该病人发生了哪型呼吸衰竭，机制如何？

(2)病人为什么发生呼吸困难？

(3)该病人发生了哪种类型的酸碱平衡紊乱。

【参考答案及注释】

（一）名词解释

1. 呼吸衰竭是指外呼吸功能严重障碍，致动脉血氧分压降低，或伴有二氧化碳分压升高的病理过程。

2. 限制性通气不足是指吸气时肺泡扩张受限引起的肺泡通气不足。

3. 阻塞性通气不足指气道狭窄或阻塞所致的通气障碍。

4. 弥散障碍是由于肺泡膜面积减少或肺泡膜异常增厚和气体弥散时间缩短所引起的气体交换障碍。

5. 死腔样通气：动脉栓塞、DIC等可使病变部分肺泡血流减少，$\dot{V}_A/\dot{Q}$ 可显著大于正常，患部肺泡血流少而通气多，肺泡通气未充分利用，称为死腔样通气。

6. 静脉血掺杂：支气管哮喘、肺纤维化等引起的通气功能障碍往往是不均匀的，病变的肺泡通气明显减少，血流未相应减少甚至因炎性充血而增加，使 $\dot{V}_A/\dot{Q}$ 显著降低，以致流经这部分肺泡的静脉血未充分动脉化便掺入动脉血内，称功能性分流，又称静脉血掺杂。

7. 肺性脑病是指由呼吸衰竭引起的脑功能障碍。

8. 真性分流：解剖分流的血液完全未经气体交换过程，称真性分流。

9. ARDS即急性呼吸窘迫综合征，是由急性肺损伤(肺泡-毛细血管膜损伤)引起的呼吸衰竭。

（二）填空题

1. ①外呼吸功能 ②60mmHg ③50mmHg

2. ①通气性 ②换气

3. ①气道内径 ②2 ③外周小气道

4. ①一半以上

5. ①呼气 ②吸气

6. ①胸内压 ②气道内压低于胸内压

7. ①$PaCO_2$ ②肺泡气氧分压与动脉血氧分压之差

8. ①通气/血流比例失调

9. ①Ⅰ ②呼吸窘迫 ③顽固性低氧血症 ④降低 ⑤不变或降低

10. ①增强 ②呼吸性碱 ③降低

11. ①低氧血症 ②高碳酸血症

12. ①扩张 ②扩张 ③收缩 ④收缩

13. ①高 ②低 ③8kPa(60mmHg)

14. ①抑制 ②兴奋 ③抑制

(三)选择题

[A 型题]

1. B 2. D 3. E 4. A 5. B 6. C 7. E 8. C 9. C 10. B 11. E 12. D 13. D 14. C 15. A 16. C 17. B 18. A 19. D 20. E 21. A 22. A 23. A 24. A 25. C 26. E 27. D 28. B 29. C 30. A 31. E 32. C 33. B 34. E 35. D 36. B 37. E 38. E 39. C 40. D 41. A 42. C 43. E 44. B

[B 型题]

1. A 2. B 3. D 4. C 5. D 6. C 7. D 8. C 9. E 10. D 11. E 12. A 13. D 14. B 15. E

[X 型题]

1. BCD 2. BDE 3. ABCD 4. AC 5. ACDE 6. ABC 7. BD 8. ACD 9. C 10. AC 11. ABCD 12. ABC 13. ABCDE 14. BCE 15. ABCD 16. ACE 17. BCD 18. ABCDE

(四)问答题

1. 通气功能障碍包括限制性通气不足、阻塞性通气不足和换气功能障碍。①弥散障碍;②通气/血流比例失调;③解剖分流增加。

2. CO_2 为脂溶性,其弥散速度比氧大一倍,易与肺泡气 CO_2 达到平衡,故弥散功能障碍的血气改变是只有 PaO_2 降低而无 $PaCO_2$ 升高。

3. $PaCO_2$ 轻度升高可刺激呼吸中枢使呼吸加深加快。$PaCO_2$ 重度升高则抑制呼吸中枢。$PaCO_2$ 升高为正常的 2 倍可发生 CO_2 麻醉。CO_2 升高使脑血管扩张,脑血流增加,引起颅内压升高,导致脑水肿。

4. 吸入纯氧可以鉴别。吸入纯氧可使功能性分流的 PaO_2 降低得到明显改善,而对真性分流所致的 PaO_2 降低则无明显作用。因真性分流的血液完全未经气体交换。

5. 总肺泡通气量不足时,肺泡气 P_AO_2 降低,P_ACO_2 升高,使 PaO_2 降低和 $PaCO_2$ 升高。部分肺泡通气不足时,健存肺泡的代偿性通气加强,可排出潴留的 CO_2,使 $PaCO_2$ 正常,过度通气则 $PaCO_2$ 降低,因氧解离曲线的特点,CaO_2 无明显改善,所以血气改变为 PaO_2 降低,$PaCO_2$ 正常。

6. 死腔样通气更容易代偿。因为此时的代偿主要通过呼吸运动增强以增加肺泡通气量,功能性分流的肺泡存在肺泡通气功能障碍,因此不易代偿。

(五) 分析题

(1)该病人发生了Ⅰ型呼吸衰竭。主要机制是部分肺泡限制性通气不足、弥散障碍和通气/血流比例失调。

(2)肺顺应性降低,牵张感受器或肺泡毛细血管旁感受器受刺激而反射性引起呼吸运动变浅、变快。

(3)呼吸性碱中毒。

(张代娟 石 磊)

第十六章　肝功能不全

【大纲要点】

1. 掌握肝功能不全、肝性脑病、假性神经递质和肝肾功综合征的概念，掌握肝性脑病的发病机制 。
2. 熟悉肝功能不全的功能代谢变化及其机制，熟悉决定和影响肝性脑病发生发展的因素。
3. 了解肝功能不全和肝性脑病的病因、分类和防治原则。

【教材精要】

一、肝功能不全的概念

当某些致病因素严重损伤肝脏细胞，使其代谢、分泌、合成、解毒和免疫等功能严重障碍，机体可出现黄疸、出血、继发性感染、肾功能障碍及肝性脑病等临床综合征，称为肝功能不全（Hepatic insuffiency）。

肝功能衰竭一般是指肝功能不全的晚期。

二、肝功能不全的原因

肝功能不全的原因有：①生物性因素，如细菌、病毒、钩端螺旋体、寄生虫等；②理化因素，如某些药物、化学制剂及毒蕈中毒；③遗传因素；④免疫性因素；⑤营养因素。

三、肝脏细胞与肝功能不全

（一）肝细胞损伤与肝功能障碍

1. 物质代谢障碍。

(1)糖代谢障碍—— 低血糖：肝功能受损时，粗面内质网被破坏、葡萄糖-6-磷酸脱氢酶降低及对胰岛素灭活减弱而出现高胰岛素血症。

(2)蛋白质代谢障碍 ——低蛋白血症和比例失调：肝细胞损害时，白蛋白、纤维蛋白原、凝血酶原及凝血因子合成减少，导致肝病患者水肿和出血倾向。

2. 水、电解质代谢紊乱。

(1)肝性腹水：①门脉高压，肝硬化时，由于肝内纤维组织增生和肝细胞结节状再生，压迫门静脉分支，使门静脉压增高；肝内动脉-门静脉间异常吻合支的形成，使动脉血流入门静脉，也使门静脉压增高。门静脉压增高使肠系膜毛细血管血压增高，产生腹水。②血浆胶体渗透压下降。③淋巴循环障碍：肝静脉受压，肝窦内压↑，通透性↑，超过淋巴回流能力。④钠水潴留：a. 肾小球滤过率下降；b. 醛固酮过多； c. 心房钠尿肽等激素减少。

(2)电解质代谢紊乱：①低钾血症，有效循环血量↓，激活肾素-血管紧张素-醛固酮系统；肝损伤使醛固酮的灭活↓。②低钠血症，ADH ↑，水重吸收↑，稀释性低钠血症。

3. 胆汁分泌和排泄障碍(黄疸)。

4. 凝血障碍：凝血因子合成下降；凝血因子合成下降；纤溶蛋白溶解功能异常。

5. 生物转化障碍：①药物代谢障碍，易发生药物中毒；②解毒功能降低，易发生肝性脑病；③对激素灭活作用降低，出现雌激素、抗利尿激素、醛固酮等激素含量增加的相应症状。

（二）肝 Kupffer 细胞与肠源性内毒素血症

Kupffer 细胞被激活，对肝脏产生损害作用，机制：

(1)产生活性氧，活性氧有杀细菌的作用，也有损害肝细胞的作用。

(2) Kupffer 细胞可产生多种细胞因子，如 TNF-α、I L-1 等，TNF-α、IL-1 可诱导肝细胞产生 NO，抑制蛋白质的合成，并有趋化作用，激活炎症细胞，产生更多的活性氧，也可诱导细胞凋亡。

(3) Kupffer 细胞可释放组织因子，启动凝血系统，使肝微循环障碍，损害肝脏。

（三）肝星形细胞与肝纤维化

肝脏受损时，肝星形细胞激活，主要改变有：①星形细胞失去脂肪滴，增值；②高度表达平滑肌 α 肌动蛋白，并向成肌纤维细胞转化；③星形细胞内蛋白质合成旺盛，收缩能力增强；④合成大量的 I 型胶原，使细胞外基质由正常的Ⅲ、Ⅳ型胶原为主转变成 I 型胶原；⑤细胞外基质的分解酶——基质金属蛋白酶表达降低，金属蛋白酶组织抑制物表达增加。

（四）肝窦内皮细胞与肝功能障碍。

（五）肝脏相关淋巴细胞与肝功能障碍。

四、肝性脑病

（一）概念、分类和分期

严重肝病所继发的神经精神综合征称肝性脑病（hepatic encephalopathy）。

分类：内源性肝性脑病，外源性肝性脑病。①内源性肝性脑病由急性严重肝细胞坏死引起，毒性物质在通过肝脏时未经解毒即进入体循环。②外源性肝性脑病多由慢性肝脏疾患引起，毒性物质通过分流绕过肝脏，未经解毒即进入体循环。

肝性脑病可分为四期。第一期只有轻微的性格和行为改变；第二期以精神错乱、睡眠障碍及行为失常为主；第三期以昏睡和精神错乱为主；第四期进入昏迷阶段。

（二）发病机制

1. 氨中毒学说。

(1)血氨升高的原因。

1)血氨来源增加：①肠道产氨增加。常发生上消化道出血；肝硬化时消化道淤血，肠道细菌生长活跃；合并肾功能不全，尿素弥散入肠腔。②肾脏产氨增加。③肌肉产氨增加。

2)血氨清除不足：①尿素合成障碍，肝功能严重障碍时鸟氨酸循环酶系统严重受损。②门体侧支循环形成。

(2)氨对脑组织的毒性作用。

1)干扰脑细胞的能量代谢：①氨抑制丙酮酸氧化脱羧酶活性，使乙酰 CoA 生成减少；②形成谷氨酸解毒时消耗还原型辅酶 I（NADH）；③氨与 α-酮戊二酸结合生成谷氨酸时消耗了 α-酮戊二酸；④氨与谷氨酸结合生成谷氨酰胺时消耗大量 ATP。

2)破坏脑内正常神经递质的生成和平衡：①兴奋性递质谷氨酸减少，抑制性递质谷氨酰胺增加；②兴奋性递质乙酰胆碱合成减少。

3)对神经元细胞膜的抑制作用：氨对神经细胞膜上的 Na^+-K^+-ATP 酶有干扰作用；氨与 K^+ 有竞争作用，影响 K^+ 在神经细胞膜内外的正常分布，干扰神经传导活动。

2. 假性神经递质学说。

(1)概念：化学结构与正常神经递质相似，但不能完成正常神经递质功能的物质如苯乙醇胺和羟苯乙醇胺，就称为假性神经递质。

(2)假型神经递质的来源：食物中的芳香族氨基酸如苯丙氨酸及酪氨酸，在肠道细菌氨基酸脱羧酶的作用下分别生成苯乙胺和酪胺，在肝功能障碍时未被降解，进入体循环。

(3)假性神经递质的致病作用：假性神经递质增多 →竞争性地取代去甲肾上腺素和多巴胺→网状结构上行激动系统功能障碍→昏睡、昏迷。

3. 氨基酸失衡学说：正常情况下，血浆中支链氨基酸(BCAA，包括缬氨酸、亮氨酸、异亮氨酸等)与芳香族氨基酸(AAA，包括苯丙氨酸、酪氨酸、色氨酸等)的比值接近 3～3.5，肝功能障碍时，两者比值可降至 0.6～1.2。

(1)氨基酸失衡的原因：胰岛素与胰高血糖素的比值下降 →机体(肌肉和肝脏)分解代谢增强 →大量芳香族氨基酸释放入血(肝脏分解能力降低) →血浆芳香族氨基酸含量增高；胰岛素增加肌肉和脂肪组织对支链氨基酸的摄取和利用 →血浆中支链氨基酸含量下降。

(2)芳香族氨基酸增多的毒性作用：芳香族氨基酸和支链氨基酸均为电中性氨基酸，两者借助同一种载体通过血脑屏障。当血浆中 BCAA/AAA 比值下降时，则 AAA 竞争进入脑组织增多。苯丙氨酸、酪氨酸在脑内经脱羧酶和β-羟化酶的作用下，分别生成苯乙醇胺和羟苯乙醇胺，造成脑内这些假性神经递质明显增多，从而干扰正常神经递质的功能。

色氨酸在羟化酶和脱羧酶的作用下，生成大量的 5-羟色胺(5-HT)。5-HT 使中枢神经系统中重要的抑制性神经递质，能抑制酪氨酸转变为多巴胺；同时 5-HT 也可作为假性神经递质被肾上腺素能神经元摄取、储存、释放，干扰脑细胞的功能。

4. GABA 学说：GABA 是中枢神经系统中的主要抑制性神经递质。肝性脑病时，肝清除来自肠道 GABA 能力下降，同时血脑屏障对 GABA 的通透性增加，导致脑内 GABA 增多，与突触后神经元特异性 GABA 受体结合，引起 Cl^- 运转通道开放，使静息膜电位处于超极化状态，造成中枢神经系统功能抑制。GABA 受体是由两个α亚单位和两个β亚单位组成的复合体，其中α亚单位含有 GABA 受体，而β亚单位含有弱安定类受体(BZ 受体)，即 GABA/ BZ 受体，GABA/ BZ 受体与氯离子通道组成的复合物而发生作用。

5. 其他神经毒质在肝性脑病中的作用：肝功能严重受损或有门-体循环建立时，肠道形成蛋氨酸的降解产物硫醇，短链脂肪酸和酪氨酸的分解产物酚可吸收入血，抑制神经细胞膜 Na^+-K^+-ATP 酶，干扰线粒体的电子传递，使氧化磷酸化解偶联，干扰神经后电位和抑制多种酶的活性等。

(三) 决定和影响肝性脑病发生发展的因素

1. 氮的负荷增加、上消化道出血、进食蛋白质过量等可造成氮的负荷增加。

2. 血脑屏障通透性增高，TNF-α 损伤肝脏，使血脑屏障内皮细胞骨架重组，使通透性增加，此外，IL-6 也能改变血脑屏障通透性；严重肝病患者合并高碳酸血症、脂肪酸及饮酒也可使血脑屏障通透性增加。

3. 脑的敏感性增高，当使用镇静、麻醉及氯化氨等药物，易发生肝性脑病。

缺氧、感染及电解质紊乱也易发生肝性脑病。

(四) 防治的病理生理基础

①去除诱因；②降低血氨：口服乳果糖控制肠道产氨，应用谷氨酸或精氨酸降低血氨；③其他治疗：输入支链氨基酸，矫正血浆氨基酸失衡，使用左旋多巴；④肝移植。

五、肝肾综合征

1. 肝肾综合征(hepatorenal syndrome，HRS)是指肝硬化在失代偿期或重症肝炎时，继发于肝功能衰竭基础上的功能性肾功能衰竭。

2. 肝肾综合征的发生机制。

肝功能衰竭是肾功能衰竭发生的根本原因，肾血管痉挛、收缩是导致肾功能衰竭的主要原因。这些因素包括:①交感-肾上腺髓质系统兴奋;②肾素-血管紧张素系统兴奋;③激肽系统异常;④前列腺素、白三烯的作用;⑤内皮素-1;⑥内毒素血症;⑦假性神经递质蓄积。

【考点测试】

(一) 名词解释

1. 肝功能不全(hepatic insufficiency)
2. 肝功能衰竭(hepatic failure)
3. 肝性脑病(hepatic encephalopathy)
4. 外源性肝性脑病(ectogenous hepatic encephalopathy)
5. 内源性肝性脑病(endogenous hepatic encephalopathy)
6. 假性神经递质(false neurotransmitter)
7. 肝肾综合征(hepatorenal syndrome,HRS)
8. ammonia intoxication hypothesis
9. intestinal endotoxemia

(二) 填空题

1. 肝功能衰竭时代谢障碍的主要表现有①___、②___、③___、④___。

2. 血氨升高引起肝性脑病的机制为:①___,②___,③___,④___。

3. 假性神经递质的①___与正常的神经递质相似,但其②___远较正常递质为弱。

4. 肝性脑病病人血浆中氨基酸比值异常,表现在①___减少,而②___增加。

5. γ-氨基丁酸是中枢神经系统的①___性神经递质,它是②___经③___酶形成,又可经④___分解。

6. 目前认为引起肝性脑病的假性神经递质主要是指①___和②___。

7. 决定和影响肝性脑病发生发展的因素主要包括:①___,②___,③___。

8. 肝性脑病是继发于①___的②___综合征。

9. 解释肝性脑病发生机制的主要学说有①___;②___;③___;④___。

10. 肝性脑病时血氨升高的主要原因是①___、②___,这二者以③___为主。

11. 苯丙氨酸和酪氨酸经肠道细菌脱羧酶作用转变为①___和②___,这些胺类在β-羟化酶作用下形成③___和④___。

12. 诱发肝性脑病最常见原因是①___。

13. 针对氨中毒学说临床给予①___和②___降血氨。前者可结合氨形成③___,后者可维持④___以促进尿素合成。

14. 乳果糖可以①___肠道 pH,一方面肠道②___细菌活性,控制肠道③___的生成;另一方面吸引血液中的④___向肠道扩散以治疗肝性脑病。

(三) 选择题

[A 型题](1~48)

1. 导致肝性脑病的假性神经递质有
A. 苯乙胺和乙酸等
B. 苯乙醇胺和羟苯乙醇胺
C. 苯乙醇胺、羟乙醇胺和 5-羟色胺
D. 苯乙胺、酪胺和 GABA
E. 苯乙胺、酪胺和 5 羟色胺

2. 假性神经递质引起肝性脑病的机制是
A. 干扰脑的能量代谢
B. 使脑细胞产生抑制性突触后电位
C. 干扰脑细胞膜的功能
D. 与正常递质竞争受体,但其效应远较正常递质为弱
E. 引起血浆氨基酸失衡

3. 肝性脑病患者血氨升高的最主要原因是
A. 肠道产氨增多
B. 氨的清除不足
C. 肌肉产氨增多
D. 血中 NH_4^+ 向 NH_3 转化增多
E. 肾小管向血液弥散的氨增多

4. 氨对脑的毒性作用不包括
A. 干扰脑的能量代谢
B. 使脑内兴奋性递质产生减少
C. 使脑内抑制性递质产生增多
D. 使脑的敏感性增高
E. 抑制脑细胞膜的功能

5. 肝性脑病患者血浆支链氨基酸减少的原因是
A. 血浆胰高血糖素浓度升高所致
B. 高胰岛素血症所致
C. 肝对支链氨基酸灭活减少
D. 支链氨基酸合成来源减少

E. 血浆芳香族氨基酸增多引起

6. 肝性脑病时，患者氨生成过多的最常见原因是

A. 肠道产氨增多

B. 肌肉产氨增多

C. 脑产氨增多

D. 肾产氨产多、并向血液弥散增多

E. 血液 NH_4^+ 向 NH_3 转化增多

7. 使正常递质生成增多、加强正常递质竞争作用的药物是

A. 谷氨酸　　B. 精氨酸

C. 谷氨酸钠　　D. 乳果糖

E. 左旋多巴

8. 肝性脑病患者氨清除不足的原因主要见于

A. 三羧酸循环障碍

B. 谷氨酸合成障碍

C. 谷氨酰胺合成障碍

D. 鸟氨酸循环障碍

E. 肾小管分泌氨减少

9. 血浆氨基酸失衡学说中所说的支链氨基酸包括

A. 亮氨酸、异亮氨酸和缬氨酸

B. 苯丙氨酸、酪氨酸和色氨酸

C. 亮氨酸、缬氨酸和色氨酸

D. 谷氨酸和乙酰胆碱

E. 苯丙氨酸和酪氨酸

10. 具有 2 条血管供应的器官是

A. 心脏　　B. 肺脏

C. 肝脏　　D. 肾脏

E. 脾脏

11. 肝功能障碍包括

A. 肝性腹水

B. 胆汁排泄障碍

C. 胆汁分泌障碍

D. 凝血功能障碍

E. 以上都是

12. 肝功能不全病人下列物质减少，除了

A. 血浆白蛋白　B. 纤维蛋白原

C. 球蛋白　　D. 凝血酶原

E. 凝血因子

13. 下列哪项不是引起肝性脑病的毒性物质

A. 羟苯乙醇胺　B. 苯乙醇胺

C. 多巴胺　　D. 5-羟色胺

E. 短链脂肪酸

14. 下述诱发肝性脑病的因素中最常见的是

A. 消化道出血　B. 利尿剂使用不当

C. 便秘　　D. 感染

E. 尿毒症

15. 下列哪项因素不会诱发肝性脑病

A. 感染　　B. 便秘

C. 消化道出血　D. 酸中毒

E. 应用利尿剂

16. 肝性脑病的病人产生肝臭，源于何种物质由肺中呼出

A. 氨　　B. 硫醇

C. 短链脂肪酸　D. 尿素

E. 酚

17. 肝病时肠源性内毒素血症与下列哪项因素无关

A. 肠腔内胆盐量增加

B. 通过肝窦的血流量减少

C. 库普弗细胞功能抑制

D. 内毒素从结肠漏出过多

E. 内毒素吸收过多

18. 肝性脑病的正确概念是指

A. 肝功能衰竭并发精神病

B. 肝功能衰竭所致的神经精神综合征

C. 肝功能衰竭并发昏迷

D. 肝功能衰竭并发脑水肿

E. 肝疾病并发脑部疾病

19. 胃肠道内妨碍氨吸收的主要因素是

A. 血液中尿素浓度下降

B. 肠道细菌受抑制

C. 肠内 pH 小于 5

D. 胆汁分泌减少

E. 蛋白质摄入减少

20. 血氨升高引起肝性脑病的最主要机制是

A. 使脑内形成乙酰胆碱增多

B. 使脑内形成谷氨酰胺减少

C. 抑制大脑边缘系统

D. 干扰脑细胞能量代谢

E. 使去甲肾上腺素作用减弱

21. 结肠内 pH 降到 5.0 时

A. 从肠道吸收氨↓，以 NH_4^+ 形式排出体外↑

B. 从肠道吸收氨↑，以 NH_4^+ 形式排出体外↓

C. 从肠道吸收氨↑，以 NH_4^+ 形式排出体外↑

D. 从肠道吸收氨↓,以 NH_4^+ 形式排出体外↓

E. 从肠道吸收氨↓,以 NH_3 形式排出体外↑

22. 下述哪项不是氨对脑的毒性作用

A. 干扰脑的能量代谢

B. 使脑内兴奋性递质产生减少

C. 使脑内抑制性递质产生增多

D. 使脑的敏感性增高

E. 抑制脑细胞膜的功能

23. 氨中毒时

A. 脑内谷氨酸↑,乙酰胆碱↑,γ-氨基丁酸↑,谷氨酰胺↑

B. 脑内谷氨酸↓,乙酰胆碱↓,γ-氨基丁酸↑,谷氨酰胺↑

C. 脑内谷氨酸↑,乙酰胆碱↑,γ-氨基丁酸↑,谷氨酰胺↓

D. 脑内谷氨酸↑,乙酰胆碱↓,γ-氨基丁酸↑,谷氨酰胺↓

E. 脑内谷氨酸↓,乙酰胆碱↑,γ-氨基丁酸↓,谷氨酰胺↑

24. 假性神经递质的毒性作用是

A. 对抗乙酰胆碱

B. 阻碍三羧酸循环

C. 抑制糖酵解

D. 降低谷氨酸和天门冬氨酸

E. 干扰去甲肾上腺素和多巴胺的功能

25. 肝性脑病患者血浆氨基酸失衡表现为

A. 支链氨基酸含量降低,芳香族氨基酸含量降低

B. 支链氨基酸含量降低,芳香族氨基酸含量增加

C. 支链氨基酸含量增加,芳香族氨基酸含量增加

D. 支链氨基酸含量增加,芳香族氨基酸含量正常

E. 支链氨基酸含量正常,芳香族氨基酸含量降低

26. 肝性脑病患者血中支链氨基酸浓度降低的机制是

A. 支链氨基酸合成蛋白质

B. 支链氨基酸经肠道排出

C. 支链氨基酸经肾脏排出

D. 支链氨基酸进入中枢神经系统

E. 骨骼肌对支链氨基酸的摄取和分解增强

27. 消化道出血诱发肝性脑病的最主要机制是

A. 引起失血性休克

B. 肠道细菌作用下产生氨增加

C. 脑组织缺血缺氧

D. 血中苯乙胺和酪胺增加

E. 破坏血脑屏障,假性神经递质入脑

28. 肝性功能性肾衰竭的发病机制与下列哪项因素无关

A. 低血容量

B. 假性神经递质蓄积

C. 内毒素血症

D. 肾素-血管紧张素系统活动增强

E. 激肽释放酶-激肽系统活动增强

29. 肝脏功能严重受损时,下述哪项不会引起肾血管收缩

A. 低血容量

B. 前列腺素合成增多

C. 肾素-血管紧张素系统活动增强

D. 缓激肽减少

E. 内脏血液动力学改变

30. 下述哪项对肝性脑病的治疗不正确

A. 口服乳果糖

B. 肌肉注射青霉素

C. 给予左旋多巴

D. 稀酸高位灌肠

E. 静脉点滴谷氨酸钠

31. 下列哪一项不是肝性腹水的形成因素

A. 肾小管重吸收增加,门静脉高压

B. 肾小球滤过率降低

C. 血浆胶体渗透压下降

D. 排钠激素活力下降

E. 醛固酮灭活减弱

32. 肝性脑病时假性神经递质来源是

A. 苯丙氨酸、酪氨酸、色氨酸

B. 肠道细菌酶作用下产生的酪胺、苯乙胺

C. 脑内羟化形成的苯乙醇胺和羟苯乙醇胺

D. 酪胺、苯乙胺、5-HT

E. 以上都是

33. 下列哪一项不是肝性功能性肾衰竭的特点

A. 肾并无器质性病变

B. 肾血流明显下降

C. GFR 下降

D. 肾小管功能正常
E. 只见于少数暴发性肝炎
34. 肝功能障碍时代谢障碍表现为
A. 低血糖症 B. 低蛋白血症
C. 低钠血症 D. 低钾血症
E. 以上都是
35. 假性神经递质的作用部位在
A. 大脑皮质 B. 小脑
C. 丘脑 D. 间脑
E. 脑干网状结构
36. 正常人血浆中BCAA与AAA的比值接近
A. 1～1.5 B. 2～2.5
C. 3～3.5 D. 4～4.5
E. 5～5.5
37. γ-氨基丁酸通过下列哪一种离子使突触后神经膜的传导增强
A. Na^+ B. K^+
C. Ca^{2+} D. HCO_3^-
E. Cl^-
38. 肝实质细胞是指
A. 肝细胞 B. 库普弗细胞
C. 星形细胞 D. 内皮细胞
E. Pit细胞
39. 与肝纤维化有关的星形细胞改变是
A. 合成大量Ⅰ型胶原
B. 星形细胞增殖抑制
C. 星形细胞内蛋白合成抑制
D. 基质金属蛋白酶(MMP)表达增加
E. 金属蛋白酶组织抑制物(TIMP)表达抑制
40. 外源性肝性脑病的主要原因是
A. 暴发性肝炎
B. 门脉性肝硬变
C. 药物中毒
D. 肝癌
E. 胆囊炎
41. 内源性肝性脑病是指
A. 门脉性肝硬变引起的脑病
B. 晚期血吸虫病引起的脑病
C. 急性肝细胞广泛坏死引起的脑病
D. 肝胆疾患引起的脑病
E. 以上都不是
42. 氨对脑能量代谢的影响中，下列哪项使还原型辅酶Ⅰ(NADPH)消耗增多
A. 糖酵解增强
B. 丙酮酸氧化脱羧
C. 氨与α-酮戊二酸结合形成谷氨酸
D. 谷氨酸与氨结合形成谷氨酰胺
E. 乙酰辅酶A与胆碱合成乙酰胆碱
43. 高碳酸血症是通过哪一个途径诱发肝性脑病的
A. 神经毒质间与代谢异常间的协同作用
B. 脑的敏感性升高
C. 使肠道细菌产氨增多
D. 抑制肠道对氨的吸收
E. 血脑屏障通透性升高
44. 肝性脑病患者应用肠道抗生素的目的是
A. 防治胃肠道感染
B. 防止腹水感染
C. 预防肝胆系统感染
D. 抑制肠道对氨的吸收
E. 抑制肠道细菌，减少氨产生和吸收
45. 肝功能障碍病人易发生出血倾向不是由于
A. 凝血因子合成减少
B. FDP生成增多
C. 类肝素样物质减少
D. 凝血因子消耗增多
E. 血小板功能异常
46. 色氨酸在脑内可形成一种假性递质被儿茶酚胺神经元摄取，这种假性递质是
A. 苯乙醇胺 B. 羟苯乙醇胺
C. 苯乙胺 D. 5-羟色胺
E. 酪胺
47. 色氨酸在肝性脑病中的主要作用是
A. 直接抑制中枢神经系统
B. 直接兴奋中枢神经系统
C. 转变成5-羟色胺
D. 对抗多巴胺
E. 对抗乙酰胆碱
48. 肝性脑病患者血浆中BCAA与AAA的比值接近
A. 0.6～1.2 B. 2～2.5
C. 3～3.5 D. 4～4.5
E. 5～5.5

[B型题](1～13)

A. 亮氨酸、异亮氨酸和缬氨酸
B. 苯丙氨酸、酪氨酸和色氨酸
C. GABA和谷氨酰胺

D. 乙酰胆碱和谷氨酸
E. 苯乙醇胺、羟乙醇胺和5-羟色胺
1. 引起肝性脑病的假性神经递质是
2. 支链氨基酸是指
3. 芳香氨基酸是指
4. 抑制性中枢神经递质是指
5. 兴奋性中枢神经递质是指

A. 复方氨基酸溶液
B. 谷氨酸
C. 精氨酸
D. 乳果糖
E. 左旋多巴
6. 使正常神经递质生成增多而治疗肝性脑病的药物是
7. 控制肠道产氨而治疗肝性脑病的药物是
8. 恢复血浆氨基酸平衡而治疗肝性脑病的药物是
9. 维持鸟氨酸循环，促进尿素合成而治疗肝性脑病的药物是
10. 使氨生成谷氨酰胺而治疗肝性脑病的药物是

A. 酪胺
B. 短链脂肪酸
C. 氨
D. 5-羟色胺
E. 苯乙胺
11. 苯丙氨酸在肠道细菌作用下可产生
12. 酪氨酸在肠道细菌作用下可产生
13. 尿素在肠道细菌作用下可产生

［**X 型题**］(**1～15**)

1. 肝性脑病的诱发因素包括
A. 消化道出血
B. 酸中毒
C. 便秘
D. 感染
E. 摄入维生素增多
2. 氨影响脑生理功能而引起脑病的可能机制有
A. 干扰脑的能量代谢
B. 影响神经递质的产生及其相互间的平衡
C. 干扰神经细胞膜的电活动
D. 促进肌肉组织对支链氨基酸的摄取利用
E. 促进假性神经递质的产生
3. 上消化道出血诱发肝性脑病的机制在于
A. 引起失血性休克
B. 肠道细菌作用下产氨增多
C. 血液中苯乙胺和酪胺增加
D. 急性严重出血使脑组织缺血、缺氧
E. 破坏血脑屏障使假性神经递质入脑
4. 血浆氨基酸失衡学说中的支链氨基酸是指
A. 酪氨酸
B. 异亮氨酸
C. 缬氨酸
D. 色氨酸
E. 亮氨酸
5. 氨对神经细胞膜的抑制主要作用包括
A. 抑制细胞膜钠泵活性
B. NH_3 与 K^+ 的竞争作用
C. 抑制细胞膜的钙泵活性
D. 抑制细胞膜对葡萄糖转运
E. 抑制细胞膜对 NADH 转运
6. 肝性脑病患者氨清除不足的原因有
A. 鸟氨酸循环障碍
B. 三羧酸循环障碍
C. 门-体分流
D. 谷氨酸合成障碍
E. 谷氨酰胺合成障碍
7. 使用左旋多巴治疗肝性脑病的目的在于
A. 增强正常递质的生成
B. 改善肾功能
C. 降低血氨
D. 恢复血浆氨基酸的生理平衡
E. 对抗 GABA 的作用
8. 神经毒质对脑的毒性作用包括
A. 对脑细胞内呼吸的抑制作用
B. 干扰脑的能量代谢
C. 使神经冲动的传递发生障碍
D. 使脑组织缺血缺氧
E. 抑制脑细胞钠泵的活性
9. 肝性肾功能衰竭的发生是通过下述机制
A. GFR 严重低下
B. 肾交感神经张力降低
C. 前列腺素合成增多
D. 肾素-血管紧张素系统活动增强
E. 内皮素-1 增多
10. 关于肝性脑病的发病机制学说有

A. 氨中毒学说
B. 矫枉失衡学说
C. 假性神经递质学说
D. GABA 学说
E. 血浆氨基酸失衡学说
11. 血脑屏障通透性增强是由于
A. 高碳酸血症
B. 脂肪酸
C. 感染
D. 酗酒
E. 电解质紊乱
12. 肝功能严重损害时激素代谢紊乱为
A. 雌激素升高
B. 胰岛素升高
C. 醛固酮升高
D. 抗利尿激素下降
E. 肾上腺素下降
13. 肝功能不全病人对雌激素灭活作用减退可出现
A. 蜘蛛痣
B. 肝掌
C. 男子乳房发育
D. 男性睾丸增大
E. 女子月经失调
14. 肝性脑病患者可出现
A. 注意力不集中
B. 衣着不整
C. 哭笑无常
D. 嗜睡、昏迷
E. 扑翼样震颤
15. 假性神经递质主要是指
A. 苯乙醇胺
B. 苯乙胺
C. 酪胺
D. 吲哚
E. 羟苯乙醇胺

(四)问答题

1. 试述肝功能衰竭患者氨生成增多的机制。
2. 血氨升高对脑有何毒性作用?
3. 假性神经递质为何可引起昏迷及扑翼样震颤?
4. 简述碱中毒诱发肝性脑病的机制。
5. 肝功能严重障碍者需灌肠时应选何种灌肠液?为什么?
6. 简述肝性脑病 GABA 学说的主要内容。
7. 简述肝脏受损引起的功能障碍。
8. 简述左旋多巴治疗肝性脑病的原理。
9. 肝病时为何容易发生肠源性内毒素血症?
10. 简述肝性脑病的血浆氨基酸失衡学说。
11. 口服乳果糖为什么可以治疗肝性脑病?
12. 肝性脑病可分为几期?各期有何特点?
13. 试述肝性功能性肾衰竭的发生机制。
14. 肝功能衰竭患者为何发生氨清除不足?
15. 为什么肝性脑病和肝性肾功能不全常互为因果关系?
16. 假性神经递质是如何形成的?它们在肝性脑病的发生中有何作用?
17. 简述肝性脑病的诱因作用的机制。

(五)分析题

一位患者患肝硬化已 6 年,平时状态尚可。因 1 次不洁饮食后,出现高热(39.5℃)、频繁呕吐和腹泻,继之出现胡言乱语、扑翼样震颤,最后进入昏迷。试分析该患者发生肝性脑病的诱发因素。

【参考答案及注释】

一、名词解释

1. 当某些致病因素严重损伤肝脏细胞,使其代谢、分泌、合成、解毒和免疫等功能严重障碍,机体可出现黄疸、出血、继发性感染、肾功能障碍及肝性脑病等临床综合征,称为肝功能不全。

2. 一般是指肝功能不全的晚期为肝功能衰竭。

3. 在严重肝病所继发的神经精神综合征称肝性脑病。

4. 外源性肝性脑病是指肠源性毒物绕过肝脏直接进入体循环而引起的脑病,多见于肝硬化。

5. 内源性肝性脑病是指由肝功能衰竭所引起的脑病,多见于病毒性或中毒性肝炎。

6. 苯乙醇胺和羟苯乙醇胺等的化学结构与正常神经递质去甲肾上腺素和多巴胺相似，可同样被神经末梢摄取、贮存和释放，但生理效应远较正常递质为弱，故将这些生物胺称为假性神经递质。

7. 肝肾综合征是指肝硬化在失代偿期或重症肝炎时，继发于肝功能衰竭基础上的功能性肾功能衰竭。

8. 氨中毒学说，此学说认为肝性脑病的发生是由于肝功能严重受损，尿素合成发生障碍而导致血氨水平增高，增高的血氨通过血脑屏障进入脑组织，引起脑功能障碍。

9. 肠源性内毒素血症，指由于通过肝窦的血流量减少、库普弗细胞功能受抑制、内毒素从结肠漏出过多以及内毒素吸收过多等原因引起的体循环血液中内毒素增多。

（二）填空题

1. ①低血糖症 ②低白蛋白血症 ③低钾血症 ④低钠血症

2. ①干扰脑的能量代谢 ②使脑内神经递质发生改变 ③对神经细胞膜有抑制作用

3. ①化学结构 ②生理效应

4. ①支链氨基酸②芳香族氨基酸

5. ①抑制 ②谷氨酸 ③谷氨酸脱羧 ④转氨酶

6. ①苯乙醇胺 ②羟苯乙醇胺

7. ①氮的负荷增加 ②血-脑脊液屏障通透性增高 ③脑的敏感性增高

8. ①严重肝疾病 ②神经精神

9. ①氨中毒学说 ②假性神经递质学说 ③血浆氨基酸失衡学说 ④γ-氨基丁酸学说

10. ①氨清除不足 ②氨产生过多 ③氨清除不足

11. ①苯乙胺 ②酪胺 ③苯乙醇胺 ④羟苯乙醇胺

12. ①消化道出血

13. ①谷氨酸②精氨酸 ③谷氨酰胺 ④鸟氨酸循环

14. ①降低 ②抑制 ③氨 ④氨

（三）选择题

[A 型题]

1. B 2. D 3. B 4. D 5. B 6. A 7. E 8. D 9. A 10. C 11. E 12. C 13. C 14. A 15. D 16. B 17. A 18. B 19. C 20. D 21. A 22. D 23. B 24. E 25. B 26. E 27. B 28. E 29. B 30. D 31. D 32. E 33. E 34. E 35. E 36. C 37. E 38. A 39. A 40. B 41. C 42. C 43. E 44. E 45. B 46. D 47. C 48. A

[B 型题]

1. E 2. A 3. B 4. C 5. D 6. E 7. D 8. A 9. C 10. B 11. E 12. A 13. C

[X 型题]

1. ACD 2. ABC 3. ABCDE 4. BCE 5. AB 6. AC 7. AB 8. ABCE 9. ADE 10. ACDE 11. ABCDE 12. ABC 13. ABCE 14. ABCDE 15. AE

（四）问答题

1. 肝功能衰竭患者发生氨生成增多的机制是：①肝功能衰竭患者常见上消化道出血，血中蛋白质在肠道内细菌作用下可产生大量氨。②肝硬变时由于门静脉血流受阻，致使肠黏膜淤血水肿，食物消化、吸收和排空都发生障碍，氨的生成显著增多。③肝硬变晚期可因合并肾功能障碍而发生氮质血症，使弥散到胃肠道的尿素大增，经肠道内细菌尿素酶作用而产氨增多。④肌肉组织中腺苷酸分解是产氨的方式之一，当肌肉收缩加剧时，这种分解代谢加强可使氨产生增加。肝性脑病患者出现躁动，使肌肉活动增强，产氨亦增多。

2. 血氨升高引起肝性脑病的作用机制可能是：①干扰脑的能量代谢。血氨升高主要干扰葡萄糖生物氧化的正常进行，使 ATP 生成不足或消耗过多，以致能量供应不足，不能维持中枢神经系统的兴奋活动，从而引起昏迷。②使脑内递质发生改变。脑内氨增多使脑内的正常生化反应发生变化，脑内兴奋性递质（乙酰胆碱、谷氨酸）减少和抑制性递质（γ-氨基丁酸、谷氨酰胺）增多，致使神经递质之间的作用失去平衡，导致中枢神经系统功能发生紊乱。③对神经细胞膜的直接抑制作用。氨干扰神经细胞膜上的 Na^+-K^+-ATP 酶的活性，这可影响到复极后膜的离子转运，使膜电位变化和兴奋性异常。氨与 K^+ 有竞争作用，以致影响 Na^+、K^+ 在神经细胞膜内、外的正常分布，从而干扰神经传导活动。

3. 假性神经递质能以假乱真，被神经元末梢摄取、储存，但生理效应极低。当其含量增多时，可取代网状结构中正常神经递质，使上行激动系统功能下降，大脑皮质的兴奋不能维持，机体不能保持清醒状态而出现昏迷；也可取代锥体外系统中的正常神经递质，从而出现抽搐及扑翼样震颤。

4. ①碱中毒时，可使肠道离子型铵（NH_4^+）转变成分子氨(NH_3)而吸收入血；使肾小管上皮细胞产生的氨，以铵盐形式排出减少，以游离氨形式弥散入血增多；使血液中离子型铵(NH_4^+)转变成分子氨(NH_3)，后者由易于通过血脑屏障和脑细胞膜，使脑细胞内氨浓度升高。故碱中毒易诱发肝性脑病。

5. 肝功能严重障碍的患者需灌肠时，应选弱酸性灌肠液。因为肠道 pH 较低时，肠道的 NH_3 与 H^+ 结合成不被吸收的 NH_4^+，并随粪便排出体外。若肠道 pH 降至 5.0 时，不仅肠道的 NH_3 不被吸收，而且血液中的氨向肠道弥散。因此，应选弱酸性灌肠液，以减少肠道对氨的吸收和促血氨向肠道弥散，使血氨降低。

6. 血浆 GABA 主要来自肠道，系食物中谷氨酸受肠道大肠杆菌和脆弱类杆菌的谷氨酸脱羧酶催化而形成。正常时，肝脏能分解来自肠道的 GABA，GABA 不易通过正常的血脑屏障。肝性脑病时，肝清除来自肠道 GABA 能力下降，使血液中 GABA 浓度升高，同时血脑屏障对 GABA 的通透性增加，导致脑内 GABA 增多。进入脑内 GABA 与突触后神经元的特异性 GABA 受体结合，引起 Cl^- 运转通道开放，Cl^- 由神经元细胞外进入细胞内，使静息膜电位处于超极化状态，从而造成中枢神经系统功能抑制，出现肝性脑病中所见的意识变化与运动调节功能障碍。

7. 肝脏受损引起的功能障碍包括下述五方面：①代谢障碍，表现为低血糖、低白蛋白血症、低钾血症和低钠血症；②胆汁分泌和排泄障碍，病人出现高胆红素血症和肝内胆汁淤积；③凝血障碍，病人易发生出血；④免疫功能障碍，病人易发生严重感染、菌血症，尤其易出现肠源性内毒素血症；⑤生物转化功能障碍，表现为药物代谢障碍、毒物解毒障碍和激素灭活减弱。

8. ①左旋多巴可以通过血脑屏障进入脑组织，进一步代谢为多巴胺、去甲肾上腺素和肾上腺素，竞争性地取代假性神经递质，而治疗昏迷；②增加肾脏排泄氨和尿素，使血氨和脑内氨均降低。

9. 在严重肝病情况下往往出现肠源性内毒素血症，其机制与下列因素有关：①通过肝窦的血流量减少，严重肝病时肝小叶正常结构遭到破坏，肝窦走行和排列失去常态；又由于门脉高压形成出现肝内、外短路，部分血液不接触库普弗细胞，内毒素便可通过肝进人体循环。②库普弗细胞功能受到抑制，伴有淤积性黄疸的肝病患者，肝内淤积的胆汁酸和结合胆红素可抑制库普弗细胞功能，使内毒素得以进入体循环。③内毒素从结肠漏出过多，结肠壁发生水肿时漏入腹腔的内毒素增多。④内毒素吸收过多，严重肝病时肠黏膜屏障功能受损，致使内毒素吸收增多。

10. 肝性脑病患者的血浆氨基酸比值有异常现象，其特征是苯丙氨酸、酪氨酸和色氨酸等芳香族氨基酸增多，而支链氨基酸如亮氨酸、异亮氨酸和缬氨酸降低。肝性脑病患者发生这种异常现象的原因有两方面：①由于肝功能严重障碍或门-体侧支循环形成，致使胰岛素在肝内灭活减弱，形成高胰岛素血症，后者可增强骨骼肌对支链氨基酸的摄取和分解，故血浆支链氨基酸水平下降；②芳香族氨基酸的分解代谢只能在肝内进行，当肝功能严重受损时，血浆中芳香族氨基酸水平便明显升高。芳香族氨基酸与支链氨基酸由同一载体转运而通过血脑屏障，在通过血脑屏障时它们之间发生竞争。因血中芳香族氨基酸过多而竞争先进入脑内，致使脑内假性神经递质生成增多并抑制去甲肾上腺素等正常神经递质的合成，最终导致肝性因病的发生。

11. 乳果糖在肠道形成乳酸和醋酸可降低肠道 pH。肠道 pH 降低一方面抑制细菌活性减少氨的形成；另一方面，使 NH_3 与 H^+ 结合形成 NH_4^+，而随粪便排除体外，并吸引血中的氨向肠道扩散，抑制氨吸收而达到酸透析的效果。对肝性脑病有一定治疗效果。

12. 肝性脑病可分为四期。第一期只有轻微的性格和行为改变；第二期以精神错乱、睡眠障碍及行为失常为主；第三期以昏睡和精神错乱为主；第四期进入昏迷阶段。

13. 大多数肝硬化晚期患者和少数暴发性肝炎患者伴有功能性肾衰竭。发病时肾并无器质性病变，但肾血流量明显减少，肾小球滤过率降低，而肾小管功能正常，这种肾血流量与肾小球滤过率的严重降低很可能是肾血管持续收缩的结果。肝功能衰竭时所发生的肾血管收缩因素可归纳为两大类：一类是因肝功能严重障碍时产生的，或受损的肝不能从循环中清除的有毒物质，如内毒素和假性神经递质等；另一类是低血容量与门脉高压引起的有效循环血量减少所引起，两者主要是通过交感-肾上腺髓质系统和肾素-血管紧张素系统兴奋性增强，使肾血管持续收缩。由于肾血管持续收缩导致血液重新分布。肾皮质缺血与肾小球滤过率下降，进而发展为功能性肾衰竭。

14. 氨在人体内被清除的主要途径是，在肝内经鸟氨酸循环合成尿素后经由肾脏排出体外。肝功能受到严重损害时，肝内酶系统受损使鸟氨酸循环受阻，尿素合成过程不能顺利进行，这是导致血氨增高的重要机制。此外，在门-体型肝性脑病和做过门-腔静脉吻合术的病例，来自肠道的氨有一部分或大部分通过分流直接进入体循环，这也可以导致血氨升高。

15. 肝性脑病的患者均有严重肝病，由于大量腹水、利尿、上消化道出血及低蛋白血症等，可使血容量减少和心输出量降低；肝内外大量侧支循环和毛细血管扩张，使大量血流分布在侧支循环和毛细血管床内；有效血浆容量减少，通过交感-肾上腺素系统、肾素-血管紧张素系统活性增强，激肽和前列腺素合成减少及内皮素合成增加，使肾血管收缩；严重肝病伴有内毒素血症，后者具有拟交感神经作用，使肾血管收缩；假性神经递质取代了去甲肾上腺素而使小动脉扩张和血液重新分布。这些均可导致肾血流量减少和肾小球滤过率降低，发生肝性肾功能不全。

肝性肾功能不全一旦发生，将加重肝性脑病的发生发展，这是因为：氮质血症时有更多尿素透入肠腔，氨生成增多；芳香族氨基酸代谢产物经肾排出减少，在体内潴留；代谢性酸中毒，血钾升高，血钠降低，都可加重中枢神经系统功能障碍。

16. 蛋白质饮食中含有带苯环的氨基酸，如苯丙氨酸和酪氨酸，它们在肠道细菌脱羧酶的作用下可生成苯乙胺和酪胺。当肝功能受损时，经肠道吸收进入门脉血液中的生物胺在通过肝时不能被充分解毒；或者由于门-体分流的形成而使生物胺直接进入到循环中。苯乙胺和酪胺继而由血液进入脑组织，再经脑神经细胞内非特异性β-羟化酶的作用形成羟苯乙醇胺和苯乙醇胺。这是两个在化学结构上与去甲肾上腺素和多巴胺等正常神经递质相似的生物胺，但生理效应远较正常神经递质为弱，故称为假性神经递质。当脑干网状结构中假性神经递质增多时，则竞争性地取代正常神经递质而被神经末梢所摄取和贮存，每当发生神经冲动时再释放出来。因假性神经递质生理效应远不及正常神经递质，致使网状结构上行激动系统功能失常，传至大脑皮质的兴奋冲动受阻，以至大脑功能发生抑制出现意识障碍甚至昏迷。

17. ①神经毒质之间或与代谢异常之间发生协同作用；②通过增强血脑屏障通透性而发挥作用；③提高脑对神经毒质的敏感性而使之易于在各种外源性因素下发生昏迷。

（五）分析题

(1)肝硬化病人，因胃肠道淤血，消化吸收不良及蠕动障碍，细菌大量繁殖。现进食不洁肉食，可导致肠道产氨过多。

(2)高热病人，呼吸加深加快，可导致呼吸性碱中毒；呕吐、腹泻，丢失大量钾离子，同时发生继发性醛固酮增多，引起低钾性碱中毒；呕吐丢失大量 H^+ 和 Cl^-，可造成代谢性碱中毒，碱中毒可导致肠道、肾脏吸收氨增多，而致血氨升高。

(3)肝硬化病人常有腹水，加上呕吐、腹泻丢失大量细胞外液，故易合并肝肾综合征，肾脏排泄尿素减少，大量尿素弥散至胃肠道而使肠道产氨增加。

(4)进不洁食后出现高热，表示发生了感染，组织蛋白分解，导致内源性氮质血症。

（田 华）

第十七章　肾功能不全

【大纲要点】

1. 掌握肾功能不全、急性肾功能衰竭、慢性肾功能衰竭、尿毒症和肾性骨营养不良的概念，急性肾功能衰竭少尿的发生机制，急性和慢性肾功能衰竭时机体的功能代谢变化及其机制。

2. 熟悉肾功能不全的基本发病环节，慢性肾功能衰竭的发病机制，尿毒症时的功能和代谢变化。

3. 了解肾功能不全的原因、分类及防治原则。

【教材精要】

一、肾功能不全的概念

当各种病因引起肾功能严重障碍时，会出现各种代谢产物、药物和毒物在体内蓄积，水、电解质和酸碱平衡紊乱，以及肾脏内分泌功能障碍的临床表现，这一病理过程就叫肾功能不全(renal insufficiency，RI)。肾功能不全与肾功能衰竭没有本质上的区别。前者是指肾脏功能障碍由轻到重的全过程；后者则是前者的晚期阶段。

二、肾功能不全的基本发病环节

1. 肾小球滤过功能障碍。肾脏滤过功能以肾小球滤过率(GFR)来衡量。其障碍表现在：

(1) 血流量减少。当休克、心力衰竭等使血容量减少、平均动脉压降低或肾血管收缩时，肾血流量显著减少，GFR随之降低。并可使肾小管上皮细胞变性坏死，导致肾功能不全。

(2) 肾小球有效滤过压降低。大量失血和脱水等引起全身血压下降时，肾小球毛细血管血压随之下降；尿路梗阻、肾小管阻塞、肾间质水肿压迫肾小管时，肾小球囊内压升高，导致肾小球有效滤过压降低。

(3) 肾小球滤过面积减少。肾单位大量破坏时，肾小球滤过面积极度减少，可使GFR降低。

(4) 肾小球滤过膜通透性改变。肾小球滤过膜由肾小球毛细血管内皮细胞、基底膜和肾小球囊脏层上皮细胞(足细胞) 组成。炎症、损伤和免疫复合物可破坏滤过膜的完整性或降低其负电荷而导致通透性增加，这是引起蛋白尿和血尿的重要原因。

2. 肾小管功能障碍。肾小管具有重吸收、分泌和排泄功能，缺血、感染和毒物可引起肾小管上皮细胞变性坏死。由于各段肾小管结构和功能不同，故出现功能障碍时表现各异。

(1) 近曲小管功能障碍：可出现肾性糖尿、氨基酸尿、钠水潴留和肾小管性酸中毒等，以及对氨马尿酸、酚红、青霉素，造影用碘剂等在体内蓄积。

(2) 髓襻功能障碍：肾髓质高渗环境受到破坏，原尿浓缩障碍，出现多尿、低渗或等渗尿。

(3) 远曲小管和集合管功能障碍：前者可导致钠、钾代谢障碍和酸碱平衡失调，后者可出现肾性尿崩症。

3. 肾脏内分泌功能障碍。

(1) 肾素-血管紧张素-醛固酮系统(RAAS)：体内各种因素可通过入球小动脉壁牵张感受器、致密斑及近球细胞 β_2 受体，引起肾脏近球细胞合成释放肾素增多。后者可将肝细胞生成的血管紧张素原分解成为血管紧张素Ⅰ，进一步形成血管紧张素Ⅱ和血管紧张素Ⅲ。血管紧张素具有收缩血管和促进肾上腺皮质分泌醛固酮的作用。因此，RAAS活性增强，可导致肾性高血压和钠、水潴留。

(2) 红细胞生成素(EPO):主要由肾脏产生的多肽类激素,可加速骨髓造血干细胞和原红细胞的分化、成熟,促进网织红细胞释放入血和加速血红蛋白合成。肾性贫血与肾实质破坏导致其形成减少有关。

(3) 1,25-$(OH)_2D_3$:肾皮质细胞线粒体含有 1-α 羟化酶系,可将由肝脏生成的 25-$(OH)_2D_3$ 羟化成 1,25-$(OH)_2D_3$。其主要生理作用:①促进肠道对钙磷的吸收;②促进骨骼钙磷代谢。慢性肾衰时,由于肾实质损害,其生成减少可致低钙血症和肾性骨营养不良的发生。

(4) 激肽释放酶-激肽-前列腺素系统(KKPGS):肾脏富含激肽释放酶,可将血浆激肽原转变成缓激肽。肾髓质间质细胞主要合成前列腺素 E_2、A_2 和 $F_{2\alpha}$。激肽、PGE_2 和 PGA_2 均可扩张血管、降低外周阻力和促进肾小管钠水排出。慢性肾衰时,KKPGS 的活性降低参与了肾性高血压的发生。

(5) 甲状旁腺激素和促胃液素:肾脏可灭活甲状旁腺激素和促胃液素。慢性肾衰时,易发生肾性骨营养不良和消化性溃疡,与这两种激素灭活减少有关。

三、急性肾功能衰竭

各种原因在短期内引起肾脏泌尿功能急性障碍,以致机体内环境出现严重紊乱的病理过程,临床表现有水中毒、氮质血症、高钾血症和代谢性酸中毒。这一病理过程就叫急性肾功能衰竭(acute renal failure)。

(一) 急性功能衰竭的原因和分类

1. 肾前性急性肾功能衰竭:见于各型休克早期。此时,肾小管功能尚属正常,肾脏并未发生器质性病变。

2. 肾性急性肾功能衰竭:临床上以肾缺血和肾毒物引起的急性肾小管坏死最常见。急性肾小管坏死的原因和机制:①持续肾缺血和再灌注损伤,是功能性肾衰转变为器质性肾衰;②肾毒物,如金属抗生素磺胺类药物、某些有机化合物杀虫药、毒蕈、蛇毒、造影剂、肌红蛋白和血红蛋白及内毒素等;③体液因素异常,如重的低钾血症、高钙血症和高胆红素血症等。

3. 肾后性急性肾功能衰竭:见于双侧尿路结石、盆腔肿瘤和前列腺肥大、前列腺癌等所致尿路梗阻。

(二) 急性肾功能衰竭的发病机制

1. 肾血流减少。

(1) 肾灌注压下降。

(2) 肾血管收缩:①交感-肾上腺髓质系统兴奋;②肾素-血管紧张素系统的激活(管-球反馈);③激肽和前列腺素合成减少;④内皮素合成增加。

(3) 肾血管内皮细胞肿胀:细胞膜"钠泵"失灵;缺血再灌注产生大量氧自由基。

(4) 肾血管内凝血:①纤维蛋白原增多;②红细胞集聚和变形能力降低;③血小板集聚;④ 白细胞黏附、嵌顿。

2. 肾小球病变:急性肾小球肾炎等使肾小球膜受累,滤过面积减少。

3. 肾小管阻塞:小管坏死时的细胞脱落碎片、异型输血时的血红蛋白、挤压综合征时的肌红蛋白,均可在肾小管内形成各种管型,阻塞肾小管管腔,管腔内压升高,有效滤过压降低,导致 GFR 减少。

4. 原尿回漏:小管上皮细胞变性、坏死、脱落,原尿可经受损肾小管壁处返漏入周围肾间质,形成肾间质水肿,压迫肾小管,造成囊内压升高,使 GFR 减少,出现少尿。

(三) 肾细胞损伤及其机制

1. 受损细胞的种类及其特征。

(1) 肾小管细胞。

1)坏死性损伤:①小管破裂性损伤(tubulorrhexic lession),表现为肾小管上皮细胞坏死、脱落,基底膜受损,病变累及肾小管各段,呈异质性,见于肾中毒和肾持续缺血;②肾毒性损伤(nephrotoxic lession),主要累及近曲小管,上皮细胞呈大片状坏死,但基底膜完整,主要见于肾中毒。

2)凋亡性损伤：细胞凋亡明显增加，常发生在远端肾小管，表现微绒毛消失，细胞核染色体边集，核断裂，出现凋亡小体。

(2)肾血管内皮细胞受损特点：①肿胀，血流阻力↑；②肾小球内皮细胞窗变小、超滤系数↓；③内皮细胞受损，促使血小板聚集和微栓塞形成；④释放舒血管因子↓、缩血管因子↑。

(3) 系膜细胞。

2. 细胞损伤的机制：①ATP产生↓及离子泵酶失灵。②自由基↑。③还原型谷胱甘肽(GSH)↓，GSH作用有清除自由基，保护细胞免受损伤；通过与膜蛋白反应维持膜蛋白中巯基与二硫化物的正常比例，确保细胞膜和线粒体的功能；作为细胞保护剂，防止磷脂酶激活。④磷脂酶活性↑。⑤细胞骨架的改变，肾缺血和中毒时，ATP减少，细胞骨架发生明显的改变。⑥细胞凋亡的激活，一般包括两个时相。a. 细胞命运决定期，Bcl-2蛋白家族最重要；b. 细胞凋亡执行期，半胱氨酸-天门冬氨酸蛋白酶(capases)为细胞的执行者。

3. 细胞增生与修复机制：①缺血缺氧的基因调节反应；②应激蛋白的产生与激活；③生长因子的作用；④细胞骨架与小管结构的重建。

(四) 急性肾功能衰竭时的功能代谢变化

少尿型急性肾衰竭：根据少尿型急性肾衰竭的临床过程，可将其分为少尿期、多尿期和恢复期三期。

1. 少尿期。最危重，持续几天至几周，持续时间愈长，预后愈差。

(1) 尿变化(表17-1)：①尿量<400ml/d，当每日尿量在100ml以下时为无尿；②低比重尿；③尿钠高；④ 血尿、蛋白尿、管型尿。

(2) 水中毒。原因：肾排水↓；ADH分泌↑；分解代谢↑ → 内生水↑；不恰当补液。影响：细胞水肿、稀释性低钠血症。

(3) 高钾血症。常为少尿期致死原因，其发生原因：①尿量减少使钾随尿排出减少；②组织损伤和分解代谢增强，使钾大量释放到细胞外液；③酸中毒时，细胞内钾离子外逸；④低钠血症，使远曲小管的钾、钠交换减少；⑤输入库存血或食入含钾量高的食物或药物等。

(4) 代谢性酸中毒。其发生原因：①GFR降低，使酸性代谢产物在体内蓄积；②肾小管分泌 H^+ 和 NH_3 能力降低，使碳酸氢钠重吸收减少；③分解代谢增强，体内固定酸产生增多。

(5) 氮质血症。由于肾脏排泄功能障碍和体内蛋白质分解增加所致。

表17-1　功能性肾衰与器质性肾衰尿变化的不同特点比较

指标	功能性肾衰	器质性肾衰
尿比重	> 1.020	< 1.015
尿渗透压	> 400 mmol/L	< 350 mmol/L
尿钠含量	< 20 mmol/L	> 40 mmol/L
尿蛋白与镜检	正常	蛋白(+)、RBC(+)、WBC(+)、管型(+)
甘露醇利尿效应	佳	差
尿肌酐/血肌酐	>40	<10

2. 多尿期。特点：超过400ml/天，随后尿量成倍增加，可达3～5L/d；水、电解质平衡紊乱。持续约2周。机制：①肾小球滤过功能渐恢复正常；②新生肾小管上皮细胞功能尚不成熟，钠水重吸收功能低下；③肾间质水肿消退，管型被冲走，阻塞解除；④潴留代谢产物经肾小球大量滤出，产生渗透性利尿。

3. 恢复期。尿量开始减少并渐恢复正常。

非少尿型急性肾衰竭。①概念：非少尿型急性肾衰竭是指患者发生进行性氮质血症并伴有其他内环境紊乱，但其尿量在发病初期并不减少，而是正常或略有增加(400～1000 ml/d)。②特点：病程较短，并发症少，预后较好。无明显多尿期。若治疗不及时或不当，可向少尿型转变。则病情更恶化，预后更差。

四、慢性肾功能衰竭

1. 慢性肾功能衰竭的原因：凡能造成肾实质渐进性破坏的疾患，均可引起慢性肾功能衰竭，其中慢性肾小球肾炎为最常见的原因。

2. 慢性肾功能衰竭的发展过程：①肾储备功能降低期（代偿期），内生肌酐清除率在正常值的30%以上；②肾功能不全期，降至正常值的25%～30%；③肾功能衰竭期，为正常值的20%～25%；④尿毒症期，为正常值的20%以下，出现一系列尿毒症中毒症状。

3. 慢性肾功能衰竭的发病机制：①健存肾单位学说，健存肾单位日益减少，健存肾单位的多少决定CRF发展的重要因素；②肾小球过度滤过学说，肾功能过度代偿加重了肾脏的损伤，从而促进肾功能的衰竭；③矫枉失衡学说，矫枉失衡是指机体在对肾小球滤过率降低的适应过程中，因代偿不全而发生的新的失衡，这种失衡使机体进一步受到损害，可出现内分泌功能紊乱等变化。

4. 慢性肾功能衰竭时的功能代谢变化。

(1) 尿的变化。①早期：患者常出现多尿、夜尿、等渗尿，尿中出现蛋白质、红细胞、白细胞、管型等。夜尿为夜间排尿增多。多尿为尿量大于2000ml/天。多尿的机制有原尿流速快；渗透性利尿；尿浓缩功能降低。低渗尿为尿比重只能达到1.020（正常尿相对密度为1.001～1.035）；等渗尿为尿比重固定在1.008～1.012，尿渗透压接近血浆晶体渗透压（266～300mOsm/L）。②晚期：出现少尿。

(2) 氮质血症。内生肌酐清除率与GFR呈平行关系，常用来判断病情严重程度。

(3) 水、电解质和酸碱平衡紊乱。表现为肾脏对钠水调节能力减退；血钾浓度早期多正常，亦可因机体代谢情况出现高钾血症和低钾血症；晚期可出现高镁血症，钙磷代谢障碍。

钙磷代谢障碍表现为①高磷血症（早期肾脏排磷减少；晚期PTH加强溶骨）和②低钙血症（其原因有：a. 血液钙磷比积。b. 1,25-$(OH)_2D_3$ 生成不足。c. 肠道磷酸根分泌增多。d. 肾毒物损伤肠道。e. 代谢性酸中毒：其机制为GFR降低使酸性产物滤过减少；继发性PTH分泌增多，抑制近曲小管上皮细胞碳酸酐酶的活性；肾小管上皮细胞产 NH_3 减少）。

(4) 肾性高血压。其发生机制为：①钠水潴留，称钠依赖性高血压；②肾素-血管紧张素系统增强，称肾素依赖性高血压；③内源性降压物质减少。

(5) 肾性骨营养不良。指CRF时，由于钙磷代谢障碍，继发性甲状旁腺功能亢进，维生素 D_3 活化障碍和酸中毒引起的骨病，包括幼儿的肾性佝偻病，成人骨软化、纤维性骨炎，骨质疏松和骨硬化，转移性钙化等。其发病机制与慢性肾衰时出现的高磷血症、低钙血症、PTH分泌增多、1,25-$(OH)_2D_3$ 形成减少、胶原蛋白代谢障碍及酸中毒等有关。

(6) 出血倾向。主要是毒性物质抑制血小板功能所致。

(7) 肾性贫血。其发生机制：①促红细胞生成素生成减少；②毒性物质抑制骨髓造血功能；③出血倾向；④毒性物质引起溶血；⑤肠道对造血原料吸收减少。

五、尿毒症

急性、慢性肾衰竭发展到最严重的阶段，代谢终产物和内源性毒性物质在体内潴留，水、电解质、酸碱平衡发生紊乱，以及某些内分泌功能失调，从而引起一系列的自体中毒症状，称尿毒症（uremia）。

1. 尿毒症毒素。主要与代谢产物及内源性毒物在体内蓄积有关。其中有一些被认为与尿毒症的特异性症状有关，称之为尿毒症毒素（uremia toxin）。

(1) 尿毒症毒素来源：①正常代谢产物在体内蓄积；②外源性毒物未经机体解毒、排泄；③机体代谢产生新的毒性物质；④正常生理活性物质浓度持续升高。

(2) 尿毒症毒素分类：小分子毒素（如尿素、肌酐、胍类、胺类等）；中分子毒素；大分子毒素（如PTH、生长激素等）。

(3) 常见尿毒症毒素：①PTH可引起肾性营养不良、皮肤瘙痒、高脂血症、贫血、刺激促胃液素分泌、破坏血脑屏障、促进钙进入施万细胞等。②胍类化合物是体内精氨酸的代谢产物，甲基胍毒性最强。③尿素可引起头痛、厌食、恶心、呕吐、糖耐量降低和出血倾向等，其代谢产物氰酸盐可使蛋白质氨基甲酰化，抑制许多酶活性。④多胺是氨基酸代谢产物，可引起厌食、呕吐和蛋白尿，促进红细胞溶解，抑制 Na^+-K^+-ATP 酶活性，增加微血管壁通透性。⑤未知中分子量物质推测为多肽类物质，对成纤维细胞增生、白细胞吞噬作用、淋巴细胞增生等有抑制作用。

2. 功能代谢变化及其机制。

(1)尿毒症病人常发生中枢神经系统功能紊乱，称为尿毒症性脑病，其发生机制有肾毒性物质引起神经细胞变性；电解质和酸碱平衡紊乱；肾性高血压所致脑血管痉挛。

(2)消化系统症状出现最早，与肠产氨增多和促胃液素灭活减少致胃肠道黏膜溃疡有关。

(3)心血管系统主要表现为充血性心力衰竭和心律紊乱，晚期可出现尿毒症心包炎，其发生与肾性高血压、酸中毒、高钾血症、钠水潴留、贫血以及毒性物质作用等有关。

(4)呼吸系统可出现酸中毒固有的深大呼吸，呼出气有氨味，严重时可发生尿毒症肺炎、肺水肿、纤维素性胸膜炎等病变。

(5)免疫系统常并发免疫功能障碍，主要以细胞免疫异常为主。皮肤常出现瘙痒、干燥、脱屑、颜色改变和尿素霜等。

(6)病人发生各种代谢障碍，常出现葡萄糖耐量降低，消瘦、恶病质、低蛋白血症和高脂血症等体征。

六、防治原则

慎用对肾脏有损害的药物；积极治疗原发病；消除可增加肾负担的诱因；对症治疗；采用腹膜和血液透析（人工肾）。肾移植是治疗尿毒症有效的方法。

【考点测试】

（一）名词解释

1. 肾功能不全(renal insufficiency)
2. 急性肾功能衰竭(acute renal failure)
3. 氮质血症(azotemia)
4. 慢性肾功能衰竭(chronic renal failure)
5. 肾性骨营养不良(renal osteodystrophy)
6. 尿毒症(uremia)
7. 尿毒症性脑病(uremic encephalopathy)
8. 肾性高血压(renal hypertension)
9. 尿素霜(urea cream)
10. 矫枉失衡(trade-off)
11. 少尿(oliguria)
12. 无尿(anuria)
13. 等渗尿(Isosthenuria)
14. renal anemia
15. 肾前性急性肾功能衰竭

（二）填空题

1. 根据发病原因，通常将急性肾功能衰竭分为①___、②___和③___三类。

2. 造成急性肾小管坏死的主要原因可以分为①___和②___。

3. 肾脏可灭活如下两种激素：①___和②___。

4. 关于慢性肾功能衰竭发生机制的学说主要有①___学说、②___学说和③___学说。

5. 肾性高血压的发生机制有：①___，②___，③___。

6. 急性肾衰的发病机制有：①___，②___，③___，④___。

7. 慢性肾功能衰竭时，常发生血钙①___，血磷②___。

8. 在急性肾功能衰竭中肾血管收缩的原因有：①___，②___，③___，④___。

9. 少尿型急性肾功能衰竭的发病过程可以分为①___、②___和③___三期。

10. 肾性贫血的发生机制有：①___，②___，③___，④___，⑤___。

11. 与尿毒症有关的胍类物质中最主要的为：①___，②___。

12. 急性肾功能衰竭少尿期最危险的并发症是①___，其对生命的主要危害是造成对②___功能的损害。

13. 慢性肾功能衰竭的临床经过可分为如下四期：①___，②___，③___，④___。

14. 尿毒症患者呼出气体中有①___这是由于

②___经唾液菌分解为③___所致。

15. 当尿量低于①___/24h称少尿，当尿量低于②___/24h称为无尿，尿量大于③___/24h称为多尿。

16. 尿毒症时常见的皮肤症状是①___，可能与毒性物质对皮肤感觉神经末梢的刺激以及继发性②___功能亢进而引起皮肤钙沉积有关。

17. 严重的肾功能衰竭引起的中抠神经系统功能障碍称为①___。

18. 根据尿量的变化，可将急性肾功能衰竭分为①___和②___两种类型。

（三）选择题

[A型题](1～49)

1. 引起肾前性急性肾功能衰竭的病因是
A. 汞中毒　B. 急性肾炎
C. 肾血栓形成　D. 休克早期
E. 尿路梗阻

2. 肾功能衰竭的发生机制中原尿“回漏”是由于
A. 肾小管阻塞
B. 原尿流速过慢
C. 肾小管上皮细胞坏死脱落
D. 肾间质水肿
E. 肾小球滤过率下降

3. 慢性肾功能衰竭不易出现
A. 夜尿和多尿
B. 高钙血症
C. 低渗尿或等渗尿
D. 低钙和高磷
E. 低钠血症或高钠血症

4. 原尿回漏可造成下列现象，除外
A. 肾小管阻塞
B. 肾间质水肿
C. 肾小球滤过率下降
D. 渗透性利尿
E. 原尿流速缓慢

5. 判断肾功能衰竭程度最可靠的指标是
A. NPN　B. BUN
C. 电解质紊乱情况　D. 代谢性酸中毒
E. 肌酐清除率

6. 下述哪一项不是慢性肾衰的特点
A. 肾脏泌尿功能急剧降低
B. 机体内环境严重紊乱
C. 氮质血症
D. 高钾血症
E. 代谢性碱中毒

7. 尿毒病时最早出现
A. 神经系统症状
B. 消化系统症状
C. 呼吸系统症状
D. 循环系统症状
E. 造血系统症状

8. 慢性肾衰进行性发展的最主要原因是
A. 原始病因持续存在
B. 肾小管重吸收负荷过重，致肾小管损伤
C. 健存肾单位进行性减少
D. GFR进行性降低
E. 肾血流量进行性减少

9. 肾功能衰竭少尿期，输入大量水分严重时可导致
A. 低渗性脱水　B. 高渗性脱水
C. 等渗性脱水　D. 水肿
E. 水中毒

10. 慢性肾衰病人有出血倾向的主要原因是
A. 血小板数量下降
B. 血小板寿命缩短
C. 骨髓造血功能障碍
C. 与肾性高血压的发生有关
E. 血小板功能障碍

11. 下述哪种物质不属于尿毒症的常见毒素
A. 尿素　B. 肌酐
C. PTH　D. 甲状腺激素
E. 中分子物质

12. 有关急性肾功能衰竭的描述，下列哪一项是错误的
A. 功能性肾衰尿钠含量显著少于肾小管坏死肾衰的含量
B. 水潴留常超过钠潴留，故易发生稀释性低钠血症
C. 高血钾是急性肾衰最危险的并发症
D. 多尿期尿量增多可很快纠正少尿期造成的氮质血症
E. 非少尿型急性肾衰发生率较低

13. 肾功能衰竭是指
A. 发生氮质血症的各种疾病
B. 尿中出现蛋白质、管型、红细胞和白细胞的病理过程

C. 持续少尿、无尿的病理过程

D. 肾脏泌尿与内分泌功能障碍引起内环境紊乱的病理过程

E. 各种肾实质疾病引起的病理过程

14. 下列哪项不是急性肾功能衰竭的临床表现

A. 氮质血症　　B. 高钾血症

C. 代谢性酸中毒　　D. 高钙血症

E. 少尿

15. 下列哪项不是引起肾小管功能障碍的主要原因

A. 严重休克　　B. 汞中毒

C. 严重挤压伤　　D. 免疫复合物

E. 严重溶血

16. 关于急性肾小管坏死多尿期，下列哪项错误

A. 尿量超过400ml/24h

B. 氮质血症和高钾血症立即被纠正

C. 可产生低钾血症

D. 可有脱水甚至休克

E. 病人抵抗力低下，易继发感染

17. 慢性肾功能衰竭(CRF)时，继发性PTH分泌过多的始动原因是

A. 低钙血症

B. 骨营养不良

C. 1.25-$(OH)_2D_3$ 生成↓

D. 肠吸收钙↓

E. 高磷血症

18. 下列尿的变化指标中哪项表示慢性肾功能衰竭更严重

A. 夜尿增多　　B. 尿蛋白阳性

C. 高渗尿　　D. 低渗尿

E. 等渗尿

19. 慢性肾衰合并高钾血症主要是因为

A. 晚期大量肾单位破坏

B. 肾单位中原尿过多

C. 呕吐腹泻

D. 长期用排钾利尿剂

E. 代谢性碱中毒

20. 肾脏的血液供应和肾血流量，下列哪项正确

A. 正常人两肾血流量相当于心输出量的10%～15%

B. 肾脏的血流80%以上供应皮质，仅不到20%供应髓质

C. 肾脏的血流80%以上供应髓质，仅不到20%供应皮质

D. 肾脏的血流50%供应皮质，50%供应髓质

E. 当肾内血流重新分配时，大部分血液流过肾皮质

21. 形成肾小球滤过率的有效滤过压等于

A. 肾小球毛细血管血压－肾小球毛细血管内血浆胶体渗透压＋组织液静水压

B. 肾小球毛细血管血压－肾小球毛细血管内血浆胶体渗透压－组织液静水压

C. 肾小球毛细血管血压＋肾小球毛细血管内血浆胶体渗透压＋肾小囊囊内压

D. 肾小球毛细血管血压－肾小球毛细血管内血浆胶体渗透压－肾小囊囊内压

E. 肾小球毛细血管血压－肾小球毛细血管内血浆胶体渗透压＋组织液静水压

22. 慢性肾功能衰竭患者出现等渗尿标志着

A. 健存肾单位极度减少

B. 肾血流量明显降低

C. 肾小管重吸收钠减少

D. 肾小管泌钾减少

E. 肾小管浓缩和稀释功能均丧失

23. 尿毒症病人出现的深大呼吸，是下列哪种酸碱平衡失调代偿形式

A. 代谢性酸中毒

B. 呼吸性酸中毒

C. 代谢性碱中毒

D. 呼吸性碱中毒

E. 呼吸性碱中毒伴代谢性酸中毒

24. 慢性肾功能衰竭时导致甲状旁腺功能亢进的主要刺激是

A. 低血磷　　B. 低血钙

C. 低血钾　　D. 低血镁

E. 低血钠

25. 急性肾功能衰竭少尿期，病人最常见的酸碱平衡紊乱类型是

A. 代谢性酸中毒

B. 代谢性碱中毒

C. 呼吸性酸中毒

D. 呼吸性碱中毒

E. 呼吸性碱中毒合并代谢性碱中毒

26. 尿毒症病人最早出现、最突出的临床表现是

A. 周围神经炎　　B. 心律失常

C. 胃肠道症状　　D. 水电解质失调
E. 酸碱平衡紊乱
27. 缺血性肾小管坏死的特点是
A. 局限在近曲小管
B. 局限在远曲小管
C. 局限在集合管
D. 散在分布于全部肾小管，基底膜破坏
E. 散在分布于全部肾小管，基底膜完整
28. 引起肾后性肾功能衰竭的病因是
A. 急性肾小球肾炎
B. 汞中毒
C. 急性间质性肾炎
D. 输尿管结石
E. 肾结核
29. 急性肾功能衰竭发生的主要机制是
A. 肾小管阻塞　　B. 肾缺血
C. 原尿回漏　　D. 肾细胞肿胀
E. 肾内 DIC
30. 急性肾功能衰竭时，肾内血流量减少最明显的部位是
A. 肾皮质外层　　B. 肾皮质内层
C. 肾髓质　　D. 肾间质
E. 肾盂
31. 挤压综合征引起急性肾功能衰竭时首先出现的变化是
A. 肾内血流分布异常
B. 白细胞变形能力降低
C. 肾小管阻塞
D. 原尿回漏
E. 肾合成前列腺素减少
32. 引起肾小管阻塞的原因不包括
A. 肾小管上皮细胞坏死脱落
B. 肾小球滤过率降低
C. 蛋白凝块沉积
D. 挤压综合征
E. 磺胺等药物结晶沉积
33. 急性肾功能衰竭的发生机制中下列哪一项不存在
A. 肾血管收缩
B. 肾血流灌注压下降
C. 肾小管阻塞
D. 肾小管原尿返流
E. 肾小球超滤系数升高
34. 急性肾功能衰竭时肾素-血管紧张素系统活性增高的机制是
A. 近曲小管[Na^+]升高
B. 近曲小管[K^+]升高
C. 远曲小管[Na^+]升高
D. 远曲小管[K^+]升高
E. 远曲小管[Ca^{2+}]升高
35. 尿毒症患者发生口臭是由于
A. 细菌在口腔及咽部繁殖
B. 随唾液排出的尿素被分解成氨
C. 胃排空减弱
D. 大量硫醇排出
E. 丙酮排出增多
36. 急性肾功能衰竭较常见的首要症状是
A. 血尿　　B. 多尿
C. 少尿　　D. 蛋白尿
E. 脓尿
37. 急性肾小球肾炎引起心力衰竭的主要原因是
A. 严重的钠、水潴留
B. 血浆蛋白降低
C. 肾小管损害
D. 心肌损害
E. 高血压
38. 肾性急性肾功能衰竭的临床特点中下列哪一项不存在
A. 少尿　　B. 无尿
C. 尿钠浓度降低　　D. 等渗尿
E. 管型尿
39. 急性肾功能衰竭少尿期，病人最常见的电解质紊乱是
A. 高钠血症　　B. 高钾血症
C. 低钾血症　　D. 高钙血症
E. 低镁血病
40. 下述哪项可以用做判定功能性肾功能衰竭或是器质性肾功能衰竭的指标
A. 肾小球滤过率
B. 肾小管分泌功能
C. 尿比重
D. 尿钾含量
E. 氮质血症
41. 下述哪项变化在功能性肾功能衰竭时不应出现
A. 肾血流量减少
B. 肾小管上皮细胞对水重吸收增加

C. 肾小管上皮细胞对钠重吸收减少
D. 血尿素氮含量增高
E. 血钾增高

42. 下列哪项最能反映肾功能损害的程度
A. 尿蛋白量
B. 尿中红细胞数
C. 尿中白细胞数
D. 尿中管型数
E. 尿比重低而固定于1.010

43. 尿中出现管型表明病变在
A. 肾小管和输尿管
B. 肾小管和肾小球
C. 输尿管和肾盂
D. 肾盂和肾小管
E. 集合管

44. 关于尿量,下列哪项是错误的
A. 多尿:24小时尿量>2000ml
B. 少尿:24小时尿量<400ml
C. 无尿:24小时尿量<50ml
D. 正常人一昼夜尿量约1000~1800ml
E. 正常人的尿量仅为原尿量的1%

45. 氮质血症时,内生肌酐清除率可较实际肾小球滤过率高出10%,这是因为
A. 肾小管吸收肌酐减少
B. 肾小管排泌少量肌酐
C. 肾小管合成少量肌酐
D. 尿量减少
E. 肾小球滤过肌酐增加

46. 尿毒症患者消化道出血的主要原因是
A. 潴留的毒性物质;尿素对消化道的刺激
B. 大量尿素经消化道排泄时所形成的氨,对消化道刺激所致
C. 代谢性酸中毒
D. 潴留的毒性物质对神经系统的作用,间接影响消化道
E. 应激性溃疡

47. 慢性肾功能衰竭患者较早出现的症状是
A. 少尿　　B. 夜尿
C. 高钾血症　　D. 尿毒症
E. 肾性骨营养不良

48. 急性肾小管坏死患者哪方面的肾功能恢复得最慢
A. 肾小球滤过功能
B. 肾血流量
C. 肾小管分泌功能
D. 肾小管浓缩功能
E. 集合管分泌功能

49. 下述哪项在非少尿型急性肾功能衰竭时不常见
A. 尿量在400~1000ml/24h
B. 低比重尿
C. 尿钠含量减少
D. 氮质血症
E. 高钾血症

[B型题](1~14)

A. 肾前性急性肾功能衰竭
B. 肾性急性肾功能衰竭
C. 肾后性急性肾功能衰竭
D. 慢性肾功能衰竭
E. 肾功能改善

1. 休克早期能引起
2. 休克晚期能引起
3. 输尿管结石可引起
4. 慢性肾盂肾炎能引起
5. 庆大霉素中毒能引起
6. 肌注升汞过量能引起

A. 尿钠减少,尿比重升高
B. 尿钠减少,尿比重降低
C. 尿钠增多,尿比重升高
D. 尿钠增多,尿比重降低
E. 尿钠正常,尿比重降低

7. 功能性急性肾功能衰竭时可出现
8. 急性肾小管坏死时可出现
9. 非少尿型急性肾功能衰竭时可出现
10. 慢性肾功能衰竭时可出现

A. 肾小球滤过功能障碍
B. 近曲小管功能障碍
C. 髓襻功能障碍
D. 远曲小管功能障碍
E. 集合管功能障碍

11. 氮质血症是由于
12. 肾性糖尿是由于
13. 尿液酸化障碍是由于
14. 肾性尿崩症是由于

[X型题](1~17)

1. 慢性肾衰时的贫血可能与哪些因素有关

A. 红细胞生成素减少
B. 骨髓造血功能受抑制
C. 肠道对铁的吸收增多
D. 溶血
E. 出血

2. 急性肾衰时持续性肾缺血的可能机制有
A. 肾内肾素-血管紧张素增多
B. 肾内前列腺素增加
C. 肾内微血栓形成
D. 肾血管内皮细胞肿胀
E. 内皮素合成增加

3. 尿毒症时心脏可出现
A. 心力衰竭
B. 心律失常
C. 心肌受损
D. 纤维素性心包炎
E. 心肌肥大

4. 慢性肾功能衰竭时,钙磷代谢障碍表现为
A. 血磷升高
B. 血钙升高
C. 血钙降低
D. 血磷降低
E. 血钙血磷保持正常水平

5. 能引起急性肾小管坏死的肾毒物有
A. 重金属
B. 庆大霉素
C. 四氯化碳
D. 蛇毒
E. 肌红蛋白

6. 慢性肾衰时产生高血压的机制有
A. 钠水潴留
B. 抗利尿激素减少
C. 肾素-血管紧张素系统活性增强
D. 肾脏产生的前列腺素减少
E. 血中儿茶酚胺减少

7. 尿毒症时皮肤可出现
A. 搔痒
B. 干燥、脱屑
C. 呈黄褐色
D. 尿素霜
E. 坏死

8. 慢性肾衰时出现多尿的原因是
A. 渗透性利尿
B. 肾小管上皮细胞对 ADH 的反应减弱
C. 肾脏浓缩尿的功能降低
D. 残存肾小球滤过率升高
E. 机体内生水产生过多

9. 早期慢性肾衰患者的排尿特点为
A. 少尿
B. 多尿
C. 夜尿
D. 等渗尿
E. 白天尿量增多

10. 肾脏作为内分泌和代谢器官,可灭活
A. 肾素
B. 促胃液素
C. 前列腺素
D. 甲状旁腺激素
E. 红细胞生成素

11. 肾前性急性肾功能衰竭常见的原因有
A. 前列腺肥大
B. 大失血
C. 急性汞中毒
D. 大面积烧伤
E. 剧烈呕吐、腹泻

12. 急性肾功能衰竭少尿的原因有
A. 肾血流量减少
B. 肾小管囊内压过低
C. 各种管型阻塞肾小管
D. 健存肾单位过少
E. 原尿回漏和肾间质水肿压迫肾小管

13. 功能性急性肾功能衰竭病人的特点是
A. 尿量减少不明显
B. 尿比重增高>1.020
C. 尿钠含量降低<20mmol/L
D. 可引起高钾血症
E. 可引起氮质血症

14. 肾脏分泌的生理活性物质主要有
A. 肾素
B. 前列腺素
C. 醛固酮
D. 红细胞生成素
E. ADH

15. 慢性肾功能衰竭时发生低钙血症的机制是
A. 甲状旁腺激素分泌增多
B. 1,25-$(OH)_2D_3$ 减少
C. 血磷升高

D. 肠吸收钙减少
E. 形成 ADH 下降
16. 现已认识的尿毒症毒素有
A. 小分子毒素
B. 中分子毒素
C. 大分子毒素
D. 微量元素
E. 维生素代谢产物
17. 肾血流灌注压降低与下列何种因素有关
A. 全身血压降低
B. 肾小球囊内压升高
C. 出球小动脉收缩
D. 入球小动脉收缩
E. 血浆胶体渗透压升高

（四）问答题

1. 休克可引起哪两种类型急性肾功能衰竭？为何需加以鉴别？如何鉴别？

2. 急性肾功能衰竭少尿期最危险的并发症是什么？简述其发生机制。

3. 试述急性肾功能衰竭多尿期多尿发生的原理。

4. 试述慢性肾功能衰竭患者出现多尿的机制。

5. 简述慢性肾衰晚期出现代谢性酸中毒的机制。

6. 试述慢性肾衰时钙磷代谢紊乱的特点及其机制。

7. 试述肾性骨营养不良的发生机制。

8. 试述肾性高血压发生的机制。

9. 试述肾性贫血发生的机制。

10. 简述尿毒症时神经症状的发生机制。

11. 试比较急性与慢性肾功能衰竭时钾代谢的特点。

12. 为什么尿毒症患者常出现消瘦、恶病质、低蛋白血症等负氮平衡的体征？

（五）分析题

某女性患者，28 岁，患慢性肾小球肾炎 8 余年。近年来，尿量增多，夜间尤甚。本次因妊娠反应严重，呕吐频繁，进食困难而急诊入院。入院检查，血清[K^+] 3.7 mmol/L，内生性肌酐清除率为正常值的 24%，pH 7.39，$PaCO_2$ 43.8 mmHg(5.9 kPa)，HCO_3^- 26.3 mmol/L，Na^+ 142 mmol/L，Cl^- 96.5 mmol/L。试分析该患者有无肾功能衰竭、酸碱平衡和钾代谢紊乱？判断依据是什么？

【参考答案及注释】

（一）名词解释

1. 当各种病因引起肾功能严重障碍时，会出现多种代谢产物、药物和毒物在体内蓄积，水、电解质和酸碱平衡紊乱，以及肾脏内分泌功能障碍的临床表现，这一病理过程就叫肾功能不全。

2. 急性肾功能衰竭是指各种原因在短期内引起肾脏泌尿功能急剧障碍，以致机体内环境出现严重紊乱的病理过程，临床表现有水中毒、氮质血症、高钾血症和代谢性酸中毒。

3. 血中尿素、肌酐、尿酸等非蛋白氮（NPN）含量显著升高，称氮质血症，常见于肾功能衰竭病人。正常人血中 NPN 为 25～30mg/dl。

4. 各种慢性肾脏疾病，随着肾单位进行性破坏，以致健存肾单位不足以充分排出代谢废物和维持内环境恒定，进而发生泌尿功能障碍和内环境紊乱，包括代谢废物和毒物潴留，水、电解质和酸碱平衡紊乱，并伴有一系列临床症状的病理过程，被称为慢性肾功能衰竭。

5. 肾性骨营养不良是慢性肾功能衰竭，尤其是尿毒症的严重并发症，亦称肾性骨病。包括儿童的肾性佝偻病和成人的骨质软化、纤维性骨炎、骨质疏松，骨囊性纤维化，其发病机制与慢性肾功能衰竭时出现的高磷血症、低钙血症、PTH 分泌增多、1,25-$(OH)_2D_3$ 形成减少及酸中毒等有关。

6. 尿毒症是急慢性肾功能衰竭的最严重阶段，除水电解质、酸碱平衡紊乱和肾脏内分泌功能失调外，还出现代谢产物和内源性毒性物质蓄积而引起的一系列自身中毒症状。

7. 尿毒症引起的中枢神经系统功能紊乱，称为尿毒症性脑病，其临床表现有头痛、头昏、烦躁不安、理解力和记忆力减退等，严重时出现精神抑郁、嗜睡甚至昏迷。

8. 因肾实质病变引起的高血压称为肾性高血压。

9. 尿毒症时经汗腺排泄的尿素在皮肤汗腺开

口处形成的细小白色结晶，称为尿素霜。

10. 指机体对肾小球滤过率降低的适应过程中所发生的新失衡，这种失衡使机体进一步受到损害，称为矫枉失衡。

11. 少尿是指尿量少于400ml/24h。

12. 无尿是指尿量少于100ml/24h。

13. 终尿渗透压接近于血浆，尿比重固定在1.008～1.012时，称为等渗尿，常见于肾浓缩和稀释功能均发生障碍的慢性肾衰晚期病人。

14. 肾性贫血，慢性肾脏疾病引起的贫血，称肾性贫血。

15. 任何原因造成有效循环血量不足、心输出量降低或肾血管收缩，导致肾血流量不足、肾小球滤过率下降而引起的急性泌尿功能障碍。

（二）填空题

1. ①肾前性 ②肾性 ③肾后性

2. ①肾缺血 ②肾中毒

3. ①甲状旁腺激素 ②促胃液素

4. ①健存肾单位②矫枉失衡③肾小球过度滤过

5. ①钠水潴留 ②肾素分泌增多 ③肾脏降压物质生成减少

6. ①肾血流减少 ②肾小球病变 ③肾小管阻塞 ④原尿回漏

7. ①降低 ②升高

8. ①交感-肾上腺髓质系统兴奋 ②肾素-血管紧张素系统激活 ③激肽和前列腺素合成减少 ④内皮素合成增加

9. ①少尿期 ②多尿期 ③恢复期

10. ①红细胞生成素减少②骨髓造血功能受抑制 ③肠道对造血原料吸收减少 ④溶血 ⑤出血

11. ①甲基胍 ②胍基琥珀酸

12. ①高钾血症②心脏

13. ①肾储备功能降低期(代偿期) ②肾功能不全期 ③肾功能衰竭期 ④尿毒症期

14. ①氨味 ②尿素 ③氨

15. ①400ml ②100ml ③2000ml

16. ①皮肤瘙痒 ②甲状旁腺

17. ①尿毒症性脑病

18. ①少尿型 ②非少尿型

（三）选择题

[A 型题]

1. D 2. C 3. B 4. D 5. E 6. E 7. B 8. C 9. E 10. E 11. D 12. D 13. D 14. D 15. D 16. B 17. A 18. E 19. A 20. B 21. D 22. E 23. A 24. B 25. A 26. C 27. D 28. D 29. B 30. A 31. C 32. B 33. E 34. C 35. B 36. C 37. A 38. C 39. B 40. C 41. C 42. E 43. B 44. C 45. B 46. B 47. B 48. D 49. E

[B 型题]

1. A 2. B 3. C 4. D 5. B 6. B 7. A 8. D 9. B 10. D 11. A 12. B 13. D 14. E

[X 型题]

1. ABDE 2. ACDE 3. ABCDE 4. AC 5. ABCDE 6. ACD 7. ABCDE 8. ACD 9. BC 10. BD 11. BDE 12. ACE 13. BCDE 14. ABD 15. BCD 16. ABC 17. AD

（四）问答题

1. 休克早期可引起急性功能性(肾前性)肾功能衰竭，休克晚期，由于持续性肾缺血可导致急性器质性(肾小管坏死)肾功能衰竭。两者的临床表现均有少尿和无尿、高钾血症、氮质血症和代谢性酸中毒。但两者的治疗截然相反，前者需充分补液，而后者应严格限制液体入量，故需加以鉴别。

功能性急性肾衰，由于肾小管功能未受损，其少尿主要是由于GFR显著降低所致，而器质性急性肾衰则同时有肾小球和肾小管功能障碍，所以两者的尿液成分也有明显区别。它对鉴别功能性与器质性急性肾功能衰竭和临床判断预后及指导治疗都有重要意义。

功能性急性肾功能衰竭与器质性急性肾功能衰竭少尿期尿液变化的比较见上文表17-1。

2. 急性肾功能衰竭少尿期对病人生命威胁最大的并发症是高钾血症，可因心室颤动或心搏骤停引起死亡。其发生机制：①急性肾功能衰竭时，尿少排钾；②细胞内钾释放组织损伤和分解代谢增强，使细胞内钾释放到细胞外；③细胞内K^+与细胞外离子交换酸中毒时细胞外H^+与细胞内K^+进行交换；④摄入钾过多，食入含钾多的食物或输入库存血。

3. 急性肾功能衰竭多尿期多尿发生的机制：①肾血流量和肾小球滤过功能逐渐恢复；②肾小管上皮细胞虽已开始再生修复，但其重吸收功能尚不完善；③在少尿期滞留在血中的尿素等代谢产物开始经肾小球滤出，从而引起渗透性利尿；④肾小管阻塞被解除，间质水肿消退。

4. ①多数肾单位遭到破坏，使流经健存肾单位的血流量代偿性增加，肾小球滤过率增多，使滤过的原尿量超过正常量。②原尿流速加快，肾小管未能充分重吸收；经储存肾单位流出的原尿溶质含量增加，产生渗透性利尿。③当肾小管髓襻受损时，髓质的高渗环境破坏，尿浓缩障碍。

5. 肾衰晚期因受损肾单位增多，可出现代谢性酸中毒：①GFR降低到20ml/min时，使硫酸、磷酸等酸性产物滤过减少；②继发性PTH分泌增多，抑制近曲小管上皮细胞碳酸酐酶的活性，使近曲小管排氢和重碳酸盐重吸收减少；③肾小管上皮细胞产NH_3减少，可致H^+排出障碍。

6. 慢性肾衰时钙磷代谢紊乱的特点：高血磷、低血钙。

血磷升高机制：早期因GFR减少而引起血磷升高，后期因甲状旁腺激素过多造成溶骨而使之进一步升高。

血钙降低的机制：①血磷升高导致血钙降低（因为钙磷乘积为一常数）；②1,25-$(OH)_2D_3$合成减少，肠道对钙吸收减小；③血磷升高，肠道分泌磷酸根增多，与钙结合成不易溶解吸收的磷酸钙；④血中潴留的毒物损伤肠黏膜；⑤血磷升高刺激甲状旁腺C细胞分泌降钙素，抑制肠道对钙的吸收。

7. 慢性肾功能衰竭常引起肾性骨营养不良，其发生机制：①钙磷代谢障碍和继发性甲状旁腺功能亢进。慢性肾功能患者由于高血磷导致血钙水平下降，后者刺激甲状旁腺功能亢进，分泌大量PTH致使骨质疏松。②维生素D代谢障碍。肾生成1，25-二羟维生素D_3减少，钙吸收减少。③长期酸中毒促进骨盐溶解，并干扰1,25-$(OH)_2D_3$的合成。

8. 肾性高血压发生的机制：①肾脏对水和钠的排泄能力减低造成钠水潴留，导致血容量增多和心输出量增加；②肾素-血管紧张素系统的活性增高，引起小动脉收缩和钠水潴留；③肾脏产生血管舒张物质如PGE_2，PGI_2和缓激肽不足。

9. ①红细胞生成素生成减少，导致骨髓红细胞生成减少；②体内蓄积的毒性物质对骨髓造血功能的抑制；③毒性物质抑制血小板功能导致出血倾向；④毒性物质使红细胞破坏增加引起溶血；⑤肾毒物可引起肠道对铁和蛋白等造血原料的吸收减少或利用障碍。

10. ①毒性物质蓄积引起神经细胞变性；②肾性高血压使脑血管痉挛；③缺氧和毛细血管通透性升高可引起脑神经细胞变性和脑水肿。

11. 急性肾功能衰竭少尿期因肾排钾减少、细胞内钾释出过多、细胞内钾外移和摄入钾过多常有高钾血症。急性肾功能衰竭多尿期早期，因肾小球滤过率未恢复正常，高钾血症可短期存在；多尿期晚期，尿钾排出增多可引起低钾血症。慢性肾功能衰竭时，因健存肾单位的肾小管可以代偿性增加钾的分泌，因此部分患者可出现血钾过低，当肾小球滤过率严重降低而发生少尿时，也可引起高钾血症。此外，在摄钾过多、合并感染和代谢性酸中毒等情况下，更易促成高钾血症，说明慢性肾功能衰竭时，肾对钾的调节能力降低。

12. ①病人摄入蛋白质减少或因厌食、恶心、呕吐、腹泻使蛋白质吸收减少；②毒性物质（如甲基胍）使组织蛋白分解加强；③随尿丢失一定量的蛋白质等；④因出血而致蛋白丢失；⑤合并感染时可导致蛋白分解增强。

（五）分析题

①该患者有肾功能衰竭：根据其有长期慢性肾炎病史，近年又出现多尿和夜尿等慢性肾衰的临床表现，尤其患者的内生肌酐消除率仅为正常值的24%，可见已发生肾功能衰竭。

②该患者发生混合型酸碱平衡紊乱：表面上看，该患似乎没有酸碱平衡紊乱，因为其pH在正常范围。但根据其有慢性肾炎病史，已发生肾功能衰竭，可导致体内有机酸的排泄减少而发生代谢性酸中毒。该患者$AG=[Na^+]-\{[HCO_3^-]+[Cl^-]\}=142-(26.3+96.5)=17.2$ mmol/L（>14mmol/L），提示发生了AG增大型代谢性酸中毒。该患又有呕吐病史，加之有$PaCO_2$的继发性升高，可考虑有代谢性碱中毒。由于这两种酸碱平衡紊乱其pH变化的趋势相反，互相抵消，故pH处在正常范围，但是发生了混合型酸碱平衡紊乱。

③该患者发生钾代谢紊乱（缺钾）：粗看该患者似乎没有钾代谢紊乱，因为血清$[K^+]$ 3.7 mmol/L，在正常值范围内。但是，患者进食困难导致钾的摄入减少，频繁呕吐又导致钾的丢失过多，碱中毒又可加重低钾血症的发生。之所以血钾浓度降低不明显，是由于同时发生的酸中毒造成了假象。

（田　华　袁文丹）

第十八章　脑功能不全

【大纲要点】

1. 掌握认知障碍、意识障碍的概念、病因和发病机制。
2. 掌握兴奋性毒性的概念及其机制。
3. 熟悉脑疾病的表现特征和认知障碍的主要表现形式。
4. 熟悉意识障碍的主要表现形式和意识障碍对机体的危害及其防治的病理生理基础。
5. 了解认知、意识维持和意识障碍的脑结构基础。

【教材精要】

一、脑的结构、代谢、功能与脑疾病的表现特征

人脑具有复杂精细的结构和功能，是调控各系统、器官功能的中枢，参与学习、记忆、综合分析、意识等高级神经活动。脑血液供应来自成对的椎动脉和颈内动脉，所需能量几乎全部来自葡萄糖的氧化。由于脑内氧及葡萄糖的贮存量很少，故需不断地从血液中摄取。血液中的物质首先要通过血脑屏障，凡是与蛋白质结合的物质基本上不通过血脑屏障，脂溶性强的物质则可迅速进入脑组织，某物质进入脑部的速率取决于该脑区对这些物质的代谢需要。

多种损伤因素均可通过影响脑的能量代谢而导致脑结构和功能异常。脑结构和功能异常对人的精神、情感、行为、意识以及几乎所有的脏器功能都会产生不同程度的影响。其疾病的表现与其他实质性器官有一些不同的特殊规律：①病变定位和功能障碍之间关系密切；②相同的病变发生在不同的部位，可出现不同的后果；③成熟神经元无再生能力；④病程缓急常引起不同的后果。

脑对损伤的基本反应是神经元的坏死、凋亡、退行性变性；神经胶质细胞、星形胶质细胞炎性反应、增生、肥大；少突胶质细胞脱髓鞘等。

二、脑功能不全的主要病理生理表现

（一）认知障碍

认知障碍（cognitive disorder）是指与学习、记忆、语言、精神、情感以及思维判断等有关的大脑高级智能加工过程出现异常，从而引起严重学习、记忆障碍，同时伴有失语、失用、失认、失行等改变的病理过程。

认知的结构基础是大脑皮质，任何引起大脑皮质功能和结构异常的因素均可导致认知障碍。大脑皮质由主区和辅助区组成，主区控制对事物的观察、分析与判断以及对躯体运动的协调，而主区完成这些功能必须依赖辅助区要对行为和智能进行高层次整合。

1. 认知障碍的主要表现形式。

(1)学习、记忆障碍：学习、记忆是一种复杂的动态过程，记忆是处理、贮存和回忆讯息的能力，与学习和知觉相关。记忆过程包括感觉输入→感觉记忆→短时记忆→长时记忆→贮存讯息的回忆等过程。短时记忆涉及特定蛋白质的磷酸化和去磷酸化平衡，而长时记忆除特定蛋白质的磷酸化改变外，还涉及新蛋白质的合成。在大脑皮质不同部位受损伤时，可引起不同类型的记忆障碍，如颞叶海马区受损主要引起空间记忆障碍，蓝斑、杏仁核区受损主要引起情感记忆障碍等。

(2)失语:失语是由于脑损害所致的语言交流能力障碍。患者意识清晰、无精神障碍及严重智能障碍,无视觉及听觉缺损,亦无口、咽、喉等发音器官肌肉瘫痪及共济运动障碍,却听不懂别人及自己的讲话,说不出要表达的意思,不理解亦写不出病前会读、会写的字句等。失语是主要由大脑皮质语言区损害造成,但位于优势侧皮质下结构(如丘脑及基底节)病变也可引起失语。

(3)失认:失认是指患者并无视觉、听觉、触觉、智能及意识障碍的情况下,不能通过某一种感觉辨认以往熟悉的物体,但能通过其他感觉通道进行认识。

(4)失用:失用是指脑部疾患时患者并无任何运动麻痹、共济失调、肌张力障碍和感觉障碍,也无意识及智能障碍的情况下,不能在全身动作的配合下,正确地使用一部分肢体功能去完成那些本来已经形成习惯的动作,但病人在不经意的情况下却能自发地做这些动作。一般认为,左侧缘上回是运用功能的皮质代表区。因此左侧顶叶缘上回病变可产生双侧失用症,从左侧缘上回至同侧中央前回间的病变可引起右侧肢体失用,胼胝体前部或右侧皮质下白质受损时引起左侧肢体失用。

(5)其他精神、神经活动的改变:患者常常表现出语多唠叨、情绪多变、焦虑、抑郁、激越、欣快等精神、神经活动方面的异常改变。

(6)痴呆(dementia):痴呆是认知障碍的最严重的表现形式,是慢性脑功能不全产生的获得性和持续性智能障碍综合征。智能损害包括不同程度的记忆、语言、视空间功能障碍、人格异常及其他认知(概括、计算、判断、综合和解决问题)能力的降低,患者常常伴有行为和情感的异常,导致病人日常生活、社会交往和工作能力的明显减退。

2. 认知障碍的病因及发病机制。

认知使大脑皮质复杂高级功能的反应,任何直接或间接导致大脑皮质结构和功能慢性损伤的因素均可通过不同机制引起认知障碍,归纳四个方面。

(1) 慢性脑损伤。

1)脑组织调节分子异常:①神经递质及其受体异常:大多数神经元之间的信息传递是通过神经递质及其相应的受体完成的。神经递质或受体异常改变均可导致不同类型和不同程度的认知异常。这些神经递质主要有多巴胺、去甲肾上腺素、乙酰胆碱、谷氨酸等。脑中多巴胺含量显著降低时可导致动物智能减退、行为情感异常、言语错乱等高级神经活动障碍。在脑内,去甲肾上腺素通过 α_1、α_2 和 β受体发挥调节作用。一般认为,α_2 受体激动与维持正常的认知功能有关,而 α_1 受体持续、过度激活可致认知异常;神经元合成并释放的乙酰胆碱通过 M 受体和 N 受体发挥调节作用,脑内的胆碱能神经元被分为局部环路神经元和投射神经元两类,投射神经元的投射通路与学习记忆功能密切相关,乙酰胆碱含量改变可导致学习记忆障碍和精神异常;谷氨酸在脑内通过 NMDA 和非 NMDA 受体起作用,纹状体的谷氨酸神经纤维抑制丘脑向大脑皮质发出感觉冲动,当谷氨酸能神经低下时,大脑皮质单胺活性增强,引起相应的认知功能异常。谷氨酸含量异常增高时,可引起“兴奋性毒性”。②神经肽异常:神经肽是生物体内的一类生物活性多肽,主要分布于神经组织,其功能复杂多样。神经肽的异常与认知障碍密切相关。如血管升压素,血管活性肠肽及其受体含量减少与记忆力减退相关;促甲状腺素释放激素(TRH)可引起行为改变,如兴奋、精神欣快及情绪暴躁等;促肾上腺激素释放激素(ACTH)水平的改变可影响动物的学习记忆、动机行为等。③神经营养因子缺乏:神经元和胶质细胞分泌合成。神经营养因子如神经生长因子(NGF)、睫状神经营养因子(CNTF)、脑源性神经营养因子(BDNF)和胶质源性神经营养因子(GDNF)对神经元的存活和神经元突起的生长具有重要作用。神经营养因子含量的改变可导致多种神经退行性疾病。

2)脑组织蛋白质异常聚集。脑组织中蛋白质异常聚集常见一大类脑神经元退行性变性疾病。蛋白质的在脑组织异常聚积常见的因素如下:①基因异常。多种基因异常参与神经元的退行性变性。如 α-synuclein,parkin 和 park3 基因突变,导致变异的蛋白质的合成,是 PD 患者的重要原因;在 AD 患者,已发现 5 个相关基因突变,所编码的蛋白质依次为淀粉样前体蛋白(APP)、早老蛋白-1(PS-1)、PS-2、载脂蛋白 E(apoE)和 α_2-巨球蛋白。②蛋白质合成后的异常修饰。蛋白质的异常修饰可导致其结构异常、功能降低或丧失。AD 患者的细胞骨架蛋白 tau 被异常磷酸化、异常糖基化和异常泛素化修饰,异常修饰的 tau 蛋白沉积在神经细胞中形成神经元纤维缠结、聚集是 AD 患者神经细胞退化的重要机制。③脑组织慢病毒感染。

最常见的由慢病毒感染是由一种具传染性的朊蛋白(prion protein,PrP)所致的海绵状脑病(CJD)。PrP也称作蛋白酶传染性因子、蛋白酶感染性初级子或蛋白感染素(仅由蛋白质构成的感染物)。这种PrP类似于病毒可传播疾病,但它没有任何可检测到的核酸序列。人类PrP蛋白有两种异构体,分别是存在于正常细胞的PrP(PrP^{C})和引起朊蛋白病的PrP^{SC}。有朊蛋白基因突变时,细胞中的PrP^{C}易从仅α-螺旋转变成β-片层,此时更容易与PrP^{SC}结合,导致PrP^{SC}增殖与聚集。

3)慢性脑缺血性损伤。神经元能量储备极少,对缺血、缺氧非常敏感。脑缺血造成大脑皮质损伤是引起不同类型认知障碍的常见原因。脑缺血引起认知异常的机制可能是:①能量耗竭和酸中毒。在缺血、缺氧状态下,无氧酵解增强,ATP生成降低,使细胞能量耗竭;无氧酵解增强引起乳酸酸中毒及细胞Na^{+}-K^{+}泵功能损伤均可引起神经细胞损伤。②细胞内Ca^{2+}超载。脑缺血造成Ca^{2+}超载,大量Ca^{2+}可沉积于线粒体,干扰氧化磷酸化,使能量产生障碍;激活细胞内Ca^{2+}依赖性酶类使神经细胞骨架破坏;激活磷脂酶,使膜磷脂降解,花生四烯酸代谢产物和大量自由基大量生成,加重脑损害;使血管收缩,增加脑血管阻力;脑血管平滑肌、血管内皮细胞收缩,产生血管源性脑水肿。③自由基损伤。急性脑缺血时,自由基产生和清除平衡状态受到破坏而引起脑损伤。④兴奋性毒性(excitatory toxicity)。中枢神经系统中的大部分神经递质是氨基酸。其中谷氨酸和天冬氨酸对神经元有极强的兴奋作用,被称为兴奋性氨基酸(excitatory amino acid,EAA)。GABA和甘氨酸对神经元行使抑制作用,称为抑制性氨基酸。"兴奋性毒性"是指脑缺血缺氧造成的能量代谢障碍直接抑制细胞质膜上Na^{+}-K^{+}-ATP酶活性,使胞外K^{+}浓度显著增高,神经元去极化,EAA在突触间隙大量释放,因而过度激活EAA受体,使突触后神经元过度兴奋并最终死亡的病理过程。⑤炎症细胞因子损害。在脑缺血损害时,产生大量的致炎细胞因子,如IL-1β,TNF-α等,可加重脑缺血损害。

4)环境、代谢毒素对脑的损害。对绝大多数50岁以后发病的典型散发性神经退行性疾病而言,环境和代谢毒素对脑的损害起主要作用。这些风险因素包括毒品、药物、酒精或重金属中毒等。

5)脑外伤。脑外伤对学习记忆和智力有不同程度的影响。轻度外伤可不出现症状,但重度损伤可导致学习记忆严重障碍,甚至智力丧失。

6)脑老化。认知功能一般随年龄增高(约60岁以后)而下降,老年人脑中血液供应减少,合成和分解代谢以及对毒素的清除能力均降低,是造成老化脑神经细胞死亡、认知功能降低的主要因素。

(2)慢性全身性疾病。心血管系统病变,如高血压、糖尿病、慢性阻塞性肺疾病等,可通过减少脑血液供应,造成脑部的缺血、缺氧及脑功能损伤,继发性降低大脑功能而引起认知障碍。

(3)精神、心理异常。轻松、愉快、多彩的生活环境可促进实验动物大脑皮质的增长,使脑重量增加。不良的心理、社会因素,如负性生活事件、处境困难、惊恐、抑郁等均可成为认知障碍的诱因。

(4)人文因素的影响。受教育程度是报告最多、结果最恒定的影响认知的因素;社会地位低下,经济生活状况较差与认知功能减退和痴呆的发生有一定关系;女性认知功能损害的发生率高于男性,这种差异与女性的受教育程度较低和慢性病患病率较高有关。

3. 认知障碍防治的病理生理基础:①对症和神经保护性治疗;②恢复和维持神经递质的正常水平;③手术治疗。

(二)意识障碍

意识(conscious)是指人们对自身状态和客观环境的主观认识能力,是人脑反应客观现实的最高形式。意识包含觉醒状态和意识内容两方面的内容。意识障碍(conscious disorder)是指不能正确认识自身状态和(或)客观环境,不能对环境刺激做出反应的一种病理过程,其病理学基础是大脑皮质、丘脑和脑干网状系统的功能异常。通常同时包含有觉醒状态和意识内容两者的异常,常常是急性脑功能不全的主要表现形式。

意识的维持是脑干网状结构、丘脑、大脑皮质之间相互密切联络的功能活动的结果。脑干网状结构是保证大脑清醒状态的结构基础;丘脑通过特异性投射系统向大脑皮质传递各种特异性性感觉信息;通过非特异性投射系统参与维持大脑皮质觉醒状态。

感觉信息及维持大脑皮质觉醒状态；而大脑皮质与意识内容相关。大脑皮质是完整意识的高级中枢，但必须在皮质下觉醒机制的支持下方能正常工作。意识障碍的发生机制实质上就是网状结构-丘脑-大脑皮质系统发生器质性损伤、代谢紊乱或功能性异常的机制。

1. 意识障碍的主要表现形式。

(1)谵妄(delirium)：是一种以意识内容异常为主的急性精神错乱状态，其表现在不同病人或同一病人不同时间可明显不同。常有睡眠—觉醒周期紊乱以及错觉、幻觉、兴奋性增高(如躁狂、攻击性行为等)为主的精神运动性改变等。

(2)精神错乱(confusion)：觉醒状态和意识内容两种成分皆出现异常，处于一种似睡似醒的状态，并常有睡眠-觉醒周期颠倒。

(3)昏睡(stupor)：觉醒水平、意识内容均降至最低水平，强烈疼痛刺激可使病人出现睁眼、眼球活动等反应，但很快又陷入昏睡状态，病人几无随意运动，但腱反射尚存。是仅次于昏迷的较严重意识障碍。

(4)昏迷(coma)：是指觉醒状态、意识内容、随意运动持续(至少 6 小时)、完全丧失的极严重意识障碍，昏迷时出现病理反射，强烈的疼痛刺激偶可引出简单的防御性肢体运动，但不能使之觉醒。昏迷发生的机制是大脑半球和脑干网状结构广泛的轴突损伤和水肿。

2. 意识障碍的病因和发病机制。各种脑器质性病变、精神疾病或病理过程及躯体疾病引起的继发性的脑中毒均可通过不同的机制破坏脑干网状结构-丘脑-大脑皮质对意识的正常调节功能，均可引起意识障碍，概括为以下几点：

(1)急性脑损伤：颅内弥漫性感染、广泛性脑外伤、蛛网膜下腔出血、高血压脑病等可引起大脑两半球弥漫性炎症、水肿、坏死、血管扩张等反应，导致急性颅内压升高，既可导致脑血管受压而使脑供血减少，还可造成脑疝，使脑干网状结构被挤压，从而导致上行网状激活系统功能受损，出现意识障碍。

(2)急性脑中毒：①内源性毒素损伤：体内代谢性毒素和感染性毒素均可引起神经递质合成及释放异常、脑能量代谢障碍、神经细胞膜和突触传递异常，导致意识障碍。②外源性毒素损伤：网状结构的多突触传递的特性，使网状结构特别易受药物、毒物的影响，同时大脑皮质的广泛突触结构也是药物和毒物攻击的重要部位。如苯二氮䓬类药物可通过增强 GABA 能神经的效应产生突触抑制；巴比妥类药物也主要抑制多突触传递，从而产生镇静、催眠、麻醉作用；有机磷农药则通过对胆碱酯酶的抑制和破坏，阻断胆碱能神经突触的传递，最终亦可导致意识障碍。

(3)颅内占位性和破坏性损伤：颅内占位性和破坏性损伤使脑受压，特别是脑干网状结构受压，引起意识障碍。破坏性损伤直接伤及脑干网状结构或引起大脑皮质广泛性梗死时也可直接造成意识障碍或昏迷；各种颅内占位性病变，包括弥漫性的脑损害，常常都因引起颅内压升高，使脑干移位、受压，形成不同的小脑幕裂孔疝，压迫网状上行激活系统，引起昏迷。

3. 意识障碍对机体的主要危害。

(1)呼吸功能障碍：呼吸功能障碍是昏迷病人极常见的一类损害。其主要机制包括：①呼吸中枢受压。各种颅内病变、弥漫性的脑损害导致颅内压升高，压迫脑干呼吸中枢，引起呼吸节律和深度的改变，通常引起通气不足，导致缺氧和 CO_2 潴留；若延髓受压，可导致呼吸停止。②肺部感染。意识障碍病人会厌反射迟钝，咳嗽反射减弱，常使异物呛入气道，且气道的清除能力下降；昏迷病人又常因治疗需要做气管插管、气管切开置管、吸痰管、吸氧管等各种气道侵入式医疗、护理操作，使昏迷病人极易合并肺部感染。

(2)水、电解质、酸碱平衡紊乱：意识障碍和昏迷病人失去了对自身需求的主观感觉和主动调节能力，时刻可能出现水和电解质平衡紊乱；因治疗的原因有可能进一步加重内环境紊乱。

(3)循环功能障碍：多种原发病因可导致脑灌流不足，脑水肿、颅内压升高而造成脑循环障碍、血管活性因子失常导致脑血管痉挛、继发性呼吸功能障碍引起的脑缺氧等。

(4)其他：病损如波及体温调节中枢，导致体温调节障碍，病人可出现过热或体温过低；丘脑下部和脑干受压可引起上消化道的糜烂、出血，出现应激性溃疡；昏迷病人不能主动进食，基本上处于负氮平衡，可出现营养障碍。

4. 意识障碍防治的病理生理基础。

(1)紧急应对措施:如保持呼吸道的通畅,迅速建立输液通路等。

(2)尽快明确诊断以对因治疗:及早的病因治疗是减少脑损伤、挽救病人生命的根本措施。

(3)生命指征、意识状态的监测:必须严密监测血压、呼吸、脉搏、体温、瞳孔等声明指征。

(4)脑保护措施:脑保护以及避免脑组织进一步受损的措施在昏迷的治疗中占有重要的地位,如控制抽搐,减轻脑水肿等。

【考点测试】

(一) 名词解释

1. 认知障碍(cognitive disorder)
2. 兴奋性毒性(excitatory toxicity)
3. 痴呆(dementia)
4. 意识(consciousness)
5. 意识障碍(conscious disorder)
6. 昏迷(coma)
7. 谵妄(delirium)
8. 精神错乱(confusion)

(二) 填空题

1. 脑功能不全主要表现为 ①____ 和 ②____ 的异常。

2. 脑损伤的基本反应是神经元的 ①____ 、②____ 、③____ 。

3. 认知障碍的主要表现形式有:学习、记忆障碍、①____ 、②____ 、③____ 、④____ 、精神、神经改变。

4. 意识包括两方面的内容,即 ①____ 和 ②____ 。③____ 属皮质下中枢的功能,④____ 属大脑皮质的功能。

5. 认知障碍的发病机制在于 ①____ 的结构和功能的异常,而意识障碍的发病机制在于 ②____ 系统的异常。

6. 内源性代谢毒素导致意识障碍的机制是神经递质异常 ①____ 和 ②____ 。

7. 意识维持的脑结构基础是 ①____ 、②____ 和 ③____ 正常功能。

8. 记忆过程包括 ①____ →②____ →③____ →④____ →⑤____ 等过程。短时记忆涉及特定蛋白质的 ⑥____ 和 ⑦____ 平衡,而长时记忆除特定蛋白质的磷酸化改变外,还涉及 ⑧____ 。

9. 认识障碍有关的脑调节分子异常常见于 ①____ 、②____ 和 ③____ 。

10. 多巴胺是以酪氨酸为底物,在 ①____ 和 ②____ 的作用下合成的。

11. 在脑内,去甲肾上腺素通过 α_1、α_2 和 β 受体发挥调节作用。在突触前,α_2 受体通过 ①____ 介导,减少 cAMP 的生成和 cAMP 依赖性蛋白激酶的活性,从而对去甲肾上腺素的释放起抑制作用;在突触后,α_2 受体激动可引起 ②____ 开放,③____ 增加,神经元倾向 ④____ 而产生抑制效应。

12. 一般认为,脑中 α_2 受体激动与维持正常的 ①____ 有关,而 α_1 受体持续、过度激活可致 ②____ 。

13. AD 患者记忆障碍的重要机制之一是大脑皮质 ①____ 活性和 ②____ 含量显著降低。

14. 谷氨酸借 ①____ 和 ②____ 受体起作用。

15. 当纹状体的 ①____ 低下时,丘脑向大脑皮质发出感觉冲动 ②____ ,大脑皮质增强 ③____ ,引起相应的 ④____ 异常。

16. 脑中多巴胺含量显著降低时可导致动物智能减退、①____ 、②____ 等高级神经活动障碍。

17. 脑组织中蛋白质异常聚集于 ①____ 、②____ 、③____ 、④____ 和环境毒素中毒等多种因素有关。

18. 在 AD 患者,已发现的 5 个相关基因突变,所编码的蛋白质分别为 ①____ 、②____ 、③____ 、④____ 和 ⑤____ 。

19. 脑细胞有朊蛋白基因突变时,细胞中的 PrP^{C} 更易从 ①____ 转变成 ②____ ,此时更容易与 PrP^{SC} 结合,导致 PrP^{SC} 增殖与聚集。

20. 内源性毒素可引起 ①____ 、②____ 和 ③____ ,从而导致意识障碍。

21. 意识障碍导致呼吸功能障碍的主要机制是 ①____ 和 ②____ 。

22. 由于网状结构的 ①____ 特性,使网状结构成为特别易受药物、毒物影响的位点。

23. 慢性脑缺血损伤引起认知异常可能的机制是 ①____ 、②____ 、③____ 、④____ 和炎症细胞因子的损伤。

(三) 选择题

[A 型题](1~27)

★1. 保持意识存在的主要结构是

A. 间脑

B. 大脑皮质

C. 脑干上行网状激动系统

D. 脑

E. 延髓

2. 大脑不同的皮质分区分别执行不同的功能，以下判断中正确的是

A. 枕叶损伤引起失写症

B. 顶叶皮质与感觉信息的高级加工和整合密切相关，该区受损导致同侧感觉障碍

C. 空间记忆障碍提示海马区受损

D. 额叶皮质受损会引起感觉性失读症

E. 颞叶受损导致视野缺损

★3. 下列与认知障碍发生相关的神经肽是

A. 谷氨酸　　B. 多巴胺

C. NGF　　D. 神经营养因子

E. TRH

4. 神经元纤维最主要的成分是

A. 泛素

B. 微管蛋白

C. 间细丝蛋白

D. 磷酸化的不溶性 tau 蛋白

E. 糖原沉淀

5. 关于钙超载对神经元的影响理解错误的是

A. 钙超载干扰脑组织能量代谢

B. 细胞内钙增加可加速神经元的死亡

C. 钙超载可促使氧自由基产生

D. 钙超载加重脑组织缺血缺氧

E. 钙超载降低脑内谷氨酸水平，对中枢神经系统产生抑制作用

★6. 神经肽与经典神经递质有许多不同，主要的区别在于

A. 两者存在不同的细胞

B. 经典神经递质的分子量较神经肽大

C. 神经肽由无活性前体蛋白加工而成

D. 脑内神经肽较神经递质含量丰富

E. 神经递质的调节相对较慢

★7. 下列关于兴奋性毒性的描述中正确的是

A. 由于抑制性神经递质释放减少所致

B. EAA 数量减少

C. 主要损伤胶质细胞

D. 其特征是 Ca^{2+}、Mg^{2+} 内流，Cl^{-} 外流

E. 与 AMPA 受体、KA 受体、NMDA 受体过度激活有关

★8. 脑细胞缺血导致认知障碍的发病机制不包括

A. 抑制性毒性

B. 炎症因子损害

C. 神经细胞内钙超载

D. 自由基损伤

E. 神经细胞钠泵功能损伤引起细胞水肿

9. 急性脑缺氧时自由基大量生成的机制不包括

A. 细胞色素系统激活

B. 黄嘌呤氧化酶系统激活

C. H_2O_2 生成增加

D. 增多的 NO 与 O_2 反应

E. 儿茶酚胺发生氧化反应

10. 哪种关于意识障碍的脑结构基础的说法欠妥

A. 大脑皮质适宜的兴奋状态是维持清晰意识的基础

B. 大脑皮质的代谢状态及脑干网状结构上行激动系统决定了大脑皮质的兴奋性

C. 大脑皮质是完整意识的高级中枢，但并非只有大脑皮质受损时才会引起意识障碍

D. 丘脑主要参与维持大脑皮质觉醒状，故此区受损只引起觉醒障碍并不会导致意识内容的异常

E. 网状结构的上行激动系统与上行抑制系统及其与大脑皮质的相互联系决定意识水平

★11. 下列哪项不会引起意识障碍

A. 弥漫性颅内感染

B. 精神异常

C. 广泛性脑外伤

D. 药物中毒

E. 休克Ⅰ期

12. 意识障碍多伴有脑神经反射异常的是

A. 代谢紊乱

B. 缺氧

C. 大脑皮质的局限性损伤

D. ARDS 结构损伤

E. 酸中毒

★13. 认知和意识的概念不能截然分开，但是意识障碍与认知障碍也有区别，下列说法正确的是

A. 急性脑功能不全主要表现为意识障碍，慢性脑功能不全主要表现为认知功能障碍

B. 是否存在病理反射

C. 前者属精神疾病而后者属神经疾病
D. 发病机制中有无自由基的损伤
E. 前者是器质性损伤而后者属功能性损伤
14. 以下不属于意识障碍表现形式的是
A. 谵妄　　B. 痴呆
C. 昏睡　　D. 意识混浊
E. 昏迷
★15. 大脑损伤的最主要表现是
A. 神经元的坏死、凋亡
B. 认知或意识的异常
C. 星形胶质细胞增生肥大
D. 神经胶质细胞炎性反应
E. 神经元退行性变性
16. 认知的结构基础是
A. 大脑皮质　　B. 小脑
C. 脑干　　D. 丘脑
E. 边缘系统
★17. 下列除哪项外，其余都是认知功能障碍的表现形式
A. 失语　　B. 失认
C. 失用　　D. 痴呆
E. 精神错乱
18. 失语症是由于
A. 脑损害所致的语言交流能力障碍
B. 患者意识模糊，无法交流
C. 口、咽、喉等发音器官肌肉瘫痪
D. 严重智能障碍
E. 视觉及听觉缺损
19. 失用症是由于
A. 脑部疾患脑损害所致的肢体功能障碍
B. 运动麻痹
C. 共济失调
D. 意识及智能障碍
E. 肌张力障碍
★20. 哪项认知障碍的最严重的表现形式是
A. 学习、记忆障碍
B. 痴呆
C. 失认
D. 失用
E. 失语
21. 属于脑神经递质
A. CCK　　B. TRH
C. ACTH　　D. 多巴胺
E. P 物质
★22. 下列受体类型中哪个是多巴胺作用的受体是
A. M 受体
B. N 受体
C. D_1 和 D_2 受体
D. β 受体
E. α 受体
★23. 属于抑制性氨基酸的是
A. 蛋氨酸　　B. 亮氨酸
C. GABA　　D. 谷氨酸
E. 丝氨酸
24. 下列哪项是蛋白质异常聚集的原因
A. 能量耗竭
B. 自由基的损伤
C. 脑外伤
D. 脑组织慢病毒感染
E. 神经营养因子缺乏
25. 引起 CJD 的慢病毒是
A. PrP^C　　B. PrP^{SC}
C. tau 蛋白　　D. HBV
E. HIV
26. 属于重度意识障碍的表现有
A. 活动障碍
B. 力活动障碍
C. 角膜反射和防御反射均消失
D. 进食困难
E. 幻视幻觉
27. AD 患者神经元退化与哪种蛋白质的异常磷酸化有关
A. PrP^C　　B. PrP^{SC}
C. tau 蛋白　　D. TRH
E. CCK

[B 型题](1～19)

A. 谵妄
B. 痴呆
C. 昏睡
D. 昏迷
E. 失认
1. 意识障碍的最严重表现是
2. 认知障碍的最严重表现是
3. 以意识内容异常为主的急性精神错乱是
4. 慢性脑功能不全产生的智能损伤称作
5. 患者不能通过某一感觉辨认物体，但是可以通过其他感觉通道辨认物体，这是

A. 乙酰胆碱
B. 谷氨酸
C. 去甲肾上腺素
D. 多巴胺
E. GABA
6. 与 AD 患者记忆障碍发生有关的是
7. 与 PD 患者认知障碍发生有关的是
★8. 与兴奋性毒性损伤发生有关的是
★9. 抑制性氨基酸是
10. 个体长期处于应激状态出现的神经递质异常是

A. 意识障碍
B. 认知障碍
C. 意识障碍和(或)认知障碍
D. 脑老化
E. 认知障碍和脑老化
11. 急性脑中毒可引起
12. 大脑皮质受损可引起
13. 脑内多巴胺含量降低可出现
14. 颅内破坏性损伤可出现
15. 神经营养因子缺乏主要引起

A. Hunting 蛋白在神经元突触聚集
B. 路易小体的形成
C. 神经元内 NFT 和神经元间 Aβ 沉积
D. 神经元外 NFT 和神经元内 Aβ 沉积
E. 朊蛋白
16. 帕金森病特征性病理变化为
17. AD 特征性病理变化为
18. Hunting 病特征性病理变化为
19. 与 CJD 发生有关的是

[X 型题](1～22)

1. 引起脑结构损伤最常见的原因有
A. 颅脑损伤
B. 颅内占位性病变
C. 颅内感染
D. 脑缺血
E. 丘脑损伤
★2. 脑部疾病导致认知障碍的机制包括
A. 脑老化
B. 脑组织中蛋白质异常聚集
C. 脑组织慢性缺血性损伤
D. 颅脑外伤
E. 脑组织中调节分子含量异常改变
★3. 认知障碍的病因包括
A. 脑部疾病
B. 精神心理异常
C. 慢性全身性疾病
D. 环境、代谢毒素损害
E. 急性脑中毒
★4. 慢性脑缺血经常引起
A. 神经细胞内 Ca^{2+} 超载
B. 谷氨酸在突触间隙大量释放引起兴奋性毒性
C. 小胶质细胞激活持续释放炎症介质
D. 必然引起意识障碍
E. 认知障碍
5. 下列有关防治认知障碍的方法不正确的是
A. 禁用脑循环改善剂
B. 雄激素替代疗法
C. 葡萄糖酸钙的应用
D. 镇静药物
E. 谷氨酸盐受体拮抗剂
6. 意识障碍的发病机制包括
A. 氧自由基损伤
B. 兴奋性毒性
C. 神经递质异常
D. 神经细胞膜损伤
E. 慢性脑缺血
★7. 有关意识障碍的说法不确的是
A. 觉醒状态和意识内容的异常可同时出现也可分开出现
B. 昏迷是其最严重阶段
C. 中枢神经系统始终处于抑制状态
D. 意识障碍、认知障碍可同时出现
E. 意识障碍、认知障碍不可能同时出现
8. AD 的发病机制包括
A. 蛋白激酶上调，蛋白磷酸酯酶下调
B. APP 基因突变
C. PS 基因突变
D. ApoE 基因多态性
E. PrP^{C} 异常
9. 脑疾病的表现与其他实质性器官不同的特殊规律有
A. 病变定位和功能障碍之间关系密切
B. 相同的病变发生在不同的部位，可出现不同

的后果

C. 常会累及其他器官

D. 病程缓急常引起不同的后果

E. 成熟神经元无再生能力

10. 记忆过程包括下面哪些过程

A. 感觉输入

B. 感觉记忆

C. 短时记忆

D. 长时记忆

E. 储存讯息的回忆

11. 认知功能障碍的表现形式包括

A. 失语

B. 失认

C. 精神错乱

D. 痴呆

E. 昏睡

★12. 慢性脑损伤中可有哪些脑神经递质的异常

A. 多巴胺

B. 去甲肾上腺素

C. 乙酰胆碱

D. 谷氨酸

E. P 物质

★13. 去甲肾上腺素作用于哪些受体产生效应

A. NMDA 受体

B. α_1 受体

C. 非 NMDA 受体

D. M 受体

E. β 受体

14. 慢性脑损伤中可有哪些神经肽异常

A. ACTH

B. P 物质

C. TRH

D. NGF

E. CCK

★15. 在多种脑神经细胞退行性变性疾病中，哪些因素与蛋白质的异常聚集有关

A. 基因变异

B. 蛋白质合成后的修饰

C. 脑组织慢病毒感染

D. 脑老化

E. 环境毒素中毒

16. 脑细胞缺血引起认知异常的机制可能与下属哪些因素有关

A. 能量耗竭和酸中毒

B. 细胞内 Ca^{2+} 超载

C. 自由基损伤

D. 兴奋性毒性

E. 炎症细胞因子损害

★17. 属于兴奋性氨基酸的是

A. 谷氨酸

B. 丙氨酸

C. 蛋氨酸

D. 天冬氨酸

E. GABA

★18. 属于抑制性氨基酸(IAA)的是

A. GABA

B. 甘氨酸

C. 谷氨酸

D. 天冬氨酸

E. 苏氨酸

★19. 意识障碍的病理学基础包括

A. 大脑皮质功能异常

B. 丘脑功能异常

C. 脑干网状功能异常

D. 蓝斑功能异常

E. 小脑功能异常

★20. 内源性毒素可通过哪些途径导致意识障碍

A. 神经递质合成及释放异常

B. 水、电解质紊乱

C. 神经细胞膜损伤

D. 脑能量代谢障碍

E. 突触传递异常

★21. 意识障碍对机体的主要危害包括

A. 呼吸功能障碍

B. 体温调节障碍

C. 循环功能障碍

D. 水、电解质紊乱

E. 酸碱平衡紊乱

★22. 下列哪项说法正确的是

A. 脑功能障碍与病变部位密切相关

B. 认知功能障碍的发生是衰老过程中不可避免的

C. 退行性变是一种与凋亡、坏死不同的病理过程

D. 成熟神经元不具备再生能力

E. 相同的病变发生在脑的不同部位可引起不

同的后果

（四）问答题

1. 简述意识障碍的发生机制及其对机体的危害。

2. 简述脑组织中调节分子异常的发生机制。

3. 简述神经细胞内钙超载导致细胞死亡的机制。

4. 结合认知障碍的发病机制，我们可以考虑从哪几个方面入手复制痴呆动物模型？

5. 简述能量耗竭和酸中毒在慢性脑缺血性损伤过程中的作用。

6. 简述慢性脑缺血性损伤失时细胞内 Ca^{2+} 超载的机制。

7. 简述何为“兴奋性毒性”及其发生机制。

【参考答案及注释】

（一）名词解释

1. 指与学习记忆以及思维判断有关的大脑高级智能加工过程出现异常，从而引起严重学习、记忆障碍，同时伴有失语、失用、失认、失行等改变的病理过程。任何能引起大脑皮质功能和结构异常的因素均可导致认知障碍。

2. 指脑缺血、缺氧造成的能量代谢障碍直接抑制细胞质膜上 Na^{+}-K^{+}- ATP 酶活性，使胞外 K^{+} 浓度显著增高，神经元去极化，EAA 在突触间隙大量释放，因而过度激活 EAA 受体，使突触后神经元过度兴奋并最终死亡的病理过程。机制：其一是 AM-PA 受体和 KA 受体过度兴奋引起神经元急性渗透性肿胀，可在数小时内发生，以 Na^{+} 内流，以及 Cl^{-} 和 H_2O 被动内流为特征；其二是 NMDA 受体过度兴奋所介导的神经元迟发性损伤，可在数小时至数日发生，以持续的 Ca^{2+} 内流为特征。

3. 是认知障碍的最严重的表现形式，是慢性脑功能不全产生的获得性和持续性智能障碍综合征。

4. 指人们对自身状态和客观环境的主观认识能力，是人脑反映客观现实的最高形式。意识包含两方面的内容，即觉醒状态和意识内容。前者属皮质下中枢的功能，后者属大脑皮质的功能。

5. 指不能正确认识自身状态和(或)客观环境，不能对环境刺激做出反应的一种病理过程，其病理学基础是大脑皮质、丘脑和脑干网状系统的功能异常。意识障碍通常同时包含有觉醒状态和意识内容两者的异常，常常是急性脑功能不全的主要表现形式。

6. 指觉醒状态、意识内容、随意运动持续（至少 6 小时）、完全丧失的极严重意识障碍，可出现病理反射和简单的防御性肢体运动。昏迷发生的机制是大脑半球和脑干网状结构广泛的轴突损伤和水肿。

7. 是一种以意识内容异常为主的急性精神错乱状态，其表现在不同病人或同一病人不同时间可明显不同。常有睡眠-觉醒周期紊乱，以及以错觉、幻觉、兴奋性增高为主的精神运动性改变等。

8. 觉醒状态和意识内容两种成分皆出现异常，处于一种似睡似醒的状态，并常有睡眠-觉醒周期颠倒。

（二）填空题

1. ①认知 ②意识

2. ①坏死 ②凋亡 ③退行性变

3. ①失语 ②失认 ③失用 ④痴呆

4. ①觉醒状态，②意识内容，③觉醒状态，④意识内容

5. ①大脑皮质，②网状结构-丘脑-大脑皮质系统

6. ①能量代谢异常 ②神经细胞膜损伤

7. ②脑干网状结构 ②丘脑 ③大脑皮质

8. ①感觉输入 ②感觉记忆 ③短时记忆 ④长时记忆 ⑤贮存讯息的回忆 ⑥磷酸化 ⑦去磷酸化 ⑧新蛋白质的合成

9. ①神经递质及其受体异常 ②神经肽异常 ③神经营养因子缺乏

10. ①酪氨酸羟化酶 ②多巴脱羧酶

11. ①Gi 蛋白 ②K^{+} 通道 ③K^{+} 外流 ④超极化

12. ①认知功能 ②认知异常

13. ①胆碱乙酰转移酶 ②乙酰胆碱

14. ①NMDA ②非 NMDA

15. ①谷氨酸能神经 ②增多 ③单氨活性 ④认知功能

16. ①行为情感异常 ②语言错乱

17. ①基因变异 ②蛋白质合成后的异常修饰

③脑组织慢病毒感染 ④脑老化

18. ①淀粉样前体蛋白 ②PS-1 ③PS-2 ④载脂蛋白 E ⑤α_2-巨球蛋白

19. ①α-螺旋 ②β-片层

20. ①神经递质异常 ②脑能量代谢障碍 ③神经细胞膜损伤

21. ①呼吸中枢受压 ②肺部感染

22. ①多突触传递

23. ①能量耗竭和酸中毒 ②Ca^{2+}超载 ③自由基损伤 ④兴奋性毒性

(三)选择题

[A 型题]

1. C 2. C 3. E 4. D 5. C 6. E 7. E 8. A 9. C 10. D 11. E 12. D 13. A 14. B 15. B 16. A 17. E 18. A 19. A 20. B 21. D 22C 23. D 24. D 25. B 26. C 27. C

[B 型题]

1. D 2. B 3. A 4. B 5. E 6. A 7. D 8. B 9. E 10. C 11. A 12. C 13. B 14. A 15. B 16. B 17. C 18. A 19. E

[X 型题]

1. ABCDE 2. ABCDE 3. ABCD 4. ABCE 5. ABCD 6. ABCD 7. CE 8. ABCD 9. ABDE 10. ABCDE 11. ABD 12. ABCD 13. BDE 14. ABCE 15. ABCDE 16. ABCDE 17. AD 18. AB 19. ABC 20. ACDE 21. ABCD 22. ACDE

(四)问答题

1. 意识障碍的发生机制实质上就是网状结构-丘脑-大脑皮质系统发生器质性损伤、代谢紊乱或功能性异常的机制。

(1)急性脑损伤。如颅内弥漫性感染、广泛性脑外伤、高血压脑病等，上述病因可导致急性颅内压升高，进而引起脑血管受压而使脑供血减少；还可使间脑、脑干受压下移，使脑干网状结构被挤压于小脑幕切迹与颅底所围成的狭窄孔中，从而导致上行网状激活系统功能受损，出现意识障碍。

(2)急性脑中毒。①内源性毒素损伤：各种代谢性毒素或感染性毒素均可通过神经递质合成及释放异常、脑能量代谢障碍、神经细胞膜和突触传递异常，导致意识障碍；②外源性毒素损伤：如药物、毒物可通过增强 GABA 能神经的效应产生突触抑制或抑制多突触传递等机制导致意识障碍。

(3)颅内占位性和破坏性损伤。主要机制是脑受压，特别是脑干网状结构受压，也可以由位于脑干网状结构的病变直接导致意识障碍或昏迷。

危害：

(1)呼吸功能障碍。呼吸功能障碍是昏迷病人极常见的一类损害，主要由于呼吸中枢受压及合并的肺部感染造成肺通气和肺换气功能障碍所致。

(2)电解质、酸碱平衡紊乱。意识障碍病人常有渗透压调节中枢、口渴中枢受损，多器官功能障碍，因此机体对水、电解质、酸碱平衡的调节相对较差，加之脱水、利尿剂等治疗患者很容易出现水、电解质、酸碱平衡紊乱，如高钠、低钠血症，脱水，水肿，水中毒，高钾、低钾血症以及各种类型的酸碱失衡。

(3)循环功能障碍。在意识障碍的发生发展过程中，除引起意识障碍的许多原发病因可导致脑灌流不足外，脑水肿、颅内压升高造成的脑循环障碍、血管活性因子失常导致的脑血管痉挛、继发性呼吸功能障碍引起的脑缺氧等，常常引起继发性脑灌流不足，导致脑功能的进一步损害，加重意识障碍。

(4)其他。继发于昏迷的功能代谢障碍，如体温调节障碍导致病人出现过热或体温过低；丘脑下部和脑干受压可引起上消化道的糜烂、出血，出现应激性溃疡；昏迷病人由于脑的病变或中毒、代谢异常等因素出现抽搐。

2. (1)神经递质及其受体异常。大多数神经元之间的信息传递是通过神经递质及其相应的受体完成的。神经递质或受体异常改变均可导致不同类型和不同程度的认知异常。这些神经递质主要有：多巴胺、去甲肾上腺素、乙酰胆碱、谷氨酸等。脑中多巴胺含量显著降低时可导致动物智能减退、行为情感异常、言语错乱等高级神经活动障碍；在脑内，去甲肾上腺素通过 α_1、α_2 和 β 受体发挥调节作用。一般认为，α_2 受体激动与维持正常的认知功能有关，而 α_1 受体持续、过度激活可致认知异常；神经元合成并释放的乙酰胆碱通过 M 受体和 N 受体发挥调节作用，脑内的胆碱能神经元被分为局部环路神经元和投射神经元两类，投射神经元的投射通路与学习记忆功能密切相关，乙酰胆碱含量改变可导致学习记忆障碍和精神异常；谷氨酸在脑内通过 NMDA 和非 NMDA 受体起作用，纹状体的谷氨酸神经纤维抑制丘脑向大脑皮质发出感觉冲动，当谷氨酸能神经低下时，大脑皮质单胺活性增强，引起相应的认知功能异常。谷氨酸含量异常增高时，可引起“兴奋性毒性”。

(2)神经肽异常。神经肽是生物体内的一类生物活性多肽，主要分布于神经组织，其功能复杂多样。神经肽的异常与认知障碍密切相关。如血管升压素，血管活性肠肽及其受体含量减少与记忆力减退相关；促甲状腺素释放激素（TRH）可引起行为改变，如兴奋、精神欣快及情绪暴躁等；促肾上腺激素释放激素（ACTH）水平的改变可影响动物的学习记忆、动机行为等。

（3）神经营养因子缺乏。由神经元和胶质细胞分泌合成。神经营养因子如神经生长因子（NGF）、睫状神经营养因子（CNTF）、脑源性神经营养因子（BDNF）和胶质源性神经营养因子（GDNF）对神经元的存活和神经元突起的生长具有重要作用。神经营养因子含量的改变可导致多种神经退行性疾病。

3. 神经细胞 Ca^{2+} 超载可通过下述机制导致细胞死亡：①Ca^{2+} 超载时，大量 Ca^{2+} 沉积于线粒体，干扰氧化磷酸化，使能量产生障碍。②激活细胞内 Ca^{2+} 依赖性酶类，其中 Ca^{2+} 依赖的中性蛋白水解酶过度激活可使神经细胞骨架破坏。③激活磷脂酶 A 和磷脂酶 C，使膜磷脂降解，产生大量游离脂肪酸，特别是花生四烯酸，后者在代谢过程中产生血栓素、白三烯。这些物质一方面通过生成大量自由基加重细胞损害；另一方面可激活血小板，促进微血栓形成，在缺血区增加梗死范围，加重脑损害。④脑缺血时，脑血管平滑肌，内皮细胞均有明显 Ca^{2+} 超载，前者可致血管收缩、痉挛，血管阻力增加，延迟再灌流，使缺血半暗带内侧支循环不能形成，从而使脑梗死灶扩大；后者可致内皮细胞收缩，内皮间隙扩大，血脑屏障通透性增高，产生血管源性脑水肿。

4. 认知障碍发生与大脑皮质功能和结构的异常有关。结合认知障碍的病因和发病机制可考虑从五个方面复制认知障碍的动物模型。

（1）改变脑内神经递质、神经肽或神经营养因子的含量。如改变脑中多巴胺含量，减少脑中乙酰胆碱含量等。

（2）造成脑组织特定蛋白质异常聚集。如过度激活蛋白激酶和（或）抑制蛋白磷酸酯酶导致 tau 蛋白被异常磷酸化，复制 AD 样动物模型。

（3）复制脑组织缺血缺氧模型。由于神经元对缺血、缺氧非常敏感，故通过夹闭颈总动脉造成脑组织缺血缺氧复制认知障碍的动物模型。

（4）炎症因子刺激。如在动物海马或基底核处注入 LFS 或 IL-1 等。

（5）其他。劣性应激或药物、酒精干预。

5. 在缺血、缺氧状态下，脑细胞的能量代谢转为无氧酵解。无氧酵解生成 ATP 的效率低，使脑细胞出现能量耗竭。无氧酵解引起脑组织缺血性乳酸酸中毒，细胞 Na^{+}-K^{+} 泵功能损伤，K^{+} 大量外溢，同时 Na^{+}、Cl^{-} 及 Ca^{2+} 大量流入细胞内引起脑细胞损伤；缺血区乳酸堆积还可引起神经胶质和内皮细胞的水肿和坏死，加重缺血性损害。

6. 脑缺血时，神经细胞膜去极化，引起大量神经递质释放，兴奋性递质（如谷氨酸）的释放激活 NMDA 受体，使钙通道开放，Ca^{2+} 内流增加；如激活非 NMDA 受体，使 Ca^{2+} 从内质网释放至细胞浆内；膜去极化本身也启动了电压依赖性钙通道，加重 Ca^{2+} 内流，导致细胞 Ca^{2+} 超载。

7. “兴奋性毒性”是指脑缺血缺氧造成的能量代谢障碍直接抑制细胞质膜上 Na^{+}-K^{+}-ATP 酶活性，使胞外 K^{+} 浓度显著升高，神经元去极化，EAA 在突触间隙大量释放，因而过度激活 EAA 受体，使突出后神经元过度兴奋并最终死亡的病理过程。

EAA 通过下述两种机制引起“兴奋性毒性”：一是 AMPA 受体和 KA 受体过度兴奋引起神经细胞急性渗透性肿胀，可在数小时内发生，以 Na^{+} 内流，以及 Cl^{-} 和 H_2O 被动内流为特征；另一种是 NMDA 受体过度兴奋所介导的神经细胞迟发性损伤，可在数小时至数日发生，以持续的 Ca^{2+} 内流为特征。

（崔晓栋）

病理生理学模拟试题 1

一、名词解释(每题 2 分,共 20 分)

1. 脑死亡(brain death)
2. 反常性酸性尿(paradoxical acidic urine)
3. 标准碳酸氢盐(standard bicarbonate,SB)
4. 血液性缺氧(hemic hypoxia)
5. 过热(hyperthermia)
6. 急性期反应蛋白(acute phase protein,AP)
7. 微血管病性溶血性贫血是指(microangiopathic hemolytic anemia)
8. 休克(shock)
9. 心脏前负荷(preload)
10. 阻塞性通气不足(obstructive hypoventilation)

二、填空题(每空 0.5 分,共 12 分)

1. 病理生理学研究的对象是 ①___。

2. 先天性致病因素是指能够 ①___ 的有害因素,由先天性因素引起的疾病称为 ②___。

3. 体液机制主要是指致病因素引起体液的 ①___ 和 ②___ 的变化,最后造成内环境紊乱。

4. 过多液体在 ①___ 或 ②___ 中积聚称为水肿,积水是指 ③___ 中液体过多积聚。

5. 高钾血症对机体的主要影响和危险是引起 ①___ 和 ②___。高钾血症时心电图主要表现为 ③___。

6. 酸中毒常伴有 ①___ 血钾;碱中毒常伴有 ②___ 血钾。

7. 发热时心率加快,体温每上升 ①___,心率约增加 ②___。

8. 急性期反应的主要特征是体内急性期的 ①___ 迅速增加。

9. 休克初期组织灌流量的特点是少灌少流、灌 ①___ 流,休克期灌 ②___ 流。

10. 二尖瓣关闭不全可以导致心脏左室的 ①___ 负荷增加,使心肌肌节 ②___ 增生,最终导致 ③___ 性心肌肥大。

11. I 型呼衰的病人氧疗可吸入 ①___ 浓度的氧。II 型呼吸衰竭的病人氧疗应吸入 ②___ 浓度的氧,使 PaO_2 上升到③___ 即可。

三、选择题

[A 型题](每题 1 分,共 20 分)

1. 血友病的致病因素是

A. 生物性因素　B. 免疫性因素
C. 先天性因素　D. 营养性因素
E. 遗传性因素

2. 下列哪项不是低钾血症对骨骼肌的影响

A. 肌无力
B. 肌麻痹
C. 超极化阻滞
D. 静息电位负值减小
E. 兴奋性降低

3. 水肿引起水钠潴留的基本机制是

A. 毛细血管血压升高
B. 血浆胶体渗透压下降
C. 肾小球-肾小管失衡
D. 肾小球滤过增加
E. 静脉回流受阻

4. 下述哪项不属于代谢性碱中毒的变化

A. 血浆[HCO_3^-]增加
B. $PaCO_2$ 降低
C. 血[Ca^{2+}]降低
D. 血[K^+]降低
E. BE 为正值

5. 下述哪一种混合性酸碱平衡紊乱不可能出现

A. 代谢性酸中毒合并代谢性碱中毒
B. 呼吸性酸中毒合并呼吸性碱中毒
C. 代谢性酸中毒合并呼吸性碱中毒
D. 代谢性酸中毒合并呼吸性酸中毒
E. 代谢性碱中毒合并呼吸性碱中毒

6. 下面有关急性期反应的描述哪项不正确

A. 急性期反应少数蛋白浓度可降低
B. 急性期反应构成了机体对外界刺激的保护性系统

C. AP包括C反应蛋白、补体等

D. 急性反应时相的特点是免疫球蛋白大量生成

E. AP主要由肝细胞合成

7. 休克早期(微循环缺血期)微循环的变化下列哪一项是错误的

A. 微动脉、后微动脉收缩

B. 真毛细血管关闭

C. 毛细血管前括约肌收缩

D. 动静脉吻合支收缩

E. 少灌少流、灌少于流

8. 休克肺部的主要病理变化不包括

A. 肺毛细血管内微血栓形成

B. 肺水肿形成

C. 肺泡上皮细胞增生

D. 透明膜形成

E. 肺泡萎缩

9. 下列哪一项不是缺血-再灌注损伤的原因

A. 心脑复苏

B. 器官移植

C. 经皮腔内冠脉血管成形术(PTCA)

D. 高血压

E. 体外循环术

10. 下列哪项因素与心肌兴奋-收缩偶联障碍无关

A. 肌钙蛋白活性下降

B. 钙离子复位延缓

C. 肌浆网 Ca^{2+} 释放能力下降

D. 肌浆网 Ca^{2+} 储存量下降

E. Ca^{2+} 内流障碍

11. 下列哪项反应已失去代偿意义

A. 心率加快　　B. 心肌肥大

C. 肌源性扩张　　D. 红细胞增多

E. 血流量分布

12. 血浆氨基酸失衡学说中所说的支链氨基酸包括

A. 亮氨酸、异亮氨酸和缬氨酸

B. 苯丙氨酸、酪氨酸和色氨酸

C. 亮氨酸、缬氨酸和色氨酸

D. 谷氨酸和乙酰胆碱

E. 苯丙氨酸和酪氨酸

13. 急性肾功能衰竭的发生机制中下列哪一项不存在

A. 肾血管收缩

B. 肾血流灌注压下降

C. 肾小管阻塞

D. 肾小管原尿返流

E. 肾小球超滤系数升高

14. 某患者血氧检查结果是 PaO_2 6.0kPa (45mmHg),血氧容量20ml/dl,动脉血氧含量14ml/dl,动脉与静脉血氧含量差4ml/dl,其缺氧类型为

A. 低张性缺氧　　B. 血液性缺氧

C. 缺血性缺氧　　D. 组织性缺氧

E. 淤血性缺氧

15. 体温上升期热代谢特点是

A. 散热减少,产热增加,体温↑

B. 产热减少,散热增加,体温↑

C. 散热减少,产热增加,体温保持高水平

D. 产热与散热在高水平上相对平衡,体温保持高水平

E. 产热减少,散热增加,体温↓

16. 下列哪种情况可引起右室前负荷增大

A. 肺动脉高压　　B. 肺动脉栓塞

C. 室间隔缺损　　D. 心肌炎

E. 肺动脉瓣狭窄

17. 缺血-再灌注损伤时导致细胞不可逆损伤的共同通路是

A. ATP缺乏

B. 细胞内钙超载

C. 无复流现象

D. 氧自由基作用

E. 白细胞浸润

18. 下列哪一因素不能减轻心肌缺血-再灌注损伤

A. 低压灌注　　B. 低温灌注

C. 低[H^+]灌注　　D. 低钠灌注

E. 低钙灌注

19. 引起肾前性急性肾功能衰竭的病因是

A. 汞中毒　　B. 急性肾炎

C. 肾血栓形成　　D. 休克早期

E. 尿路梗阻

20. 肾功能衰竭是指

A. 发生氮质血症的各种疾病

B. 尿中出现蛋白质、管型、红细胞和白细胞的病理过程

C. 持续少尿、无尿的病理过程

D. 肾脏泌尿与内分泌功能障碍引起内环境紊

乱的病理过程

E. 各种肾实质疾病引起的病理过程

[**B型题**] (**每题1分,共10分**)

A. 毛细血管流体静压增高

B. 血浆胶体渗透压降低

C. 微血管壁通透性增加

D. 淋巴回流受阻

E. 肾小球滤过率(GFR)降低

1. 乳腺癌根治术后上肢水肿的发生是由于

2. 炎症性水肿的发生是由于

3. 肾炎性水肿的发生是由于

A. 肾小管酸中毒

B. 乳酸酸中毒

C. 酮症酸中毒

D. 水杨酸中毒

E. 呼吸性酸中毒

4. 糖尿病患者可出现

5. 休克

A. 心肌能量生成障碍

B. 心肌能量利用障碍

C. 心肌兴奋-收缩偶联障碍

D. 收缩相关蛋白破坏

E. 心肌肥大的不平衡生长

6. 酸中毒引起心力衰竭的机制主要是

7. 严重贫血引起心力衰竭的机制主要是

A. 缓冲作用发生最快

B. 缓冲能力较强

C. 缓冲能力最大

D. 缓冲能力最持久

E. 缓冲能力最弱

8. 在调节酸碱平衡时血浆的缓冲系统

9. 在调节酸碱平衡时肺的缓冲作用

10. 在调节酸碱平衡时肾的缓冲作用

[**X型题**] (**每题1分,共10分**)

1. 脑死亡的判断标准包括

A. 心跳停止

B. 自主呼吸停止

C. 瞳孔散大或固定

D. 脑电波消失

E. 不可逆昏迷和大脑无反应性

2. 腹泻后可能发生的水、电解质紊乱有

A. 低渗性脱水

B. 高渗性脱水

C. 高钾血症

D. 低钠

E. 低钾

3. 重度高钾血症对心脏的作用有

A. 兴奋性减弱

B. 传导性降低

C. 自律性降低

D. 收缩性增强

E. 收缩性降低

4. 代谢性酸中毒时可出现

A. BB降低

B. SB降低

C. BE负值增大

D. $PaCO_2$ 代偿性增高

E. AB降低

5. 阴离子间隙正常型的代谢性酸中毒的病因可见于

A. 肾小管酸中毒

B. 剧烈呕吐

C. 严重腹泻

D. 休克

E. 水杨酸中毒

6. DIC发生休克的机制是

A. 微血栓形成

B. 出血

C. 心肌受损

D. 血管通透性增加

E. 血容量增加

7. 休克肺患者尸解的病理改变有

A. 间质性和肺泡性肺水肿

B. 局限性肺不张

C. 肺毛细血管内微血栓堵塞

D. 肺泡透明膜形成

E. 以上都不是

8. 引起心肌舒张功能障碍的机制有

A. Ca^{2+} 复位延缓

B. Ca^{2+} 内流减少

C. 肌球-肌动蛋白复合体解离障碍

D. 心室舒张势能减弱

E. 肌浆网释放 Ca^{2+} 减少

9. 肺泡膜病变发生呼吸衰竭的主要机制有

A. 肺泡膜厚度增加

B. 肺泡膜面积减少
C. 肺泡通气/血流比例失调
D. 血液和肺泡接触时间过短
E. 肺泡膜厚度减少
10. 急性肾功能衰竭少尿的原因有
A. 肾血流量减少
B. 肾小管囊内压过低
C. 各种管型阻塞肾小管
D. 健存肾单位过少
E. 原尿回漏和肾间质水肿压迫肾小管

四、问答题(每题 5 分,共 20 分)

1. 简述血管内外液体交换失平衡的原因和机制。
2. 简述 DIC 发生贫血的机制。
3. 假性神经递质为何可引起昏迷及扑翼样震颤?
4. 试述肾性高血压发生的机制。

五、分析题(8 分)

某特发性肺间质纤维化患者,男,33 岁,因气短入院。体检:体温 36.5℃,心率 104 次/分,呼吸 60 次/分。呼吸急促,发绀,两肺底有细湿啰音。肺活量 1000ml。血气分析:PaO_2 58mmHg,$PaCO_2$ 32.5mmHg,pH 7.49。

问:(1)该病人发生了哪型呼吸衰竭,机制如何?

(2)病人为什么发生呼吸困难?

(3)该病人发生了哪种类型的酸碱平衡紊乱?

六、答案

(一) 名词解释

1. 脑死亡是指机体作为一个整体功能永久性停止的标志是全脑功能的永久性消失。目前一般均以枕骨大孔以上全脑死亡作为脑死亡的标准。

2. 反常性酸性尿是指低钾性代谢性碱中毒时,因细胞内 K^+ 外移,细胞外 H^+ 内移至细胞,血中 H^+ 降低,肾小管上皮细胞排 H^+ 增多,排 K^+ 减少,使碱中毒病人的尿液呈酸性。

3. 标准碳酸氢盐是指在标准情况下[38℃,血红蛋白完全氧合;与 $PaCO_2$ 为 40mmHg(5.32kPa)的气体平衡后]测得的血浆[HCO_3^-]浓度。

4. 血液性缺氧是指血红蛋白量的减少或质的改变致使血液携带的氧减少,血氧含量降低,导致供氧不足。

5. 过热是指由于体温调节机构障碍,以致机体体温不能控制在与调定点相适应的水平上,发生被动性体温升高。

6. 急性期反应蛋白指应激时由于感染、炎症或组织损伤等原因可使血浆中某些蛋白质浓度迅速升高,这些蛋白质被称为急性期反应蛋白。

7. 微血管病性溶血性贫血是指 DIC 时,由于产生凝血反应,大量纤维蛋白丝在微血管腔内形成细网,当血流中的红细胞流过网孔时,可黏着、滞留或挂在纤维蛋白丝上。由于血流不断冲击,可引起红细胞破裂。当微血流通道受阻时,红细胞还可从微血管内皮细胞间的裂隙被“挤压”出血管外,也可使红细胞扭曲、变形、破碎。除机械作用外,某些 DIC 的病因(如内毒素等)也有可能使红细胞变形性降低,使其容易破碎。大量红细胞的破坏可产生一种特殊类型的贫血。

8. 休克是指多病因、多发病环节、有多种体液因子参与,以机体循环系统功能紊乱,尤其是微循环功能障碍为主要特征,并可能导致器官功能衰竭等严重后果的复杂的全身调节紊乱性病理过程。

9. 心脏前负荷又称容量负荷,指心脏舒张时所承受的负荷,相当于心腔舒张末期容量。

10. 阻塞性通气不足指由于呼吸道阻塞或狭窄,使气道阻力增加引起通气不足。

(二) 填空题

1. ①患病的机体
2. ①损害胎儿生长发育 ②先天性疾病
3. ①质 ②量
4. ①组织间隙 ②体腔 ③体腔
5. ①心律失常 ②心跳骤停 ③T 波高耸
6. ①高 ②低
7. ①1℃ ②18 次/分
8. ①反应蛋白
9. ①小于 ②大于
10. ①前 ②串联性 ③离心
11. ①高 ②低 ③60mmHg

(三) 选择题

[A 型题]

1. E 2. D 3. C 4. B 5. B 6. D 7. D 8. C 9. D 10. B 11. C 12. A 13. E 14. A 15. A 16. C 17. B 18. C 19. D 20. D

［B 型题］

1. D 2. C 3. E 4. C 5. B 6. C 7. A 8. A. 9. C 10. D

［X 型题］

1. BCDE 2. BDE 3. ABCE 4. ABCE 5. AC 6. ABCD 7. ABCD 8. ACD. 9. ABD 10. ACE

（四）问答题

1. 血管内外液体交换失平衡是指组织液的生成大于组织液的回流，使过多的液体在组织间隙或体腔中积聚，其基本发生因素有：①毛细血管流体静压增高致有效流体静压增高，平均实际滤过压增大；②血浆胶体渗透压下降，常见于血浆白蛋白的含量减少；③微血管壁通透性增加，见于各种炎症，包括感染、烧伤、冻伤、化学伤及昆虫咬伤等；④淋巴回流受阻，常见于淋巴管受压或阻塞，如肿瘤、丝虫病等。

2. ①微血栓在微血管中形成的网状结构引起红细胞黏着、滞留，在血流的冲击下导致红细胞破裂或变形。②微血管通透性增大或损伤，部分红细胞被挤压通过微血管裂隙时引起损伤。③微循环障碍，组织缺氧、酸中毒使红细胞脆性增加。

3. 假性神经递质能以假乱真，被神经元末梢摄取、储存，但生理效应极低。当其含量增多时，可取代网状结构中正常神经递质，使上行激动系统功能下降，大脑皮质的兴奋不能维持，机体不能保持清醒状态而出现昏迷；也可取代锥体外系统中的正常神经递质，从而出现抽搐及扑翼样震颤。

4. 肾性高血压发生的机制：①肾脏对水和钠的排泄能力降低造成钠水潴留，导致血容量增多和心输出量增加；②肾素-血管紧张素系统的活性增高，引起小动脉收缩和钠水潴留；②肾脏产生血管舒张物质如 PGE_2，PGI_2 和缓激肽不足。

（五）分析题

(1)该病人发生了Ⅰ型呼吸衰竭。主要机制是部分肺泡限制性通气不足，弥散障碍和通气/血流比例失调。

(2)肺顺应性降低，牵张感受器或肺泡毛细血管旁感受器受刺激而反射性引起呼吸运动变浅变快。

(3)呼吸性碱中毒。

（刘同美）

病理生理学模拟试题 2

一、名词解释(每题 2 分,共 20 分)

1. 疾病(disease)
2. 酸碱平衡紊乱(acid-base disturbance)
3. 低张性缺氧(hypotonic hypoxia)
4. 内生致热原(endogenous pyrogen, EP)
5. 热休克蛋白(heat shock proteins, HSP)
6. 钙超载
7. 心脏后负荷(afterload)
8. 夜间阵发性呼吸困难
9. 限制性通气不足(restrictive hypoventilation)。
10. 尿毒症(uremia)

二、填空题(每空 0.5 分,共 12 分)

1. 基本病理过程是指多种疾病中可能出现的共同的、成套的 ①___ 、② ___ 和 ③___ 的变化。

2. 生物性致病因素主要包括 ①___ 和 ②___ 。

3. 具有易患某种疾病的素质或特性称为 ①___ 。

4. 等渗性脱水不予处理可转变为 ①___ ,若只补水会转变为 ②___ ,低渗性脱水患者补大量水会引起 ③___ 。

5. 急性轻度高钾血症时,心肌兴奋性 ①___ ,重度高钾血症时,心肌兴奋性 ②___ ,神经肌肉兴奋性的变化与心肌③___ ,机制④___ 。

6. 对固定酸进行缓冲的最主要缓冲系统是 ①___ 缓冲系统,对碳酸进行缓冲的最主要的缓冲系统是 ②___ 缓冲系统。

7. 一般认出,体温每升高 ①___ ,基础代谢率提高 ②___ 。

8. ①___ 增加是应激最重要的内分泌反应。

9. 休克初期组织灌流量的特点是 ①___ 流,休克期灌 ②___ 流,休克晚期则 ③___ 。

10. 高血压可以导致心脏左室 ①___ 负荷增加,使心肌肌节 ②___ 增生,最终导致 ③___ 性心肌肥大。

三、选择题

[A 型题](每题 1 分,共 20 分)

1. 下列说法不正确的是

A. 每种疾病一般来说都有病因

B. 病因是引起疾病的必不可少的、决定疾病特异性的因素

C. 没有病因,不可能发生相关的疾病

D. 没有病因也可发生某些遗传性疾病

E. 疾病发生发展中原因与条件是相对的,有时是可转化的

2. 脱水热易出现于

A. 低渗性脱水　　B. 等渗性脱水

C. 高渗性脱水　　D. 低钠血症

E. 低钾血症

3. 高钾血症的最常见原因是

A. 酸中毒时细胞内钾释放

B. 溶血时红细胞释放钾

C. 缺氧时组织细胞释放钾

D. 肾脏排钾减少

E. 保钾利尿药使用

4. 下列哪项因素不易引起 AG 增高型代谢性酸中毒

A. 乳酸酸中毒　　B. 酮症酸中毒

C. 肾小管性酸中毒　　D. 尿毒症

E. 水杨酸中毒

5. 某病人血 pH7.31, $PaCO_2$ 30mmHg(4.0kPa), AB14mmol/L,其酸碱平衡紊乱的类型是

A. 代谢性碱中毒　　B. 呼吸性碱中毒

C. 代谢性酸中毒　　D. 呼吸性酸中毒

E. 相消性酸碱平衡紊乱

6. 应激时糖皮质激素分泌增加的生理意义不具有哪项

A. 稳定溶酶体膜

B. 促进蛋白质的糖异生

C. 维持循环系统对儿茶酚胺的反应性

D. 抗炎、抗过敏

E. 降低血糖

7. 引起微血管病性溶血性贫血发生的主要因素是

A. 微血管内皮细胞大量受损

B. 纤维蛋白丝在微血管内形成细网

C. 小血管内血流淤滞

D. 微血管内大量微血栓形成

E. 小血管强烈收缩

8. 休克早期“自身输血”作用主要是指

A. 动-静脉吻合支开放，回心血量增加

B. 容量血管收缩，回心血量增加

C. 醛固酮增多，钠水重吸收增加

D. 抗利尿激素增多，重吸收水增加

E. 缺血缺氧，使红细胞生成增多

9. 自由基攻击的细胞成分不包括

A. 膜脂质　　B. 蛋白质

C. DNA　　D. 电解质

E. 线粒体

10. 肺动脉栓塞患者发生呼衰是由于

A. 功能性分流

B. 死腔样通气

C. 弥散障碍

D. 通气功能障碍

E. 肺内真性分流增加

11. 下列哪项属于心衰时肺循环淤血的表现

A. 肝-颈静脉返流征阳性

B. 夜间阵发性呼吸困难

C. 下肢水肿

D. 肝肿大压痛

E. 颈静脉怒张

12. 氨中毒时

A. 脑内谷氨酸↑，乙酰胆碱↑，γ-氨基丁酸↑，谷氨酰胺↑

B. 脑内谷氨酸↓，乙酰胆碱↓，γ-氨基丁酸↑，谷氨酰胺↑

C. 脑内谷氨酸↑，乙酰胆碱↑，γ-氨基丁酸↑，谷氨酰胺↓

D. 脑内谷氨酸↑，乙酰胆碱↓，γ-氨基丁酸↑，谷氨酰胺↓

E. 脑内谷氨酸↓，乙酰胆碱↑，γ-氨基丁酸↓，谷氨酰胺↑

13. 慢性肾衰病人有出血倾向的主要原因是

A. 血小板数量下降

B. 血小板寿命缩短

C. 骨髓造血功能障碍

D. 与肾性高血压的发生有关

E. 血小板功能障碍

14. 引起“肠源性发绀”的原因是

A. 肠系膜血管痉挛

B. 一氧化碳中毒

C. 亚硝酸盐中毒

D. 氰化物中毒

E. 肠道淤血

15. 下述哪项为中枢发热介质

A. 内毒素　　B. 前列腺素 E_2

C. 干扰素　　D. 肿瘤坏死因子

E. 类固醇

16. 下列哪种疾病可引起右室后负荷增大

A. 甲亢　　B. 严重贫血

C. 心肌炎　　D. 心肌梗死

E. 肺动脉高压

17. 急性肾功能衰竭少尿期，病人最常见的电解质紊乱是

A. 高钠血症　　B. 高钾血症

C. 低钾血症　　D. 高钙血症

E. 低镁血病

18. 影响缺血-再灌注损伤的因素不包括

A. 缺血时间

B. 有无侧支循环

C. 需氧程度

D. 酸碱度和电解质浓度

E. 组织的营养状态

19. 下列哪项在钙超载引起缺血-再灌注损伤的机制中不存在

A. 肌原纤维过度收缩

B. 促进氧自由基生成

C. 激活磷脂酶

D. 引起内质网破坏

E. 线粒体功能障碍

20. 原尿回漏可造成下列现象，除外

A. 肾小管阻塞

B. 肾间质水肿

C. 肾小球滤过率下降

D. 渗透性利尿

E. 原尿流速缓慢

[B 型题]（每题 1 分，共 10 分）

A. 低渗性脱水

B. 高渗性脱水

C. 水中毒

D. 水肿
E. 等容量性高钠血症
1. 上述各项中最易引起口渴、少尿的是
2. 上述各项中最易引起低血压休克的是
3. 丝虫病最易引起
4. 甲状腺功能亢进病人剧烈呕吐可发生

A. 肾上腺素
B. 去甲肾上腺素
C. 胰岛素
D. 胰高血糖素
E. 生长素
5. 交感神经兴奋主要释放
6. 应激时分泌降低
7. 急性应激升高，慢性应激降低

A. 低血容量性休克
B. 心源性休克
C. 过敏性休克
D. 神经源性休克
E. 感染性休克
8. 大面积心肌梗死可引起
9. 严重腹泻可引起
10. 以血管扩张，血管床容量增加为其主要发病环节

[X 型题]（每题 1 分，共 10 分）

1. 下列哪几项是疾病发生学的重要规律
A. 疾病中损伤与抗损伤作用
B. 疾病的因果交替
C. 疾病过程中原因和条件的关系
D. 疾病过程中的局部与整体
E. 疾病过程中的程序
2. 正常人每天水排出途径有
A. 代谢水
B. 尿液
C. 皮肤蒸发
D. 呼吸蒸发
E. 粪便水
3. 急性低钾血症对心脏的影响
A. 兴奋性增高
B. 传导性降低
C. 自律性增高
D. 传导性升高
E. 收缩性升高
4. 酸碱平衡的调节依赖于
A. 血浆缓冲系统
B. 红细胞内缓冲系统
C. 肺的调节
D. 肾的调节
E. 肝的调节
5. 代谢性酸中毒时发生中枢神经系统抑制的机制包括
A. 脑内 γ-氨基丁酸生成增多
B. 脑内 ATP 生成减少
C. 脑血管收缩
D. 脑脊液压力增高
E. 脑内 γ-氨基丁酸生成减少
6. DIC 发生出血的主要机制是
A. 凝血系统激活
B. 凝血物质被消耗而减少
C. 纤溶系统激活
D. FDP 的形成
E. 血液高凝状态
7. 休克时脑功能障碍一般发生在
A. 休克早期
B. 休克期
C. 休克晚期
D. 经治疗后休克的血液动力学已恢复时
E. 以上都可以
8. 酸中毒引起心肌兴奋-收缩偶联障碍的机制是
A. 影响肌钙蛋白与钙结合
B. 使收缩相关蛋白破坏
C. 肌浆网释放 Ca^{2+} 减少
D. 使钙内流障碍
E. 引起低钾血症
9. 呼吸衰竭时各种代偿性功能变化和功能障碍发生最基本的原因是
A. 中枢神经系统功能障碍
B. 低氧血症
C. 电解质代谢变化
D. 高碳酸血症
E. 外周组织器官功能障碍
10. 慢性肾功能衰竭时，钙磷代谢障碍表现为
A. 血磷升高
B. 血钙升高
C. 血钙降低
D. 血磷降低

E. 血钙血磷保持正常水平

四、问答题(每题 5 分,共 20 分)

1. 简述水中毒时体液变化的特点。
2. 简述 DIC 患者发生休克的机制。
3. 血氨升高对脑有何毒性作用?
4. 试述慢性肾功能衰竭患者出现多尿的机制。

五、分析题(8 分)

某慢性支气管炎、肺气肿患者,近日因受凉后肺部感染而入院。化验检查结果如下:血 pH 7.32,$PaCO_2$ 72mmHg(9.46kPa),SB 36mmol/L。请分析其酸碱平衡紊乱的类型并说明诊断的依据。

六、答案

(一) 名词解释

1. 疾病是在一定条件下受病因的损害作用,因机体自稳调节紊乱发生的异常生命活动过程。

2. 酸碱平衡紊乱是指因酸碱负荷过度或调节机制障碍而导致体液正常酸碱度稳定性破坏的基本病理过程。

3. 低张性缺氧是指由于肺泡 PO_2 降低,或静脉血流短路(分流)流入动脉,血液从肺摄取的氧减少,以致 PaO_2 降低、动脉血氧含量降低,动脉血供应组织的氧不足,故又称乏氧性低氧血症。

4. 内生致热原指产致热原细胞被激活后所形成并释放的致热原。

5. 热休克蛋白(HSP)是指细胞在应激原特别是在环境高温诱导下合成增加的一组蛋白质。

6. 钙超载是指各种原因引起细胞内钙含量异常增多并导致细胞结构损伤和功能代谢障碍的现象。

7. 心脏后负荷又称压力负荷,指心脏收缩所承受的负荷,即收缩期心室壁产生的张力。

8. 夜间阵发性呼吸困难是指患者夜间入睡后因突感气闷被惊醒,在端坐咳喘后缓解,这是左心衰竭的典型表现。

9. 限制性通气不足是指吸气时肺泡扩张受限制引起的肺泡通气不足。

10. 尿毒症是指急慢性肾功能衰竭的最严重阶段,除水电解质、酸碱平衡紊乱和肾脏内分泌功能失调外,还出现代谢产物和内源性毒性物质蓄积而引起的一系列自身中毒症状。

(二) 填空题

1. ①功能 ② 代谢 ③ 结构
2. ①病原微生物 ②寄生虫
3. ①遗传易感性
4. ①高渗性脱水 ②低渗性脱水 ③水中毒
5. ①增高 ②降低 ③相似 ④相同
6. ①碳酸氢盐 ②血红蛋白
7. ①1℃ ②13%
8. ①糖皮质激素
9. ①灌少于 ②大于 ③灌流停止
10. ①后 ②并联性 ③向心

(三) 选择题

[A 型题]

1. D 2. C 3. D 4. C 5. C 6. E 7. D 8. B 9. D 10. B 11. B 12. B 13. E 14. C 15. B 16. E 17. B 18. E 19. D 20. D

[B 型题]

1. B 2. A 3. D 4. B 5. B 6. C 7. E 8. B 9. A 10. C

[X 型题]

1. ABD 2. BCDE 3. ABCE 4. ABCD 5. AB 6. BCD 7. BC 8. ACD 9. BD 10. AC

(四) 问答题

1. 水中毒时,细胞外液水过多,渗透压降低,水分向渗透压相对较高的细胞内移动,因此,水中毒患者血浆、组织间隙和细胞内水分均增加,并表现出相应的临床症状。

2. ①广泛严重的出血导致有效循环血量明显减少,动脉血压降低,组织器官的灌流量减少。②DIC过程产生的 FDP、组胺、激肽等使血管通透性增大,毛细血管前括约肌等舒张,使微循环淤血,血压下降。③血小板释放 TXA_2,血管强烈收缩等使血液回流不畅,回心血量不足。④组胺等血管活性物质引起肺血管收缩、肺内微血栓形成,造成肺动脉高压,心脏负荷加重。

3. 血氨升高引起肝性脑病的作用机制可能是:①干扰脑的能量代谢。血氨升高主要干扰葡萄糖生物氧化的正常进行,使 ATP 生成不足或消耗过多,以致能量供应不足,不能维持中枢神经系统的兴奋活动,从而引起昏迷。②使脑内递质发生改变。脑内氨增多使脑内的正常生化反应发生变化,脑内兴奋性递质(乙酰胆碱、谷氨酸)减少和抑制性递质(γ-氨基丁酸、谷氨酰胺)增多，致使神经递质之间的作用失去平衡，导致中枢神经系统功能发生紊乱。③对神经元膜的直接抑制作用。氨干扰神经元膜上的 Na^+-K^+-ATP 酶的活性，这可影响到复极后膜的离子转运，使膜电位变化和兴奋性异常。氨与 K^+ 有竞争作用，以致影响 Na^+、K^+ 在神经元膜内、外的正常分布，从而干扰神经传导活动。

4. ①多数肾单位遭到破坏，使流经健存肾单位的血流量代偿性增加，肾小球滤过率增多，使滤过的原尿量超过正常量。②原尿流速加快，肾小管未能充分重吸收；经健存肾单位流出的原尿溶质含量增加，产生渗透性利尿。③当肾小管髓襻受损时，髓质的高渗环境破坏，尿浓缩障碍。

(五) 分析题

慢性呼吸性酸中毒。诊断依据有三条。

(1)pH：pH 降低为失代偿性酸中毒。

(2)病史：患者有慢性呼吸系统疾病史，近日又有肺部感染，可因肺通气量减少造成 CO_2 潴留。

(3)化验指标：根据病史和血 pH 的变化，首先考虑呼吸性酸中毒。$PaCO_2$ 原发性增高，因患者呼吸系统病史长，可因肾发挥代偿调节作用，泌 H^+、泌 NH_3 和重吸收 HCO_3^- 增加，使血浆[HCO_3^-]代偿性升高。另外，患者 $PaCO_2$ 虽然明显升高，但由于肾的代偿，血浆[HCO_3^-]亦明显增加，故血 pH 的下降并不很显著。

(刘同美)

病理生理学模拟试题3

一、名词解释(每题2分,共20分)

1. 基本病理过程(basic pathological process)
2. 高渗性脱水(depletional hypernatremia)
3. 代谢性碱中毒(metabolic alkalosis)
4. 发绀(cyanosis)
5. 发热(fever)
6. 应激(stress)
7. 弥散性血管内凝血(DIC)
8. 缺血-再灌注损伤
9. 肝性脑病(hepatic encephalopathy)
10. 急性肾功能衰竭(acute renal failure)

二、填空题(每空0.5分,共14分)

1. 病理生理学是着重从 ①___ 和 ②___ 角度研究患病机体生命活动的规律和机制的科学。

2. 病因在疾病发生中的作用是 ①___ 和决定 ②___ 。

3. 遗传性因素致病主要是通过遗传物质 ①___ 或 ②___ 发生的。

4. 低渗性脱水以 ①___ 减少为主, ②___ 更容易发生循环障碍。

5. 钾丢失的两个重要途径是 ①___ 和 ②___ ,低钾血症时神经肌肉兴奋性 ③___ ,心电图表现为 ④___ 。

6. 代谢性酸中毒时中枢神经系统功能 ①___ ,心肌收缩力②___ ,血管对儿茶酚胺的敏感性 ③___ 。

7. 发热中枢调节介质可以分为: ①___ 和 ②___ 两类。

8. 应激反应的主要神经内分泌改变是 ①___ 系统兴奋和 ②___ 系统兴奋。

9. 休克初期组织灌流量的特点是 ①___ ,休克期灌 ②___ 流,休克晚期 ③___ 。

10. 左心衰竭可出现呼吸困难,其表现形式有 ①___ , ②___ , ③___ 。

11. 呼吸衰竭是指 ①___ 严重障碍,以致 PaO_2 低于 ②___ ,伴有或不伴有 $PaCO_2$ 高于 ③___ 的病理过程。

三、选择题

[A型题](每题1分,共20分)

1. 有关健康的正确提法是

A. 健康是指体格健全没有疾病

B. 不生病就是健康

C. 健康是指社会适应能力的完全良好状态

D. 健康是指精神上的完全良好状态

E. 健康不仅是指没有疾病或病痛,而且是躯体上、精神上和社会上的完全良好状态

2. 发热病人过度通气可产生

A. 高渗性脱水　　B. 等渗性脱水

C. 低渗性脱水　　D. 水肿

E. 水中毒

3. 低钾血症时心电图表现为

A. T波低平,有U波,QRS波增宽

B. T波低平,无U波,QRS波增宽

C. T波低平,有U波,QRS波变窄

D. T波高尖,有U波,QRS波增宽

E. T波高尖,有U波,QRS波变窄

4. AG增高常见于

A. 高血氯性代谢性酸中毒

B. 呼吸性酸中毒

C. 呼吸性碱中毒

D. 正常血氯性代谢性酸中毒

E. 代谢性碱中毒

5. 下列哪项因素不会引起代谢性碱中毒

A. 剧烈呕吐

B. 应用利尿剂速尿

C. 醛固酮增多

D. 应用碳酸酐酶抑制剂

E. 大量输入库存血液

6. 下面有关全身适应综合征(GAS)的描述哪项是错误的

A. GAS可表现为一个动态的连续过程,并可最终导致内环境紊乱和疾病

B. 警觉期以糖皮质激素增多为主

C. 抵抗期有防御储备能力的消耗

D. 衰竭期机体内环境明显失调

E. 只有少数比较严重的应激反应才进入衰竭期

7. DIC 时，血液凝固性表现为

A. 凝固性增高

B. 凝固性降低

C. 凝固性先增高后降低

D. 凝固性先降低后增高

E. 凝固性无明显变化

8. 休克的下列临床表现哪一项是错误的

A. 烦躁不安或表情淡漠甚至昏迷

B. 呼吸急促、脉搏细速

C. 血压均下降

D. 面色苍白或潮红、发绀

E. 尿少或无

9. 导致染色体畸变、核酸碱基改变或 DNA 断裂的自由基主要为

A. $O_2^{\overline{\cdot}}$　　B. OH·

C. H_2O_2　　D. LO·

E. LOO·

10. 有关呼吸衰竭的概念哪一项不对

A. 呼吸衰竭是由于外呼吸功能严重障碍，导致 PaO_2 低于正常或伴有 $PaCO_2$ 增高的病理过程

B. 判断呼吸衰竭的血气标准一般为 $PaO_2<60mmHg$，$PaCO_2>50mmHg$

C. 呼吸衰竭可分为低氧血症型（Ⅰ型）和低氧血症伴高碳酸血症型（Ⅱ型）

D. 呼吸衰竭患者（未经治疗时）可以只有 $PaCO_2$ 升高而没有 PaO_2 降低

E. 根据病程经过不同可分为急性和慢性呼吸衰竭

11. 下列哪项不是心肌向心性肥大的特点

A. 肌纤维变粗

B. 室壁增厚

C. 心腔无明显扩大

D. 心肌纤维呈串联性增大

E. 室腔直径与室壁厚度比值小于正常

12. 肝性脑病患者氨清除不足的原因主要见于

A. 三羧酸循环障碍

B. 谷氨酸合成障碍

C. 谷氨酰胺合成障碍

D. 鸟氨酸循环障碍

E. 肾小管分泌氨减少

13. 下述哪项不是急性肾功能衰竭患者的主要临床表现

A. 高钠血症　　B. 水潴留

C. 高钾血症　　D. 氮质血症

E. 代谢性酸中毒

14. 缺氧引起反射性呼吸加深加快最明显和最常见于

A. 低张性缺氧　　B. 贫血性缺氧

C. CO 中毒　　D. 氰化物中毒

E. 亚硝酸盐中毒

15. 体温调节中枢的高级部位是

A. 延髓

B. 脑桥

C. 中脑

D. 视前区-下丘脑前部

E. 脊髓

16. 下列哪种疾病可引起低输出量性心衰

A. 甲亢

B. 严重贫血

C. 心肌梗死

D. 脚气病（维生素 B_1 缺乏）

E. 动-静脉瘘

17. 导致肝性脑病的假性神经递质有

A. 苯乙胺和乙酸等

B. 苯乙醇胺和羟苯乙醇胺

C. 苯乙醇胺、羟乙醇胺和 5-羟色胺

D. 苯乙胺、酪胺和 GABA

E. 苯乙胺、酪胺和 5-羟色胺

18. 下列各种酶中，哪个不是自由基清除剂

A. 过氧化氢酶　　B. 过氧化物酶

C. SOD　　D. CAT

E. NADH 氧化酶

19. 黄嘌呤脱氢酶转化黄嘌呤氧化酶，需要

A. 铁依赖性蛋白水解酶

B. 镁依赖性蛋白水解酶

C. 钠依赖性蛋白水解酶

D. 钾依赖性蛋白水解酶

E. 钙依赖性蛋白水解酶

20. 慢性肾功能衰竭患者出现等渗尿标志着

A. 健存肾单位极度减少

B. 肾血流量明显降低

C. 肾小管重吸收钠减少

D. 肾小管泌钾减少

E. 肾小管浓缩和稀释功能均丧失

［B 型题］（每题 1 分，共 10 分）

A. 酶缺陷所致疾病
B. 血浆蛋白和细胞蛋白缺陷所致疾病
C. 受体缺陷所致疾病
D. 膜转运障碍所致疾病
E. 基因突变所致疾病
1. 胱氨酸尿症属于
2. Ⅰ型糖原沉积症属于
3. 镰刀细胞性贫血属于
4. 血友病属于
5. 重症肌无力属于

A. 急性期蛋白
B. β-内啡肽
C. 儿茶酚胺
D. 热休克蛋白
E. 糖皮质激素
6. 应激时免疫抑制的主要原因是
7. 可引起心率加快的是

A. 左心室前负荷过重
B. 左心室后负荷过重
C. 右心室前负荷过重
D. 右心室后负荷过重
E. 右心室前负荷、右心室后负荷均过重
8. 主动脉瓣关闭不全
9. 高血压
10. 肺动脉瓣狭窄

［X 型题］（每题 1 分，共 10 分）

1. 生物性因素的致病作用与下列哪些项目有关
A. 毒力
B. 侵袭力
C. 侵入机体的部位
D. 侵入机体的数量
E. 与组织的亲和力
2. 正常人每天水来源于
A. 饮水
B. 结合水
C. 食物水
D. 代谢水
E. 自由水
3. 低容量性低钠血症早期临床表现有
A. 口渴
B. 皮肤弹性差
C. 血压降低
D. 脉细速
E. 少尿
4. 反映血浆酸碱度的主要指标是
A. pH 和 H^+
B. SB 和 AB
C. $PaCO_2$
D. BB
E. BE
5. 代谢性酸中毒可导致
A. 心律失常
B. 外周血管收缩
C. 心肌收缩力减弱
D. 脑内谷氨酸脱羧酶活性降低
E. 外周血管舒张
6. 引起 DIC 常见的原因有
A. 恶性肿瘤
B. 严重创伤
C. 严重感染
D. 异型输血
E. 水肿
7. 休克时细胞损伤的表现为
A. 溶酶体肿胀
B. 线粒体合成 ATP 减少
C. 细胞膜钠泵功能障碍
D. 细胞水肿
E. 以上都不是
8. 高动力循环状态可见于
A. 高血压病
B. 严重贫血
C. 脚气病
D. 甲状腺功能亢进
E. 心肌炎
9. 限制性通气不足可见于
A. 呼吸中枢抑制
B. 重症肌无力
C. 呼吸肌麻痹
D. 肺不张
E. 气胸
10. 急性肾衰时持续性肾缺血的可能机制有
A. 肾内肾素-血管紧张素增多
B. 肾内前列腺素增加
C. 肾内微血栓形成

D. 肾血管内皮细胞肿胀

E. 内皮素合成增加

四、问答题(每题 4 分,共 16 分)

1. 低渗性脱水病人为什么容易出现循环衰竭?

2. 为什么 DIC 病人常有广泛的出血?

3. 试述心力衰竭时心脏的代偿反应。

4. 试述急性肾功能衰竭多尿期多尿发生的机制。

五、分析题(10 分)

某冠心病导致慢性心力衰竭患者,因下肢水肿服用利尿剂治疗两周后,化验检查显示:pH7.52,$PaCO_2$ 58mmHg(7.73kPa),HCO_3^- 46mmol/L。请分析其酸碱平衡紊乱的类型并说明诊断依据。

六、答案

(一)名词解释

1. 基本病理过程是指在多种疾病过程中可能出现的共同的、成套的功能、代谢和形态结构的异常变化。例如,在许多感染性疾病和非感染性疾病过程中都可以出现发热这一共同的基本病理过程。虽然致热的原因不同,但体内都有内源性致热原生成、体温中枢调定点上移,以及因发热而引起循环、呼吸等系统成套的功能和代谢改变。

2. 高渗性脱水是指因失水多于失钠,血清钠浓度高于150mmol/L,血浆渗透压大于310mmol/L的脱水。

3. 以血浆 HCO_3^- 原发性升高为特征的酸碱平衡紊乱称为代谢性碱中毒。

4. 发绀是指毛细血管中脱氧血红蛋白达到50g/L以上时,皮肤、黏膜呈现青紫色,称为发绀。

5. 由于致热原的作用使体温调定点上移而引起的调节性体温升高(超过 0.5℃)时,称之为发热。

6. 应激是指机体在受到各种内外环境因素刺激时所出现的非特异性全身反应称为应激或应激反应

7. DIC 是临床常见的病理过程,其基本特点是在病因作用下机体凝血系统被广泛激活,引起以凝血功能失常为主要特征的复杂病理过程。

8. 在缺血的基础上恢复血流后,组织器官的损伤反而加重的现象称为缺血-再灌注损伤。

9. 肝性脑病是指由于严重肝脏疾患(急性肝功能衰竭或慢性肝实质性疾患)所致的中枢神经系统功能障碍的精神神经综合征,以意识障碍和昏迷为主要表现。

10. 急性肾功能衰竭是指各种原因在短期内引起肾脏泌尿功能急剧障碍,以致机体内环境出现严重紊乱的病理过程,临床表现有水中毒、氮质血症、高钾血症和代谢性酸中毒。

(二)填空题

1. ①功能 ②代谢

2. ①引起疾病 ②疾病特异性

3. ①基因突变 ②染色体畸变

4. ①细胞外液 ②低渗性脱水

5. ①肾 ②胃肠道 ③降低 ④T 波低平,ST 段压低,QRS 波增宽,出现 U 波

6. ①抑制 ② 降低 ③降低

7. ①正调节介质 ②负调节介质

8. ①蓝斑-交感-肾上腺髓质 ②下丘脑-垂体-肾上腺皮质

9. ①灌少于流 ②大于 ③灌流停止

10. ①劳力性呼吸困难 ②端坐呼吸 ③夜间阵发 性呼吸困难

11. ①外呼吸功能 ②60mmHg ③50mmHg

(三)选择题

[A 型题]

1. E 2. A 3. A 4. D 5. D 6. B 7. C 8. C 9. B 10. D 11. D 12. D 13. A 14. A 15. D 16. C 17. B 18. E 19. E 20. E

[B 型题]

1. D 2. A 3. B 4. E 5. C 6. E 7. C 8. A. 9. B 10. D

[X 型题]

1. ABD 2. ACD 3. BCD 4. ABCDE 5. ACE 6. ABCD 7. ABCD 8. BCD 9. ABGDE 10. ACDE

(四)问答题

1. 低渗性脱水时,一方面血浆渗透压降低,ADH 分泌减少,患者尿量可不减少,甚至可增加;渗透压降低,口渴中枢兴奋也降低,患者不思饮水。另一方面,血浆渗透压降低,促进部分水分向细胞内转移,使细胞外液进一步减少,故低渗性脱水患者容易发生循环衰竭。

2. 出血是 DIC 最常见的表现之一,也是诊断

DIC 的重要依据。DIC 病人常发生出血的原因是：①凝血物质消耗；②纤溶系统激活和 FDP 的抗凝血作用；③微血管壁通透性增加。

3. ①心率加快（发生机制及病理生理意义）；②心脏扩大（紧张源性扩张，肌源性扩张）；③心肌肥大（向心性肥大、离心性肥大、心肌肥大的病理生理学意义）。

4. 急性肾功能衰竭多尿期多尿发生的机制：①肾血流量和肾小球滤过功能逐渐恢复；②肾小管上皮细胞虽已开始再生修复，但其重吸收功能尚不完善；③在少尿期滞留在血中的尿素等代谢产物开始经肾小球滤出，从而引起渗透性利尿；④肾小管阻塞被解除，间质水肿消退。

（五）分析题

代谢性碱中毒。诊断依据有三条。

(1)pH：pH 升高为失代偿性碱中毒。

(2)病史：患者因水肿服用利尿剂治疗，利尿剂常因肾脏失 H^+ 过多以及缺 K^+ 等因素导致代谢性碱中毒。

(3)化验指标：根据病史和血 pH 首先考虑代谢性碱中毒。血浆[HCO_3^-]为原发性增高，由于肺的代偿调节，CO_2 排出减少，故 $PaCO_2$ 代偿性增高，两者变化方向同向。

（刘同美）

病理生理学模拟试题 4

一、名词解释(每题 2 分,共 20 分)

1. 病理生理学(pathophysiology)
2. 健康(health)
3. 低渗性脱水(depletional hyponatremia)
4. 代谢性酸中毒(metabolic acidosis)
5. 缺氧(hypoxia)
6. 发热(fever)
7. 心肌抑制因子(myocardial depressant factor)
8. 心脏前负荷(preload)
9. 肝性脑病(hepatic encephalopathy)
10. 慢性肾功能衰竭(chronic renal failure)

二、填空题(每空 0.5 分,共 15 分)

1. 病理生理学的主要研究方法是 ①___、②___和 ③___。

2. 机体在一定的条件下受病因损害作用后,因机体 ①___ 调节紊乱而发生的 ②___ 过程称为疾病。

3. 细胞外液含量最多的阳性电解质是 ①___,其血清正常浓度是 ②___

4. 正常成人体液量约占体重的 ①___,血浆约占体重的 ②___。

5. 正常人动脉血液 pH 维持在 ①___,主要取决于 ②___ 与 ③___ 的浓度比为 ④___。

6. 血氧含量包括①___ 和 ②___。P_{50}是指 ③___。

7. 全身适应综合征分为 ①___、②___、③___ 三期。

8. 休克早期组织灌流量 ①___,休克期则灌 ②___ 流。

9. 血氨升高引起肝性脑病的机制为 ①___,②___,③___。

10. 慢性肾功能衰竭时,常发生血钙 ①___,血磷 ②___。

11. 心力衰竭时主要心外代偿反应是 ①___,②___,③___,④___。

三、选择题

[A 型题](每题 0.5 分,共 20 分)

1. 下列哪项不属于基本病理过程
A. 发热　　B. 水肿
C. 缺氧　　D. 心力衰竭
E. 代谢性酸中毒

2. 有关健康的正确提法是
A. 健康是指体格健全没有疾病
B. 不生病就是健康
C. 健康是指社会适应能力的完全良好状态
D. 健康是指精神上的完全良好状态
E. 健康不仅是指没有疾病或病痛,而且是躯体上、精神上和社会上的完全良好状态

3. 细胞内外渗透压平衡的主要维持因素是
A. Na^+　　B. K^+
C. 蛋白质　　D. 葡萄糖
E. 水

4. 正常成人每天通常出入水量约为
A. 1000ml　　B. 1500ml
C. 1800ml　　D. 2500ml
E. 3000ml

5. 体内水、电解质动态平衡的调节主要依靠
A. 肾、肺　　B. 肠胃道
C. 神经系统　　D. 内分泌系统
E. 神经内分泌系统

6. 血液 pH 主要取决于血浆中
A. H_2CO_3 浓度
B. $PaCO_2$
C. 乳酸
D. HCO_3^-与 H_2CO_3 比值
E. HCO_3^-含量

7. 机体中最重要的缓冲系是
A. 血浆蛋白　　B. 有机磷酸盐
C. Hb 及 HbO_2　　D. 无机磷酸盐
E. HCO_3^-缓冲系

8. 直接受呼吸功能影响的指标是
A. pH　　B. AB

C. SB　　D. $PaCO_2$

E. BE

9. 缺氧的概念是

A. 低氧血症

B. 血液的氧分压降低

C. 血液的氧含量降低

D. 组织供氧不足或利用氧障碍

E. 血液的氧容量降低

10. 低氧血症是指

A. 动脉血氧含量降低

B. 动脉血氧分压降低

C. 血液中溶解的氧减少

D. 血液的氧容量降低

E. 血液的氧饱和度降低

11. 下列哪一项有关血氧指标的叙述是不全面的?

A. 血氧含量是指 100ml 血液中 Hb 实际结合的氧和溶解的氧的毫升数

B. 正常成人动静脉血氧含量差约为 5ml/dl

C. 动脉血氧分压取决于吸入气中氧分压的高低

D. 血氧容量取决于血中的血红蛋白的浓度及血红蛋白和氧的结合力

E. 血氧饱和度的高低与血红蛋白的量无关

12. 正确的发热概念是

A. 体温超过 37℃

B. 体温调节中枢调节功能障碍

C. 由体温调节中枢调定点上移引起

D. 散热障碍

E. 产热异常

13. 下列情况中属于发热的体温升高是

A. 流行性感冒　B. 妇女月经前期

C. 妇女妊娠期　D. 中暑

E. 饮大量热开水

14. 下列何物质属于发热激活物

A. 白细胞介素-1　　B. 干扰素

C. 白细胞介素-6　　D. 肿瘤坏死因子

E. 本胆烷醇酮

15. 下面有关全身适应综合征(GAS)的描述哪项是错误的

A. GAS 可表现为一个动态的连续过程,并可最终导致内环境紊乱和疾病

B. 警觉期以糖皮质激素增多为主

C. 抵抗期有防御储备能力的消耗

D. 衰竭期机体内环境明显失调

E. 只有少数比较严重的应激反应才进入衰竭期

16. 全身适应综合征(GAS)的警觉期体内起主要作用的激素是

A. CRH　　B. 胰高血糖素

C. 胰岛素　　D. 儿茶酚胺

E. 糖皮质激素

17. 下列哪种疾病可引起低输出量性心衰

A. 甲亢

B. 严重贫血

C. 心肌梗死

D. 脚气病(维生素 B_1 缺乏)

E. 动-静脉瘘

18. 下述高输出量性心衰的描述,哪项是错误的

A. 造成此类心衰的原因是高动力循环状态

B. 此类心衰发生时心输出量较发病前有所增高

C. 发病时心输出量属正常或高于正常

D. 可见于严重贫血、甲亢

E. 主要由血容量扩大引起

19. 下列哪种疾病可引起左室后负荷增大

A. 甲亢　　B. 严重贫血

C. 心肌炎　　D. 心肌梗死

E. 高血压病

20. 下列哪种情况可引起右室前负荷增大

A. 肺动脉高压　　B. 肺动脉栓塞

C. 室间隔缺损　　D. 心肌炎

E. 肺动脉瓣狭窄

21. 导致肝性脑病的假性神经递质有

A. 苯乙胺和乙酸等

B. 苯乙醇胺和羟苯乙醇胺

C. 苯乙醇胺、羟乙醇胺和 5-羟色胺

D. 苯乙胺、酪胺和 GABA

E. 苯乙胺、酪胺和 5-羟色胺

22. 肝性脑病患者血氨升高的最主要原因是

A. 肠道产氨增多

B. 氨的清除不足

C. 肌肉产氨增多

D. 血中 NH_4^+ 向 NH_3 转化增多

E. 肾小管向血液弥散的氨增多

23. 肝性脑病患者血浆支链氨基酸减少的原因是

A. 血浆胰高血糖素浓度升高所致

B. 高胰岛素血症所致

C. 肝对支链氨基酸灭活减少

D. 支链氨基酸合成来源减少

E. 血浆芳香族氨基酸增多引起

24. 使正常递质生成增多、加强正常递质竞争作用的药物是

A. 谷氨酸　　B. 精氨酸

C. 谷氨酸钠　　D. 乳果糖

E. 左旋多巴

25. 关于尿量，下列哪项是错误的

A. 多尿：24 小时尿量＞2000ml

B. 少尿：24 小时尿量＜400ml

C. 无尿：24 小时尿量＜50ml

D. 正常人一昼夜尿量约为 1000～1800ml

E. 正常人的尿量仅为原尿量的 1%

26. 急性肾功能衰竭少尿期，病人最常见的电解质紊乱是

A. 高钠血症　　B. 高钾血症

C. 低钾血症　　D. 高钙血症

E. 低镁血病

27. 下述哪项可以用做判定功能性肾功能衰竭或是器质性肾功能衰竭的指标

A. 肾小球滤过率

B. 肾小管分泌功能

C. 尿比重

D. 尿钾含量

E. 氮质血症

28. 肾性急性肾功能衰竭的临床特点中下列哪一项不存在

A. 少尿　　B. 无尿

C. 尿钠浓度降低　　D. 等渗尿

E. 管型尿

29. 有关呼吸衰竭的概念下列哪一项不对

A. 呼吸衰竭是由于外呼吸功能严重障碍，导致 PaO_2 低于正常或伴有 $PaCO_2$ 增高的病理过程

B. 判断呼吸衰竭的血气标准一般为 PaO_2＜60mmHg，$PaCO_2$＞50mmHg

C. 呼吸衰竭可分为低氧血症型（Ⅰ型）和低氧血症伴高碳酸血症型（Ⅱ型）

D. 呼吸衰竭患者（未经治疗时）可以只有 $PaCO_2$ 升高而没有 PaO_2 降低

E. 根据病程经过不同可分为急性和慢性呼吸衰竭

30. 胸内中央气道阻塞可发生

A. 呼气性呼吸困难

B. 吸气性呼吸困难

C. 吸气呼气同等困难

D. 吸气呼气均无困难

E. 阵发性呼吸困难

31. 肺动脉栓塞患者发生呼衰是由于

A. 功能性分流　　B. 死腔样通气

C. 弥散障碍　　D. 通气功能障碍

E. 肺内真性分流增加

32. DIC 患者最初常表现为

A. 少尿　　B. 出血

C. 呼吸困难　　D. 贫血

E. 嗜睡

33. 导致 DIC 发生的关键环节是

A. FⅫ的激活

B. FⅢ的大量入血

C. 凝血酶大量生成

D. 纤溶酶原激活物的生成

E. FⅤ的激活

34. 急性 DIC 过程中，各种凝血因子均可减少，其中减少量最为突出的是

A. 纤维蛋白原　　B. 凝血酶原

C. Ca^{2+}　　D. FⅩ

E. FⅫ

35. DIC 引起的贫血属于

A. 再生障碍性贫血

B. 失血性贫血

C. 中毒性贫血

D. 溶血性贫血

E. 缺铁性贫血

36. 下列哪种血管物质能引起血管扩张

A. 血管紧张素Ⅱ　　B. 内皮素

C. 去甲肾上腺素　　D. 组胺

E. 血栓素 A_2

37. 反映高动力型休克血流动力学变化的主要指标是

A. 血压下降，心率加快

B. 外周阻力增加，心输出量下降

C. 中心静脉压和肺楔入压降低

D. 外周阻力降低，心输出量升高

E. 心脏射血分数降低

38. 休克期（微循环淤血期）微循环灌流的特点是

A. 少灌少流　　B. 少灌多流

C. 多灌少流　　D. 多灌多流

E. 不灌不流

39. 下列体液性物质与休克期血管扩张、微循

环障碍发生有重要关系，但哪一种体液性物质在其中不起作用

A. 组胺　　B. 腺苷

C. H^+　　D. 血管紧张素Ⅱ

E. 激肽

40. 左心功能不全时发生呼吸困难的主要机制是

A. 心肌缺血缺氧

B. 低血压

C. 肺淤血、肺水肿

D. 体循环淤血，回心血量减少

E. 支气管平滑肌敏感性增高

［B 型题］（每题 0.5 分，共 5 分）

A. 生物性致病因素

B. 先天性致病因素

C. 理化性致病因素

D. 免疫性致病因素

E. 遗传性致病因素

1. 损害胎儿生长发育的因素属于

2. 染色体畸变属于

A. 水肿

B. 急性水中毒

C. 低渗性脱水

D. 等渗性脱水

E. 高渗性脱水

3. 血钠浓度降低而细胞内外液增多见于

4. 血钠浓度增高而细胞外液减少见于

5. 血钠浓度降低而细胞外液减少见于

6. 组织间隙有过量液体积聚

A. 低血容量性休克

B. 心源性休克

C. 过敏性休克

D. 神经源性休克

E. 感染性休克

7. 大面积心肌梗死可引起

8. 严重腹泻可引起

9. 剧烈疼痛可引起

10. 以血管扩张，血管床容量增加为其主要发病环节的是

［X 型题］（每题 1 分，共 10 分）

1. 病理生理学常用的研究方法包括

A. 临床观察

B. 动物实验

C. 流行病学调查

D. 病变器官形态学变化的研究

E. 尸体解剖

2. 疾病发生发展的规律包括

A. 损伤与抗损伤

B. 因果交替

C. 康复

D. 局部与整体

E. 死亡

3. 使 ADH 释放的有效刺激有

A. 应激

B. 有效循环血量减少

C. 血浆渗透压增高

D. 血管紧张素Ⅱ

E. 输液过多

4. 代谢性酸中毒对心血管功能的影响包括

A. 微循环缺血

B. 心肌收缩力减弱

C. 心律失常

D. Ca^{2+} 与肌钙蛋白受体结合减少

E. 血压升高

5. 下列哪些情况可引起低输出量性心衰

A. 主动脉瓣狭窄

B. 妊娠

C. 严重贫血

D. 冠心病

E. 维生素 B_1 缺乏症

6. 慢性肾衰时的贫血可能与哪些因素有关

A. 促红细胞生成素减少

B. 骨髓造血功能受抑制

C. 肠道对铁的吸收增多

D. 溶血

E. 出血

7. 下列哪些因素与休克肺发生机制有关

A. 肺血管痉挛，肺泡-毛细血管膜通透性增高

B. 左心衰竭，肺毛细血管内压增高

C. 肺 DIC 形成

D. 肺泡表面活性物质生成减少或破坏过多

E. 以上都不是

8. 引起急性 DIC 常见的原因有

A. 恶性肿瘤

B. 严重创伤

C. 严重感染

D. 异型输血

E. 以上都不是

9. 临床上再灌注损伤可发生于

A. 休克治疗

B. 动脉搭桥术

C. 溶栓疗法

D. 心脏外科体外循环

E. 器官移植

10. 细胞凋亡过度参与了以下哪些疾病的发生过程

A. 肿瘤

B. 动脉粥样硬化

C. 阿尔茨海默病

D. 心肌缺血-再灌注损伤

E. 以上都是

四、问答题(每题5分,共20分)

1. 试述各种类型缺氧的血氧变化特点及机制。

2. 为什么休克早期的微循环变化具有代偿意义?

3. 简述碱中毒诱发肝性脑病的机制。

4. 试述缺血与再灌注通过黄嘌呤氧化酶途径产生氧自由基增多的机制。

五、分析题(10分)

王××,男,18个月,因腹泻、呕吐3天入院。起病以来,每天腹泻6或7次,水样便,呕吐4次,不能进食,每日补5%葡萄糖溶液1000ml,尿量减少,腹胀。

体检:精神萎靡,体温37.5℃(肛),脉搏速弱,150次/分,呼吸浅快,55次/分,血压86/50mmHg(11.5/6.67kPa),皮肤弹性减退,两眼凹陷,前囟下陷,腹胀,肠鸣音减弱,腹壁反射消失,膝反射迟钝,四肢凉。检验:血清Na^+ 134mmol/L,血清K^+ 3.2mmol/L。问:该患儿发生了何种水、电解质代谢紊乱?

六、答案

(一)名词解释

1. 病理生理学是研究患病机体的生命活动规律的即研究疾病发生发展的规律与机制的医学基础理论科学。

2. 健康不仅是没有疾病或病痛,而且是一种躯体上、精神上和社会上的完全良好状态。

3. 因失钠多于失水,血清钠浓度低于130mmol/L,血浆渗透压小于280mmol/L的脱水。

4. HCO_3^-原发性减少而导致pH<7.35。

5. 缺氧是指组织细胞得不到充足的氧或不能充分利用氧时,组织的代谢、功能,甚至形态结构发生异常变化的病理过程。

6. 由于致热原的作用使体温调定点上移而引起的调节性体温升高(超过0.5℃)时,称之为发热。

7. 心肌抑制因子系指休克时胰腺严重缺血,外分泌腺细胞溶酶体膜破裂,释出的组织蛋白酶分解组织蛋白而生成的小分子多肽;具有抑制心肌收缩性、抑制单核-吞噬细胞系统功能和收缩腹腔内脏小血管的作用。

8. 又称容量负荷,指心脏舒张时所承受的负荷,相当于心腔舒张末期容量。

9. 肝性脑病是指由于严重肝脏疾患(急性肝功能衰竭或慢性肝实质性疾患)所致的中枢神经系统功能障碍的精神神经综合征,以意识障碍和昏迷为主要表现。

10. 各种慢性肾脏疾病,随着肾单位进行性破坏,以致健存肾单位不足以充分排出代谢废物和维持内环境恒定,进而发生泌尿功能障碍和内环境紊乱,包括代谢废物和毒物潴留,水、电解质和酸碱平衡紊乱,并伴有一系列临床症状的病理过程,被称为慢性肾功能衰竭。

(二)填空题

1. ①动物实验 ②临床观察 ③流行病学研究

2. ①自稳 ②异常生命活动

3. ①Na^+ ②135~145mmol/L

4. ① 60% ②5%

5. ①7.35~7.45 ②HCO_3^- ③H_2CO_3 ④20:1

6. ①Hb实际结合的氧量 ②溶解于血浆的氧量 ③血红蛋白氧饱和度为50%时的氧分压

7. ①警觉期 ②抵抗期 ③衰竭期

8. ①少灌少流 ②大于

9. ①干扰脑细胞能量代谢 ②使脑内神经递质发生改变 ③氨对神经细胞膜的抑制作用

10. ①降低 ②升高

11. ①血流重分布 ②血容量增加 ③红细胞增多 ④组织细胞利用氧的能力增强

(三)选择题

[A型题]

1. D 2. E 3. E 4. D 5. E 6. D 7. E 8. D 9. D 10. A 11. C 12. C 13. A 14. E 15. B 16. D 17. C 18. B

19. E 20. C 21. B 22. B 23. B 24. E 25. C 26. B 27. C 28. C 29. D 30. A 31. B 32. B 33. C 34. A 35. D 36. D 37. D 38. C 39. D 40. C

［B型题］

1. B 2. E 3. B 4. E 5. C 6. A 7. B 8. A 9. D 10. C

［X型题］

1. ABC 2. ABD 3. ABCD 4. BCD 5. AD 6. ABDE 7. ACD 8. ABCD 9. ABCDE 10. BCD

（四）问答题

1. 低张性缺氧时，PaO_2 降低，故 SaO_2、CaO_2 均降低。由单位血量弥散给组织细胞利用的氧量减少，故动-静脉血氧含量差减少。血液性缺氧时 PaO_2 及 SaO_2 正常，但血红蛋白的数量或质量异常，使 CO_{2max} 降低，因此 CaO_2 减少，动-静脉氧含量差减少。循环性缺氧和组织性缺氧时，PaO_2、SaO_2、CO_{2max}、CaO_2 均正常。但循环性缺氧血流缓慢，组织细胞从单位血量中获取的氧量增加，使动-静脉血氧含量差增大。组织性缺氧时，组织细胞利用氧减少，故动-静脉氧含量差减少。

2. ①自我输血：由于容量血管中的肌性微静脉和小静脉收缩，以及肝脏“储血库”的动员，可使回心血量迅速增加，为心输出量的增加提供了保障。②自我输液：由于毛细血管前阻力对儿茶酚胺的敏感性较毛细血管后阻力高，故前阻力增加更明显，使进入毛细血管内的血流减少，流体静压随之下降，有利于组织液回流而增加回心血量。③血液重新分布：由于不同器官的血管α受体密度不同，对儿茶酚胺的反应亦各异。腹腔内脏及皮肤血管因α受体密度高，对儿茶酚胺敏感性强而收缩明显；心、脑血管则因α受体密度低而无明显改变，其中冠脉可因β受体的作用而出现舒张反应。

3. ①碱中毒时，可使肠道离子型铵（NH_4^+）转变成分子氨（NH_3）而吸收入血；②碱中毒时，可使肾小管上皮细胞产生的氨，以铵盐形式排出减少，以游离氨形式弥散入血增多；③碱中毒时，可使血液中离子型铵（NH_4^+）转变成分子氨（NH_3），后者由易于通过血脑屏障和脑细胞膜，使脑细胞内氨浓度升高。故碱中毒易诱发肝性脑病。

4. 黄嘌呤氧化酶（XO）的前身是黄嘌呤脱氢酶（XD），两者主要存在于毛细血管内皮细胞内。缺血时由于ATP减少，膜泵失灵，细胞内游离钙增加，激活钙依赖性蛋白水解酶，使XD大量转变为XO。同时，ATP依次降解为ADP、AMP和次黄嘌呤，故在缺血组织内次黄嘌呤大量堆积。再灌注时，大量分子氧随血流进入缺血组织。黄嘌呤氧化酶在催化次黄嘌呤转化为黄嘌呤，并进一步催化黄嘌呤转变为尿酸的两步反应中，均同时以分子氧为电子接受体，从而产生大量超氧阴离子自由基和过氧化氢，后者在金属离子参与下形成羟自由基。因此，再灌注时有大量氧自由基形成。

（五）分析题

该男孩发生了低渗性脱水和低钾血症。①低渗性脱水原因：患儿呕吐、腹泻3天未予处理，丢失大量等渗性液体，饮水补充了水分而未补充电解质，血清 Na^+ 小于135mmol/L，故发生了低渗性脱水。功能代谢变化：患儿开始时口渴，后饮水逐渐减少，说明患儿从等渗性脱水状态逐渐发展到低渗性脱水状态，由于血浆渗透压降低，机体口渴感逐渐消失，饮水也减少，机体虽缺水，难以自觉从口服补充。患儿有明显的失水体征：如皮肤弹性减退，两眼凹陷，前囟下陷。②低钾血症原因：患者连续数天呕吐、腹泻，导致 K^+ 从胃肠道丢失过多，加之仅补葡萄糖，未补电解质，促进了低钾血症的发生，实验室血清 K^+ 含量测定浓度为3.2mmol/L，低于正常值。机能代谢变化：患者有低钾血症的各种表现，如腹壁反射消失，膝反射迟钝，说明机体神经肌肉兴奋性降低；腹胀、肠鸣音减弱、食欲降低等，说明患者胃肠平滑肌兴奋性也降低，活动减弱。

低张性缺氧时，PaO_2 降低，故 SaO_2、CaO_2 均降低。由单位血量弥散给组织细胞利用的氧量减少，故动-静脉血氧含量差减少。血液性缺氧时 PaO_2 及 SaO_2 正常，但血红蛋白的数量或质量异常，使 CO_{2max} 降低，因此 CaO_2 减少，动-静脉氧含量差减少。循环性缺氧和组织性缺氧时，PaO_2、SaO_2、CO_{2max}、CaO_2 均正常。但循环性缺氧血流缓慢，组织细胞从单位血量中获取的氧量增加，使动-静脉血氧含量差增大。组织性缺氧时，组织细胞利用氧减少，故动-静脉氧含量差减少。

（段文卓）

病理生理学模拟试题 5

一、名词解释(每题 2 分,共 20 分)

1. 基本病理过程(basic pathological process)
2. 疾病(disease)
3. 挥发酸(volatile acid)
4. 阴离子间隙(anion gap)
5. 发绀(cyanosis)
6. 内毒素(endotoxin)
7. DIC(diffuse intravascular coagulation)
8. 休克 (shock)
9. 缺血-再灌注损伤(ischemia-reperfusion injury)
10. 急性肾功能衰竭(acute renal failure)

二、填空题(每空 0.5 分,共 15 分)

1. 病理生理学的教学内容包括 ①____、②____、③____ 三部分。

2. 病因在疾病发生中的作用是 ①____ 和决定 ②____。

3. 血浆渗透压可分为 ①____ 和 ②____,正常血浆渗透压的范围是 ③____。

4. 高渗性脱水以 ①____ 减少为主,低渗性脱水以 ②____ 减少为主,③____ 更容易发生循环障碍。

5. 机体维持酸碱平衡的机制包括 ①____、②____、③____ 和 ④____ 的调节作用。

6. 在 ①____,②____,③____ 和 ④____ 时氧离曲线右移,血红蛋白与氧亲和力降低。

7. 休克早期微循环变化的代偿作用有:容量血管 ①____ 增加 ②____;毛细血管 ③____ 降低和增加 ④____ 入血等等。

8. 心肌收缩性减弱的发病机制是 ①____,②____,③____。

9. 肾性高血压的发生机制有:①____,②____,③____。

10. 一般认为,体温每升高 1℃,基础代谢率提高 ①____。

三、选择题

[A 型题](每题 0.5 分,共 20 分)

1. 病理生理学的主要研究成果来自
   A. 动物实验　　B. 流行病学调查
   C. 临床观察病人　　D. 临床判断
   E. 临床实验研究

2. 下列中哪项是错误的叙述
   A. 条件是指在疾病原因的作用下,对疾病发生和发展有影响的因素
   B. 条件包括自然条件和社会条件
   C. 对某一疾病是条件的因素,可能是另一疾病的原因
   D. 条件对于疾病是必不可少的
   E. 条件可促进或延缓疾病的发生

3. 血钠降低且细胞外液减少称为
   A. 高渗性脱水　　B. 低渗性脱水
   C. 等渗性脱水　　D. SIADH
   E. 慢性水中毒

4. 最易发生休克的水、电解质失衡是
   A. 高渗性脱水　　B. 等渗性脱水
   C. 低渗性脱水　　D. 水中毒
   E. 低钾血症

5. 高渗性脱水时
   A. 细胞外液明显增加
   B. 细胞内液明显减少
   C. 细胞内液少量减少
   D. 细胞内液明显增加
   E. 细胞内液量正常

6. 血浆 HCO_3^- 原发性增高见于
   A. 代谢性酸中毒　　B. 呼吸性酸中毒
   C. 代谢性碱中毒　　D. 呼吸性碱中毒
   E. 呼酸合并代酸

7. AG 增高常见于
   A. 高血氯性代谢性酸中毒
   B. 呼吸性酸中毒
   C. 呼吸性碱中毒
   D. 正常血氯性代谢性酸中毒

E. 代谢性碱中毒

8. 下列哪一项不是代谢性酸中毒的原因

A. 糖尿病　　B. 呕吐

C. 休克　　D. 腹泻

E. 急性肾功能衰竭

★9. 高原居民对缺氧的代偿主要是通过

A. 心跳加快

B. 肺血管收缩

C. 呼吸增强

D. 组织利用氧的能力增强

E. 血红蛋白氧离曲线右移

10. 缺氧引起反射性呼吸加深加快最明显和最常见于

A. 低张性缺氧　　B. 贫血性缺氧

C. CO 中毒　　D. 氰化物中毒

E. 亚硝酸盐中毒

11. 缺氧时呼吸系统代偿

A. 在 PaO_2 低于正常时就刺激外周化学感受器引起呼吸加深、加快

B. 是急性低张性缺氧最重要的代偿反应

C. 长期缺氧时通气增加反应仍非常敏感

D. 急性缺氧早期虽引起低碳酸血症，但对呼吸代偿无影响

E. 休克、右心衰等循环性缺氧时呼吸代偿也很明显

12. 下列哪种属于血液性缺氧

A. 高原缺氧　　B. 右心衰竭

C. 贫血　　D. 脚气病

E. 感染

13. 高温持续期的热代谢特点是

A. 产热大于散热

B. 散热大于产热

C. 产热与散热在高水平上保持相对平衡

D. 产热障碍

E. 散热障碍

14. 寒战是

A. 全身性骨骼肌不随意的节律性收缩

B. 全身屈肌不随意的节律性收缩

C. 全身伸肌不随意的节律性收缩

D. 全身皮肤立毛肌不随意的节律性收缩

E. 全身皮肤立毛肌周期性的收缩

15. 发热病人最易出现

A. 代谢性酸中毒　　B. 代谢性碱中毒

C. 呼吸性酸中毒　　D. 混合性酸中毒

E. 混合性碱中毒

16. 在启动凝血过程中起主要作用的是

A. 血小板　　B. FⅦ

C. FⅫ　　D. FⅢ

E. 凝血酶

17. 正常时表达 TF 的细胞是

A. 血管外层的平滑肌细胞

B. 血管内皮细胞

C. 血液单核细胞

D. 中性粒细胞

E. 巨噬细胞

18. 缺血再灌注损伤最常见于

A. 心肌　　B. 脑

C. 肝　　D. 肾

E. 肠

19. 最活泼、最强力的氧自由基是

A. $O_2^{\overline{\cdot}}$　　B. H_2O_2

C. OH·　　D. LO·

E. LOO·

20. 下述哪项原因不会引起高输出量性心力衰竭

A. 甲亢　　B. 贫血

C. 维生素 B_1 缺乏　　D. 动-静脉瘘

E. 二尖瓣狭窄

21. 左心衰竭病人新近出现右心衰竭，会表现出

A. 肺淤血、肺水肿加重

B. 肺淤血、肺水肿减轻

C. 肺淤血、体循环淤血均加重

D. 肺淤血、体循环淤血均减轻

E. 肺淤血加重、体循环淤血减轻

22. 左心功能不全时发生呼吸困难的主要机制是

A. 心肌缺血缺氧

B. 低血压

C. 肺淤血、肺水肿

D. 体循环淤血，回心血量减少

E. 支气管平滑肌敏感性增高

23. 右心衰竭不可能出现下面哪项变化

A. 下肢水肿

B. 肝肿大

C. 少尿

D. 食欲缺乏，恶心、呕吐

E. 心性哮喘

24. 引起肾前性急性肾功能衰竭的病因是

A. 汞中毒　　B. 急性肾炎

C. 肾血栓形成　　D. 休克

E. 尿路梗阻

25. 肾功能衰竭的发生机制中原尿"漏回"是由于

A. 肾小管阻塞

B. 原尿流速过慢

C. 肾小管上皮细胞坏死脱落

D. 肾间质水肿

E. 肾小球滤过率下降

26. 慢性肾功能衰竭不易出现

A. 夜尿和多尿　　B. 高钾血症

C. 低渗尿或等渗尿　　D. 低钙和高磷

E. 低钠血症或高钠血症

27. 判断肾功能衰竭程度最可靠的指标是

A. NPN

B. BUN

C. 电解质紊乱情况

D. 代谢性酸中毒

E. 肌酐清除率

28. 肺性脑病发病机制中下列哪项不对

A. 缺氧

B. 酸中毒

C. 脑水肿

D. γ-氨基丁酸产生减少

E. 脑血管扩张

29. 呼吸衰竭的血气诊断标准一般是

A. PaO_2＜70mmHg(9.33kPa)和(或)$PaCO_2$＞60mmHg(8.0kPa)

B. PaO_2＜60mmHg(8.00kPa)和(或)$PaCO_2$＞50mmHg(6.7kPa)

C. PaO_2＜50mmHg(6.77kPa)和(或)$PaCO_2$＞40mmHg(5.3kPa)

D. PaO_2＜40mmHg(5.33kPa)和(或)$PaCO_2$＞30mmHg(4.0kPa)

E. 以上都不对

30. 肺泡呼吸面积减少到何种程度，就会因弥散障碍而导致呼吸衰竭

A. 1/5 以上　　B. 1/4 以上

C. 1/3 以上　　D. 1/2 以上

E. 1/6 以上

31. 假性神经递质引起肝性脑病的机制是

A. 干扰脑的能量代谢

B. 使脑细胞产生抑制性突触后电位

C. 干扰脑细胞膜的功能

D. 与正常递质竞争受体，但其效应远较正常递质为弱

E. 引起血浆氨基酸失衡

32. 肝性脑病患者血氨升高的最主要原因是

A. 肠道产氨增多

B. 氨的清除不足

C. 肌肉产氨增多

D. 血中 NH_4^+ 向 NH_3 化增多

E. 肾小管向血液弥散的氨增多

33. 氨对脑的毒性作用不包括

A. 干扰脑的能量代谢

B. 使脑内兴奋性递质产生减少

C. 使脑内抑制性递质产生增多

D. 使脑的敏感性增高

E. 抑制脑细胞膜的功能

34. 肝性脑病患者血浆支链氨基酸减少的原因是

A. 血浆胰高血糖素浓度升高所致

B. 高胰岛素血症所致

C. 肝对支链氨基酸灭活减少

D. 支链氨基酸合成来源减少

E. 血浆芳香族氨基酸增多引起

35. 下述哪项为中枢发热介质

A. 内毒素　　B. 前列腺素 E_2

C. 干扰素　　D. 肿瘤坏死因子

E. 类固醇

36. 体温调节中枢的高级部位是

A. 延髓　　B. 脑桥

C. 中脑　　D. 视前区-下丘脑前部

E. 脊髓

37. 下面哪个不是氧自由基

A. NO　　B. $O_2^{\bar{\cdot}}$

C. OH·　　D. CO_2

E. LOO·

38. 线粒体功能失调导致氧自由基增多，是由于进入细胞内的氧

A. 1 价还原增多　　B. 2 价还原增多

C. 3 价还原增多　　D. 4 价还原增多

E. 5 价还原增多

39. DIC 患者最初常表现为

A. 少尿　　B. 出血

C. 呼吸困难　　D. 贫血

E. 嗜睡

40. 导致 DIC 发生的关键环节是

A. FⅫ的激活

作用。其他类型的缺氧吸氧可增加血中溶解的氧，提高血浆与组织的氧分压的梯度，可改善组织供氧。CO 中毒时，吸入纯氧可促进 HbCO 解离，促 CO 排出，氧疗效果更好。

2. 应激性溃疡的机制包括胃黏膜缺血，糖皮质激素大量分泌，前列腺素合成减少，酸中毒、内毒素及胆汁反流及氧自由基等。

3. ①心率加快（发生机制及病理生理意义）；②心脏扩大（紧张源性扩张，肌源性扩张）；③心肌肥大（向心性肥大、离心性肥大、心肌肥大的病理生理学意义）。

4. 慢性肾衰时钙磷代谢紊乱的特点是：高血磷低血钙。血磷升高机制为：早期因 GFR 减少而引起血磷升高，后期因甲状旁腺激素过多造成溶骨而使之进一步升高。

血钙降低的机制：①血磷升高导致血钙降低（因为钙磷乘积为一常数）；②1，25-$(OH)_2D_3$ 合成减少，肠道对钙吸收减小；③血磷升高，肠道分泌磷酸根增多，与钙结合成不易溶解吸收的磷酸钙；④血中潴留的毒物损伤肠黏膜；⑤血磷升高刺激甲状旁腺 C 细胞分泌降钙素，抑制肠道对钙的吸收。

（五）分析题

根据病史和 $PaCO_2$ 指标可推测存在呼吸性酸中毒。根据病史，肺心病发生缺氧可发生乳酸性酸中毒，但根据 AG 值测定 AG＝140－(90＋40)＝10mmol/L，可排除该患者有代谢性酸中毒。根据病人 pH 值在正常范围，可推测病人发生了代偿性呼吸性酸中毒或者病人发生了呼吸性酸中毒合并代谢性碱中毒，若是代偿性呼吸性酸中毒，则 HCO_3^- 代偿升高的值应等于实测值，若患者合并有代谢性碱中毒，则实测值应大于 HCO_3^- 代偿升高的值。慢性呼吸性酸中毒时 HCO_3^- 的预计值应等于：

$$
\begin{aligned}
HCO_3^- &= 24 + HCO_3^- \\
&= 24 + 0.4\times\Delta PaCO_2 \pm 3 \\
&= 24 + 0.4\times(67-40) \pm 3 \\
&= 24 + (10.8 \pm 3) \\
&= 31.8 \sim 37.8\ (mmol/L)
\end{aligned}
$$

因为实测 HCO_3^- 为 40mmol/L，高于预测范围的最高值，说明患者除存在呼吸性酸中毒外，还存在代谢性碱中毒。

（段文卓）

研究生入学考试模拟试题 1

一、名词解释(每题 2 分,共 20 分)

1. 反常性碱性尿
2. 热休克蛋白
3. 细胞凋亡
4. 假性神经递质
5. 肾性骨营养不良
6. 细胞质决定子
7. 低张性缺氧
8. 自身输液
9. 盐水反应性碱中毒
10. 急性期反应蛋白

二、填空题(每空 0.5 分,共 20 分)

1. 肾排酸保碱维持机体酸碱平衡的三种机制是 ①___、②___ 和 ③___。

2. 与平均有效流体静压关系密切的四个因素是 ①___,②___,③___ 和 ④___。

3. 按给予盐水后代谢性碱中毒能否得到纠正可将其分为 ①___ 和②___。

4. 低张性缺氧引起的代偿性心血管反应主要表现为 ①___,②___,③___ 和④___。

5. DIC 的原因和发病机制包括 ①___、②___、③___、和 ④___。

6. 细胞凋亡的大致过程是:①___、②___、③___ 和④___。

7. ①___ 又称为 Bcl-1,是公认的原癌基因产物,其过量表达是因为:②___、③___ 及 ④___。

8. 细胞周期的调控异常可导致细胞的增殖过度或不足,主要表现在两方面:①___ 和②___。

9. 肝性脑病是继发于 ①___ 的神经精神综合征。

10. 分子病是指由于 ①___ 引起的以 ②___ 为特征的疾病。

11. 休克早期微循环的代偿反应有:①___、②___、③___ 和 ④___。

12. 正调节受限是指 ①___ 和 ②___ 所启动的发热机制受限,即 ③___ 不再上移。

13. 内源性毒素可引起 ①___、②___ 和 ③___,从而导致意识障碍。

三、选择题

[A 型题](每题 1 分,共 20 分)

1. 过量胰岛素致低钾血症的机制是
A. 醛固酮产生过多
B. 汗腺分泌增加
C. 肾小管重吸收障碍
D. 结肠分泌加强
E. 钾向细胞内转移增加

2. 肾小球滤过分数增高常见于
A. PGA_2 增加
B. 激肽生成增加
C. 充血性心力衰竭
D. ADH 分泌增加
E. 利钠激素生成增加

3. 下列哪一项指标是反映酸碱平衡呼吸性因素的最佳指标
A. pH　　B. AB
C. SB　　D. $PaCO_2$
E. BB

4. 一肾功能衰竭患者血气分析可见:pH 7.28,$PaCO_2$ 28 mmHg(3.7kPa),HCO_3^- 17mmol/L 可诊断为
A. 代谢性酸中毒
B. 呼吸性酸中毒
C. 代谢性碱中毒
D. 呼吸性碱中毒
E. 以上都不是

5. 下列哪项因素不易引起 AG 正常型代谢性酸中毒
A. 严重腹泻
B. 肾小管性酸中毒
C. 水杨酸中毒
D. 应用碳酸酐酶抑制剂
E. 服用过多含氯性药物

6. 下列哪种情况可出现反常性酸性尿

A. 代谢性酸中毒

B. 呼吸性酸中毒

C. 酮症酸中毒

D. 缺钾性碱中毒

E. 呼吸性碱中毒

7. 缺氧引起反射性呼吸加深加快最明显和最常见于

A. 低张性缺氧

B. 贫血性缺氧

C. CO 中毒

D. 氰化物中毒

E. 亚硝酸盐中毒

8. 不产生内生致热原的细胞是

A. 单核细胞

B. 巨噬细胞

C. 心肌细胞

D. 白血病细胞

E. 神经胶质细胞

9. CRH 最主要的功能是

A. 促进 GC 的分泌

B. 调控应激时的情绪行为反应

C. 增大机体的适应反应

D. 刺激 ATCH 的分泌进而增加 GC 的分泌

E. 促进内啡肽的释放

10. 急性期反应蛋白不包括下列哪类蛋白

A. 参与凝血的蛋白

B. 参与转运的蛋白

C. 参与运输的蛋白

D. 属于补体成分的蛋白

E. 参与激肽生成的蛋白

11. DIC 最重要的特征是

A. 微血栓大量形成

B. 凝血物质大量消耗

C. 纤维蛋白溶解过程亢进

D. 凝血功能异常

E. 出血和溶血

12. 导致 DIC 发生的关键环节是

A. FⅫ的激活

B. FⅢ的大量入血

C. 凝血酶大量生成

D. 纤溶酶原激活物的生成

E. FⅤ的激活

13. 休克早期“自身输血”作用主要是指

A. 动-静脉吻合支开放，回心血量增加

B. 容量血管收缩，回心血量增加

C. 醛固酮增多，钠水重吸收增加

D. 抗利尿激素增多，重吸收水增加

E. 缺血缺氧，使红细胞生成增多

14. 与休克时血液流变学改变特点不符的

A. 红细胞变形能力增加

B. 白细胞附壁嵌塞

C. 血小板聚集

D. 血浆黏滞度增高

E. 红细胞聚集

15. 泛素依赖的蛋白溶解系统中的 CDC34 途径的生物学意义是

A. 促进 $G_0 \rightarrow G_1$

B. 促进 $G_1 \rightarrow S$

C. 阻止 $S \rightarrow G_2$

D. 促进 $G_2 \rightarrow M$

E. 促进 $S \rightarrow M$

16. 下列哪种疾病的发病既有细胞凋亡不足又有细胞凋亡过度

A. 肿瘤

B. 阿尔茨海默病

C. 缺血-再灌注损伤

D. 艾滋病

E. 动脉粥样硬化

17. 下列哪项不是急性肾功能衰竭的临床表现

A. 氮质血症

B. 高钾血症

C. 代谢性酸中毒

D. 高钙血症

E. 少尿

18. 急性肾功能衰竭少尿期，病人最常见的酸碱平衡紊乱类型是

A. 代谢性酸中毒

B. 代谢性碱中毒

C. 呼吸性酸中毒

D. 呼吸性碱中毒

E. 呼吸性碱中毒合并代谢性碱中毒

19. 下列哪些物质未参与 G 蛋白介导的细胞信号转导

A. IP_3

B. Ca^{2+}

C. DG

D. cGMP

E. cAMP

20. 血液中挥发酸的缓冲主要靠

A. 血浆 HCO_3^-

B. 红细胞 HCO_3^-

C. HbO_2 及 Hb

D. 磷酸盐

E. 血浆蛋白

四、问答题(每题 8 分,共 40 分)

1. 细胞凋亡与细胞坏死有什么不同之处?

2. 休克期微循环障碍的机制有哪些?

3. 试述高热稽留期的体温变化及其机制。

4. 急性肾功能衰竭少尿期最危险的并发症是什么?简述其发生机制。

5. 试述恶性肿瘤细胞异常分化的机制。

五、答案

(一)名词解释

1. 高钾性代谢性酸中毒时,因细胞外 K^+ 内移至细胞,细胞内 H^+ 外移,血中 H^+ 升高,肾小管上皮细胞排 K^+ 增多,排 H^+ 减少,使酸中毒病人的尿液呈碱性。

2. 热休克蛋白是指细胞在应激原特别是在环境高温诱导下合成增加的一组蛋白质,或称应激蛋白。

3. 由体内外因素触发细胞内预存的死亡程序而导致的细胞死亡过程称为细胞凋亡。

4. 苯乙醇胺和羟苯乙醇胺等的化学结构与正常神经递质去甲肾上腺素和多巴胺相似,可同样被神经末梢摄取、储存和释放,但生理效应远较正常递质为弱,故将这些生物胺称为假性神经递质。

5. 肾性骨营养不良是慢性肾功能衰竭,尤其是尿毒症的严重并发症,亦称肾性骨病。包括儿童的肾性佝偻病和成人的骨质软化、纤维性骨炎、骨质疏松、骨囊性纤维化,其发病机制与慢性肾功能衰竭时出现的高磷血症、低钙血症、PTH 分泌增多、$1,25\text{-}(OH)_2D_3$ 形成减少及酸中毒等有关。

6. 干细胞分裂时,不同细胞质的组分分割进入子细胞,造成细胞质的不均质和产生子细胞的差别,这些干细胞所特有的细胞质组分称为细胞质决定因子。

7. 低张性缺氧是指因吸入气氧分压过低或外呼吸功能障碍等引起的动脉血氧分压降低,导致组织细胞供氧不足的缺氧。

8. 自身输液是指休克早期由于微动脉、后微动脉和毛细血管前括约肌比微静脉对儿茶酚胺更敏感导致毛细血管前阻力大于后阻力,毛细血管内压降低,组织液回流增多,加之肾小管重吸收钠水增加,增加回心血量的代偿性变化。

9. 常见于呕吐、胃液吸引及利尿剂应用引起的碱中毒,此类患者有细胞外液减少、有效循环血量不足、低钾、低氯,影响肾脏排出 HCO_3^-,给患者 0.9%(等张)的盐水后,细胞外液和 Cl^- 均增加,可促进 HCO_3^- 的排出称为盐水反应性碱中毒。

10. 应激时由于感染、炎症或组织损伤等原因可使血浆中某些蛋白质浓度迅速升高,这些蛋白质被称为急性期反应蛋白。

(二)填空题

1. ①碳酸氢盐重吸收 ②磷酸盐酸化 ③ 泌氨

2. ①毛细血管平均血压 ②组织间流体静压 ③血浆胶体渗透压 ④组织间胶体渗透压

3. ①盐水反应性碱中毒 ②盐水抵抗性碱中毒

4. ①心输量增加 ②血液重新分布 ③肺血管收缩 ④毛细血管增生

5. ①启动外源性凝血系统 ②启动内源性凝血系统 ③血细胞大量破坏血小板被激活 ④促凝物质进入血液

6. ①凋亡信号转导 ②凋亡基因激活 ③细胞凋亡的执行 ④凋亡细胞的清除

7. ①CyclinD1 ②基因扩增 ③染色体倒位 ④染色体易位

8. ①细胞周期的驱动力改变 ②检查机制障碍

9. ①严重肝疾患

10. ①DNA 遗传性变异 ②蛋白质异常

11. ①自身输血 ②自身输液 ③血流重分布 ④稳压效应

12. ①EP ②发热介质 ③调定点

13. ①神经递质异常 ②脑能量代谢障碍 ③神经细胞膜损伤

(三)选择题

[A 型题]

1. E 2. C 3. D 4. A 5. C 6. D 7. A 8. C 9. D 10. E 11. D 12. C 13. B 14. A 15. B 16. E 17. D 18. A 19. D 20. C

(四)问答题

1. 细胞凋亡是由基因控制的自主性的有序死亡,形态学特征是细胞首先变圆,随即与邻周细胞脱离,失去微绒毛,胞浆浓缩,内质网扩张呈泡状并与细胞膜融合,线粒体无大变化,核染色质密度增高呈半月形并凝聚在核膜周边,核仁裂解进而细胞膜内陷将细胞自行分割为多个外有膜包裹、内涵物不外泄的细胞凋亡小体。由于这种死亡过程不导致溶酶体及细胞膜破裂，没有细胞内涵物外泄，故不引起炎症反应和次级损伤。它是单个细胞的丢失，其结局是被吞噬细胞或邻周细胞所识别、吞噬，或自然脱落而离开生物体。其生物化学反应主要是细胞核内的 DNA 被核酸内切酶在核小体单位之间降解；产生若干大小不一的寡核苷酸片段，在琼脂糖凝胶电泳上呈现梯状 DNA 条带图谱；这些条带由 180～200bp 或其整数倍的寡核苷酸片段组成。这个长度即是核小体重复单位的大小。细胞凋亡往往需要有新的基因转录和蛋白质合成，因而也是需要能量的过程。细胞坏死是指由于比较强烈的有害刺激或细胞内环境的严重紊乱导致的细胞急剧死亡。其过程首先是由胞膜通透性增大、细胞外形发生不规则变化、内质网扩张、核染色质不规则的位移，进而线粒体及核肿胀、溶酶体破坏、细胞膜破裂、胞浆外溢而引起严重的炎症反应。坏死的细胞常是成群的一起丢失，并最终被吞噬细胞所吞噬。细胞坏死时没有新的基因表达和蛋白质合成，故不需要能量，DNA 被随机降解为任意长度的片段。

2. ①乳酸增多：微循环持续的缺血缺氧，无氧酵解增强，乳酸产生增多。在酸性环境中，微动脉和毛细血管前括约肌松弛，而微静脉对酸中毒的耐受性较强而松弛不明显，故引起多灌少流。②组胺增多：淤血缺氧可刺激肥大细胞脱颗粒，释放的组胺可降低毛细血管前阻力（因 H_2 受体兴奋）和增加毛细血管后阻力（因 H_1 受体兴奋），从而加重微循环的淤血。③激肽增多：由于凝血系统激活，可使激肽释放酶原转化为激肽释放酶，后者促进激肽形成而扩张血管，导致大量血液淤滞在毛细血管网内。④腺苷增多：持续缺氧，AMP 在 5′-核苷酸酶的作用下，脱去高能磷酸生成腺苷而发挥扩血管作用。

3. 当体温调节到与新的调定点水平相适应的高度，就波动于较高的水平上，称为高峰期或高热稽留期（fastigium）。此期病人自觉酷热，皮肤发红、干燥。病人的中心体温已达到或略高于体温调定点新水平，故下丘脑不再发出引起“冷反应”的冲动。皮肤血管由收缩转为舒张，浅层血管舒张使皮肤血流增多，因而皮肤发红，散热增加。由于温度较高的血液灌注使皮温增高，热感受器将信息传入中枢而使病人有酷热感产生。高热时水分经皮肤蒸发较多，因而，皮肤和口唇干燥。本期热代谢特点是中心体温与上升的调定点水平相适应，产热与散热在较高水平上保持相对平衡。

4. 急性肾功能衰竭少尿期对病人生命威胁最大的并发症是高钾血症，可因心室颤动或心搏骤停引起死亡。其发生机制是：①急性肾功能衰竭时，尿少排钾减少；②细胞内钾释放组织损伤和分解代谢增强，使细胞内钾释放到细胞外；③细胞内 K^+ 与细胞外离子交换酸中毒时细胞外 H^+ 与细胞内 K^+ 进行交换；④摄入钾过多，食入含钾多的食物或输入库存血。

5. 恶性肿瘤细胞异常分化的机制包括：

(1)细胞的增殖和分化脱偶联。恶性肿瘤细胞出现细胞增殖和分化间偶联失衡倾向，细胞增殖增强，分化异常如低分化、去分化或反分化、趋异性分化。

(2)基因表达时空上失调。①特异性基因表达受到抑制，如肝癌细胞不合成白蛋白；②胚胎性基因重现表达，如有些肝癌患者血中出现高浓度甲胎蛋白。

(3)癌基因和抑癌基因的协同失衡。有癌基因数目增多、活性超常或者抑癌基因缺失、失活、突变所致。作为细胞增殖分化信号转导系统中信号物质，正信号癌基因产物（src、ras、sis 等）过度增强；负信号抑癌基因（Rb、p53 等）表达产物减弱，则不能对抗过度增强的正信号，调节细胞分化和增殖障碍，如视网膜母细胞瘤发生。

（郭军堂）

研究生入学考试模拟试题 2

一、名词解释(每题 3 分,共 30 分)

1. 弥散障碍
2. apoptosis
3. stress
4. hepatic encephalopathy
5. 血液性缺氧
6. 过热
7. 休克肺
8. house keeping genes
9. transmembrane signal transduction
10. renal hypertension

二、问答题(共 70 分)

1. 试述休克与 DIC 的关系。(10 分)

2. 左心衰竭患者为什么会出现夜间阵发性呼吸困难?(10 分)

3. 试述缺血-再灌注通过黄嘌呤氧化酶途径产生氧自由基增多的机制。(10 分)

4. 为什么弥散障碍只有 PaO_2 降低而无 $PaCO_2$ 升高?(5 分)

5. 为什么肝性脑病和肝性肾功能不全常互为因果关系?(10 分)

6. 试述肾性高血压发生的机制。(10 分)

7. Bcl-2 抗凋亡的机制是什么?(5 分)

8. 简述代谢性碱中毒对机体的影响。(10 分)

三、答案

(一)名词解释

1. 由于肺泡膜面积减少、肺泡膜异常增厚、弥散时间缩短所引起的气体交换障碍称弥散障碍。

2. 细胞凋亡,由体内外因素触发细胞内预存的死亡程序而导致的细胞死亡过程称为细胞凋亡。

3. 机体在受到各种内外环境因素刺激时所出现的非特异性全身反应称为应激。

4. 在严重肝病所继发的神经精神综合征称肝性脑病。

5. 血液性缺氧是指由于血红蛋白数量减少或性质改变,以致 CaO_2 降低或血红蛋白结合的氧不易释放引起的组织缺氧。

6. 由于体温调节机构障碍,以致机体体温不能控制在与调定点相适应的水平上,发生被动性体温升高,称之为过热。

7. 休克肺是指严重休克患者晚期发生的急性呼吸衰竭。尸检可见肺充血、肺水肿、肺不张、微血栓形成、肺出血、肺泡透明膜形成及肺重量增加等病理改变,具有这些特征的肺称休克肺。

8. 管家基因是一类参与分化的基因,它编码维持细胞各种基本活动所必需的结构功能蛋白,在各种细胞都处于活化状态。

9. 跨膜信号转导,是指水溶性信息分子及某些脂溶性信息分子不能穿越细胞膜,需通过与膜表面的特殊受体相结合才能激活细胞内信息分子,经信号转导的级联反应将细胞外信息传递至胞浆或核内,调节靶细胞功能的过程。

10. 因肾实质病变引起的高血压称为肾性高血压。

(二)问答题

1. 休克和 DIC 互为因果。休克晚期由于微循环持续淤血,血流速度变慢,血液浓缩,血液处于高凝状态;酸中毒不断加重,易于形成血栓;败血症休克时病原微生物与毒素均可损伤内皮,激活内源性凝血系统;严重创伤性休克,组织因子入血,可启动外源性凝血系统;异型输血引起红细胞损伤,更易诱发 DIC。急性 DIC 时广泛的微血栓形成,使回心血量减少;DIC 时发生的出血,使血容量减少;DIC 时补体及激肽系统激活和 FDP 大量形成,造成微血管舒张及通透性增高。这些因素的共同作用引起休克并促进休克的发展。休克和 DIC 的相互影响,使病情恶化。

2. 夜间阵发性呼吸困难指患者入睡后常感气憋而惊醒,并立即坐起喘气和咳嗽。其机制是:①平卧位时下半身静脉回流增多,而且下肢水肿液回流入血增多,加重肺淤血、水肿;②入睡后迷走神经兴奋性升高,使支气管收缩,气道阻力增大;③熟睡时神经反射敏感性降低，只有当肺淤血比较严重时，动脉血氧分压降到一定水平后，才能刺激呼吸中枢，引起突然发作的呼吸困难。

3. 黄嘌呤氧化酶(XO)的前身是黄嘌呤脱氢酶(XD)，两者主要存在于毛细血管内皮细胞内。缺血时由于 ATP 减少，膜泵失灵，细胞内游离钙增加，激活钙依赖性蛋白水解酶，使 XD 大量转变为 XO。同时，ATP 依次降解为 ADP、AMP 和次黄嘌呤，故在缺血组织内次黄嘌呤大量堆积。再灌注时，大量分子氧随血流进入缺血组织。黄嘌呤氧化酶在催化次黄嘌呤转化为黄嘌呤，并进一步催化黄嘌呤转变为尿酸的两步反应中，均同时以分子氧为电子接受体，从而产生大量超氧阴离子自由基和过氧化氢，后者在金属离子参与下形成羟自由基。因此，再灌注时有大量氧自由基形成。

4. CO_2 为脂溶性，其弥散速度比氧大一倍，易与肺泡气 CO_2 达到平衡，故弥散功能障碍的血气改变是只有 PaO_2 降低而无 $PaCO_2$ 升高。

5. 肝性脑病的患者均有严重肝病，由于大量腹水、利尿、上消化道出血及低蛋白血症等，可使血容量减少和心输出量降低；肝内外大量侧支循环和毛细血管扩张，使大量血流分布在侧支循环和毛细血管床内；有效血浆容量减少，通过交感-肾上腺素系统、肾素-血管紧张素系统活性增强，激肽和前列腺素合成减少及内皮素合成增加，使肾血管收缩；严重肝病伴有内毒素血症，后者具有拟交感神经作用，使肾血管收缩；假性神经递质取代了去甲肾上腺素而使小动脉扩张和血液重新分布。这些均可导致肾血流量减少和肾小球滤过率降低，发生肝性肾功能不全。

肝性肾功能不全一旦发生，将加重肝性脑病的发生发展，这是因为：氮质血症时有更多尿素透入肠腔，氨生成增多；芳香族氨基酸代谢产物经肾排出减少，在体内潴留；代谢性酸中毒，血钾升高，血钠降低，都可加重中枢神经系统功能障碍。

6. 肾性高血压发生的机制：①肾脏对水和钠的排泄能力减低造成钠水潴留，导致血容量增多和心输出量增加；②肾素-血管紧张素系统的活性增高，引起小动脉收缩和钠水潴留；③肾脏产生血管舒张物质如 PGE_2，PGI_2 和缓激肽不足。

7. Bcl-2 抗凋亡的主要机制包括：①直接抗氧化；②抑制线粒体释放促凋亡的蛋白质，如细胞色素 C，凋亡诱导因子等；③抑制促凋亡性调节蛋白 Bax、BaK 的细胞毒作用；④抑制凋亡蛋白酶的激活。

8. 严重的代谢性碱中毒对机体可造成多方面影响。①中枢神经系统功能变化，血浆 pH 升高时，脑组织内 γ-氨基丁酸转氨酶活性增高而谷氨酸脱羧酶活性降低，γ-氨基丁酸分解加强而生成减少，中枢神经系统出现兴奋症状。②血红蛋白氧离曲线左移，pH 升高使血红蛋白与 O_2 的亲和力增强，可造成组织供氧不足。③血浆游离钙降低，pH 增高时与蛋白结合的钙量增加，游离钙则减少，机体的神经肌肉应激性增高。④低钾血症，碱中毒时，细胞外液 K^+ 入胞增多，而肾小管上皮细胞分泌钾增加。

（田　华）

研究生入学考试模拟试题 3

一、选择题

[**A 型题**](**每题 1 分,共 32 分**)

1. 有关健康的正确提法是

A. 健康是指体格健全没有疾病

B. 不生病就是健康

C. 健康是指社会适应能力的完全良好状态

D. 健康是指精神上的完全良好状态

E. 健康不仅是指没有疾病或病痛,而且是躯体上、精神上和社会上的完全良好状态

2. 死亡的标志是

A. 脑死亡　　B. 心跳停止

C. 呼吸停止　　D. 瞳孔散大

E. 脑电波处于零电位

3. 发生高镁血症最主要的原因是

A. 严重创伤

B. 代谢性酸中毒

C. 摄入镁过量

D. 肾脏排镁减少

E. 严重碱中毒

4. 高钙血症最常见的原因是

A. 肺癌

B. 甲亢

C. 急性胰腺炎

D. 甲状旁腺增生性疾病

E. 甲状旁腺功能减退

5. 单纯性酸中毒时不可能出现

A. pH 降低　　B. $PaCO_2$ 降低

C. SB 降低　　D. BB 降低

E. BE 正值

6. 代谢性酸中毒时细胞外液 H^+ 与细胞内哪种离子交换最明显

A. Ca^{2+}　　B. Cl^-

C. HCO_3^-　　D. K^+

E. Na^+

7. 下列哪一项有关血氧指标的叙述是不全面的

A. 血氧含量是指 100ml 血液中 Hb 实际结合的氧和溶解的氧的毫升数

B. 正常成人动静脉血氧含量差约为 5ml/dl

C. 动脉血氧分压取决于吸入气中氧分压的高低

D. 血氧容量取决于血中的血红蛋白的浓度及血红蛋白和氧的结合力

E. 血氧饱和度的高低与血红蛋白的量无关

8. 高原居民对缺氧的代偿主要是通过

A. 心跳加快

B. 肺血管收缩

C. 呼吸增强

D. 组织利用氧的能力增强

E. 血红蛋白氧离曲线右移

9. 血循环中的 EP 进入体温调节中枢的途径哪一项不正确

A. 从脉络丛渗入脑,经脑脊液循环分布到 POAH

B. 从脉络丛易化扩散入脑,经脑脊液循环分布到 POAH

C. 通过终板血管器将信息传入 POAH

D. 通过迷走神经将信息传入 POAH

E. 通过交感神经将信息传入 POAH

10. 茶碱使发热反应增强的机制是

A. 促进前列腺素合成

B. 抑制前列腺素合成

C. 加强磷酸二酯酶活性

D. 抑制磷酸二酯酶活性

E. 以上均不对

11. 信号转导系统对靶蛋白调节的最重要方式是通过

A. DNA 的甲基化

B. 蛋白质的糖基化

C. DNA 的乙酰化

D. 蛋白质可逆的磷酸化

E. 蛋白质的磷酸化

12. 激素抵抗综合征是由于

A. 激素合成减少

B. 激素降解过多

C. 靶细胞对激素反应性降低

D. 靶细胞对激素反应性过高

E. 以上都不是

13. 肿瘤细胞恶性增殖主要是细胞内下列哪项因素增高所致

A. cyclin　　B. CDI

C. CDK　　D. 泛素

E. P53

14. Li-Fraumeni癌症综合征患者遗传的一个突变基因是

A. RB　　B. p16

C. p21　　D. p53

E. p51

15. 关于细胞凋亡，下列哪种说法是错误的

A. 细胞凋亡必须经凋亡诱导因素才会发生

B. 不同的凋亡诱导因素可通过同一信号转导系统触发细胞凋亡

C. 同一凋亡诱导因素可经过多条信号转导途径触发凋亡

D. 同一个信号在不同条件下既可引起凋亡，也可刺激增殖

E. 不同种类的细胞有不同的信号转导系统

16. 下列哪种物质能抑制细胞凋亡

A. 半胱氨酸蛋白酶抑制剂

B. HIV

C. 粒酶

D. 高温

E. TNF

17. 下列哪种蛋白为急性期反应蛋白

A. 纤维蛋白原

B. 铜蓝蛋白

C. α_1 蛋白酶抑制剂

D. 白蛋白

E. C反应蛋白

18. 全身适应综合征的抵抗期体内起主要作用的激素是

A. 胰岛素　　B. 糖皮质激素

C. 儿茶酚胺　　D. ACTH

E. 胰高血糖素

19. 肝素刺激血管内皮细胞释放的抗凝物质是

A. TXA_2　　B. NO

C. TM　　D. TFPI

E. PC

20. DIC患者最初常表现为

A. 少尿　　B. 出血

C. 呼吸困难　　D. 贫血

E. 嗜睡

21. 休克治疗补液的原则是

A. 失多少补多少

B. 需多少补多少

C. 宁多勿少

D. 无明显失血失液者不必补液

E. 血压升至正常范围时停止补液

22. 下列哪型休克MODS的发生率最高

A. 感染性休克　　B. 心源性休克

C. 过敏性休克　　D. 失血性休克

E. 神经源性休克

23. 有关自由基的错误说法是

A. 自由基是具有一个不配对电子的原子、原子团和分子的总称

B. $O_2^{\cdot-}$ 是其他活性氧产生的基础

C. OH·自由基的产生需有过渡金属的存在

D. 体内的自由基有害无益

E. 自由基的化学性质极为活泼

24. 自由基对机体的损伤最主要是通过

A. 蛋白质交联

B. 对核酸的直接损伤

C. 引发葡萄糖交联

D. 引发脂质过氧化而引起的损伤

E. 引起染色体畸变

25. 心衰时心肌收缩性减弱，与下列哪项因素无关

A. ATP供给不足

B. 心肌细胞死亡

C. 肌浆网 Ca^{2+} 摄取能力增加

D. 肌浆网 Ca^{2+} 释放能力下降

E. 肌钙蛋白活性下降

26. 下列哪项不是心衰时心输出量减少的征象

A. 皮肤苍白　　B. 脉压变小

C. 端坐呼吸　　D. 尿少

E. 嗜睡

27. 支气管肺炎引起Ⅰ型呼吸衰竭的主要发病环节是

A. 肺内短路增加

B. 肺泡通气/血流比例失调

C. 阻塞性通气功能障碍

D. 限制性通气功能障碍

E. 弥散障碍

28. 吸入纯氧15～20分钟后 PaO_2 可达

55mmHg,如达不到55mmHg,肺内可能发生了
A. 真性分流增加
B. 气体弥散障碍
C. 功能分流增加
D. 肺泡死腔样通气增加
E. 气道阻塞

29. 导致肝性脑病的假性神经递质有
A. 苯乙胺和乙酸等
B. 苯乙醇胺和羟苯乙醇胺
C. 苯乙醇胺、羟乙醇胺和5-羟色胺
D. 苯乙胺、酪胺和GABA
E. 苯乙胺、酪胺和5羟色胺

30. 下述物质中哪种既是抑制性神经递质,又是假性神经递质
A. 苯乙醇胺　　B. 羟苯乙醇胺
C. γ-氨基丁酸　　D. 5-HT
E. 酪胺

31. 尿毒症病人最早出现、最突出的临床表现是
A. 周围神经炎
B. 心律失常
C. 胃肠道症状
D. 水电解质失调
E. 酸碱平衡紊乱

32. 引起海绵状脑病的慢病毒是
A. PrPC　　B. PrPSC
C. tau蛋白　　D. HBV
E. HIV

[X型题](每题1分,共8分)

1. 低镁血症时神经肌肉兴奋性增高的机制是
A. 阈电位降低
B. 膜电位上移
C. ATP生成增加
D. Ach释放增多
E. ATP生成减少

2. 下列何种病变引起的缺氧使红细胞内的2,3-DPG增加
A. 氰化物中毒
B. 弥漫性肺间质纤维化
C. 心肌梗死伴发休克
D. CO中毒
E. 肺动静脉瘘

3. 休克出现肾功能衰竭可因
A. 肾血液灌流不足
B. 肾小球滤过减少
C. 肌红蛋白损伤肾小管
D. 发生了急性肾小管坏死
E. 儿茶酚胺增加

4. 心肌顿抑的主要发病机制是
A. 心肌舒缩功能降低
B. 钙超载
C. 严重心律紊乱
D. 自由基爆发性生成
E. 心肌持续性缺血

5. 呼吸道感染诱发心力衰竭是由于
A. 毒素直接抑制心肌
B. 抑制兴奋收缩偶联
C. 使交感神经兴奋、代谢率增高
D. 使心率增加、心肌耗氧量增加
E. 影响心肌供血供氧

6. 一患者 PaO_2 50mmHg、$PaCO_2$ 90mmHg,快速吸入高浓度氧后可能出现
A. $PaO_2 > 60mmHg$
B. 肺性脑病加重
C. 血中氧合血红蛋白增加
D. 高碳酸血症加重
E. 肺性脑病减轻

7. 肾脏作为内分泌和代谢器官,可灭活
A. 肾素
B. 促胃液素
C. 前列腺素
D. 甲状旁腺激素
E. 红细胞生成素

8. 在多种脑神经细胞退行性变性疾病中,哪些因素与蛋白质的异常聚集有关
A. 基因变异
B. 蛋白质合成后的修饰
C. 脑组织慢病毒感染
D. 脑老化
E. 环境毒素中毒

二、名词解释(每题3分,共60分)

1. pathophysiology
2. brain death
3. paradoxical acidic urine
4. recessive edema
5. hyperpolarized blocking
6. anion gap
7. enterogenous cyanosis

8. endogenous pyrogen
9. cell cycle checkpoint
10. apoptosis
11. general adaptation syndrome
12. diffuse intravascular coagulation
13. microangiopathic hemolytic anemia
14. paroxysmal nocturnal dyspnea
15. hepatic encephalopathy
16. trade-off hypothesis
17. conscious disorder
18. heart failure
19. systemic inflammatory response syndrome
20. respiratory burst

三、问答题(共50分)

1. 代谢性酸中毒对心血管系统的影响。(8分)

2. 试述急性肺损伤引起呼吸衰竭的机制。(8分)

3. 为什么休克晚期会发生DIC?(10分)

4. 试述氧化应激引起细胞凋亡的可能机制。(8分)

5. 试述缺血-再灌注时通过黄嘌呤氧化酶途径产生氧自由基增多的机制。(8分)

6. 试述酸中毒引起心肌兴奋-收缩偶联障碍的机制。(8分)

四、答案

(一) 选择题

[A型题]

1. E 2. A 3. D 4. D 5. E 6. D 7. C 8. D 9. E 10. D 11. D 12. C 13. C 14. D 15. A 16. A 17. D 18. B 19. D 20. B 21. B 22. A 23. D 24. D 25. C 26. C 27. B 28. A 29. B 30. D 31. C 32. B

[X型题]

1. DE 2. BCE 3. ABCDE 4. BD 5. ACDE 6. ABCD 7. BD 8. ABCDE

(二) 名词解释

1. 病理生理学是研究患病机体的生命活动规律的,即研究疾病发生发展的规律与机制的医学基础理论科学。

2. 脑死亡:机体作为一个整体功能永久性停止的标志是全脑功能的永久性消失。目前一般均以枕骨大孔以上全脑死亡作为脑死亡的标准。

3. 反常性酸性尿是指低钾性碱中毒时,因肾小管上皮细胞排K^+减少,排H^+增多,使碱中毒病人尿液呈酸性。

4. 隐形水肿:全身性水肿病人在出现凹陷性水肿之前已有组织液的增多,可达原体重的10%,称为隐形水肿。

5. 超极化阻滞:急性低钾血症时,由于细胞外钾急剧下降,细胞内外钾比值增大;静息电位负值增大,致使静息电位与阈电位之间距离增大而导致肌细胞兴奋性降低的情况。

6. 阴离子间隙是指血浆中未测定的阴离子与未测定的阳离子的差值。

7. 肠源性发绀,因进食引起血红蛋白氧化造成高铁血红蛋白血症称为肠源性发绀。

8. 内生致热原:产EP细胞在发热激活物的作用下,产生和释放的能引起体温升高的物质,称之为内生致热原。

9. 细胞周期检查点是细胞内一套保证细胞周期中DNA复制和染色体分配质量的检查机制,为一类负反馈调节机制。

10. 细胞凋亡:由体内外因素触发细胞内预存的死亡程序而导致的细胞死亡过程称为细胞凋亡。

11. 全身适应综合征是指劣性应激原持续作用于机体,则应激可表现为一个动态的连续过程,并最终导致内环境紊乱和疾病。GAS可分为警觉期、抵抗期、衰竭期。

12. 弥散性血管内凝血(DIC):弥散性血管内凝血是临床常见的病理过程。其基本特点是:由于某些致病因子的作用,凝血因子和血小板被激活,大量促凝物质入血,凝血酶增加,进而微循环中形成广泛的微血栓。微血栓形成中消耗了大量凝血因子和血小板,继发性纤维蛋白溶解功能增强,导致患者出现明显的出血、休克、器官功能障碍和溶血性贫血等临床表现。

13. 微血管病性溶血性贫血:DIC时,由于产生凝血反应,大量纤维蛋白丝在微血管腔内形成细网,当血流中的红细胞流过网孔时,可黏着、滞留或挂在纤维蛋白丝上。由于血流不断冲击,可引起红细胞破裂。当微血流通道受阻时,红细胞还可从微血管内皮细胞间的裂隙被"挤压"出血管外,也可使红细胞扭曲、变形、破碎。除机械作用外,某些DIC的病因(如内毒素等)也有可能使红细胞变形性降低,使其容易破碎。大量红细胞的破坏可产生一种特殊类型的贫血——微血管病性溶血性贫血。

14. 夜间阵发性呼吸困难是指患者夜间入睡后因突感气闷被惊醒，在端坐咳喘后缓解，这是左心衰竭的典型表现。

15. 肝性脑病是指由于严重肝脏疾患(急性肝功能衰竭或慢性肝实质性疾患)所致的中枢神经系统功能障碍的精神神经综合征，以意识障碍和昏迷为主要表现。

16. 矫枉失衡是指机体对肾小球滤过率降低的适应过程中所发生的新失衡，这种失衡使机体进一步受到损害，称为矫枉失衡。

17. 意识障碍指不能正确认识自身状态和(或)客观环境，不能对环境刺激做出反应的一种病理过程，其病理学基础是大脑皮质-丘脑-脑干网状系统的功能异常。意识障碍通常同时包含有觉醒状态和意识内容两者的异常，常常是急性脑功能不全的主要表现形式。

18. 心力衰竭是指在各种致病因素的作用下心脏的收缩和(或)舒张功能发生障碍，即心泵功能减弱，使心输出量绝对或相对下降，以至不能满足机体代谢需要的病理生理过程或综合征称为心力衰竭。

19. 全身性炎症反应综合征是指感染或非感染性病因作用于机体，使促炎大于抗炎，而引起的一种全身性炎症反应的临床综合征，其主要病理生理变化是全身持续高代谢状态、高动力循环和多种炎症介质的失控性释放。

20. 呼吸爆发，又称氧爆发是指吞噬细胞在吞噬过程中，其富有的 NADPH 氧化酶和 NADH 氧化酶可催化摄取的氧接受电子而转变为氧自由基，用以杀灭微生物及外来异物，同时伴耗氧量显著增加。

（三）问答题

1. 代谢性酸中毒可致室性心律失常、心肌收缩力减弱和血管系统对儿茶酚胺的反应性降低。

①室性心律失常：代谢性酸中毒时血 K^+ 升高，可因严重的传导阻滞和心肌兴奋性消失造成致死性心律失常和心跳停止。②心肌收缩力减弱：H^+ 可竞争地抑制 Ca^{2+} 与肌钙蛋白钙结合亚单位的结合，影响兴奋-收缩偶联；影响细胞外 Ca^{2+} 内流；影响心肌细胞肌浆网释放 Ca^{2+}。③血管对儿茶酚胺的反应性降低：尤以毛细血管前括约肌最为明显，使血管容量扩大，回心血量减少，血压下降。

2. ①弥散功能障碍：肺泡-毛细血管损伤及炎症介质使肺泡上皮和毛细血管内皮通透性增高，引起渗透性肺水肿。②肺内分流，肺不张：表面活性物质生成减少，消耗增多，肺泡表面张力增高，肺的顺应性降低。③肺水肿：渗透性。④支气管痉挛：炎症介质引起。⑤死腔样通气：肺内 DIC、炎症介质引起的肺血管收缩。

3. ①血液高凝状态：由于微循环严重淤血，毛细血管内压及微血管通透性增加，可使血浆外渗，血黏滞度升高，血液呈高凝状态。②内源性凝血系统激活：酸中毒、内毒素可致血管内皮细胞受损，激活Ⅻ因子而启动内源性凝血系统。③外源性凝血系统激活：组织创伤大量Ⅲ因子入血，激活外源性凝血系统。④血细胞受损：休克时因各种原因(缺氧、酸中毒、内毒素、自由基等)使血细胞(RBC、WBC 等)大量破坏可引起 DIC。

4. ①激活 p53 基因；②活化聚 ADP 核糖转移酶；③膜脂质过氧化损伤；④激活 Ca^{2+}/Mg^{2+} 依赖的核酸内切酶；⑤抑制转录因子 NF-κB 和 AP-1；⑥钙超载。

5. 黄嘌呤氧化酶(XO)的前身是黄嘌呤脱氢酶(XD)，两者主要存在于毛细血管内皮细胞内。缺血时由于 ATP 减少，膜泵失灵，细胞内游离钙增加，激活钙依赖性蛋白水解酶，使 XD 大量转变为 XO。同时，ATP 依次降解为 ADP、AMP 和次黄嘌呤，故在缺血组织内次黄嘌呤大量堆积。再灌注时，大量分子氧随血流进入缺血组织。黄嘌呤氧化酶在催化次黄嘌呤转化为黄嘌呤，并进一步催化黄嘌呤转变为尿酸的两步反应中，均同时以分子氧为电子接受体，从而产生大量超氧阴离子自由基和过氧化氢，后者在金属离子参与下形成羟自由基。因此，再灌注时有大量氧自由基形成。

6. 酸中毒主要是通过影响心肌细胞内 Ca^{2+} 转运从而导致心肌兴奋-收缩偶联障碍的：①酸中毒时，H^+ 因降低 β 受体对去甲肾上腺素敏感性而使 Ca^{2+} 内流受阻；另外，酸中毒可引起 高钾血症，K^+ 与 Ca^{2+} 在心肌细胞膜上有竞争作用，因此在高钾血症时 K^+ 可阻止 Ca^{2+} 内流，导致胞质内 Ca^{2+} 浓度降低。②各种原因引起心肌细胞酸中毒时，由于 H^+ 与肌钙蛋白的亲和力比 Ca^{2+} 大，H^+ 与 Ca^{2+} 竞争性地和肌钙蛋白结合，心肌兴奋-收缩偶联因此受阻。③H^+ 浓度增高使 Ca^{2+} 和肌浆网亲和力增大，导致去极化时肌浆网对 Ca^{2+} 的释放减少，使肌浆网在心肌收缩时不能释放足量 Ca^{2+}。

（张代娟）

研究生入学考试模拟试题 4

一、名词解释(每题 2 分,共 20 分)

1. basic pathological process
2. acid-base disturbance
3. Hypoxia
4. stress ulcer
5. heat-shock protein, HSP
6. shock lungs
7. dominant negative effect
8. pulmonary encephalopathy
9. ARDS
10. hepatorenal syndrome

二、选择题

[A 型题](每题 1 分,共 10 分)

1. 水通道蛋白 AQP1 位于

A. 红细胞膜上

B. 肾集合管上皮细胞膜上

C. 肾集合管主细胞膜上

D. 肺泡Ⅰ型上皮细胞膜上

E. 泪腺细胞膜上

2. AG 正常的代谢性酸中毒常见于

A. 缺氧

B. 饥饿

C. 摄入大量 NH_4Cl

D. 严重肾功衰竭

E. 摄入大量水杨酸制剂

3. 下述哪一病症易引起脑内出血及中枢神经系统功能障碍

A. 低渗性脱水　　B. 等渗性脱水

C. 高渗性脱水　　D. 脑间质水肿

E. ADH 分泌异常增多症

4. 钙在细胞及细胞器内蓄积致钙超载的机制不是因为

A. 钠钙交换体反向交换

B. 细胞膜通透性增高

C. 线粒体功能障碍

D. 氧自由基生成增多

E. 细胞内钙离子复位延缓使钙不易重新进入肌浆网

5. 下列哪一项是发病学的重要规律

A. 疾病的经过与转归

B. 疾病过程中的因果转化

C. 疾病过程中原因和条件的关系

D. 病病发展过程中的程序

E. 疾病过程中的社会因素影响

6. 心肌肥大不平衡生长的细胞学特征是

A. 心肌细胞体积过度增大

B. 心肌细胞重量增加

C. 心肌细胞表面积增加

D. 心肌细胞表面积相对不足

E. 心肌细胞表面积和重量之比增大

7. Fanconi 综合征主要是指

A. 近曲小管重吸收功能障碍为主的综合征

B. 远曲小管重吸收功能障碍为主的综合征

C. 髓襻和远曲小管重吸收功能障碍为特征的综合征

D. 为单核-吞噬细胞系统功能受损为特征的综合征

E. 为下丘脑-垂体-肾上腺皮质系统功能障碍为特征的综合征

8. 肝功能衰竭病人血氨升高的最主要原因是

A. 肠道产氨增多　　B. 肾脏产氨增多

C. 脑产氨增多　　D. 氨的清除不足

E. 肌肉产氨增多

9. 血友病的致病因素是

A. 生物性因素　　B. 免疫性因素

C. 先天性因素　　D. 营养性因素

E. 遗传性因素

10. 在 DIC 发病过程中,血浆激肽释放酶原激活成激肽释放酶的激活物是

A. 因子Ⅻ　　B. 因子Ⅶ

C. 纤溶酶　　D. 胰蛋白酶

E. Ⅻf

[X 型题](每题 2 分,共 10 分)

1. 与应激性溃疡发生有关的因素包括

A. 前列腺素合成增多
B. 黏膜缺血
C. 糖皮质激素增多
D. 酸中毒
E. 缺氧

2. 酸中毒影响心肌兴奋-收缩偶联的机制是
A. H^+ 与 Ca^{2+} 竞争在肌钙蛋白上的结合位点
B. H^+ 与 K^+ 互相竞争
C. 肌浆网释放 Ca^{2+} 减少
D. 细胞外液 Ca^{2+} 内流减少
E. 心肌肥大

3. 假性神经递质是指
A. 苯乙醇胺
B. 苯乙胺
C. 羟苯乙醇胺
D. 酪胺
E. 5-羟色胺

4. DIC 的临床表现有
A. 出血
B. 溶血
C. 休克
D. 贫血
E. 器官功能障碍

5. CO 中毒和亚硝酸盐中毒产生缺氧的相同之处有
A. 典型发绀
B. 氧合血红蛋白减少
C. 呼吸兴奋剂疗效佳
D. 氧离曲线左移
E. 血氧容量改变

三、填空题(每题 0.5 分,共 10 分)

1. 急性呼吸性酸中毒时机体的主要代偿方式是①___。

2. 低张性缺氧的主要血氧指标中最有特征性的变化为①___。

3. 左心衰时出现呼吸困难的病理基础是①___。

4. 急性肾衰患者,可能有少尿、高钾血症、代谢性酸中毒与氮质血症,其中必定出现的是①___。

5. 正常人体对维持血浆钾平衡的主要调节机制是①___和②___。

6. 阻塞性肺气肿引起气道阻塞,肺水肿引起通气障碍,Va/Q ①___,又称②___。

7. 慢性肾功能不全病人常伴有高血压症状,其发生机制为①___,②___,③___。

8. 休克初期,皮肤血管①___,心脏血管②___,肾脏血管③___,脑血管④___。

9. 动脉血氧分压正常、血氧含量与血氧容量正常,动-静脉血氧含量差小于正常值,属于①___性缺氧。

10. 心力衰竭时,导致心缩力降低的机制有:①___、②___、③___和④___。

四、简答题(每题 5 分,共 20 分)

1. 阐明肾性贫血的发生机制。

2. 简述严重 II 型呼吸衰竭的吸氧原则及理论依据。

3. 何谓急性肾功能衰竭? 根据发病部位可分为哪三类急性肾功能衰竭?

4. 应激时糖皮质激素分泌增加的生理意义是什么?

五、论述题(每题 15 分,共 30 分)

1. 试述急性肺损伤的病理变化及其发生机制。

2. 试述 EP 的致热信号如何传入中枢? 信号传入中枢后,会引起中枢发生哪些变化?

六、答案

(一) 名词解释

1. 基本病理过程:指在多种疾病过程中可能出现的共同的、成套的功能、代谢和结构的异常变化。

2. 酸碱平衡紊乱:病理情况下引起的酸碱超负荷、严重不足或调节机制障碍,导致内环境酸碱稳态破坏而产生 pH 异常的情况。

3. 缺氧:当组织得不到充足的氧,或不能充分利用氧时,组织的代谢、功能,甚至形态结构均发生异常变化的病理过程称为缺氧。

4. 应激性溃疡:指病人在遭受各类重伤(包括大手术)、重病或其他应激情况下,出现胃、十二指肠黏膜的急性病变,主要表现为胃、十二指肠黏膜的糜烂、浅溃疡、渗血等,少数溃疡可较深或穿孔。

5. 热休克蛋白:指由应激原诱导生成或作为细胞固有组分的一组细胞内蛋白质,主要用于帮助新生蛋白质的正确折叠、移位和受损蛋白质的修复和移除,从而在分子水平上起防御保护作用。

6. 休克肺:严重休克病人晚期,在脉搏、血压和尿量平稳以后,出现以进行性低氧血症及呼吸困难为特征的急性呼吸衰竭。

7. 显性负性作用：某些信号转导蛋白突变后不仅自身无功能，还能抑制或阻断野生型信号转导蛋白的作用，这种作用被称为显性负性作用。

8. 肺性脑病：由呼吸衰竭引起的脑功能障碍，病人可表现为一系列神经精神症状，如定向、记忆障碍、精神错乱、头痛、嗜睡、昏迷等。

9. 即 acute respiratory distress syndrome，急性呼吸窘迫综合征，是各种原因引起的肺泡毛细血管膜损伤所致的外呼吸功能严重障碍而发生的以急性呼吸衰竭为特点的临床综合征，主要表现为进行性呼吸困难和低氧血症。

10. 肝肾综合征是指肝硬化患者在失代偿期所发生的功能性肾衰及重症肝炎所伴随的急性肾小管坏死。

（二）选择题

[A 型题]

1. A 2. C 3. C 4. E 5. B 6. E 7. A 8. D 9. E 10. A

[X 型题]

1. BD 2. ACD 3. AC 4. ABCDE 5. BDE

（三）填空题

1. ①细胞内外离子交换及细胞内缓冲
2. ①动脉血氧分压降低
3. ①肺循环充血
4. ①GFR 降低
5. ①肾的调节 ②钾的跨膜转移
6. ①降低 ②慢阻肺
7. ①钠水潴留 ②肾素分泌增多 ③肾脏降压物质生成减少
8. ①收缩 ②正常 ③收缩 ④正常
9. ①组织
10. ①与心肌收缩有关的蛋白被破坏 ②心肌能量代谢紊乱 ③心肌兴奋-收缩偶联障碍 ④心肌肥大的不平衡生长

（四）简答题

1. ①红细胞生成素生成减少，导致骨髓红细胞生成减少；②体内蓄积的毒性物质对骨髓造血功能的抑制；③毒性物质抑制血小板功能所致的出血；④毒性物质使红细胞破坏增加引起溶血；⑤ 肾毒物可引起肠道对铁和蛋白等造血原料的吸收减少或利用障碍。

2. 吸氧浓度不宜超过 30%，并控制流速，使 PaO_2 上升至 50～60mmHg 即可。

PaO_2 降低作用于颈动脉体与主动脉体化学感受器，反射性增强呼吸运动，此反应要在 PaO_2 低于 60mmHg 时才明显，PaO_2 为 30mmHg 时，肺通气最大。缺氧对呼吸中枢有直接抑制作用，当 PaO_2 低于 30mmHg 时，此作用可大于反射性兴奋作用而使呼吸抑制。$PaCO_2$ 升高主要作用于中枢化学感受器，使呼吸中枢兴奋，引起呼吸加深加快。但当 $PaCO_2$ 超过 80mmHg 时，则抑制呼吸中枢，此时呼吸运动主要靠动脉血低氧分压对血管化学感受器的刺激得以维持。在这种情况下，氧疗只能吸入 30%的氧，以免缺氧完全纠正后反而呼吸抑制，加重高碳酸血症而使病情恶化。

3. 急性肾功能衰竭是指各种原因在短期内引起肾脏泌尿功能急剧障碍，以致机体内环境出现严重紊乱的病理过程，临床表现有水中毒、氮质血症、高钾血症和代谢性酸中毒。

肾小球滤过率降低是发生急性肾衰的中心环节，根据急性肾衰的发病部位可以分为肾前性、肾性和肾后性急性肾功能衰竭。

4. (1)对机体的积极影响：糖皮质激素分泌增多对机体抵制有害刺激起着极为重要的作用，对机体有广泛的保护作用。糖皮质激素升高，是应激时血糖增加的重要机制，促进蛋白质的糖异生，对儿茶酚胺、胰高血糖素等的脂肪动员起容许作用；糖皮质激素对许多炎症介质、细胞因子的生成、释放和激活具有抑制作用；糖皮质激素可以维持对儿茶酚胺的正常反应性。

(2)不利影响：慢性应激时，糖皮质激素持续增高，对免疫炎症反应有显著的抑制作用，机体免疫力下降，易发生感染；同时，慢性应激还造成生长发育的迟缓；糖皮质激素持续升高还可造成性腺轴的抑制，引起性功能减退，月经失调等；此外，糖皮质激素的持续升高还对甲状腺轴产生抑制，同时产生一系列的代谢变化。

（五）论述题

1. 急性肺损伤可引起不同程度的呼吸功能不全，通常发生Ⅰ型呼吸衰竭；极端严重者可发生Ⅱ型呼吸衰竭。它的发生机制是由于肺泡-毛细血管膜的损伤及炎症介质的作用，使肺泡上皮和毛细血管内皮通透性增高，引起渗透性肺水肿，致肺弥散功能障碍。肺泡Ⅱ型上皮细胞损伤使表面活性物质生成减少，加上水肿液的稀释和肺泡过度通气，消耗表面活性物质，使肺泡表面张力增高，肺的顺应性减低，形成肺不张、肺水肿引起的气道阻塞，以及炎症介质引起的支气管痉挛可导致肺内分流；肺内 DIC 及炎症介质引起的肺血管收缩，可导致死腔样通气。肺弥散功能障碍、肺内分流和死腔样通气均使血氧分压降低，导致Ⅰ型呼吸衰竭。

2. (1)血液循环中产生的 EP 可能通过以下途径进入脑内到达体温调节中枢引起发热：①EP通过血脑屏障的毛细血管床部位存在的 IL-1、IL-6、TNF 的可饱和转运机制将相应的 EP 转运入脑。②EP 通过终板血管器作用于体温调节中枢，终板血管器是血脑屏障的薄弱部位，紧靠 POAH，该处存在有孔毛细血管，对大分子物质有较高的通透性，EP 有可能由此入脑。③EP 通过迷走神经向体温调节中枢传递发热信号，EP 等细胞因子可能通过刺激肝巨噬细胞周围的迷走神经从而将发热信号传入。

(2) EP 不是引起中枢体温调定点上升的最终物质，它首先作用于体温调节中枢引起发热中枢介质的释放，继而引起调定点的改变。发热中枢介质分为两类：正调节介质和负调节介质。

1)正调节介质。①前列腺素 E：它的致热敏感点在 POAH。②Na^+/Ca^{2+} 比值改变在发热机制中可能担负着重要中介作用，EP 可能先引起体温中枢内 Na^+/Ca^{2+} 比值升高，再通过其他环节促使调定点上移。③环磷酸腺苷可能是接近终末环节的发热介质。④促肾上腺皮质激素释放素是一种发热体温中枢正调节介质，EP 等均能刺激下丘脑释放 CRH 可引起体温明显升高。⑤NO 是一种新型的神经递质，广泛存在中枢神经系统内。EP 作用的发挥可能与 NO 在中枢发挥的作用有关。

2)负调节介质。发热时体温升高，极少超过41℃，说明体内存在一些对抗体温升高或降低的物质，主要有以下三种：①精氨酸加压素是下丘脑神经元合成的神经垂体肽类激素，也是一种与多种中枢神经系统功能有关的神经递质，具有解热作用。②黑素细胞刺激素是由腺垂体分泌的多态激素，具有解热或降温作用。③膜联蛋白 A1 是一种钙依赖性磷脂结合蛋白，广泛存在体内，但主要存在脑、肺之中，可能是一种发热体温调节中枢的负调节机制。

（崔晓栋）

研究生入学考试模拟试题5

一、选择题

[A型题](每题1分,共10分)

1. 低渗性脱水患者体液丢失的特点是
A. 细胞内液无丢失,仅丢失细胞外液
B. 细胞内液无丢失,仅丢失血浆
C. 细胞内液无丢失,仅丢失组织间液
D. 细胞外液无丢失,仅丢失细胞内液
E. 细胞外液无丢失,仅丢失血浆

2. 慢性肾功能不全患者,因上腹部不适、呕吐急诊入院。血气检测表明:pH7.39,$PaCO_2$ 43.8mmHg(25.9kPa),HCO_3^- 26.2mmol/L,Na^+ 142mmol/L,Cl^- 96.5mmol/L,可判定该患者有
A. 正常血氯性代谢性酸中毒
B. 高血氯性代谢性酸中毒
C. 正常血氯性代谢性酸中毒合并代谢性碱中毒
D. 高血氯性代谢性酸中毒合并代谢性碱中毒
E. 高血氯性代谢性酸中毒合并呼吸性碱中毒

3. 血浆[HCO_3^-]代偿性增高可见于
A. 代谢性酸中毒
B. 代谢性碱中毒
C. 慢性呼吸性酸中毒
D. 慢性呼吸性碱中毒
E. 呼吸性酸中毒合并代谢性碱中毒

4. 下述哪种不属于内生致热原
A. 干扰素
B. 淋巴因子
C. 肿瘤坏死因子
D. 巨噬细胞炎症蛋白
E. 白细胞介素-1

5. 下列哪项是DIC的直接原因
A. 血液高凝状态
B. 肝功能障碍
C. 血管内皮细胞受损
D. 单核吞噬细胞功能抑制
E. 微循环障碍

6. 下述哪项功能障碍不可能是DIC引起的
A. 急性肾功能衰竭
B. 黄疸及肝功能障碍
C. 席汉综合征
D. 再生障碍性贫血
E. 微血管病性溶血性贫血

7. 低输出量性心衰时下列哪种变化不可能发生
A. 心肌收缩力减弱
B. 休息时心率加快
C. 心室残余血量增多
D. 外周血管阻力降低
E. 外周血管阻力增高

8. 二氧化碳潴留对下列血管的作用是
A. 皮肤血管收缩
B. 脑血管收缩
C. 广泛外周血管收缩
D. 肺小动脉收缩
E. 肺小动脉舒张

9. 酯型胆红素性黄疸的共同发病机制是
A. 胆红素生成过多
B. 肝对胆红素摄取障碍
C. 肝对胆红素结合障碍
D. 酯型胆红素排泄障碍返流入血
E. 酯型胆红素生成过多

10. 现认为影响尿素毒性的有关因素是
A. 血中尿素浓度
B. 血氨浓度
C. 血中氰酸盐浓度
D. 血液H^+浓度
E. 血液NO浓度

二、填空题(每空1分,共22分)

1. 等渗性脱水时,未经及时处理,可转变成为 ①__ 性脱水,如只给病人补水而未补盐,则可转变为 ②__ 性脱水。

2. 高钾血症本身可引起酸碱平衡紊乱,表现为在引起 ①__ 的同时,出现 ②__ 尿。

3. 因体内生成固定酸增多而引起的AG增大

型代谢性酸中毒的原因是 ①___ 酸中毒和 ②___ 酸中毒。

4. 在疾病状态下，SB 与 AB 可以不相等。SB>AB表示有 ①___，SB<AB 表示有 ②___。

5. 血管源性脑水肿的发病机制主要是 ①___，水肿液主要分布在 ②___。

6. 休克早期一般只出现 ①___ 性缺氧，动脉血氧分压 ②___；至休克晚期，因并发休克肺又可引起 ③___ 性缺氧，动脉血氧分压 ④___。

7. 出血开始于 DIC 的①___ 期，而微血栓最早形成于②___ 期。

8. 肺性脑病时的脑水肿为 ①___ 和 ②___ 两种类型。

9. 当脑内苯丙氨酸增多时，可抑制 ①___ 活性，致使酪氨酸生成 ②___ 的代谢途径受阻。

10. ATN 早期的主要发病机制是持续的 ①___ 收缩，导致 ②___ 降低。

三、名词解释(每题 2 分，共 20 分)

1. 超极化阻滞状态
2. 自我输液
3. 心源性哮喘
4. 门-体型脑病
5. 心房利钠多肽
6. 肠源性发绀
7. 热休克蛋白
8. 钙超载
9. 心肌离心性肥大
10. ARDS

四、问答题(每题 8 分，共 48 分)

1. 临床上引起高钾血症最主要的原因有哪些？为什么？

2. 慢性阻塞性肺病患者为何会引起缺氧？其血氧指标有何变化？

3. DIC 病人为何会引起自发的广泛性出血？

4. 简述酸中毒引起心肌兴奋-收缩偶联障碍的机制。

5. 简述碱中毒诱发肝性脑病的机制。

6. 慢性肾衰时，既然有广泛的肾实质破坏，为什么还会出现多尿？

五、答案

(一) 选择题

[A 型题]

1. A 2. C 3. C 4. B 5. C 6. D 7. D 8. D 9. D 10. C

(二) 填空题

1. ①高渗 ②低渗
2. ①代谢性酸中毒 ②碱性
3. ①乳酸 ②酮症
4. ①呼吸性碱中毒(CO_2 排出增加) ②呼吸性酸中毒(CO_2 潴留)
5. ①脑毛细血管壁通透性增加 ②白质
6. ①循环 ②正常 ③低张 ④降低
7. ①消耗性低凝期 ②高凝期
8. ①细胞中毒性 ②血管源性脑水肿
9. ①酪氨酸羟化酶 ②去甲肾上腺素
10. ①肾血管 ②肾血流和 GFR

(三) 名词解释

1. 急性低钾血症时细胞内、外 K^+ 浓度差(即 $[K^+]i/[K^+]e$ 比值)增大，肌细胞静息电位负值增大，静息电位与阈电位距离加大，使肌细胞兴奋性降低的情况称为超极化阻滞状态。

2. 在休克早期，由于毛细血管血压显著降低，因而就有较多的液体从组织间隙进入毛细血管，使回心血量增加，这就是所谓的“自我输液”。

3. 常于夜间平卧熟睡中，因胸闷、气急而突然惊醒，被迫立即坐起或站立，可伴咳嗽、咳泡沫样痰或哮鸣性呼吸音，称为心源性哮喘，多见于已发生端坐呼吸的患者。

4. 常见于门脉性肝硬变、晚期血吸虫病肝硬变等，因门脉高压而形成侧支循环(即门-体分流)，使由肠道吸收进入门脉系统的毒物，大部分通过门-体分流，不经过肝脏解毒处理，直接进入体循环而引起肝性脑病，称为门-体型脑病。

5. 由心房组织释放，可增加回心血量，提高心房内压。其作用为抑制近曲小管重吸收钠，使尿钠与尿量增加，作用于肾上腺皮质球状带而抑制醛固酮分泌，减少肾小管对钠的重吸收。

6. 食用大量含硝酸盐的腌菜后，经肠道细菌将硝酸盐还原为亚硝酸盐，后者吸收后导致高铁血红蛋白血症，如血中高铁血红蛋白含量增至 20%～50%，患者出现头痛、无力、呼吸困难、心动过速、昏迷以及皮肤黏膜呈青紫色。

7. 在热应激源或其他应激时细胞新合成或合成增加的一组蛋白质称为热休克蛋白或应激蛋白。

8. 各种原因引起的细胞内钙含量异常增多并导致细胞结构损伤和功能代谢障碍的现象，称为钙超载。

9. 如果长期前负荷（容量负荷）增大，如主动脉闭锁不全可引起心肌离心性肥大，此时心肌纤维长度增加，心腔明显扩大，室壁直径与室壁厚度的比值等于或大于正常。

10. 是指由于化学性因素如毒气等物理因素如放射性损伤、生物因素及全身性病理过程等所引起的急性肺泡-毛细血管膜损伤，肺泡膜通透性增加，常出现低氧血症性呼吸衰竭。

（四）问答题

1. 因为钾主要通过尿液排出，所以肾排钾减少是临床引起高钾血症最主要的原因。可见于：①肾脏疾病，常见于急性肾功能衰竭少尿期。慢性肾功能衰竭因食物中钾含量过高或给予醛固酮拮抗剂等时，也可发生高钾血症。其他肾脏疾病如间质性肾炎，也可使肾小管泌钾功能受损。②醛固酮分泌减少或缺乏，造成肾远曲小管泌钾障碍。③大量应用一些保钾利尿剂如螺内酯，可拮抗醛固酮作用，氨苯蝶啶抑制远曲小管排泌钾，使血钾升高。

2. 慢性阻塞性肺病患者因为肺的通气功能障碍或（和）换气功能障碍导致低张性缺氧。其血氧变化的特点为动脉血氧分压、氧含量及血红蛋白的氧饱和度均降低，而血氧容量正常。若氧分压与氧含量过低使氧弥散入细胞的速度减慢，给组织利用的氧量减少，故动-静脉血氧含量差一般减少。如慢性缺氧使组织利用氧的能力代偿性增强，则动-静脉氧含量差也可变化不显著。

3. DIC 病人常有广泛的自发出血，这是因为：①凝血因子和血小板有大量消耗使血液凝固性降低。②继发性纤溶系统机能亢进，形成大量纤溶酶，溶解纤维蛋白和其他凝血因子，使血液凝固性进一步降低。③纤维蛋白（原）降解产物（FDP）形成。FDP 可通过强烈的抗凝作用和增加血管壁通透性而引起出血。

4. 酸中毒主要是通过影响心肌细胞内 Ca^{2+} 转运从而导致心肌兴奋-收缩偶联障碍的：①H^+ 取代 Ca^{2+} 竞争性地和肌钙蛋白结合；②H^+ 浓度增高使肌浆网对 Ca^{2+} 的释放减少；③酸中毒可引起高钾血症，高 K^+ 与 Ca^{2+} 在心肌细胞膜上有竞争结合作用，使 Ca^{2+} 内流减少，导致胞质内 Ca^{2+} 浓度降低。

5. ①碱中毒时，可使肠道离子型铵（NH_4^+）转变成分子氨（NH_3）而吸收入血。②碱中毒时，可使肾小管上皮细胞产生的氨，以铵盐形式排出减少，以游离氨形式弥散入血增多。③碱中毒时，可使血液中离子型铵（NH_4^+）转变成分子氨（NH_3），后者易于通过血脑屏障和脑细胞膜，使脑细胞内氨浓度升高。故碱中毒易诱发肝性脑病。

6. 慢性肾功能衰竭时，因为：①残存的有功能的肾单位代偿性增大，血流量增多，滤过的原尿量超过正常量，而大量的原尿在通过肾小管时，因其流速相应增快，使肾小管来不及重吸收，以致终尿量多于正常。②在滤出的原尿中，由于溶质（尤其是尿素）浓度较高，可引起渗透性利尿。③肾髓质的病变或是在肾小管重吸收障碍时，因髓质渗透压梯度受到破坏，尿浓缩能力降低，使尿量增多。故慢性肾衰患者，虽然有广泛的肾实质破坏，但在很长一段时间内，仍可出现多尿。

（刘江月）